胃肠
诊断图谱

I 上消化道

第 2 版

监修　（日）八尾恒良
福冈大学名誉教授·佐田医院名誉院长

主编　（日）胃肠编委会

编委　（日）芳野纯治
藤田保健卫生大学坂文种报德会医院院长

（日）小山恒男
佐久医疗中心内镜内科部长

（日）岩下明德
福冈大学筑紫医院病理部教授

主译　令狐恩强
中国人民解放军总医院消化内科

韩英
北京军区总医院消化内科

辽宁科学技术出版社
·沈 阳·

Authorized translation from the apanese language edition,entitle
胃と腸アトラスⅠ　上部消化管　第2版
ISBN：978-4-260-01746-6
監修：八尾恒良
編集：「胃と腸」編集委員会
編集委員：芳野純治/小山恒男/岩下明徳
published by IGAKU-SHOIN LTD.,TOKYO Copyright©2014

Simplified Chinese Characters edition published by LIAONING SCIENCE AND TECHNOLOGY PUBLISHING HOUSE,Copyright©2015

图书在版编目（CIP）数据

胃肠诊断图谱：上消化道．第2版 /（日）胃肠编委会主编；令狐恩强，韩英主译．—沈阳：辽宁科学技术出版社，2016.1（2024.7 重印）

ISBN 978-7-5381-6344-5

Ⅰ．①胃…　Ⅱ．①胃…　②令…　③韩…　Ⅲ．①消化系统疾病—内窥镜检—图谱　Ⅳ．① R570.4-64

中国版本图书馆 CIP 数据核字（2015）第 248796 号

出版发行：辽宁科学技术出版社
　　　　　（地址：沈阳市和平区十一纬路29号　邮编：110003）
印　刷　者：辽宁新华印务有限公司
经　销　者：各地新华书店
幅面尺寸：210 mm × 285 mm
印　　　张：24.25
插　　　页：4
字　　　数：440 千字
出版时间：2016 年 1 月第 1 版
印刷时间：2024 年 7 月第 10 次印刷
责任编辑：郭敬斌
封面设计：袁　舒
版式设计：袁　舒
责任校对：李　霞

书　　　号：ISBN 978-7-5381-6344-5
定　　　价：298.00元

编辑电话：024-23284363　13840404767
E-mail:guojingbin@126.com
邮购热线：024-23284502
http://www.lnkj.com.cn

译者名单

主　译　令狐恩强　（中国人民解放军总医院消化内科）
　　　　 韩　英　（北京军区总医院消化内科）

副主译　柴宁莉　（中国人民解放军总医院消化内科）
　　　　 林香春　（首都医科大学附属北京世纪坛医院消化内科）
　　　　 金木兰　（首都医科大学附属北京朝阳医院病理科）
　　　　 钱冬梅　（首都医科大学附属北京同仁医院消化内科）
　　　　 赵洪川　（中日友好医院消化内科）

参　译　黄启阳　熊　英　冯　佳　张晓彬　姚国鹏　马连君　牛晓彤
　　　　 冯秀雪　李贞娟　汪　颖　宁　波　郭宇航　张文刚　杜　晨
　　　　 宋秀江　李惠凯　翟亚奇　王楠钧　丁　辉
　　　　 （以上人员单位：中国人民解放军总医院消化内科）

第2版 译者简介

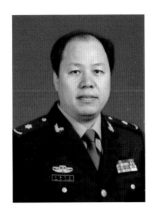

令狐恩强，博士，主任医师，教授，博士及博士后导师，现任中国人民解放军总医院消化内科主任。系中华医学会消化内镜学分会副主任委员（兼食管胃静脉曲张学组组长）；北京医学会消化内镜学分会候任主任委员；中国医师学会消化病学分会执行常委；中国健康促进基金会消化内镜专项基金管理委员会副主任委员；美国消化内镜学会国际委员；《中华胃肠内镜电子杂志》总编辑及《中华消化内镜杂志》副总编辑等。担任《Gastrointestinal Endoscopy》、《World Journal of Gastroenterology》、《中华医学杂志（英文版）》、《国际肝胆胰疾病杂志（英文版）》、《中华消化内镜杂志》、《南方医科大学学报》等多本杂志编委或审稿人。

从事内镜诊治工作27年，现为著名的消化病学、消化内镜专家，消化内镜隧道技术创始人，世界消化内镜技术的领军人之一，拥有多项消化内镜创新技术。国际上首创消化内镜隧道技术（2009），并率先开展各项隧道技术，完善隧道技术理论体系，包括隧道技术治疗消化道大面积早癌（ESTD）、贲门失弛缓症（POEM）及固有肌层肿瘤（STER）等，极大拓展消化内镜的应用领域，使中国原创技术走向世界；在我国率先开展消化道早癌及癌前病变的内镜下微创切除（EMR、MBM、ESD 等），成为中国该领域的创始人之一，不断攻克难题，引领我国内镜下早癌切除领域跻身世界前列；在食管胃底静脉曲张诊治方面，首创的 LDRf 分型法，推荐作为内镜下胃食管静脉曲张的诊治指南；在探索和规范胆胰疾病的诊断、内镜下 ERCP 微创治疗及复杂疑难ERCP 技术方面做出重要贡献，并在我国率先开展超声内镜下胰腺囊性病变的治疗诊治，为该领域的顶级专家。共发表论文 260 余篇，SCI 论文影响因子 326 余分。主编专著与专业光盘 16 部，实用新型专利 9 项。获得军队医疗成果一等奖、二等奖等多项，获 2013 年度美国胃肠病学会大会唯一国际奖，成为中国学者获此殊荣的第一人，2014 年获得总后勤部"优秀中青年专家"荣誉称号。

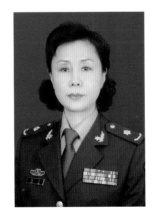

韩英，主任医师、教授、博士生导师，北京军区总医院原副院长，消化内科主任。系中华医学会消化分会委员兼司库；全军消化内科专业委员会副主任委员；全军门诊管理专业委员会常委；北京医师协会消化分会常务理事；北京医师协会内科分会理事；《Gastroenterology（中文版）》副主编；《GUT（中文版）》副主编；《Journal of Crohn's and Colitis（中文版）》编委；《Journal Digestive Diesase》编委；《中华消化杂志》等编委。

在解决消化专科及相关专业的疑难病、罕见病方面，具有丰富的临床经验，为著名消化病学专家。曾多次赴美国、日本研修，精通英、日两门外语，多次为中华医学会消化学会、消化内镜学会等组织的国际学术交流担任翻译。熟练专科操作如胃镜、肠镜下的诊断及治疗技术。近年来发表论文 100 余篇。获军队科技进步奖 7 项，临床成果奖 5 项，主研课题 5 项，主编专著 3 部，副主编1 部，参编 5 部。

第 2 版　译者序

作为从事消化内镜诊疗临床工作多年的医生，感受至深的就是内镜下对病变的识别、判定和诊断，时常也苦于没有老师指点和带教。没有见过的"病变"往往无从识别，如同在茫茫人海中寻找从未谋面的陌生人，即使直面相对也无法辨识，甚或"擦肩而过、错失良机"，只能抱憾悔恨。内镜临床操作中误诊、漏诊的重要原因之一就是对病变的"视而不见"——不是因为不认真，而是因为"不认识"。尤其是当下，我们国家胃肠早癌的筛查工作已提上日程，只有"见多识广"，才能练就一双"慧眼"，在"万花丛中"去识别早期可疑病变那点"绿"。

多年来，虽然有各种版本的消化内镜图谱和书籍，但是缺乏系统性、全面性，特别是对少见病、罕见病的内镜下表现，更是无从查阅、无师可问。即使是常见病、多发病，内镜下表现也具有多样性，能与临床、病理以及治疗相结合的系统性分析诊断的图文并茂、可供自学的书籍一直是许多从事消化内镜临床诊疗人员的期盼。

本书是集日本的消化道诊断学之大成的《胃肠诊断图谱》第 2 版，融入 NBI、电子放大内镜、小肠镜、超声内镜等现代诊断技术，自 2009 年起新版编撰历经 6 年之久，是凝聚了全日本众多内镜及病理专家的心血之作，是一本不可多得的内镜诊断方面的好书。书中图片精美，内容涉及消化道各个器官，不仅对病变的内镜下表现进行了图文并茂、简明扼要的描述，而且结合每一个具体病例，从临床表现到相关实验室、影像学检查所见，及至该病（内镜下表现）所涉及的相关病理学、病理生理学等知识也进行了简要描述，令人耳目一新，颇有"一书在手，信心倍增"之感。

由于本书是日本专家撰写，为了让更多的中国消化内镜工作者了解、掌握该书的内容，不断提高自身的内镜下病变识别、判定和鉴别诊断的能力，我们组织了国内多名专家学者在百忙之中将本书翻译成中文奉献给读者。

本书从启动翻译到出版，得益于各位译者的奉献和努力，谨在此向他们表示衷心的感谢和崇高的敬意！由于时间仓促和水平所限，本书中难免有不尽人意之处，敬请各位读者给予指正。

掩卷反思，我国人口众多，疾病案例数量绝不亚于同是亚洲国家的日本，遗憾的是，我们缺乏总结和归纳，不重视高质量图像的采集及完整资料的追踪收集。希望本书起到"抛砖引玉"之效，期待在不远的将来能够集全国消化同道之力，编撰、出版一本我们中国自己的消化内镜的"百科全书"。

令狐恩强　韩英

2015 年 10 月 18 日

第2版 监修者序

在这个什么都可以用电脑或智能手机简单地检索到的年代，从事诊疗事业的医生们为了获取更多的知识和应对临床工作，每天都忙忙碌碌。

十年弹指一挥间，《胃肠诊断图谱》从初版到现在已经走过了13个春秋。这期间，消化道的检查方法也取得了明显的进步。日常所见的消化道疾病谱也随着时间的流逝有所改变。

随着时代的变迁，诊断学也有必要与时俱进。《胃肠》团队引入了新的诊断方法，没有局限于病变的诊断，对作为诊断依据的图像和病理组织结构花费了大量的时间和精力进行研究，在消化道图像诊断学方面继续在世界上处于首屈一指的地位。

在这一动力之下付诸行动，《胃肠诊断图谱》得以修订。

担任《胃肠》杂志编委会委员长的芳野纯治先生策划出版《胃肠诊断图谱》第2版。编委会同意本人担任监修，我深感荣幸。受东日本大震灾的影响，编审工作一度中断，还受到一部分原稿延迟的影响，拖宕日久，现在终于得以出版。

在此首先要向撰写原稿的诸位医生深表歉意，向在日常工作中一例一例认真地进行诊疗的执笔者深表敬意。其次，我还要向早期胃癌研究会的委员、《胃肠》杂志的编委、花费时间和精力审阅本书的编委、和我一起竭尽全力的本书编委会成员，以及努力进行具体编辑工作的医学书院的饭村祐二先生深表感谢。

出色的图像诊断除了需要检查者具备技术、经验，对于疾病状态的认识也是必不可少的。但是，个人的经验和知识是有限的。

本书含有大量精彩的图片，不但可供诊疗时作为参考，平时信手翻阅时也赏心悦目，没有了面对网络时的疲惫。日积月累之后，经验和知识必有长进。最后，衷心希望该书作为我们临床医生的参考，能够在诊疗患者时活学活用。

如果您能节约1~2次聚餐的费用，购入该书，我们将不胜感激。

八尾恒良

2014年暮春

第 2 版　序

为了辅助临床工作，由《胃肠》杂志的编委会策划，于 2001 年 6 月出版的《胃肠诊断图谱》初版，集日本的消化道诊断学之大成。在本书的两册全部 200 个小节中，关于食管的有 26 小节，胃 46 小节，十二指肠 11 小节，全身性疾病的消化道所见 13 小节，小肠 23 小节，大肠（包含阑尾）72 小节，消化道息肉 9 小节，为您呈现了精彩的图像和简洁的说明，在您诊断困难之际，随时可以翻阅本书。

图像诊断在这 10 余年间迅速发展，不只通过常规的 X 线和内镜观察，现在也使用 NBI 内镜、放大内镜等，追求更精细的诊断。在小肠方面，使用气囊辅助小肠镜和胶囊内镜，获得了新的图像。另外，包含咽喉疾病在内，积累了更多的病例。

为了顺应时代的演变，自 2009 年起，在担任初版责任编辑的八尾恒良先生的指导下，开始了第 2 版的编著。2010 年 6 月，《胃肠》杂志编委会提案并通过了《胃肠诊断图谱》的修订方案，并推举小山恒男、小林广幸、松田圭二、芳野纯治先生，开始了正式的运作。在此期间，八尾先生不吝赐教，在同年 12 月同意担任本书的监修。为了保证病理学方面的准确，2012 年 3 月经《胃肠》编委会同意，增加了岩下明德先生参加编著。由小山先生负责咽喉、食管，芳野先生负责胃和十二指肠，松田先生负责小肠，岩下先生负责病理，八尾先生审阅所有的病例。

第 2 版的病例包括了各个器官的疾病，执笔者选用了与《胃肠》杂志一样水准的精彩图像。本书分为上消化道、下消化道两册，在全部 316 小节中，包括上消化道的咽喉 5 小节，食管 58 小节，胃 62 小节，十二指肠 48 小节，共计 173 小节，内容是初版的 2 倍。对于在多器官都存在的病变，在解说时会指出在其他器官中相关的情形，在其他器官的章节中不再重复。

本书的完成大约花费了 4 年时间，在此向每一位竭尽全力的《胃肠》编委会以及早癌研究会委员们深表感谢。期待本书能够对日常临床有所裨益。最后，向始终为我们提供支持的医学书院医学书籍编辑部的饭村祐二先生深表感谢。

[上消化道] 编委

芳野纯治

小山恒男

岩下明德

2014 年 4 月

初版 序

《胃肠》杂志在 1966 年创刊，在其初创时的早期胃癌研究会时代，以已故的村上忠重先生、已故的白壁彦夫先生、崎田隆夫先生、已故的佐野量三先生为首，放射科医生、内镜医生、病理科医生济济一堂，开创了新的诊断学。

不仅满足于 X 线所见、内镜所见、切除标本的肉眼所见，将这些诊断图像通过病理组织学验证的研究方法得到确立。该方法不仅用于早期胃癌，早期食管癌、凹陷型早期大肠癌的诊断学也应运而生。通过内镜下"光学活检"的方法，还可以对无法一一进行活检取得标本的炎症性肠病等疾病的病理做出推断。现在，消化道疾病的形态诊断学已经成为可以推测出疾病的病理诊断的学问，并不言过其实。

临床医学以病例为基础，多少受个人的诊断能力和经验局限。凭个人经验可以诊断的病例是有限的。要认真地对待一个病例，需要进行多次全面的观察，舍此没有其他途径。客观地记录并保存下来，像日本一样，内科、放射科、外科、病理科通过横向联系进行分析，在欧美是不可能的。

本书集日本的内镜诊断学之大成，为的是向从事消化道诊断学的医生和研究者提供帮助。由《胃肠》编委会策划和编辑，以《胃肠》编委们所在医院的病例为中心，汇集精彩的 X 线和内镜所见，必要时增加超声、CT 和 MR 影像，尽量对比病变的大体和显微病理学表现，以供体味病变 X 线和内镜表现的形成基础。

本书并不完善，尽管展示了 200 种以上的疾病，还是遗漏了一些疾病。癌症方面另有专著，此次就省略了。对病例的解说也是初次的尝试，不当之处请不吝赐教。

最后，向提供宝贵病例的诸位医生，医学书院的窪田宏先生、在病理学方面给予诸多指导的福冈大学筑紫医院病理部的岩下明德部长，提供帮助的教员津田纯郎、真武弘明、八尾哲史深表感谢！

《胃肠》主编
八尾恒良
2001 年盛夏

执笔者一览

河野　真	东京医科大学消化内科
后藤田卓志	东京医科大学消化内科
长滨　孝	福冈大学筑紫医院消化内科讲师
若槻俊之	佐久医疗中心消化内科
小山恒男	佐久医疗中心消化内科
门马久美子	癌·感染病中心都立驹达医院内镜科部长
立石阳子	横滨市立大学医学部病态病理学助教
筱原知明	佐久医疗中心消化内科
宫野正人	大阪市立十三市民医院消化内科
国枝献治	静冈县立静冈癌中心消化内科
本庶　元	大津红十字医院消化科医长
清水诚治	大阪铁道医院医务部长
佐藤　俊	仙台厚生医院消化科内镜中心
长南明道	仙台厚生医院消化科内镜中心长
宫冈正喜	济生会二日市医院内科 内镜中心室长
高木靖宽	福冈大学筑紫医院消化内科讲师
井上晴洋	昭和大学江东丰州医院消化科中心长·教授
鬼丸　学	昭和大学江东丰州医院消化科中心
工藤进英	昭和大学横滨市北部医院消化科中心长
西谷大辅	青森劳灾医院消化内科
福田真作	弘前大学大学院医学研究科消化道血液内科教授
藤原　崇	癌·感染病中心都立驹达医院消化内科
来间佐和子	癌·感染病中心都立驹达医院消化内科
六车直树	德岛大学大学院健康和生物科学研究部消化道内科准教授
高山哲治	德岛大学大学院健康和生物科学研究部消化内科准教授
友松雄一郎	藤田保健卫生大学坂文种报德会医院消化内科讲师
芳野纯治	藤田保健卫生大学坂文种报德会医院院长
伊藤贵博	旭川医科大学内科学讲座消化科·血液肿瘤制御内科学领域助教
藤谷幹浩	旭川医科大学内科学讲座消化科·血液肿瘤制御内科学领域准教授
小山茂树	社会医疗法人诚光会草津综合医院院长助理
九嶋亮治	滋贺医科大学临床检查医学讲座教授
小原胜敏	福岛县立医科大学附属医院教授·内镜诊疗部长
森山智彦	九州大学大学院病态机能内科学讲师
松本主之	岩手医科大学医学部内科学讲座消化内科消化道领域教授
高桥亚纪子	佐久医疗中心内窥镜内科医长
藤崎顺子	癌研有明医院消化内科上消化道担当部长
川久保博文	庆应义塾大学医学部一般·消化外科讲师
江副康正	京都大学肿瘤药物治疗学助教
上堂文也	大阪府立成人病中心消化内科副部长
石原　立	大阪府立成人病中心消化内科部长
广濑靖光	久留米大学放射科助教
鱼住　淳	久留米大学放射科助教
河合　惠	梧桐中心医院消化内科
浅野道雄	浅野诊所院长
吉田　操	公益财团法人早期胃癌检诊协会理事长
比岛恒和	癌·感染病中心都立驹达医院病理科部长
藤原纯子	癌·感染病中心都立驹达医院内镜科医长
岛田英雄	东海大学医学部附属大矶医院外科准教授
幕内博康	东海大学医学部外科准教授
西　隆之	东海大学医学部附属大矶医院外科准教授
山本壮一郎	东海大学医学部附属八王子医院外科讲师
熊木伸枝	东海大学医学部基盘诊疗学系病理诊断学讲师
井野元智惠	东海大学医学部基盘诊疗学系病理诊断学讲师
名久井实	综合南东北医院消化道中心
江头秀人	湘南谦仓综合医院消化道病中心部长
追矢秀人	追矢诊所理事长
竹内　学	新潟大学医齿学综合医院消化科内科助教
刚崎有加	都立松泽医院内科
铃木友宜	栃木县立癌中心缓和医疗部医长
有马美和子	埼玉县立癌中心消化内科副部长
渡边良之	千叶大学医学部附属医院光学医疗诊疗部
加藤　刚	癌·感染病中心都立驹达医院食管外科医长
太田正穗	东京女子医科大学消化外科讲师
岸野高明	佐久医疗中心消化内科
石山晃世志	癌研有明医院消化内科副医长
松井芙美	关西医科大学附属枚方医院消化道肝内科
三浦昭顺	癌·感染病中心都立驹达医院食管外科医长
小泉理美	癌·感染病中心都立驹达医院消化内科
星原芳雄	经济产业省诊疗所前所长
友利彰寿	佐久医疗中心消化内科
真坂智宽	带广第一医院消化内科主任医长
宇野　要	东北大学医学部消化道病态学领域
川口　实	伊豆高原《ゆうゆうの里》诊疗所诊疗所长
后藤直树	国际医疗福祉大学热海病院内视镜部副部长

10

大川清孝　大阪市立十三市民医院院长

青木哲哉　大阪市立十三市民医院内镜中心长

多田修治　济生会熊本医院消化病中心特别顾问
　　　　　（现 熊本市民医院消化内科部长）

神尾多喜浩　济生会熊本医院中央检查部部长

大宫直木　藤田保健卫生大学消化内科学准教授

后藤秀实　名古屋大学大学院医学系研究科消化内科学教授

前畠裕司　九州大学大学院病态机能内科学

堀口慎一郎　癌·感染病中心都立驹込医院病理科医长

丸山保彦　藤枝市立综合医院消化内科统括诊疗部长

小林广幸　福冈山王医院消化内科部长

高桥　诚　社会保险直方医院消化内科医长

中村和彦　九州大学大学院医学研究院病态制御内科学诊疗准
　　　　　教授

三好广尚　藤田保健卫生大学坂文种报德会医院消化内科学讲师

乾　和郎　藤田保健卫生大学坂文种报德会医院消化内科学讲师

黑木实智雄　山形市立医院济生馆消化内科科长

成田贤生　藤田保健卫生大学坂文种报德会医院内科

星　畅夫　栃木县立癌中心临床检查部病理诊断科医长

小林　望　栃木县立癌中心图像诊断部医长

河内修司　松山红十字医院消化内科第一消化内科副部长

中嶋骏介　旭川医科大学内科学讲座消化道·血液肿瘤
　　　　　制御内科学领域

池上幸治　九州大学大学院病态机能内科学

平泽俊明　癌研有明医院消化内科副医长

吉永繁高　国立癌研究中心中央医院内镜科

小田一郎　国立癌研究中心中央医院内镜科

岩室雅也　冈山大学大学院医齿药学综合研究可消化道
　　　　　肝脏内科学

冈田裕之　冈山大学医院光学医疗诊疗部教授

目　录

15

七、肿瘤・肿瘤样病变

十二指肠

275

一、先天性异常，解剖学异常

咽喉

1 霉菌性咽喉炎

食管 → I.27页 （I指本书，II指《胃肠诊断图谱下消化道（第2版）》。后同）

　　霉菌性咽喉炎与霉菌性食管炎相同，黏膜表面附有斑状、片状黄白色和乳白色伪膜的疾病，常伴有免疫抑制状态等一些基础疾病。尤其是 HIV 感染者，特别是 CD4 阳性细胞数减少的患者发病率高，可出现吞咽不畅、咽部异物感等临床症状，也有不少为无症状者。

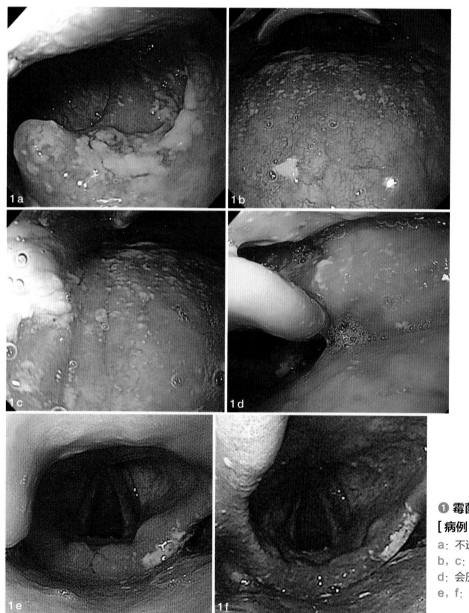

❶ 霉菌性食管炎内镜所见
[病例1]40 余岁男性，AIDS 患者
a：不透明的黄白色苔附着。
b，c：咽后壁点状或斑片状白苔醒目。
d：会厌周围少量白苔附着。
e，f：白苔在 NBI 下容易识别。

参考文献

[1] 藤原　崇，他：感染性食管炎. 胃と腸 46：1213-1224, 2011.

[2] 岡　慎一：HIV 領域における口腔・食管カンジダ症の治療の実際. 深在性真菌症 2：58-59, 2006.

（河野　真，后藤田卓志）

2 Osler-Weber-Rendu 综合征

★ 胃 ➡ I.173页　　十二 ➡ I.300页　　小肠 ➡ II.52页

Osler-Weber-Rendu 综合征是遗传性出血性毛细血管扩张症（hereditary hemorrhagic telangiectasia），也叫 Osler 病，为常染色体显性遗传。本病的病因由 TGF-β 信号传导通路的基因异常引起，出现鼻黏膜、口唇、口腔黏膜、面部、消化道黏膜、气管、眼、泌尿系统等全身皮肤及黏膜的末梢血管扩张（telangiectasia）和肺动静脉瘘、脑血管畸形、肝血管变异等多发性动静脉畸形（arteriovenous malformation，AVM）。详细请参考"胃"有关章节。

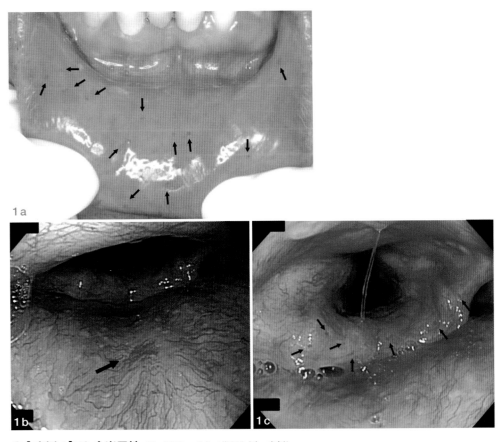

❶ [**病例 1**]**50 余岁男性**（与"胃"、"十二指肠"同一病例）

主诉：贫血，母亲有贫血，长女也有鼻出血倾向，诊断为 Osler-Weber-Rendu 综合征。

a：口腔所见　口唇内见多发小的红斑（箭头）。

b，c：上消化道所见　中、下咽喉黏膜毛细血管扩张（b，箭头）。会厌部也见多发小红斑（c，箭头）。鼻黏膜、会厌、舌以外胃、十二指肠、结肠也可见同样的病变。

参考文献

[1] Carette MF, et al.：Imaging of hereditary hemorrhagic telangiectasia. Cardiovasc Intervent Radiol 32：745-757, 2009.

[2] Guttmacher AE, et al.：Hereditary hemorrhagic telangiectasia. N Engl J Med 333：918-924, 1995.

[3] 内藤美紀，他：拡大観察を行つた Rendu-Osler-Weber 病の 1 例．胃と腸 39：128-131, 2004.

（长滨　孝）

3 海绵状血管瘤

食管 →I.96页　　胃 →I.231页　　小肠 →II.94页　　大肠 →II.280页

　　血管瘤是由不规则扩张的血管形成的良性肿瘤。发病原因包括先天体质学说、伴随炎症的局部血流障碍学说、外伤压迫造成的血流障碍学说等。头颈部为血管瘤好发部位，口唇、口腔黏膜、舌比较多见，咽喉部少见。

　　咽喉部血管瘤比较少见，常好发于下咽部，尤其是梨状窝，左右无差别，也有咽喉、中咽部进展到食管的病例。发病无性别差异，年龄为 10～70 岁，各年龄段之间没有显著差别。症状为咽喉部异物感、吞咽障碍等，病变较小时常无症状。

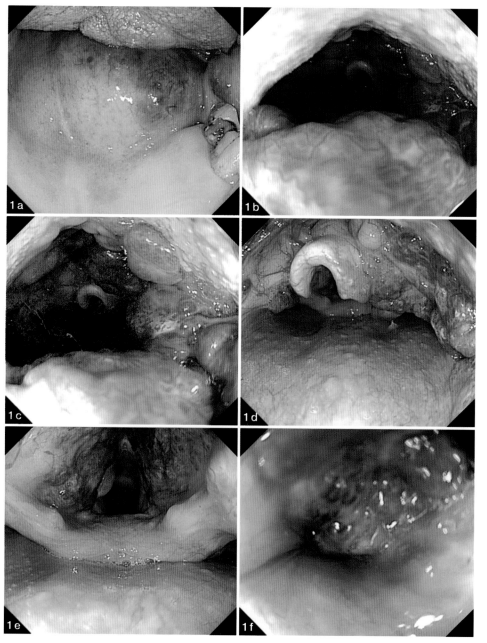

❶[病例 1]70 余岁男性

a～f：内镜所见　会厌中部到右侧壁见暗红色平坦型隆起（a）。中咽部到下咽部暗红色凹凸不平的隆起，内部扩张血管（b～d）。由于肿瘤造成管腔狭窄，病变扩展到声带旁右侧梨状窝（e，f）。

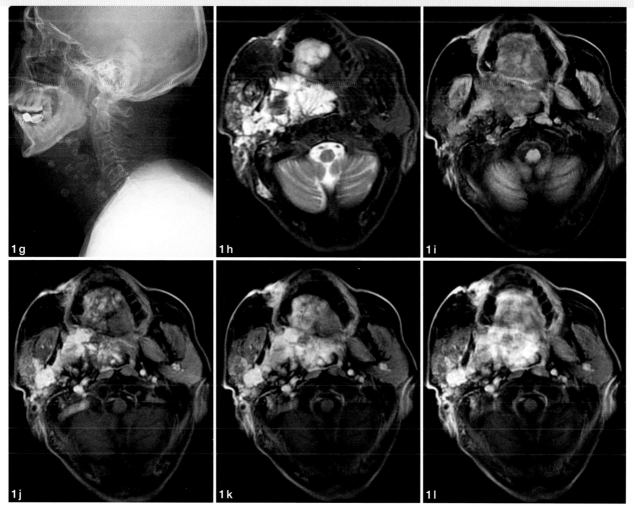

g：X 线所见　X 线下下腭到颈前散在类圆形静脉石。血管瘤合并静脉石的发生率为 5%～20%，不少见，血管瘤的钙化图像被人们叫作类圆形钙化。

h：MRI 所见（T2 增强像）　肿瘤位于右颈前到中咽部右侧壁，见多发结节状高信号。

i～l：造影 MRI 所见（i：造影前，j：90 秒后，k：5 分钟后，l：10 分钟后）90 秒后局部出现增强效果（j），并随时间造影范围变广（k）。10 分钟后肿瘤持续浓染（l）。MRI 使用的 Gd-DTPA 少量也可以维持有效浓度，对血管瘤的诊断有帮助。

参考文献

[1] 香取秀明，他：咽頭血管腫. JOHNS 21：1343-1346, 2005.

[2] 中西　豊：下咽頭血管腫症例. 耳鼻臨床 89：345-350, 1996.

[3] 石川紀彦：下咽頭血管腫症例. 耳鼻臨床 84：1443-1449, 1991.

[4]Li X：Rare cavernous haemangioma of the hypopharynx with numerous phleboliths. J Laryngol Otol 104：262-263, 1990.

[5] 池之上彩：喉頭海綿状血管腫の 1 例. 臨放 54：521-524, 2009.

[6] 天野康雄，他：下咽頭血管腫の 1 例—MRI 所見を中心として. 臨放 35：1427-1430, 1990.

（若槻俊之，小山恒男）

4 咽喉部复层上皮癌

咽喉部被复层上皮覆盖，较食管上皮较薄，上皮下组织由富含血管、淋巴管的纤维组织组成，除了下咽部食管胃接合部外，缺少黏膜肌层是其特点。上皮、上皮下组织的厚度根据部位而不同，中咽部、下咽部后壁比较薄，下咽部食管接合部、梨状窝较厚，伸展性好。

咽喉部癌与食管癌相同，与酒精、吸烟存在明确的因果关系。酒精在肝脏经乙醇脱氢酶作用分解成毒性强的乙醛，再由乙醛脱氢酶的作用分解成无毒性的乙酸。缺乏分解乙醛的乙醛脱氢酶-2 (aldehyde dehydrogenase-2, ALDH-2) 的人由于乙醛分解减慢造成蓄积，而乙醛对食管及咽喉部有致癌作用。因此，ALDH-2 缺乏的饮酒者食管及头颈部易积聚高浓度的酒精及乙醛，发生食管及头颈部癌的风险高。如果同时饮酒及吸烟，其危险性进一步提高。

在食管癌内镜治疗的病例中，同时性或异时性咽喉部癌多见，其中食管多发癌和食管内多发碘不染患者合并咽喉癌多，被认为是咽喉癌的高危人群。为了发现咽喉癌，在内镜检查时需要认真观察咽喉部，但是由于在咽喉部存在扁桃体、淋巴滤泡等结构，正常情况下也存在凹凸不平。同时患者检查时痛苦也较大，常常不能充分观察咽喉部。同时这个部位也不能进行碘染色，因此在早期发现方面，narrow band imaging (NBI) 观察是有帮助的。在非放大观察时如果发现一定范围的棕色变化 (brownish area, BA)，内部出现点状血管增生，则癌的可能性大。由于咽喉部没有黏膜肌层，当肉眼判定肿瘤浸润深度在黏膜下层以内，无论是否发生淋巴结转移都称为"表浅癌"。根据这个定义，在表浅癌中包括上皮内癌和上皮下浸润癌。表浅癌的肉眼分型遵从《食管癌的处理共识》分为 3 个亚型，分别是表浅隆起型 (0-Ⅰ 型)、表面型 (0-Ⅱ 型)、表浅凹陷型 (0-Ⅲ 型)。0-Ⅱ 型进一步分为表面隆起型 (0-Ⅱa 型)、表面平坦型 (0-Ⅱb 型)、表面凹陷型 (0-Ⅱc 型) 3 型。食管表浅型以 0-Ⅱc 型多，而咽喉癌 0-Ⅱa 型多，0-Ⅱc 型非常少。

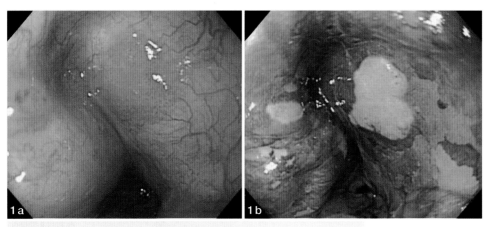

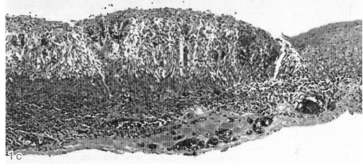

❶[病例 1]70 余岁男性，0-Ⅱa 型上皮内癌（右侧梨状窝侧壁发红的隆起）

a，b：内镜所见 白光观察见点状血管增生的、低矮的、表面光滑的红色隆起（a）。碘染色见红色隆起不染（b）。根据表面光滑，隆起高度低，诊断为胃上皮内癌。

c：病理组织学所见 大小 7mm×5mm 的复层上皮癌，上皮内癌，ly0，v0。

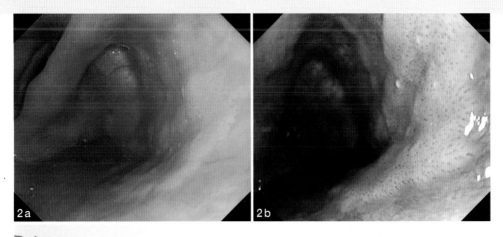

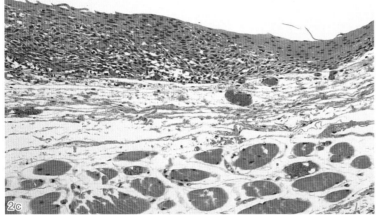

❷ [病例 2]60 余岁男性，0-Ⅱa 型上皮内癌
（右中、下咽部侧壁的白色隆起）

a，b：内镜所见 白光观察表面光滑的低平白色隆起（a）。NBI 观察白色隆起变平，隆起内见增生的点状血管（b）。根据隆起高度低，诊断为上皮内癌。

c：病理组织学所见 大小 21mm×23mm 的复层上皮癌，ly0,v0。

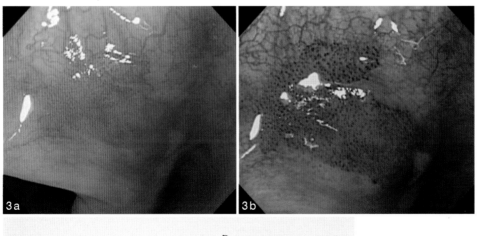

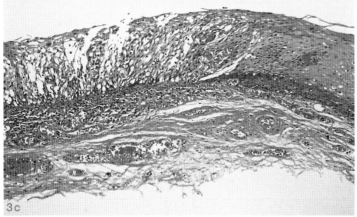

❸ [病例 3]60 余岁男性，0-Ⅱb 型上皮内癌（右中咽部前壁的红色病变）

a，b：内镜所见 白光观察见没有高度差的平坦型发红黏膜（a）。NBI 观察病变见点状血管增生的棕色区域 brownish area（BA）（b）。根据没有高度差的平坦型病变诊断为上皮内癌。

c：病理组织学所见 大小 6mm×6mm 的复层上皮癌，ly0，v0。

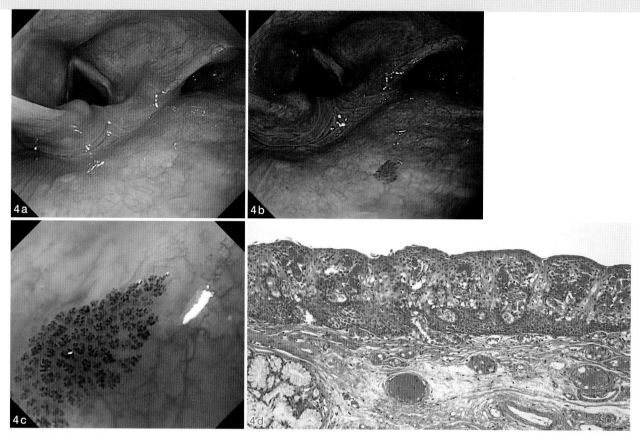

❹ [病例 4] 70 余岁男性，0-Ⅱb 型上皮内癌（下咽部后壁侧平坦型病变）

a ～ c：内镜所见 常规内镜观察，下咽部后壁见血管不清的、小的红色病变（a），NBI 观察发红部位呈点状血管增生的棕色区域（b）。NBI 放大观察见病灶内血管扩张、蛇形、粗细不均的襻状异常血管（c），为平坦的微小病变，根据血管形态诊断为上皮内癌。

d：病理组织学所见 大小 3mm×2mm 的复层上皮癌，上皮内癌，ly0，v0。

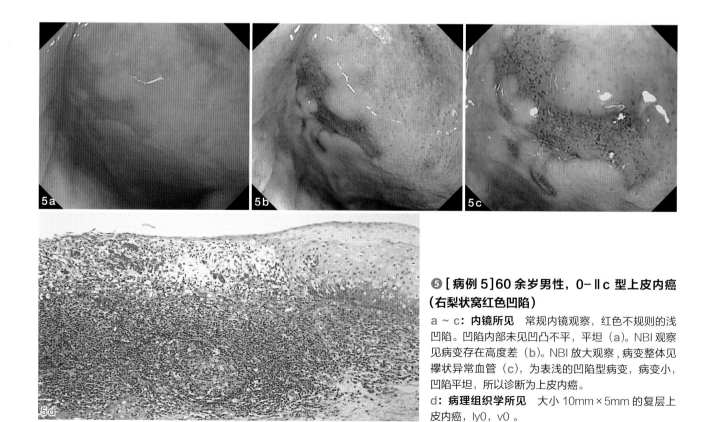

❺ [病例 5] 60 余岁男性，0-Ⅱc 型上皮内癌（右梨状窝红色凹陷）

a ～ c：内镜所见 常规内镜观察，红色不规则的浅凹陷。凹陷内部未见凹凸不平，平坦（a）。NBI 观察见病变存在高度差（b）。NBI 放大观察，病变整体见襻状异常血管（c），为表浅的凹陷型病变，病变小，凹陷平坦，所以诊断为上皮内癌。

d：病理组织学所见 大小 10mm×5mm 的复层上皮内癌，ly0，v0。

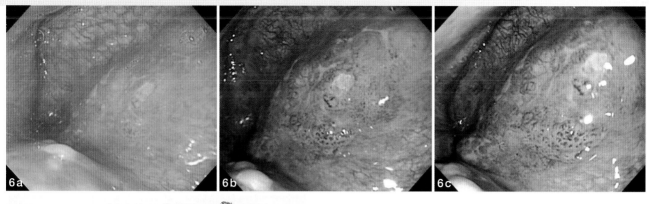

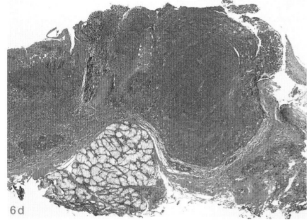

⑥ [病例 6] 50 余岁男性，0-Ⅰs 型上皮下浸润癌（右下咽部后壁的高隆起）

a ~ c：内镜所见 白光观察见小结节状伴有凹凸、隆起高度高、基底宽的隆起（a）。NBI 观察见病变部位伴有凹凸的棕色区域（b）。NBI 放大观察血管增粗，伴有扩张、蛇形、粗细不均以及延长的环形血管（c）。为凹凸明显的广基性隆起型病变，参考血管变化，诊断为上皮下浸润癌。

d：病理组织学所见 大小 20mm×11mm，上皮下浸润 1 000 μm 以上的上皮下浸润癌，ly0，v0。

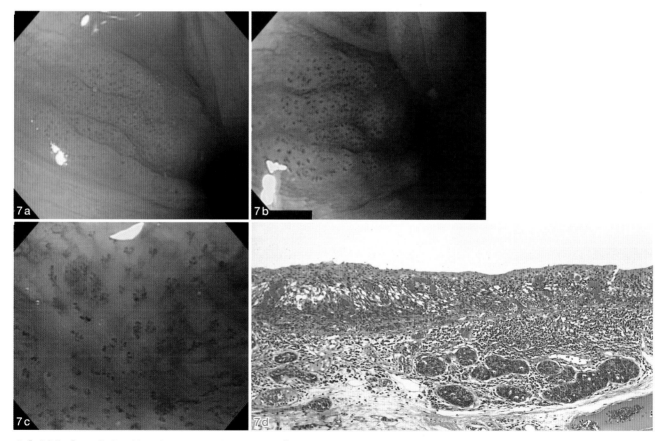

⑦ [病例 7] 60 余岁男性，0-Ⅱa 型上皮下浸润癌（左侧梨状窝凹陷处侧壁有平坦隆起）

a ~ c：内镜所见 见凹凸不平的、低的隆起型病变（a）。NBI 观察见病变整体点状血管增生（b）。NBI 放大观察见病变内部襻状血管（c）。连续的隆起较平坦，表面光滑，因此诊断为上皮内癌。

d：病理组织学所见 大小 14mm×11mm，病灶中央上皮下浸润 300 μm 的癌，周围见导管内浸润，ly0，v0。

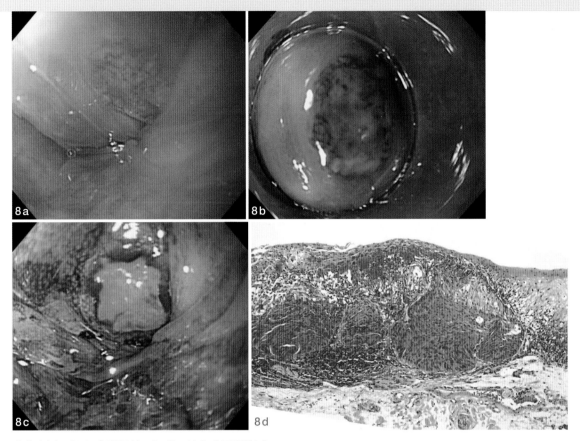

⑧ [病例 8] 80 余岁男性，0-Ⅱc 性上皮下浸润癌

a～c：内镜所见 常规内镜观察见病变呈浅红色凹陷，凹陷内部轻微凹凸不平（a）。装上透明帽后观察见伴有边缘隆起的凹陷，边缘隆起可见没有襻状结构的血管增生（b）。碘染色见仅凹陷不染，周围隆起部分呈碘染色（c）。因病变小，周边隆起，血管襻消失，诊断为上皮下浸润。

d：病理组织学所见 大小 5mm×4mm，上皮下浸润 400μm，ly0，v0。

参考文献

[1] 横山　顕，他：中・下咽頭領域の表在癌の危険因子―アルコール依存症男性の内視鏡検診に基づく症例対照研究. 胃と腸 45：180-189, 2010.

[2] 門馬久美子，他：中・下咽頭癌の通常内視鏡観察. 胃と腸 40：1239-1254, 2005.

[3] 日本頭頸部癌学会（編）：頭頸部癌取扱い規約，5 版. 金原出版，pp64-65, 2012.

[4] 門馬久美子，他：中・下咽頭表在癌の内視鏡診断―通常内視鏡および NBI の立場から. 胃と腸 45：203-216, 2010.

（门马久美子，立石阳子）

5 乳头状瘤

食管 ➡ I.58页

　　咽喉部乳头状瘤为复层上皮良性肿瘤，内镜下表现为表面呈乳头样结构的白色平坦型、亚蒂型或无蒂隆起型病变。乳头结构呈海葵样、前端尖锐的分叶状。NBI放大观察每个乳头内部血管形态不同，也有看不到血管结构的病变。海葵样乳头内部可见柔和伸展的襻状血管，多房样结构内可见分支的襻状血管，但是没有形态不规整、粗细不均匀的癌样血管。咽喉部的乳头瘤很少癌变，与复层上皮癌鉴别非常重要。尤其是乳头结构不清、伴有血管扩张和密度增高的平坦隆起型乳头瘤，有时难以与复层上皮癌和上皮内新生物相鉴别。

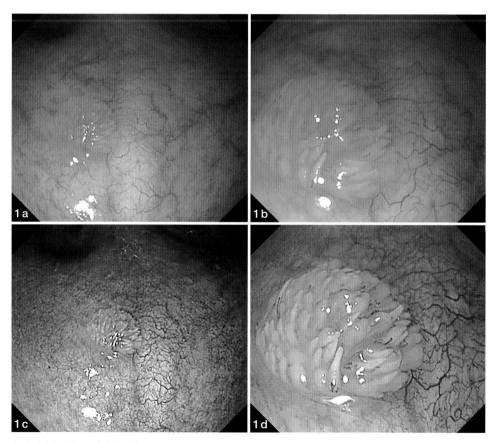

❶ [病例1]50余岁男性

a：白光所见　软腭见乳头样结构密集的扁平小隆起。

b：白光所见　部分伸展的乳头样结构内的血管。

c：NBI所见　表面乳头状白色扁平隆起。

d：NBI放大所见　乳头结构内的襻状血管规整，未见粗细不均等的异型血管。

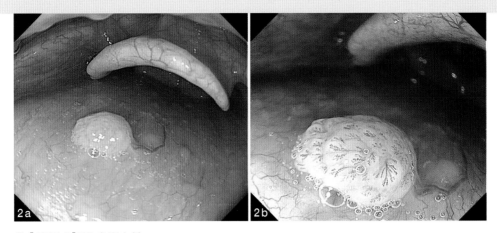

❷[病例2]50余岁女性

a：白光所见 中咽部软腭见 5mm 大小的亚蒂型隆起。

b：NBI 放大所见 多房状分叶，内部见分支的襻状血管。

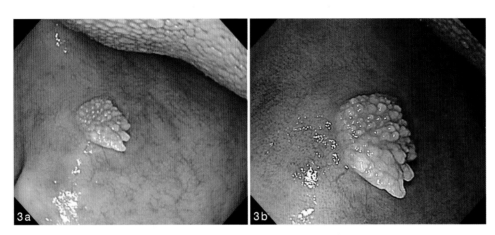

❸[病例3]70余岁女性

a：白光所见 软腭表面见由细颗粒组成的鸡冠状直径 5mm 的平坦隆起。

b：NBI 放大所见 乳头结构内未见血管结构。

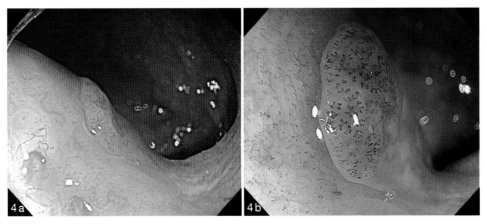

❹[病例4]60余岁男性

a：白光所见 悬雍垂见直径 5mm 的光滑、平坦隆起。

b：NBI 放大所见 伴有轻度、大小不同的、分布不均匀的襻状血管。

参考文献

[1] 川久保博文，他：良性との鑑別が困難であった下咽頭表在癌 の 1 例. 胃と腸 47：393–401, 2012.

[2] 井上晴洋，他：咽頭表在癌の特徴と鑑別診断：内視鏡の立 場から. 胃と腸 47：337–348, 2012.

（筱原知明，小山恒男）

食管

1 先天性食管狭窄

先天性食管狭窄是少见病，每 25 000 ~ 50 000 新生儿出现 1 例。其原因是在胎儿期从前肠向食管和气管的分离不全，造成食管壁结构形成异常。主要发病于幼儿期，并多在这一时期进行治疗。

上消化道内镜下常表现为正常黏膜覆盖的全周性狭窄，其特征为"气管样环形结构"。

治疗方法为手术和探条、球囊等食管扩张术。

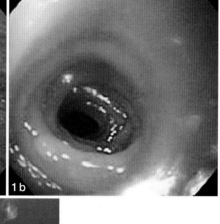

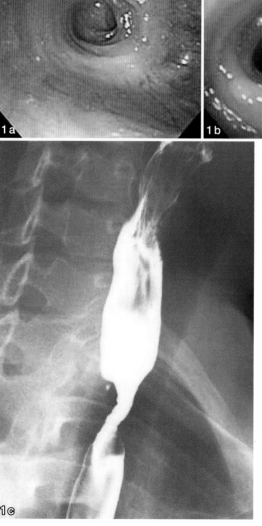

❶[病例 1]20 余岁男性

a, b: 胃镜所见 距门齿 20cm 处狭窄（a）。狭窄处黏膜面光滑，其口侧见轻微白色瘢痕样病变，其肛侧见环形结构（b）。

c: 上消化道造影所见 胸部食管上段见约 3cm 长、边缘规则的重度全周性狭窄。

参考文献

[1] Vasudevan SA, et al. : Management of congenital esophageal stenosis. J Pediatr Surg 37 : 1024–1026, 2002.

[2] Amae S, et al. : Clinical characteristics and management of congenital esophageal stenosis : A Report on 14 Cases. J Pediatr Surg 38 : 565–570, 2003.

[3] Younes Z, et al. : Congenital esophageal stenosis : clinical and endoscopic features in adults. Dig Dis 17 : 172–177, 1999.

[4] Katzka DA, et al. : Congenital esophageal stenosis in adults. Am J Gastroenterol 95 : 32–36, 2000.

[5] 宫野正人，他：成人になり診断された先天性食管狭窄症に対し，食管バルーン拡張術で改善を認めた 1 例. 日消誌 107：1630–1634, 2010.

（宫野正人）

2 胃黏膜异位

十二 → I.319页

胃黏膜异位定义为具有胃黏膜组织学特性的黏膜存在于胃以外的部位，发生于全消化道。从发生学上认为是胎儿期黏膜的残留，日本人的发生率约10%。常发生于食管入口到颈段食管，在白光下呈橘红色，在NBI下为界线明确的棕色区域。因碘染色呈不染，需要与表浅型癌相鉴别。NBI放大观察见异位胃黏膜呈点状、绒毛样胃黏膜的微腺管结构，表浅型食管癌可以观察到具有异型性的襻状血管。该病变自身无症状且为良性，但也有少见的引起肿瘤性变化的报道。

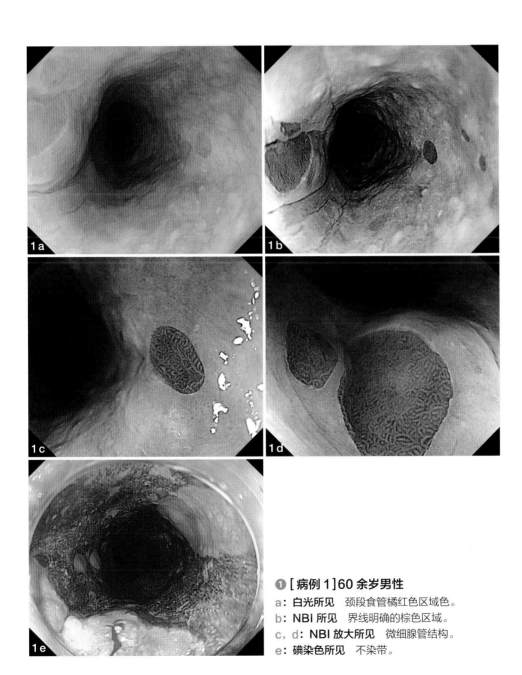

❶ [病例1]60余岁男性

a：白光所见　颈段食管橘红色区域色。

b：NBI所见　界线明确的棕色区域。

c，d：NBI放大所见　微细腺管结构。

e：碘染色所见　不染带。

参考文献

[1] 川元健二，他：異所性胃黏膜．「胃と腸」編集委員会（編）：胃と腸アトラスⅠ．医学書院，pp274–277，2001.

[2] 島田英雄，他：食管疾患の良悪性鑑別診断．胃と腸 42：663–671，2007.

[3] 天沼祐介，他：NBI：咽頭食管．消内視鏡 21：176–184，2009.

[4] 春木茂男，他：異所性胃黏膜から発生した若年者頸胸境界部食管腺癌の1切除例．日消外会誌 41：493–498，2008.

（国枝献治，小山恒男）

3 异位皮脂腺

　　皮脂腺（sebaceous glands）与汗腺、乳腺同为皮肤腺，之前一直认为存在于由内胚层来源的消化道黏膜的皮脂腺是稀有的。近年来的报道明显增多，绝不少见。多发于男性，好发于食管中段，多为多发性病变。大小为 0.5～5mm，黏膜固有层的纤体部分呈黄白色的、表面光滑的细颗粒样和扁平隆起，表面的皮脂腺导管部分呈白色小突起，大的病变边缘呈花瓣分叶状。

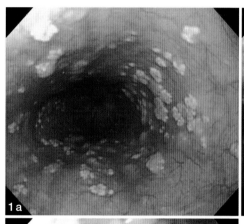
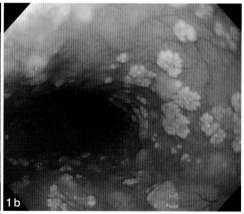
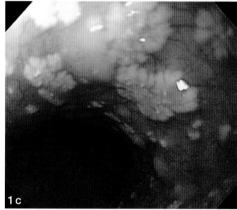

❶[病例1]50 余岁男性
a～c：食管内镜所见（a：距门齿 35cm，b：同 37cm，c：同 37cm 接近观察）自食管中段到食管下段见多发的黄色扁平隆起。隆起大小 1～5 mm 不等，顶端伴有灰白色细颗粒状隆起。隆起界线清楚，大的病变边缘呈花瓣分叶状。
d，e：活检所见（HE 染色；d：×100，e：×400）复层扁上皮内见胞浆透明的细胞团。细胞簇呈小型细胞核及透明的泡沫状胞浆。

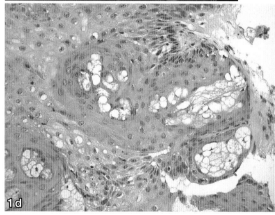
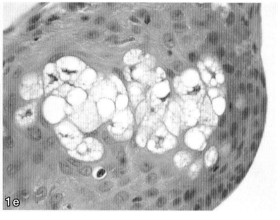

参考文献

[1] Nakanishi Y, et al.：Heterotopic sebaceous glands in the esophagus: histopathological and immunohistochemical study of a resected esophagus. Pathol Int 49：364–368, 1999.
[2] 本庶　元，他：食管異所性皮脂腺の 1 例. 胃と腸 43：301–
304, 2008.
[3] 佐野明江，他：経過を観察した食管異所性皮脂腺の 1 例. Gastroenterol Endosc 50：1484–1485, 2008.

（本庶　元，清水诚治）

4 食管憩室

胃 ➡Ⅰ.134 页　小肠 ➡Ⅱ.2 页　大肠 ➡Ⅱ.176 页（憩室炎、憩室出血）

　　食管憩室是食管壁的一部分从内腔向外侧突出，根据成因分为膨出性憩室和牵拉性憩室。前者是由于食管内压力上升所致，多为固有肌层缺如的假性憩室。后者是由于周围脏器的炎症波及食管壁，炎性粘连牵拉所致，多为包括固有肌层在内的真性憩室。

　　咽部食管憩室是发生于咽喉到食管入口的解剖学薄弱部位的膨出性憩室，发生于 Killian 三角的叫 Zenker 憩室。食管中段憩室发生于气管分叉部附近，常由肺门淋巴结炎症等造成的牵拉性憩室，称为 Rokitansky 憩室，在日本占 70% ～ 80%，最多见。横膈上憩室是由于压力增加造成的膨出性憩室。

　　食管憩室多数没有症状，有时出现由于吞咽困难和食物残留造成的憩室炎引起的出血和穿孔。食管中段憩室引起食管 – 支气管瘘可出现吸入性肺炎。食管憩室很少需要特殊治疗，但是当出现上述症状时多需选择外科治疗。

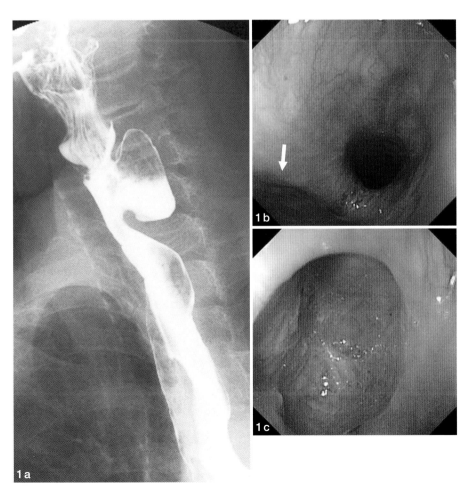

❶ [病例 1] 50 余岁男性，咽部食管憩室（Zenker 憩室）

a：X 线所见　左侧食管入口憩室。

b，c：内镜所见　从食管入口观察，见左侧壁憩室（箭头），其右侧为食管管腔（b）。憩室内壁瘢痕提示可能并发憩室炎（c）。

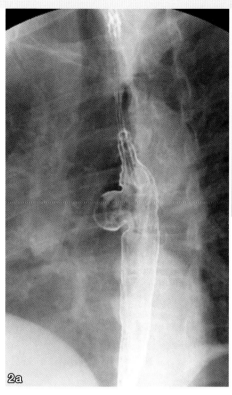

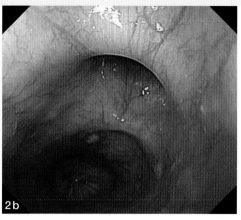

❷ [病例2] 80余岁女性，食管中段憩室（Rokitansky憩室）

a：X线所见（轻度第2斜位） 气管分叉水平食管右侧壁憩室。

b：内镜所见 右侧壁憩室。

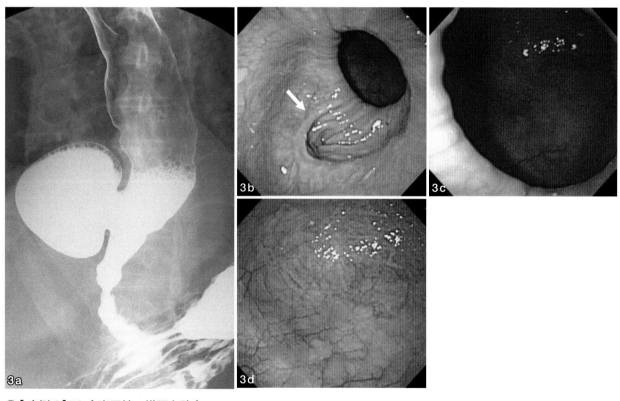

❸ [病例3] 70余岁男性，横膈上憩室

a：X线所见（正面像） 横膈上方右侧食管壁囊状突出。

b～d：内镜所见 在肛侧食管腔的右侧壁（箭头）见憩室（b）。注气后憩室膨大（c）。憩室内未见明显的瘢痕等（d）。

参考文献

[1] 中村　努，他：食管憩室. 臨床内科 15：749-755, 2000.

[2] 安部俊弘，他：食管良性疾患の外科治療. 日外会誌 104：601-605, 2003.

（佐藤　俊，长南明道）

5 食管壁内假憩室病

食管壁内假憩室病（esophageal intramural pseudodiverticulosis，EIPD）是由 Mendel 等于 1960 年首次报告的和与胆囊的 Rokitansky Aschoff sinuses 类似的 X 线影像的食管疾病，由 Boyd 等命名为 EIPD，目前有约 200 例的报道，是相对少见的疾病。

多见于 50 岁以上，男性略多。最常见的症状为吞咽困难，常存在糖尿病和酗酒史等基础疾病，多合并霉菌性食管炎。

本病的本质是食管黏液腺导管囊状扩张造成的食管壁内多发性微细假憩室。引起食管黏液腺导管扩张的原因包括以下假说：①食管炎等造成食管黏液腺导管周围的纤维化及炎症使开口部压迫狭窄。②脱落的食管上皮和炎性物质堵塞食管腺导管造成。③食管运动功能减低和食管内压力上升等。

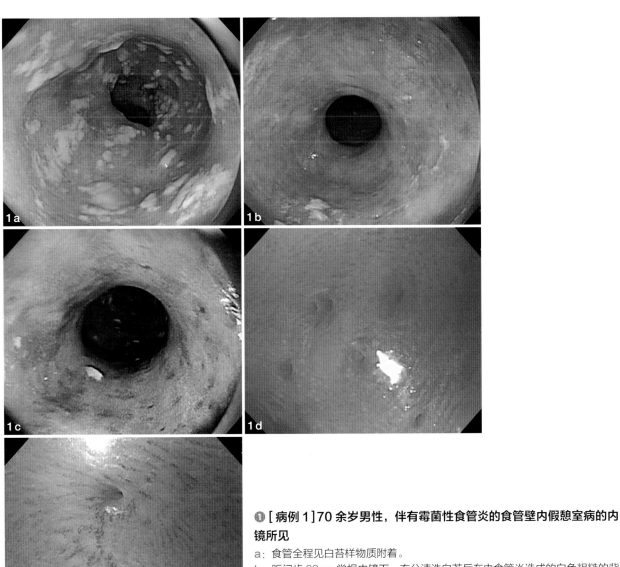

❶ [病例 1] 70 余岁男性，伴有霉菌性食管炎的食管壁内假憩室病的内镜所见

a：食管全程见白苔样物质附着。

b：距门齿 32cm 常规内镜下，充分清洗白苔后在由食管炎造成的白色粗糙的背景黏膜下出现点状发红的黏膜。

c：发红的黏膜在 NBI 观察下呈界线不明确的淡棕色。

d，e：放大观察点状发红黏膜压迫乳头内毛细血管襻（IPCL）与上皮下小孔相连。

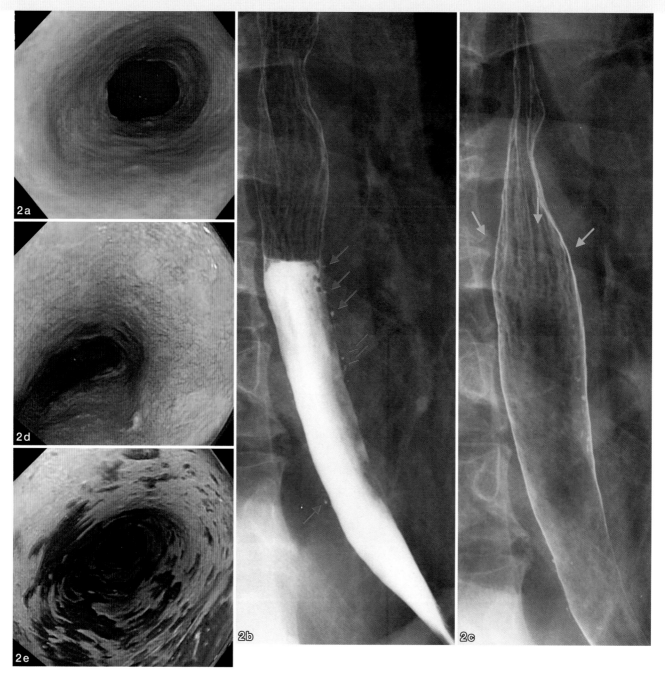

❷ [病例2] 60余岁男性，合并表浅型食管癌

自2003年开始吞咽不畅、胃灼热，就诊于当地医院，行胃镜检查未见异常而未予处理。2005年2月由于症状加重来我科。

a：来院时胃镜所见　胃镜仅诊断为反流性食管炎。

b，c：来院时筛查X线造影所见　因为从症状上不能排除贲门失弛缓而进行筛查X线造影检查，发现多发的突出腔外的钡斑（b）。食管中段见微颗粒样改变，为可疑癌的造影所见（c）。红箭头：明显的钡斑；绿箭头：颗粒改变的口侧边界。

d，e：胃镜所见　筛查造影怀疑存在食管壁内假憩室病和癌而再一次内镜检查。白光下从食管中段到下段可见近全周性发红及不规则黏膜下血管（d）。发红的部分碘染色为广泛的不染带（e）。但是内镜下不能观察到明显的假憩室开口。

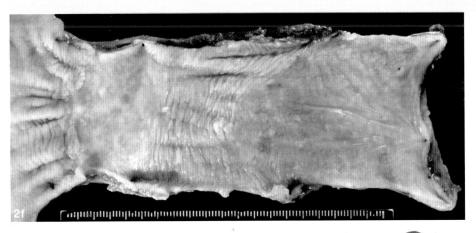

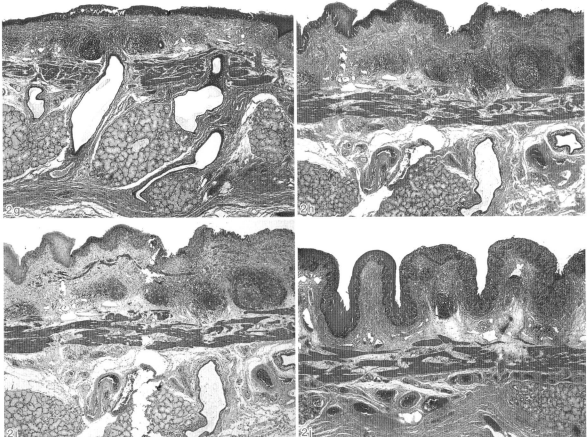

f：切除标本的肉眼所见 （胸腔镜下食管次全摘术后）不能确认标本上假憩室的开口部。癌症位于中到下部食管，可见高低差很小的平的病变，直径 73mm 的表层扩大型病变。口侧呈现全周性，肛门侧呈现网状的碘不染。

g ~ j：病理组织学所见 可见中到下部的食管上有囊泡状扩张的导管 (g)。可见由食管炎引起的黏膜固有层以及黏膜肌层的肥厚，纤维化，炎性细胞浸润 (h)。炎症部伴有二重肌层（i：desmin 免疫染色）。属于中分化扁平上皮癌，大部分深度 T1a-EP (j)。最终诊断为中分化扁平上皮癌，大部分深度为 T1a-EP，在食管和胃的接合处深度是 T1a-MM。未见脉管侵袭、淋巴结转移。

参考文献

[1] Mendel K, et al.：Intramural diverticulosis of the esophagus and Rokitansky–Aschoff sinuses in the gallbladder. Br J Radiol 33：496–501, 1960.

[2] Boyd RM, et al.：Esophageal intramural pseudodiverticulosis, Diag Radiology 113：267–270, 1974.

[3] 細井董三，他：食管偽憩室を伴った表層拡大型食管癌．日本食管疾患研究会（編）：食管レアケースアトラス．医学書院，pp144–147，1999.

[4] Lax JD, et al.：A rare type of intramural esophageal diverticulosis. Am J Gastroenterol 81：1002–1004, 1986.

[5] 直居　豊，他：典型的な X 線像を呈した esophageal intramural pseudodiverticulosis の 1 例．臨放 35：305–308, 1990.

（宫冈正喜，高木靖宽）

食管

6 食管裂孔疝

食管裂孔疝是非外伤性膈肌疝中发生率最高的。伴随食管裂孔的增大、横膈食管韧带的松弛形成膈肌疝囊。分为胃食管交界（EGJ）以及胃的一部分进入胸腔的滑脱型 EGJ 位于横膈以下，但胃底和胃体进入胸腔的食管旁型以及混合型（图❶）。

发病原因包括随着年龄增加的膈肌食管韧带松弛和肥胖、妊娠造成的腹腔压力增加等后天因素居多。滑脱疝的症状为胃食管反流现象造成的胃灼热、嗳气；食管旁疝出现吞咽困难等食管通过障碍的症状。

首选保守治疗，症状无明显改善时也有进行外科手术的情况，手术方式包括疝切除、食管裂孔的修补、抗反流措施（Nissen 手术）。

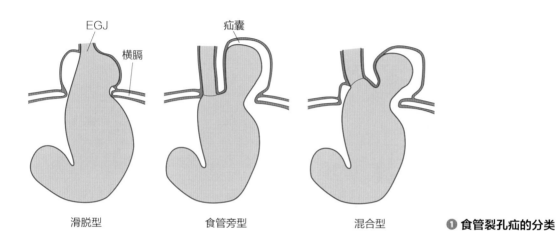

滑脱型　　　　　食管旁型　　　　　混合型　　　❶ 食管裂孔疝的分类

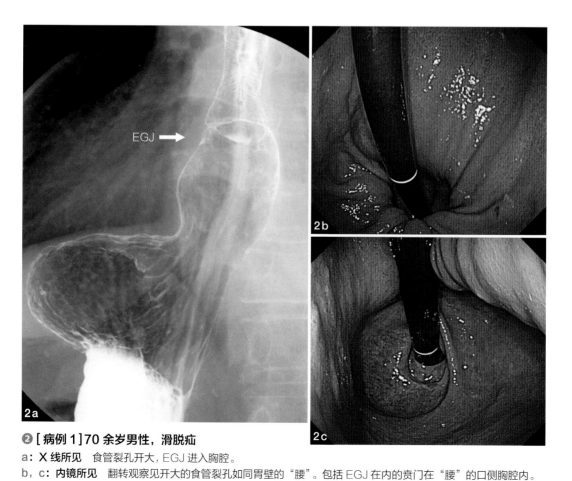

❷ [病例 1] 70 余岁男性，滑脱疝

a：X 线所见　食管裂孔开大，EGJ 进入胸腔。

b，c：内镜所见　翻转观察见开大的食管裂孔如同胃壁的"腰"。包括 EGJ 在内的贲门在"腰"的口侧胸腔内。

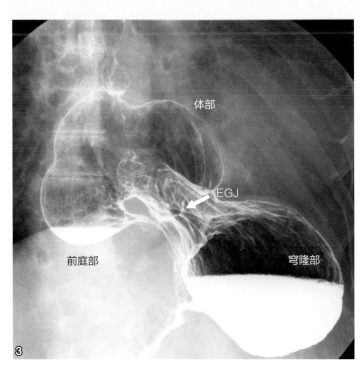

❸ [病例 2] 70 余岁男性，食管旁疝的 X 线所见
EGJ 位于膈肌附近，但胃体到胃窦均进入胸腔。

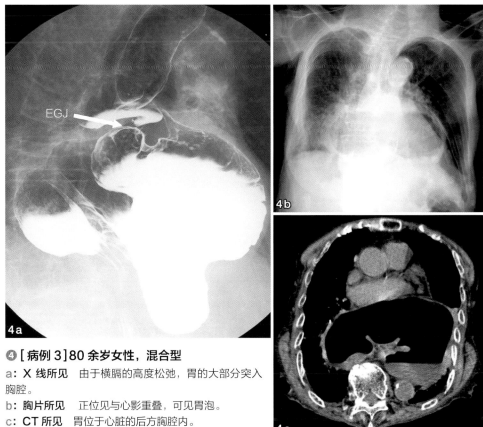

❹ [病例 3] 80 余岁女性，混合型

a：X 线所见　由于横膈的高度松弛，胃的大部分突入胸腔。

b：胸片所见　正位见与心影重叠，可见胃泡。

c：CT 所见　胃位于心脏的后方胸腔内。

参考文献

[1] 竹島　徹，他：成人食管裂孔ヘルニアの X 線分類と臨床経過．日消誌 81：1–6，1984.

[2] 鈴木秀和，他：胃食管逆流症と肥満，食生活．Functional Food 3：86–90，2009.

[3] 井谷史嗣，他：巨大食管裂孔ヘルニアに対する腹腔鏡下手術．手術 64：457–463，2010.

（佐藤　俊，长南明道）

食管

1 贲门失弛缓症

贲门失弛缓症是食管运动功能不全的一种。A-chalasia 是希腊语，是"没有舒张"的意思。病理生理上是"吞咽时食管下括约肌（lower esophageal sphincter, LES）舒张功能低下"，认为是 Auerbach 神经丛变性造成的。食管运动功能不全的表现常见初次蠕动波消失，可见同时性收缩。

《食管失弛缓处理共识（第 4 版）》中，根据钡餐造影结果分为：①直线型（Straight type；St 型）；②S 型（Sigmoid type；Sg 型）；③进展 S 型（Advanced Sigmoid type；aSg 型）。

内镜下特征为扩张的食管和玫瑰花结样改变（因为 LES 没有舒张，看不到复层鳞状上皮 – 柱状上皮的交界）。早期失弛缓和痉挛型失弛缓不仅有吞咽困难，还常伴有强烈的胸痛。

近年来高分辨测压有效性的报道，使芝加哥分类被广泛应用。Ⅰ型是微小收缩（minimal compression），Ⅱ型是伴随痉挛（with compression），Ⅲ型是麻痹性。

治疗方案应依据以下分类而分别制定：①经典型失弛缓（贲门舒张不全和食管体部蠕动消失和扩张）；②痉挛型失弛缓（贲门舒张不全；食管体部异常收缩）；③其他。治疗法包括药物疗法、肉毒碱注射法、球囊扩张术、腹腔镜下肌层切开术（主要为 Heller–Dor 法）等。2008 年出现经口内镜下肌切开术（per–oral endoscopic myotomy, POEM），迄今为止做了 592 例以上（2014 年 3 月 31 日至现在，昭和大学横滨市北部病院及昭和大学江东丰洲病院），取得了非常好的疗效，期待今后进一步的疗效验证。

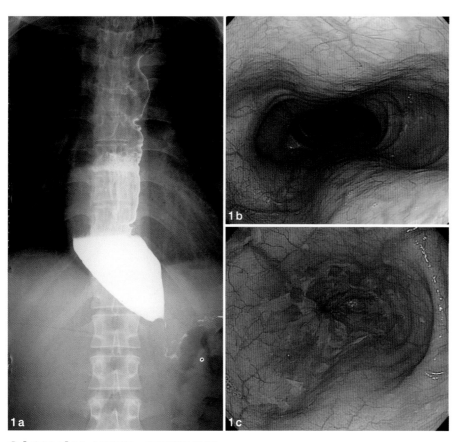

❶ [病例 1] 40 余岁男性，经典型失弛缓
相当于欧美的非 S 型失弛缓、《食管失弛缓处理共识》的 St 型。
a：**食管造影所见** 食管全程扩张，因为食管胃接合部的通过障碍，食管下段见造影剂残留。
b，c：**内镜所见** 食管管腔扩张，部分出现轻微的同时性收缩（b）。食管下段轻度异常收缩及 LES 舒张不全，未能观察到食管胃交界（esophageal rosette）（c）。

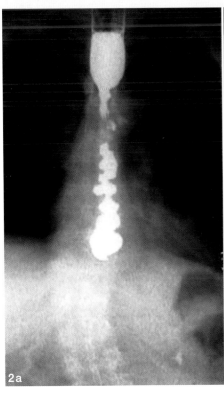

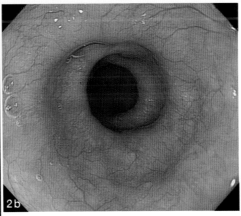

❷ [病例2]60余岁女性，痉挛型失弛缓

a：**食管造影所见** 食管体部显著的异常收缩。

b：**内镜所见** 食管体部明显的异常收缩环，部分呈软木塞状。

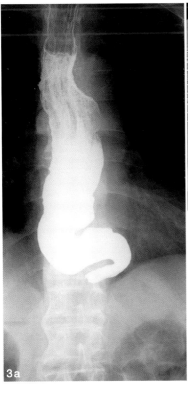

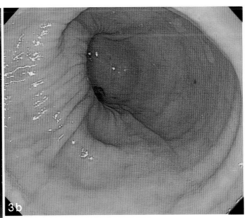

❸ [病例3]60余岁男性，S型失弛缓

相当于《食管失弛缓处理共识》的 aSg 型

a：**食管造影所见** 食管下段见显著的扭曲。

b：**内镜所见** 食管下段扭曲，未能观察到食管胃接合部。

参考文献

[1] 日本食管学会（编）：食管アカラシア取扱い規約，第4版. 金原出版，p4, 2012.

[2] Iwakiri K, et al. : The appearance of rosette-like esophageal folds（"esophageal rosette"）in the lower esophagus after a deep inspiration is a characteristic endoscopic finding of primary achalasia. J Gastroenterol 45：422-425, 2010.

[3] Pandolfino JE, et al. : Achalasia: a new clinically relevant classification by high-resolution manometry. Gastroenterology 135：1526-1533, 2008.

[4] Inoue H, et al. : Per-oral endoscopic myotomy（POEM）for esophageal achalasia Endoscopy 42：265-271, 2010.

（井上晴洋，鬼丸　学，工藤进英）

食管

2 弥漫性食管痉挛

弥漫性食管痉挛（diffuse esophageal spasm，DES）是以吞咽梗阻感及胸痛为主诉的食管功能障碍的一种。依靠食管压力检查诊断，但是这一检查尚未普及，在临床中做出诊断并不容易。

食管造影检查见反映同期收缩的软木塞征或者串珠样变化为特征，但是由于临床病例多处于不同疾病时期，这样的特征性所见并不常见，更多的是钡剂在食管的一过性停留引起的停滞征。内镜检查食管黏膜正常，食管中部见环状收缩及唾液的潴留。同时与食管造影相同，也可以观察到食管软木塞征。

本病的治疗方法尚不确定，药物疗法包括PPI等抑酸药外，也可以使用钙离子拮抗剂、亚硝酸盐制剂、抗胆碱药物。

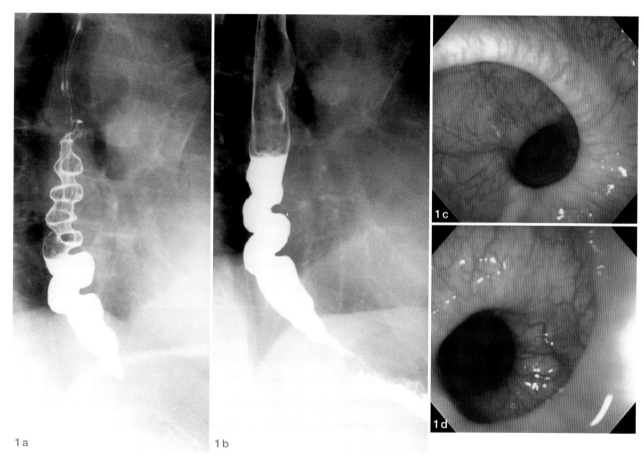

1a　　1b

❶ [病例1]60余岁男性

a，b：**食管造影所见**　反映同期收缩的软木塞征。

c，d：**上消化道造影所见**　胸部中部到下部食管的软木塞征。

参考文献

[1] Prabhakar A, et al. : Relationship between diffuse esophageal spasm and lower esophageal sphincter dysfunction on barium studies and manometry in 14 patients. AJR 183 : 409–413, 2004.

[2] 本郷道夫：びまん性食管けいれん・アカラシア. 臨床と研究 79 : 1907–1911, 2002.

[3] 柏木秀幸，他：アカラシア，びまん性食管痙攣と機能検査. 消化器内視鏡 17 : 1046–1052, 2005.

[4] 草野元康，他：食管運動機能とアカラシア関連疾患. 日消誌 100 : 1095–1105, 2003.

（西谷大辅，福田真作）

1 霉菌性食管炎

咽喉 ➡ I.2页

　　霉菌性食管炎大部分由定植于咽喉、消化道、皮肤等的霉菌引起。本病也可见于健康人，一般情况下不会导致食管炎，但肿瘤患者、长期服用激素及 HIV 感染等免疫抑制状态的患者，由于机会感染引起霉菌性食管炎则会造成临床问题。内镜下表现根据严重程度而不同，轻症者仅仅为表面附着透明的小白苔，疾病进一步进展则白苔增大、融合、纵行发展，严重的病例会造成食管全周性覆厚苔。严重时周围黏膜也会发生炎症，可见充血、发红，溃疡和狭窄较少见。当黏膜全部被厚苔覆盖时，黏膜病变的判断有时也较困难。内镜下严重程度采用 Kodsi 分类（表 1）。根据白苔的大小、充血、溃疡、易出血性、狭窄的有无分为轻度 Grade I 到重度 GradeⅣ 4 个阶段（图❶）。没有基础病的 Grade I 可以随访，Grade Ⅱ 以上多见于包括 HIV 在内的免疫抑制状态的患者，所以一定要确认此类患者是否存在基础疾病。由于内镜下表现具有特征性，所以诊断比较容易，但是 HIV 感染者由于存在 herpes simplex virus（HSV）和 cytomegalovirus（CMV）的混合感染，有时会有 Kaposi 肉瘤、恶性淋巴瘤隐藏于白苔下，常有治疗后随着白苔的减少而观察到隐藏在白苔下病变的病例（图❸）。因此有必要对这些患者进行随诊，同时在检查过程中也要多留意这些病变。

　　霉菌性食管炎的霉菌 90% 以上为白色念珠菌（*Candida albicans*），治疗使用唑类抗真菌药物有效，但是对唑类抗真菌药耐药的光滑念珠菌（*C. glabrata*）和克鲁斯念珠菌（*C. krusei*）等逐渐增加。

表1　霉菌性食管炎的严重程度分类（Kodsi 分类）

Grade Ⅰ	散在 2mm 以下的隆起性白苔，伴周围黏膜充血，但无水肿及溃疡
Grade Ⅱ	多发的 2mm 以上的隆起性白苔，伴周围黏膜充血及水肿，没有溃疡
Grade Ⅲ	融合的线状或结节状白苔
GradeⅣ	Grade Ⅲ 的所见加上黏膜质地脆，有时候伴有内腔狭窄

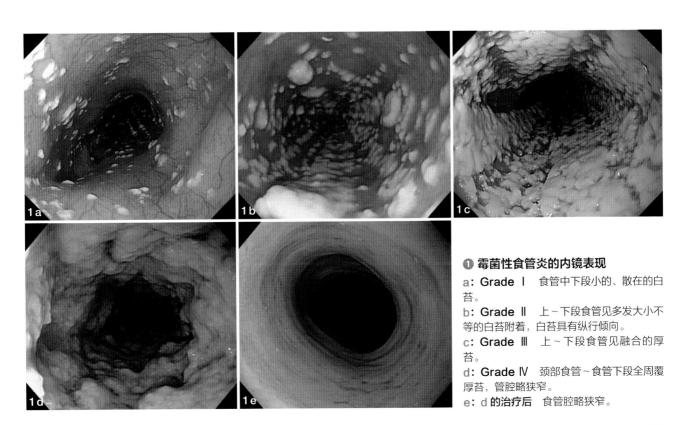

❶ 霉菌性食管炎的内镜表现

a：Grade Ⅰ 食管中下段小的、散在的白苔。

b：Grade Ⅱ 上～下段食管见多发大小不等的白苔附着，白苔具有纵行倾向。

c：Grade Ⅲ 上～下段食管见融合的厚苔。

d：Grade Ⅳ 颈部食管～食管下段全周覆厚苔，管腔略狭窄。

e：d 的治疗后 食管腔略狭窄。

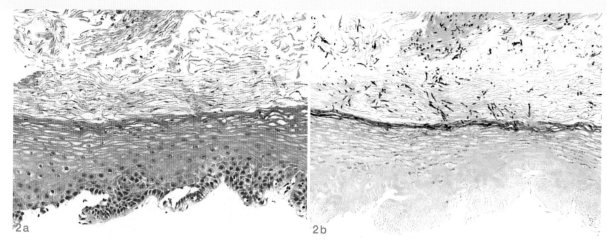

❷ 霉菌性食管炎的病理组织学所见（a：HE 染色，b：六胺银染色）
复层鳞状上皮内见菌丝及孢子。

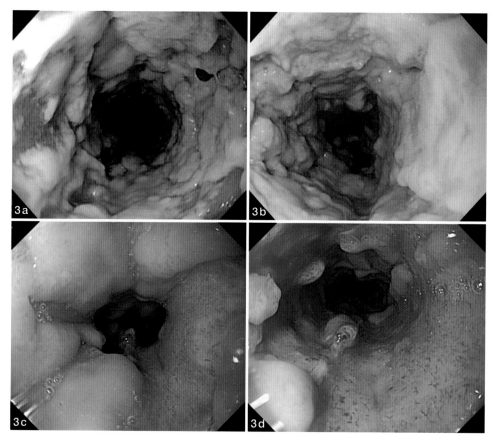

❸ 霉菌与 CMV 混合感染
同一病例的内镜所见（胸部食管中段），a 和 c、b 和 d 是同一部位。
a，b：**霉菌性食管炎治疗前** 霉菌引起的厚苔附着于食管全周。
c，d：**霉菌性食管炎治疗后** 抗真菌治疗后，可见隐藏在白苔下的较大肿瘤病变，合并 CMV 感染。

参考文献

[1] Kodsi BE, et al. : Candida Esophagitis : A prospective study of 27 cases. Gastroenterol 71 : 715, 1976.

[2] 藤原　崇, 他：HIV 感染症患者の上部消化管病変. 胃と腸 46：240-253, 2011.

（藤原　崇，门马久美子）

2 疱疹性食管炎

单纯疱疹病毒性食管炎（herpes simplex virus，HSV）与巨细胞病毒性食管炎（cytomegalovirus，CMV）是病毒性食管炎的代表疾病。HSV 食管炎是潜伏感染于三叉神经节的 HSV 再燃，经唾液排出，感染食管复层上皮而发病的。有健康人发病的报道，但在肿瘤、HIV 感染等基础疾病、脏器移植术后应用免疫抑制剂等免疫抑制状态下容易发病。内镜所见初期呈小圆形、边缘略隆起的浅溃疡，即火山样溃疡。散在多发，随着病变进展，溃疡发生融合。在 HSV 单独感染时容易诊断，当合并 CMV 感染和霉菌感染时，由于病变重叠造成诊断困难。

有时对食管 CMV 或者霉菌进行治疗后，内镜下观察 HSV 感染更具特征性。活检组织中确认包涵体需要对 HSV 感染的复层上皮活检，活检不是在溃疡底部，而需要在溃疡边缘进行。病理组织学所见以感染细胞内存在 Cowdry A 型核内包涵体及多发的毛玻璃样改变的核内包涵体为特征。

注意：HSV 食管炎的内镜检查过程中，有通过活检钳道逆行的消化液传染的报道。因此要十分重视术者的防护、使用器械的处理。当怀疑有食管 HSV 感染时，应迅速向术者、护士、助手、器械以及病理标本的处理者传达信息，预防院内感染的发生。

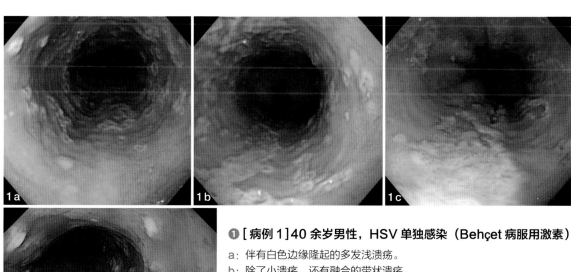

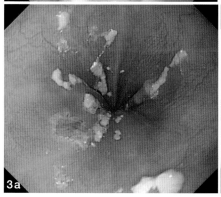

❶ [病例 1] 40 余岁男性，HSV 单独感染（Behçet 病服用激素）

a：伴有白色边缘隆起的多发浅溃疡。

b：除了小溃疡，还有融合的带状溃疡。

c：接近观察，溃疡面表浅。

❷ [病例 2] 70 余岁男性，混合霉菌感染（恶性间质瘤化疗中）

散在霉菌斑中见有白色边缘的小溃疡。

❸ [病例 3] 40 余岁男性，混合霉菌感染（HIV 阳性，恶性淋巴瘤化疗中）

a：伴有白色边缘隆起的浅溃疡，周围散在霉菌引起的白苔。

b：甲苯胺蓝染色见溃疡面和霉菌的白苔着色。

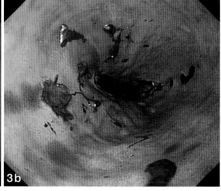

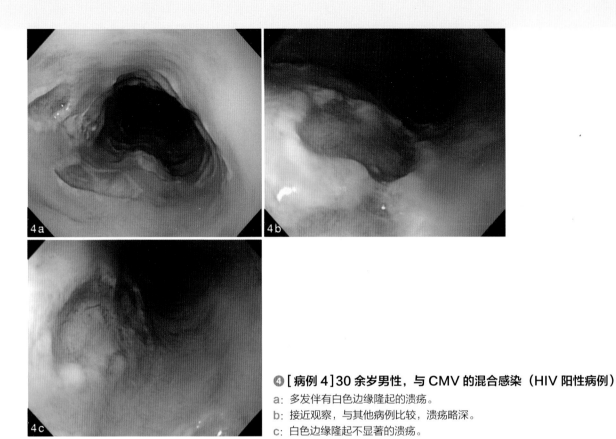

❹ [病例 4] 30 余岁男性，与 CMV 的混合感染（HIV 阳性病例）

a：多发伴有白色边缘隆起的溃疡。

b：接近观察，与其他病例比较，溃疡略深。

c：白色边缘隆起不显著的溃疡。

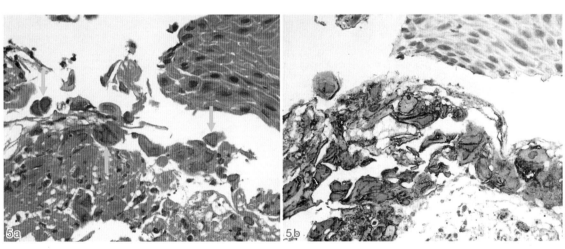

❺ 病理组织学所见

a：HE 染色　复层上皮内伴有毛玻璃样的包涵体（箭头）的肿大的细胞核。

b：HSV 免疫染色　呈阳性。

参考文献

[1] 金政英俊，他：健常成人に発症したヘルペス食管炎の 1 例.
胃と腸 46: 1436–1437, 2004.

[2] Agha FP, et al.: Herpetic esophagitis: A diagnostic challenge in immunocompromised patients. Am J Gastroenterol 81: 246–253, 1986.

（来间佐和子，门马久美子）

3 天疱疮

　　寻常性天疱疮是由于表皮细胞的棘溶解引起表皮内水疱形成的全身性水疱的一种，是造成全身皮肤及黏膜的糜烂、水疱形成的疾病。近年来伴随上消化道内镜检查的普及，发现本病具有较高的伴随食管病变的比例，具有发红、水疱、糜烂、表皮剥脱、溃疡形成、血肿样病变等特征。

　　本病被认为是由于抗表皮细胞间质抗体引起的自身免疫性疾病，容易产生由机械刺激引起疱疹的 Nikolsky 现象。内镜检查时无论有无食管病变，要注意有可能因检查造成病变恶化的可能性。还有部分仅仅有食管病变的寻常性天疱疹病例，因此发现不明原因的食管黏膜剥脱、血肿时，要意识到有本病的可能性，这很重要。

　　治疗常用针对皮肤病变的激素，其食管病变的治疗反应也好。

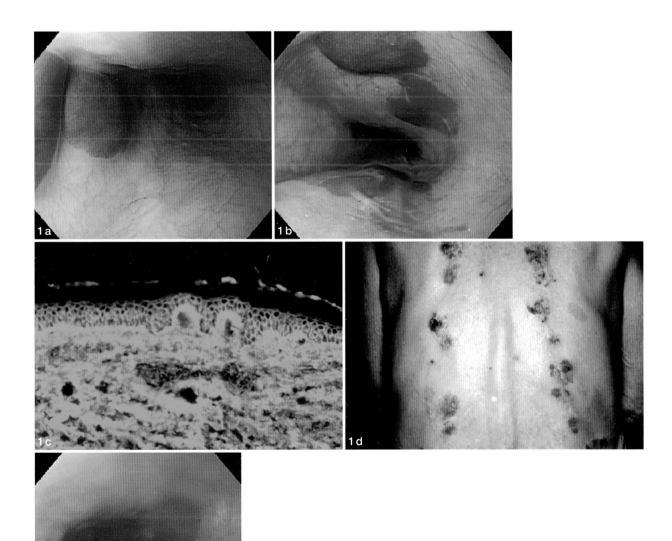

❶ [病例 1] 80 余岁女性
a，b：胃镜所见　上部食管发现多发血肿，部分伴有黏膜剥脱。
c：食管黏膜活检组织的荧光抗体染色（直接法）　黏膜上皮细胞间可见 IgG 的沉积。
d：激素治疗前的背部皮疹　多发糜烂及溃疡。
e：激素治疗后的胃镜所见　存在轻度发红，但血肿及黏膜剥脱消失。

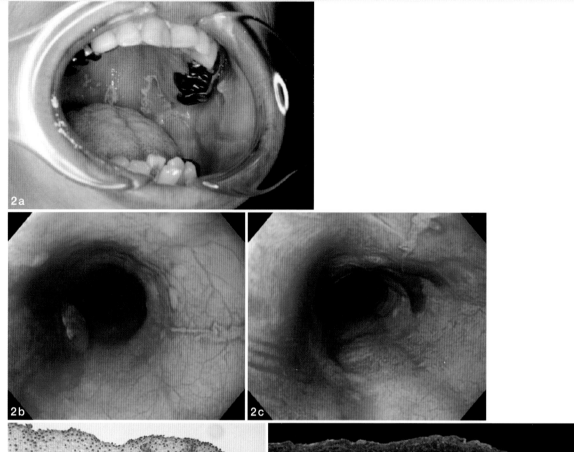

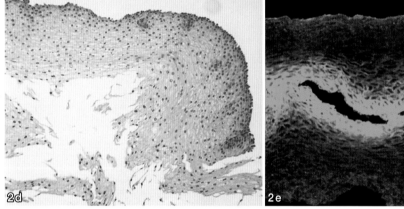
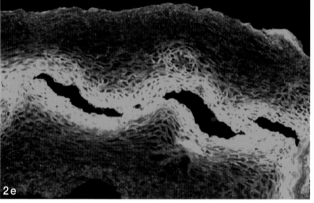

❷ [病例 2] 60 岁女性

a: 口腔所见　对称的地图状阿弗他样病变。

b, c: 胃镜所见　食管上段到中段广泛的糜烂、血肿、黏膜剥脱。

d, e: 病理组织学所见　食管黏膜活检标本没有炎性细胞浸润、变性和坏死，但可见肌溶解现象（d）。荧光抗体提示黏膜上皮细胞间 IgG 沉积（e）。

参考文献

[1] 六車直樹，他：尋常性天疱瘡に伴う食管病変. 消臨 9：338–340, 2006.

[2] 佐野村誠，他：黏膜優位型尋常性天疱瘡による食管黏膜剥離の 1 例. 胃と腸 46：1257–1263, 2011.

[3] 辻本達寛，他：尋常性天疱瘡による剥離性食管炎の 1 例. Gastroenterol Endosc 42：20–26, 2000.

[4] Faias S, et al.: Pemphigus vulgaris with exclusive involvement of the esophagus : case report and review. Gastrointest Endosc 60 : 312–315, 2004.

[5] Gomi H, et al.: Oesophageal involvement in pemphigus vulgaris. Lancet 354 : 1794, 1999.

（六車直樹，高山哲治）

4 嗜酸粒细胞性食管炎

胃 ➡ I.144 页　★ 小肠 ➡ II.34 页　大肠 ➡ II.198 页

嗜酸粒细胞性食管炎（eosinophilic esophagitis）是由于食物或空气中的抗原造成嗜酸细胞在食管上皮浸润的少见的过敏性疾病。年轻男性多见，主要症状为吞咽困难、食物梗噎、胃灼热等，常伴有过敏性疾病。内镜下以纵行沟、环形沟、白斑、肿胀、血管网消失、铺路石样改变为特征，也有内镜检查未发现异常的病例。白斑是嗜酸细胞聚集 4 个以上的嗜酸细胞性微脓肿。由厚生劳动省研究班提议了本病的诊断方针（表 1）。病理组织学诊断嗜酸细胞在食管上皮浸润是重要的，推荐对食管黏膜的多块活检。嗜酸细胞浸润的个数尚未达成共识，但是 15 ~ 20/HPF 以上的报道更多。激素治疗有效，使用方法及使用时间尚未得到明确结论。

表1　嗜酸粒细胞性食管炎的诊断方针（提案）

1. 有症状（吞咽困难，梗噎感等）
2. 食管黏膜活检上皮内 20/HPF 以上的嗜酸细胞浸润（推荐食管多点活检）
3. 内镜检查见食管壁白斑、纵行沟、气管样狭窄
4. CT 扫描或超声内镜检查确定食管壁增厚
5. 末梢血嗜酸细胞增多
6. 男性
7. 质子泵抑制剂无效，糖皮质激素有效

1 和 2 是必备条件，满足其他条件可能性更高。

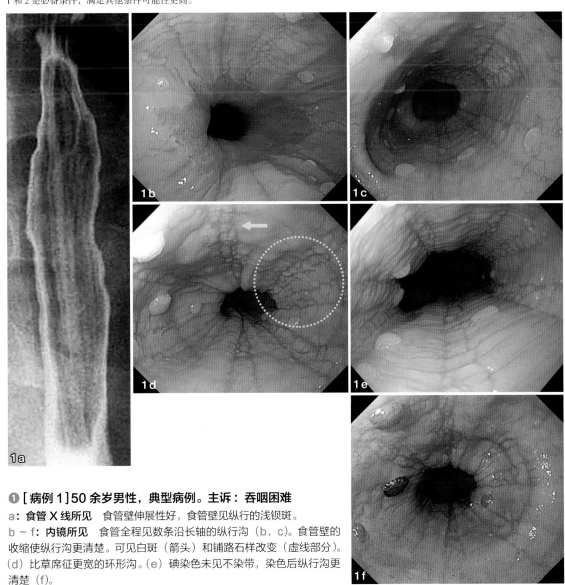

❶[病例1]50 余岁男性，典型病例。主诉：吞咽困难

a：食管 X 线所见　食管壁伸展性好，食管壁见纵行的浅钡斑。
b ~ f：内镜所见　食管全程见数条沿长轴的纵行沟（b，c）。食管壁的收缩使纵行沟更清楚。可见白斑（箭头）和铺路石样改变（虚线部分）。（d）比草席征更宽的环形沟。（e）碘染色未见不染带，染色后纵行沟更清楚（f）。

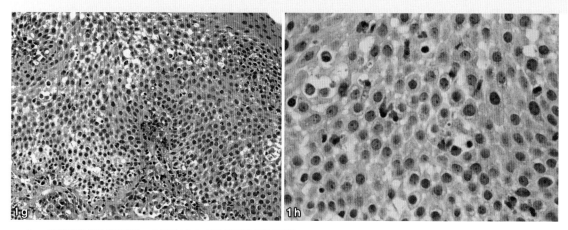

g，h：**食管活检组织学所见** 食管上皮内大量的嗜酸细胞浸润。

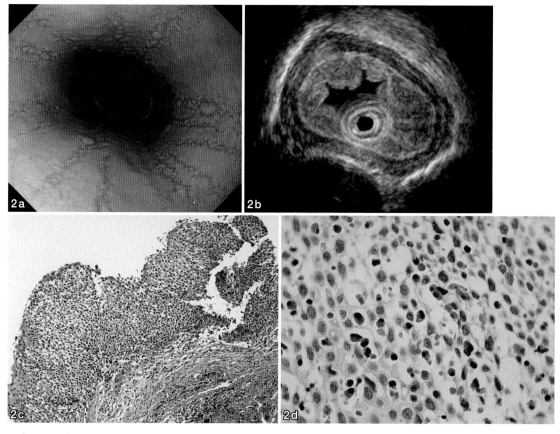

❷ [病例2]20余岁男性，食管肥厚的病例。**主诉：烧心**

a：**内镜所见** 食管肿胀，血管透见消失，数条纵行沟。

b：**EUS所见** 第2、第3层呈低回声增厚。

c，d：**食管活检组织学所见** 食管上皮内大量嗜酸细胞浸润及水肿，水肿造成食管壁增厚。

参考文献

[1] 木下芳一，他：食管炎の内視鏡診断—好酸球性食管炎．胃と腸 46：1225-1232, 2011.

[2] 友松雄一郎，他：好酸球性食管炎の1例．胃と腸 46：1264-1267, 2011.

[3] 木下芳一：好酸球性食管炎/好酸球性胃腸炎の疾患概念の確立と治療指針作成のための臨床研究．厚生労働省科学研究費補助金難治性疾患克服研究事業 好酸球性食管炎/好酸球性胃腸炎の疾患概念確立と治療指針作成のための臨床研究 平成22～23年度総合研究報告書．pp1-6, 2012.

（友松雄一郎，芳野纯治）

5 Crohn 病

胃 ➡ I . 152 页　　十二 ➡ I . 297 页　　小肠 ➡ II . 36 页　　★ 大肠 ➡ II . 181 页，183 页

　　Crohn 病在上消化道的病变中，食管病变相较于胃及十二指肠发生率低，据报道为 0.2% ~ 4.8%。但是由于我们很难说全部 Crohn 病都接受了胃镜检查，因此食管的发病率的报道各有不同。

　　内镜所见为阿弗他样病变、糜烂及圆形、不规则形溃疡，严重者出现纵行溃疡及瘘管。食管病变的有无与胃、十二指肠病变的有无、小肠结肠病变的活动性不一定相关。食管病变的活检发现非干酪性类上皮肉芽肿的比率为 5% ~ 27.1%。

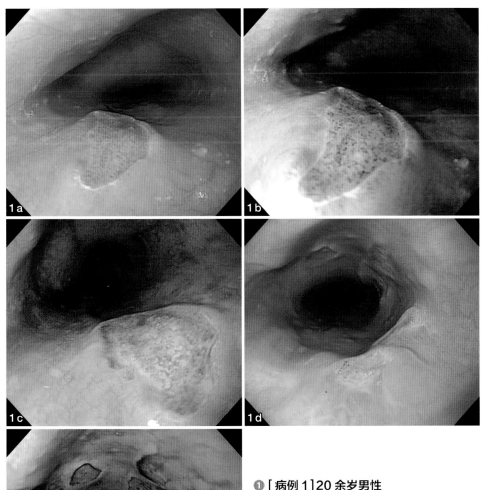

❶ [病例 1] 20 余岁男性

a ~ c：初次内镜所见　常规内镜检查见边缘略隆起的不规则溃疡（a）。NBI 接近观察，在溃疡底部可见上皮内血管网的断端（b）。靛胭脂染色见溃疡造成的凹陷更明确（c）。溃疡边缘的活检组织学检查见复层上皮内轻度中性粒细胞浸润，没有肉芽肿。

d，e：1 年半后的内镜所见　常规内镜观察（d）及靛胭脂染色（e）。全周性多发性不规则溃疡及糜烂。本病例因肝胆酶增高进行检查发现原发性硬化性胆管炎，进行消化道检查，发现了如 a ~ c 样的食管病变。胃内见竹节状和胃窦多发的阿弗他样病变。下消化道内镜检查见回肠末端、盲肠、升结肠多发的不规则溃疡。这时疑诊 Crohn 病（未能检出肉芽肿）。因缺乏症状，予 5-ASA 制剂口服，1 年半后上消化道内镜检查所见如 d、e，溃疡大而多发，活检出肉芽肿而确诊。随访过程中还出现了肛门病变。

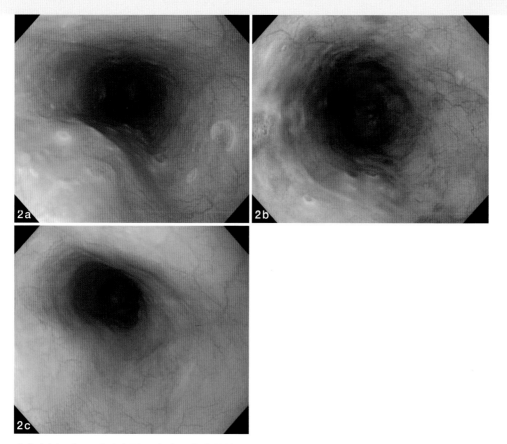

❷ [病例 2]40 余岁女性，以腹泻发病的结肠 Crohn 病

a，b：初次内镜所见　白光观察见边缘略隆起的大小不等的阿弗他样溃疡、不规则的多发溃疡（a）。靛胭脂染色，部分纵行排列的阿弗他样溃疡更清楚可见（b）。

c：5-ASA 及巯基嘌呤治疗 1 年后内镜所见　多发的阿弗他样溃疡全部瘢痕化。

参考文献

[1] 浜田　勉，他：Crohn 病変における食管病変. 胃と腸 42：403-416, 2007.

[2] Decker GA, et al.：Crohn's disease of the esophagus：clinical features and outcomes. Inflamm Bowel Dis 7：113-119, 2001.

[3] Weinstein T, et al.：Esophageal Crohn's disease：Medical management and correlation between clinical, endoscopic, and histologic features. Inflamm Bowel Dis 3：79-83, 1997.

（伊藤贵博，藤谷干浩）

6 Behçet 病

小肠 ➡ II.40页　　★ 大肠 ➡ II.193页

消化道 Behçet 病的代表性病变为回盲部的深凿样溃疡。与结肠和回肠多发溃疡相同，偶尔在食管也能发现溃疡性病变。食管 Behçet 病的重要症状为胸痛、吞咽困难，发生率为 0～18% 不等，韩国针对胃镜检查的 Behçet 病 129 例的研究发现，4.7% 存在食管溃疡。溃疡发生部位以中、下段食管多见，病变的形态以卵圆形凿币样溃疡及小溃疡为主，也可见糜烂和阿弗他样溃疡，可以单发、多发。偶尔会造成穿孔及狭窄。需要与 NSAIDs（nonsteroidal anti-inflammatory drugs）等药物性溃疡、巨细胞病毒、疱疹病毒等感染性食管炎，Crohn 病等相鉴别。

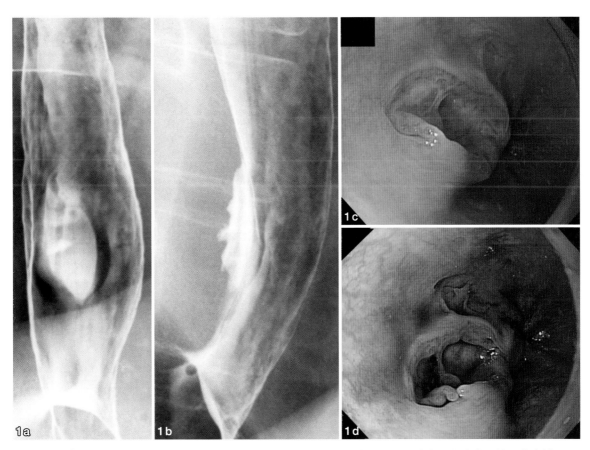

❶ [病例 1] 50 余岁女性，表现为复发性口腔阿弗他样溃疡、皮肤病变、外阴溃疡、主动脉炎的不完全性 Behçet 病

a，b：食管 X 线所见　下段食管见长约 20 mm 的界线明确的类圆形凿币样溃疡（a）。侧位像见明确的深龛影（b）。

c，d：胃镜所见　食管下段左侧壁见周围环堤样隆起的深卵圆形溃疡（c）。溃疡底覆白苔，部分见黏膜桥。靛胭脂染色见界线明确的溃疡及肛侧的溃疡瘢痕（d）。

参考文献

[1] 多田正大，他：腸型 Behçet 病と simple ulcer の臨床経過─疾病史からみた腸型 Behçet 病と simple ulcer の異同. 胃と腸 27：313-318, 1992.

[2] 岩室雅也，他：Behçet 病の上部消化管病変に対する検討. 消臨 12：219-224, 2009.

[3] 高木靖寛，他：口腔内アフタの有無別からみた腸管 Behçet 病および単純性潰瘍の病変分布と臨床経過. 胃と腸 46：996-1006, 2011.

[4] Yi SW, et al. : The prevalence and clinical characteristics of esophageal involvement in patients with Behçet's disease : a single center experience in Korea. J Korean Med Sci 24 : 52-56, 2009.

[5] 村野実之，他：腸管 Behçet 病・単純性潰瘍の長期経過. 胃と腸 46：980-995, 2011.

[6] Chung SY, et al. : Radiologic findings of Behçet syndrome involving the gastrointestinal tract. Radiographics 21 : 911-926, 2001.

（高木靖寛）

7 结核

小肠 ➡ II.25页　★ 大肠 ➡ II.152页

　　在肺外结核中，食管结核是非常少见的疾病，在消化道、腹膜结核中，食管结核的发生率为0.16%。根据感染途径分为对食管直接浸润的原发性和从邻近脏器侵犯过来的继发性结核。多数为由肿大的纵隔淋巴结核的压迫和粘连引起的黏膜下肿瘤样隆起，以直接穿透形成的溃疡、瘘孔为特征，也有报道与进展期食管癌类似。另外，对尸检发现的食管结核的感染途径分析认为存在血行、淋巴途径的感染，但很少有对其形态学特征描述的报道。

　　本病在各个年龄段均有发病，但在40~50岁的壮年男性患病率高。确诊需要在病灶和淋巴结发现干酪性肉芽肿或活检、痰、胃液培养及PCR发现结核杆菌，但是检出率不高，因此掌握本病的特征性X线和内镜表现非常重要。

　　治疗依靠抗结核药物，食管结核及原发灶可以得到比较迅速的改善，预后良好。

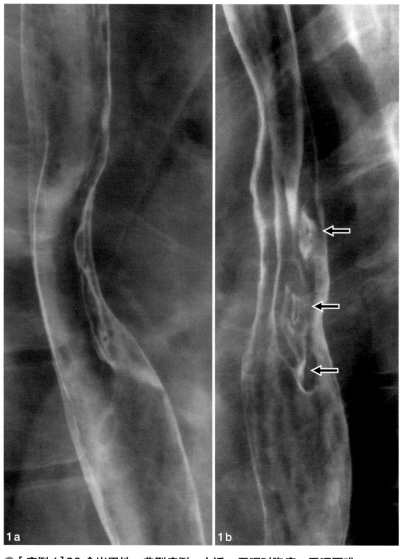

1a　1b

❶ [病例1] 30余岁男性，典型病例。主诉：吞咽时胸痛、吞咽困难

a，b：食管X线所见　食管中段前壁见黏膜下肿瘤样隆起，表面伴有表浅溃疡，为平缓的黏膜下肿瘤样隆起（a）。正面见溃疡边缘规整，周围隆起表面光滑（b）。溃疡面及边缘可见似瘘孔开口部的阴影（箭头）。

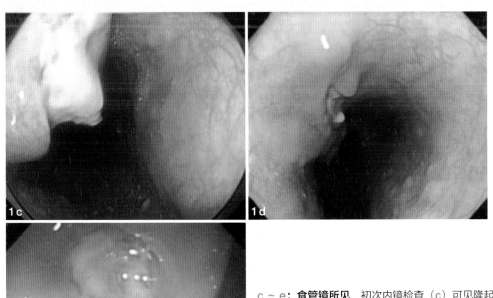

c ~ e：食管镜所见 初次内镜检查（c）可见隆起的竖直部分被平滑的黏膜覆盖，碘染色浓染的黏膜下肿瘤样隆起，表面厚，伴有覆白苔的溃疡。2周后复查（d），可见高度较前变低，白苔几乎消失的形态变化。侧视镜可见，溃疡底部被肉芽组织覆盖（e），很显然的边界不清。溃疡内以及口侧边缘可见凹陷，为瘘口开口部。

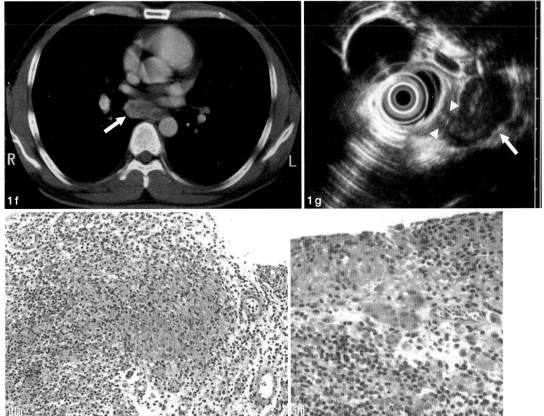

f：胸部 CT 所见 在纵隔内接近食管的气管分歧部，可见 3 cm×2 cm 肿大的淋巴结（箭头），两侧肺部未见活动性肺结核。

g：EUS 所见（5 MHz） 在接近食管病变管外可见大小 25 mm×20 mm 的低回声肿瘤。该回声和食管溃疡回声相连续。

h，i：活检病理组织学所见 可见略有愈合倾向的非干酪性肉芽肿（h）和多核巨细胞（i）。从食管黏膜、胃液、便、咳痰、支气管冲洗液中未见结核菌。结核菌素反应呈中度阳性，诊断为食管结核，治疗后病变治愈。食管以外的上消化道未见结核性病变。

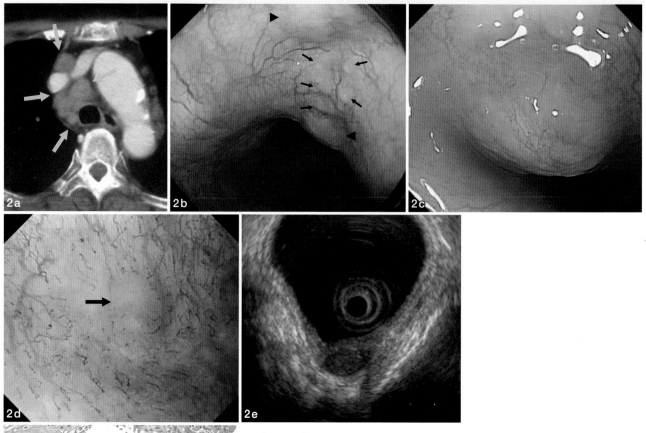

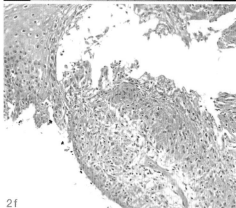

❷[病例 2]80 余岁女性，典型病例。主诉：右锁骨上淋巴结肿大

a：胸部 CT 所见 右锁骨上到纵隔见多发肿大的淋巴结（箭头）。右肺上野见毛玻璃样阴影，但食管旁淋巴结未见肿大。

b ~ d：食管内镜所见 距门齿 18cm 食管上段见散在的与周围颜色相同的 4 ~ 5mm 大小的黏膜下肿瘤样小结节（箭头）和黄白色小颗粒（小箭头）（b），未见糜烂及溃疡。微放大白色光观察（c）见小结节的黏膜下树枝状血管网不清，黄白色颗粒散在于其表层。黄白色颗粒（箭头）NBI 放大观察（d）见颗粒位于树枝状血管的表层，根据 IPCL 被压迫的现象可以认为本病位于上皮下方。

e：EUS 所见（20MHz） 小结节主要存在于 3 ~ 4 层，呈低回声结节，存在于黏膜深层到黏膜下层，没有看到与周围淋巴结的交通。

f：活检病理组织学所见 黄色小颗粒的靶向活检在表层扁平上皮下方见到非干酪性类上皮样肉芽肿。固定标本测量肉芽肿长约 700 μm。从痰液、食管黏膜、颈部淋巴结没有找到结核杆菌，但是根据反映颈部淋巴结活检后愈合情况的干酪样肉芽肿以及朗格罕氏（Langhans）巨细胞的出现而诊断为结核。在食管外的消化道未发现结核病变。应用抗结核药物后淋巴结以及食管病变迅速消退。本例是以黏膜病变为主体的极少见的食管结核，与纵隔淋巴结和肺没有交通，也无上皮缺损，因此考虑感染途径为血行和淋巴性。对食管黏膜的上皮样肉芽肿进行了 NBI 放大观察，是非常珍贵的病例。

参考文献

[1] Marshall JB : Tuberculosis of the gastrointestinal tract and peritoneum. Am J Gastroenterol 88：989–999, 1999.

[2] Fujiwara Y, et al. : Esophageal tuberculosis presenting with an appearance similar to that of carcinoma of the esophagus. J Gastroenterol 38：477–481, 2003.

[3] Lockard LB : Esophageal tuberculosis ; a critical review. Laryngoscope 23：561–584, 1913.

[4] 高木靖寛，他：結核性縦隔リンパ節炎の食管穿破による食管結核の 1 例．胃と腸 43：355–360, 2008.

[5] Takaki Y, et al. : Esophageal tuberculosis : a microgranuloma visualized by narrow-band imaging magnifying endoscopy. Endoscopy 43：E377–E378, 2011.

（高木靖寛）

1 动静脉畸形

十二 ➡ Ⅰ.302页　小肠 ➡ Ⅱ.54页　大肠 ➡ Ⅱ.208页

　　血管扩张症和动静脉畸形（arteriovenous malformation，AVM）被混同，但从病理组织学角度是完全不同的概念。血管扩张症是指菲薄血管壁的内弹力纤维层缺如的静脉迂曲的状态，而动静脉畸形是由肥厚的血管壁形成的，弹性纤维染色见具有内层弹力纤维层的动脉和没有内层弹力纤维层的静脉迂曲的状态。作为消化道出血性疾病之一，日本报道（169例）中，小肠占44.4%，结肠占40.8%，食管少见。

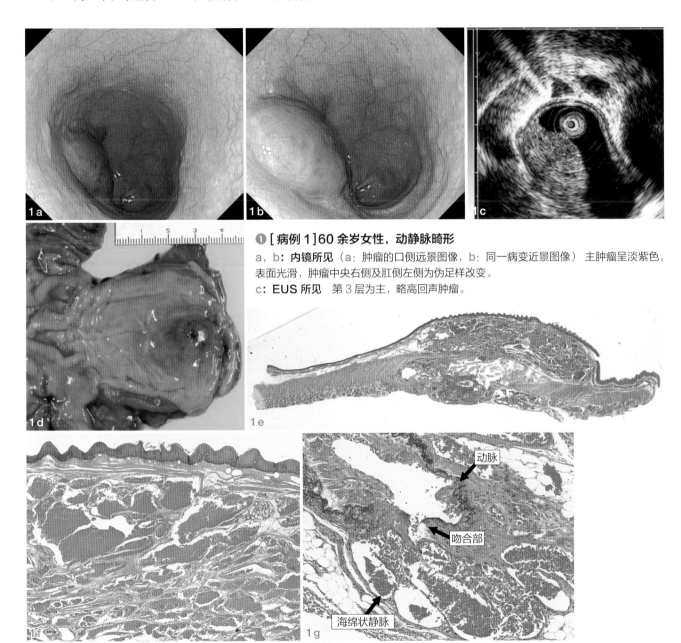

❶ [病例1]60余岁女性，动静脉畸形

a，b：内镜所见（a：肿瘤的口侧远景图像，b：同一病变近景图像）主肿瘤呈淡紫色，表面光滑，肿瘤中央右侧及肛侧左侧为伪足样改变。

c：EUS所见　第3层为主，略高回声肿瘤。

d：切除标本的肉眼所见　被覆薄的正常上皮的淡紫色内膜突起性肿瘤。

e～g：病理组织学所见（e：低倍镜下，f：HE染色标本黏膜侧，g：马松三色（Masson trichrome）染色的浆膜侧与海绵状血管瘤的鉴别困难，浆膜侧见动静脉吻合部，诊断为食管动静脉畸形。

参考文献

[1] 古賀秀樹，他：最近10年間（1990～199[9]の本邦報告例の集計からみた消化管の血管性病変．胃と腸 35：743-752，2000.

[2] 小山茂樹，他：Collagenous Gastritis 本邦初報告例と Esophageal Arteriovenous Malformation 本邦報告2例目．クリニシアン 54：1104-1111，2007.

（小山茂樹，九嶋亮治）

2 食管静脉瘤

　　食管静脉瘤是门静脉 – 体循环侧支形成的一部分。肝脏由门静脉、肝固有动脉 2 种流入血管，由于任何原因造成门脉血流受阻，门脉压力达到 200mmHg 以上时，胃左静脉、胃后静脉、胃短静脉流入门脉的血流受阻，引起血液逆流，经过食管下段静脉流入体循环。绕过肝脏形成上腔静脉的侧支，出现食管黏膜下层的静脉扩张、迂曲称食管静脉瘤。引起门脉高压的疾病包括肝硬化、特发性门脉高压、肝外门静脉闭塞症、Budd-Chiari 综合征等，90% 以上的食管静脉瘤是肝硬化的并发症。食管静脉瘤的血管壁由于炎症及压力的上升而破裂，引起大出血。内镜下的描述参考《门脉高压处理共识（第 3 版）》（表 1）。

表1 食管静脉瘤内镜下记录项目

[1] 部位（location）[L]

Ls：延伸到食管上段的静脉瘤
Lm：延伸到食管中段的静脉瘤
Li：仅局限于食管下段的静脉瘤

[2] 形态（form）[F]

F0：治疗后未发现静脉瘤
F1：直行的比较细的静脉瘤
F2：串珠样中等度的静脉瘤
F3：结节状或肿瘤样粗大的静脉瘤
（注）治疗后即使形成红色静脉、蓝色静脉，如果没有形成静脉瘤形态都记为 F0

[3] 颜色（color）[C]

Cw：白色静脉瘤
Cb：蓝色静脉瘤
（注）ⅰ）静脉瘤内张力增高时，蓝色静脉变成紫色、紫红色，记载为 violet (v)，也可以记载为 Cbv
ⅱ）血栓化的静脉记为 Cw-Th，Cb-Th

[4] 红色征（red color sign）[RC]

红色所见有 3 种：蚯蚓状肿胀（red wale marking，RWM）、点状樱桃红（cherry red spot，CRS）、血豆样（hematocystic spot，HCS）
RC0：完全没有发红
RC1：局限性少数
RC2：RC1 和 RC3 之间
RC3：全周性多发
（注）ⅰ）伴有毛细血管扩张的情况下记为 Te
ⅱ）RC 征的内容 RWM，CRS，HCS 在 RC 后边用（　）记载
ⅲ）F0 也可以看到发红，记载为 RC1-3

[5] 出血征（bleeding sign）[BS]

出血所见
·涌出（gushing bleeding）：从破裂部位大量涌出
·喷射（spurting bleeding）：破口小，喷射性出血
·渗出（oozing bleeding）

止血后不久的所见
·红色血栓（red plug）
·白色血栓（white plug）

[6] 黏膜所见（mucosal finding）[MF]

糜烂（erosion）[E]：如果有，记为 E
溃疡（ulcer）[UI]：如果有，记为 UI
瘢痕（scar）[S]：如果有，记载为 S

［记载法：食管静脉瘤的所见采用上述记载项目 [1][2][3][4][5][6] 的顺序记载］

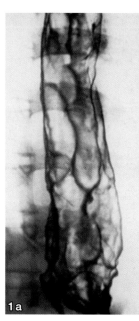
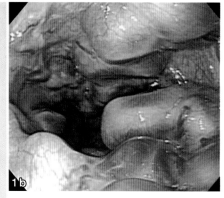

❶ 典型病例
a：食管双重造影所见　食管下段到上段静脉的曲张、迂曲，如皱襞样。管腔伸展性好。
b：上消化道内镜所见　下部到中部食管见扩张、迂曲的蓝色静脉瘤。全周有发红，是出血风险高的静脉曲张。根据静脉曲张处理共识，记载为 F3，Cb，RC3（RWM），Te。

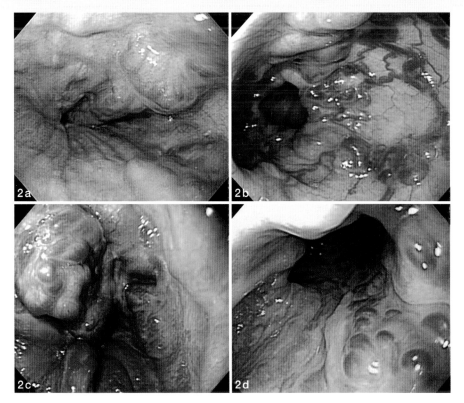

❷ 红色征（RC sign）的分类

a：点状樱桃红 "Lm，F2，Cb，RC2（CRS）"。

b：蚯蚓样肿胀 "Li，F2，Cb，RC2（RWM），Te"。

c，d：血豆样 "Lm，F3，Cb，RC3（HCS，RWM），Te"（c），"Li，Cb，F1，RC2（HCS），Te"（d）。

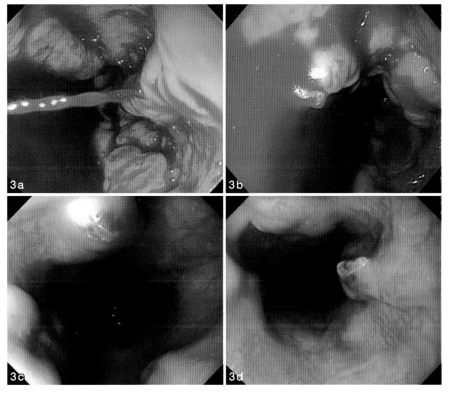

❸ 食管静脉瘤出血（活动期与静止期）

a：喷射状出血 破损小，喷射状出血（活动期）。"Lm，F2，Cb，RC（CRS），spurting bleeding"。

b：涌血 破损大，涌血（活动期）。"Lm，F3，Cb，RC3（RWM），gushing bleeding"。

c：红色血栓 出血24小时内暂时止血，"Lm，F2，Cb，RC1（RWM），red plug"。

d：白色血栓 出血24小时后的一过性止血 "Lm，F2，Cb，RC1（RWM），white plug"。

参考文献

[1] 日本門脈圧亢進症学会（編）：門脈圧亢進症取扱い規約，第3版．金原出版，pp37-40, 2013.

（小原胜敏）

1 系统性硬化症

十二 → Ⅰ.313页　小肠 → Ⅱ.68页

系统性硬化症（systemic scleroderma，SSc）是以纤维母细胞活化引起纤维化、抗拓扑异构酶Ⅰ（Scl-70）抗体等自身抗体引起的免疫异常或血管障碍为特征的疾病。除了皮肤硬化和雷诺现象等皮肤病变以外，引起肺、肾脏、心脏等全身脏器损伤。在消化道、黏膜下层及固有肌层胶原纤维沉积引起肌纤维断裂及萎缩，其结果引起消化道蠕动减轻及扩张。

食管受累的发生率为50%～90%，出现吞咽困难及反食。由于短轴方向的扩张及长轴方向的短缩引起食管裂孔疝，约60%出现食管胃接合部松弛引起的胃食管反流及反流性食管炎。

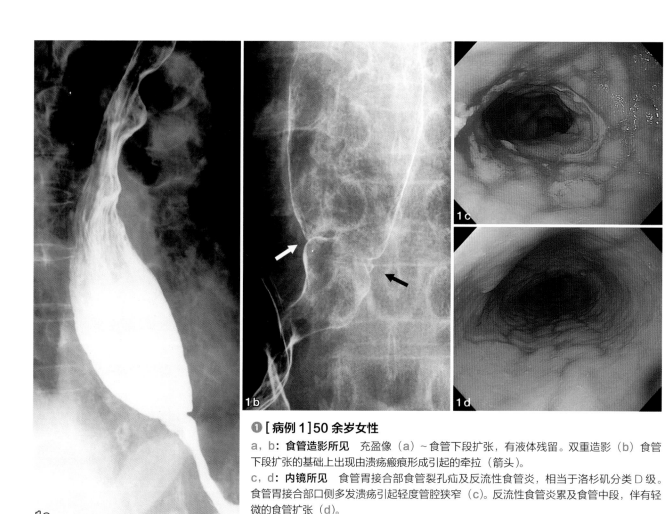

❶ [病例1] 50余岁女性

a，b：食管造影所见　充盈像（a）～食管下段扩张，有液体残留。双重造影（b）食管下段扩张的基础上出现由溃疡瘢痕形成引起的牵拉（箭头）。

c，d：内镜所见　食管胃接合部食管裂孔疝及反流性食管炎，相当于洛杉矶分类D级。食管胃接合部口侧多发溃疡引起轻度管腔狭窄（c）。反流性食管炎累及食管中段，伴有轻微的食管扩张（d）。

参考文献

[1] 川久保启司，他：進行性全身性硬化症（PSS）の消化管病変 —小腸病変を中心に．胃と腸 26：1223-1233，1991.

[2] 梅野淳嗣，他：膠原病の消化管病変．胃と腸 47：818，2012.

[3] 川久保启司，他：強皮症．八尾恒良，他（編）：小腸疾患の臨床．医学書院，pp263-268，2004.

[4] 中村昌太郎，他：強皮症（全身性硬化症）—全身性疾患と消化管病変．胃と腸 38：535-541，2003.

[5] 青見　仁，他：進行性全身硬化症．八尾恒良（編）：胃と腸アトラス，第1版．医学書院，pp326-329，2001.

（森山智彦，松本主之）

2 HIV 感染 /AIDS

胃 ➡ Ⅰ.186页　　**十二** ➡ Ⅰ.316页　　**小肠** ➡ Ⅱ.76页　　**大肠** ➡ Ⅱ.221页

　　HIV（human immunodeficiency virus）感染者发生的食管病变分为肿瘤性和非肿瘤性。肿瘤性病变包括 Kaposi 肉瘤、恶性淋巴瘤。非肿瘤性病变是伴随免疫抑制状态的机会感染性霉菌性食管病变、巨细胞病毒性食管病变、单纯疱疹病毒性食管炎和不能特定为某种病原菌的特发性食管溃疡。这些疾病伴随 CD4 阳性 T 细胞（以下简写为 CD4）的减少出现，有时可以多种病一起发病。

　　HIV 感染者当 CD4 在 100 个细胞/μL 以下时好发 CMV 感染性食管病变。CMV 感染的食管病变典型者为表面没有渗出及白苔的凿壁样溃疡，也有地图样溃疡及浅糜烂等非凿壁样。少数为低矮的隆起型，镜下表现各种形态，需要引起注意。

　　食管 Kaposi 肉瘤呈暗红色或棕褐色的低平隆起，为黏膜下肿瘤样，一般为多发，活检阳性率低，要用锐利的活检钳确实抓牢病变进行活检。

　　特发性食管溃疡在 CD4 低下的 HIV 感染者中出现，形态与 CMV 感染的食管病变酷似，两者的鉴别颇为困难。

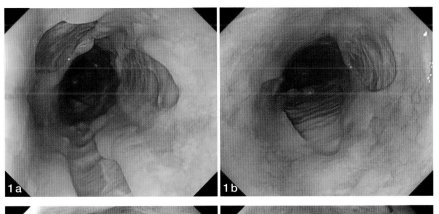

❶ [病例 1] 50 余岁男性，CMV 感染性食管病变

a，b：**内镜所见**　中~下部食管多发凿壁溃疡。

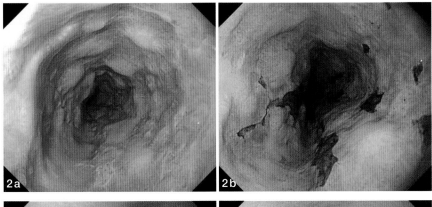

❷ [病例 2] 40 余岁男性，CMV 感染性食管病变

a，b：**内镜所见**　中~下部食管见不规则的地图样糜烂。糜烂部分用甲苯胺蓝染色可见着色（a），不染色的发红部分为再生上皮（b）。

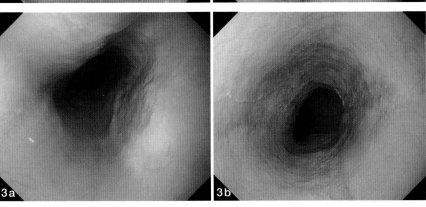

❸ [病例 3] 40 余岁男性，CMV 感染性食管病变（非典型病例）

a，b：**内镜所见**　食管中~下部黄白色平坦或微隆起型区域。

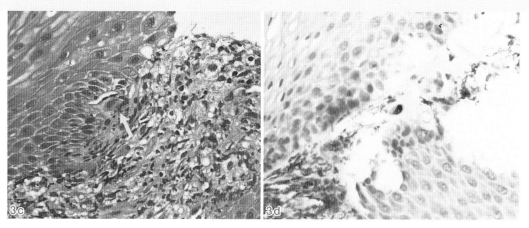

c，d：病理组织学所见 上皮下间质内见含有不明确包涵体的肿大的细胞（箭头）（c）。这些细胞 CMV 免疫染色为阳性（d）。

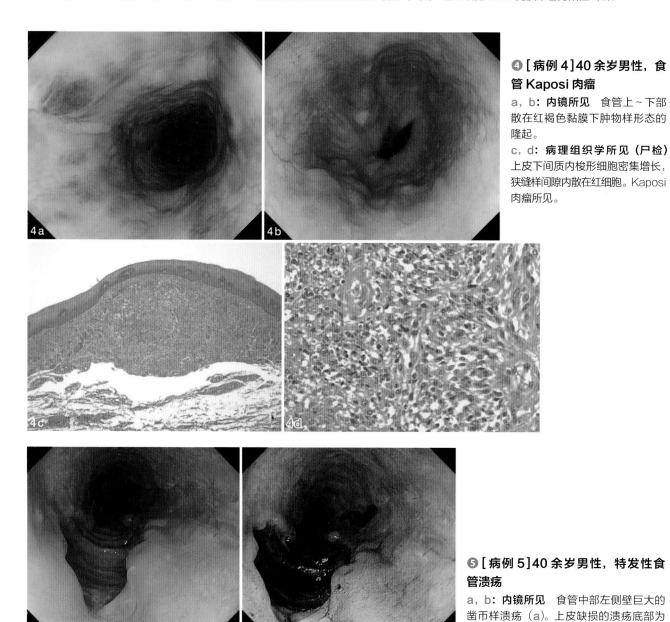

❹ **[病例4]40余岁男性，食管 Kaposi 肉瘤**

a，b：内镜所见 食管上～下部散在红褐色黏膜下肿物样形态的隆起。

c，d：病理组织学所见（尸检） 上皮下间质内梭形细胞密集增长，狭缝样间隙内散在红细胞。Kaposi 肉瘤所见。

❺ **[病例5]40余岁男性，特发性食管溃疡**

a，b：内镜所见 食管中部左侧壁巨大的凿币样溃疡（a）。上皮缺损的溃疡底部为甲苯胺蓝染色（b）。

参考文献

[1] 永田尚義，他：免疫不全患者におけるサイトメガロウイルスの上部消化管病変. Gastroenterol Endosc 51：2414-2425, 2009.

[2] 藤原　崇，他：HIV 感染症患者の上部消化管病変. 胃と腸 46：240-253, 2011.

（藤原　崇，门马久美子）

食管六、**Barrett 食管**

1 SSBE

在日本，由胃延伸至食管的连续性柱状上皮被称为 Barrett 上皮。目前关于 Barrett 食管的病理学特点比较公认的主要包括以下几点：①食管腺导管或食管固有腺体；②含有柱状上皮的扁平上皮岛；③圆柱状上皮下的黏膜肌层双重构造。在美国，肠上皮化生是诊断 Barrett 食管的必要条件，但在日本并不强调该条件。如果内镜检查观察到食管胃接合部（esophagogastric junction，EGJ）和黏膜边界（squamocolumnar junction，SCJ）不一致的话，即可认为是 Barrett 食管。按柱状上皮上移的长度，以 3cm 为界限，Barrett 食管可分为 short segment Barrett esophagus（SSBE）和 long segment Barrett esophagus（LSBE）。目前测量柱状上皮上移长度的主要方法为 Prague C&M criteria，该方法规定 Barrett 的长度是从 EGJ 到 SCJ 的距离，最短距离记为 C，最长距离记为 M。

内镜下一般认为食管栅状血管的下端，或者是胃大弯延伸的上缘为 EGJ 的位置。栅状血管在深吸气的时候会向食管内腔扩张，这有助于判断 EGJ。当反流性食管炎的并发症使肉眼辨识栅状血管困难时，可口服 PPI 后再次进行检查。柱状上皮上缘的位置会受食管腔内气体量多少的影响，因此在判断 SCJ 位置的时候，空气应尽量少。另外，扁平上皮为白色调而圆柱状上皮为红色调，所以也可以通过上皮色调的不同来判断 SCJ。

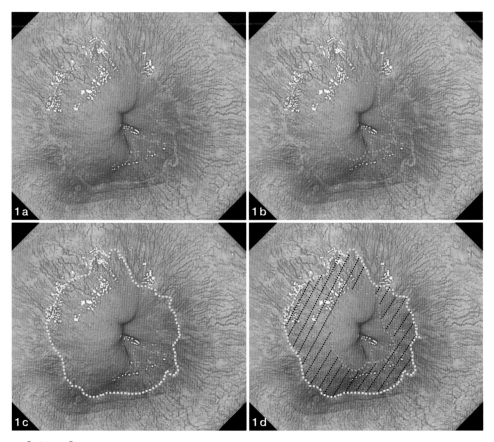

❶ [病例 1]

a：食管胃接合部的内镜视像。

b：栅状血管和柱状上皮上缘基本一致。蓝色线显示 EGJ。

c：黄色线为 SCJ。

d：SCJ（黄色线）和 EGJ（蓝色线）不一致，中间斜线的部分为 Barrett 食管。判断为 SSBE（C0M6）。

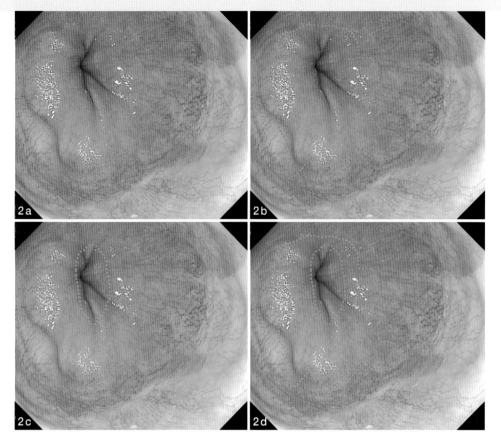

❷ [病例 2]

a: 食管胃接合部的内镜视像。

b: 蓝色线表示栅状血管。

c: 绿色线为柱状上皮上缘。

d: 栅状血管（蓝色线）和柱状上皮上缘（绿色线）不一致。根据优先顺序不同 Barrett 食管的长度也不同。这样 EGJ 的定义就会比较模糊。

参考文献

[1] 日本食管学会（编）: 食管癌取扱い規約, 第 10 版補訂版. 金原出版, p40, 2008.

[2] Spechler SJ, et al. : American Gastroenterological Association Medical Position Statement on the Management of Barrett's esophagus. Gastroenterology 140 : 1084–1091, 2011.

[3] Sarma P, et al. : The development and validation of an endoscopic grading system for Barrett's esophagus : The Prague C&M criteria. Gastroenterology 131 : 1392–1399, 2006.

[4] 小山恒男，他: 内視鏡検査— Barrett 食管癌の内視鏡診断. 日臨（増刊）69: 158–162, 2011.

（高桥亚纪子，小山恒男）

2 **LSBE**

  诊断长节段 Barrett 食管（long segment Barrett esophagus，LSBE）的重点是如何确定食管胃接合部（esophagogastric junction，EGJ）。令被检查者深吸气使食管腔伸展，可以详细观察食管下段纵行血管网。

  确定 EGJ 后，全周性 Barrett 黏膜长度超过 3cm 以上即可诊断为 LSBE。在美国的指南中，只有在组织学上证明具有杯状细胞异位的特殊柱状上皮（specialized columnar epithelium，SCE）的存在方可定义为 Barrett 食管，而与 Barrett 黏膜长度无关。但是在日本，SCE 的存在并非必需，详细请参考前页（SSBE）。

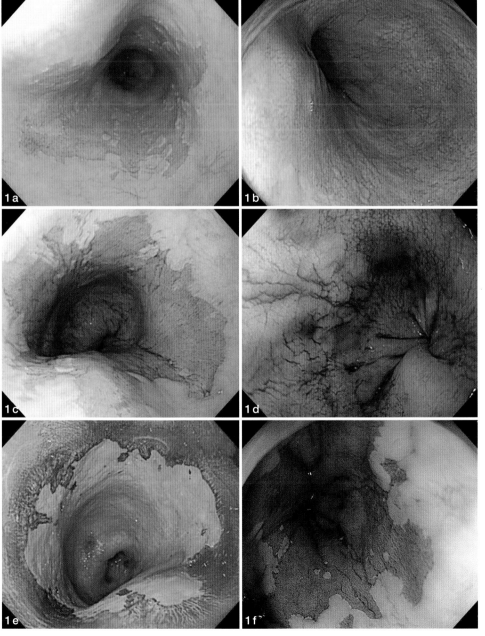

❶ [病例 1] 70 余岁女性

a，b：白光所见　LSBE 的口侧。最近端为距门齿 35cm。口侧的复层上皮部分为白色黏膜。复层上皮岛呈点状伸向肛侧（a）。再向肛侧可以观察到纵行血管网，纵行血管网的下端为 EGJ（b）。这个部位是距门齿 42cm。因此 Barrett 上皮的长度为 7cm。

c，d：靛胭脂染色后所见　将靛胭脂喷洒到 Barrett 上皮内，见上皮内凹凸更清楚（c）。胃黏膜皱襞的上缘（d）。

e：碘染色所见　口侧的复层上皮与柱状上皮的界线更清楚，在柱状上皮内可见被碘染色的复层上皮岛。

f：NBI 所见　可见在棕色的柱状上皮内的白色复层上皮岛。

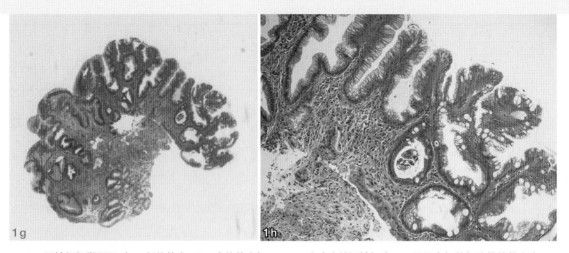

g, h：**活检组织学所见**（g：低倍放大，h：高倍放大）Barrett 上皮内的活检标本，可见具有杯状细胞的柱状上皮。

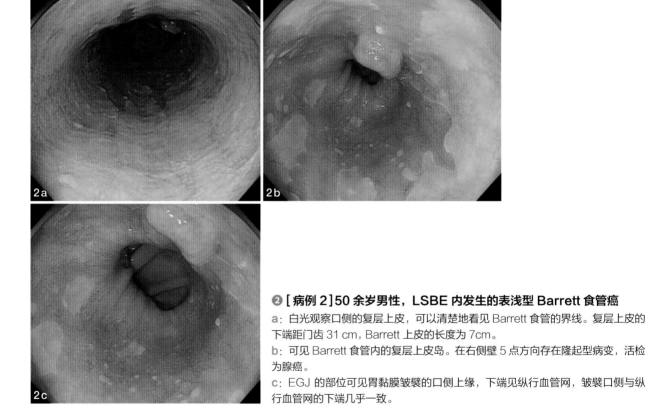

❷ [**病例 2**] 50 余岁男性，LSBE 内发生的表浅型 Barrett 食管癌

a：白光观察口侧的复层上皮，可以清楚地看见 Barrett 食管的界线。复层上皮的下端距门齿 31 cm，Barrett 上皮的长度为 7cm。

b：可见 Barrett 食管内的复层上皮岛。在右侧壁 5 点方向存在隆起型病变，活检为腺癌。

c：EGJ 的部位可见胃黏膜皱襞的口侧上缘，下端见纵行血管网，皱襞口侧与纵行血管网的下端几乎一致。

参考文献

[1] 日本食管学会（編）：食管癌取扱い規約，第 10 版補訂版. 金原出版，2008.

[2] Wang KK, et al.：Updated Guidelines 2008 for the diagnosis, surveillance and therapy of Barrett's Esophagus. Am J Gastroenterol 103：788–797, 2008.

（藤崎顺子）

1 黑色素沉积症

组织学上的黑色素沉积（melanosis）与黑色素细胞是否增加无关，而是由于黑色素细胞分泌的黑色素颗粒在上皮细胞内的增加。食管的黑色素沉积症与结肠等的黑色素沉积不同，存在黑色素细胞的增殖，是真正的黑色素沉积症。但是内镜下只能看到褐色、黑色的色素斑而诊断食管黑色素沉积症，黑色素沉积多为颜色深浅混杂、边缘不整、界线不清。有大量饮酒史、吸烟史者多见，偶有在食管癌中合并存在。因此，在咽喉和食管发现黑色素沉积症要怀疑食管癌。

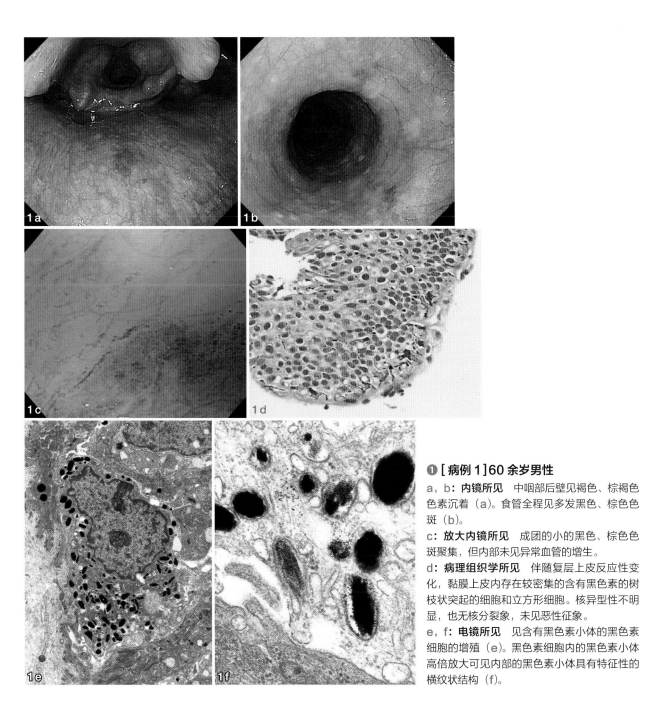

❶ [病例 1] 60 余岁男性

a，b：内镜所见 中咽部后壁见褐色、棕褐色色素沉着（a）。食管全程见多发黑色、棕色色斑（b）。

c：放大内镜所见 成团的小的黑色、棕色色斑聚集，但内部未见异常血管的增生。

d：病理组织学所见 伴随复层上皮反应性变化，黏膜上皮内存在较密集的含有黑色素的树枝状突起的细胞和立方形细胞。核异型性不明显，也无核分裂象，未见恶性征象。

e，f：电镜所见 见含有黑色素小体的黑色素细胞的增殖（e）。黑色素细胞内的黑色素小体高倍放大可见内部的黑色素小体具有特征性的横纹状结构（f）。

参考文献

[1] Yamazaki K, et al. : Ultrastructure of oesophageal melanocytosis. Virchows Arch（A Pathol Anat）418：515–522, 1991.

[2] 田久保海誉：食管の病理. 総合医学社，pp18–23, 1996.

[3] 大森　泰，他：食管メラノーシス. 消内視鏡 2：1158–1159,

1990.

[4] 川久保博文，他：食管表在癌に合併した咽頭および食管 melanosis の 1 例. 胃と腸 43：364–368, 2008.

（川久保博文）

2 食管角化症

　　在组织学上复层上皮表面出现类似皮肤表皮的厚的角化层叫食管角化症，为食管良性病变。目前原因不清，推测是由于某种炎症引起的黏膜损害的修复过程中出现的类上皮化生。内镜下的特征为"鳞状"或"羽毛状"扁平隆起，如同白色黏附物一样，碘染色呈淡染或不染。因为报道较少，发生率不清。

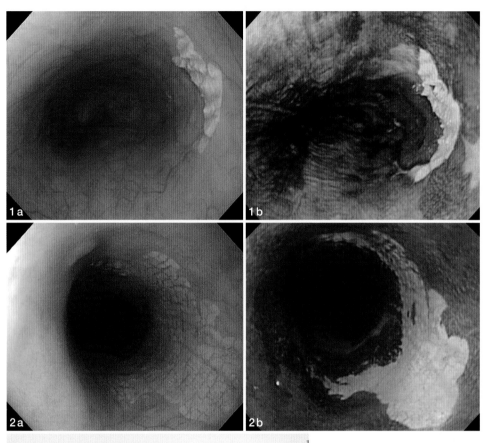

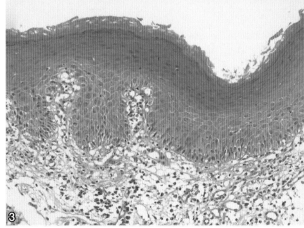

❶ [病例1] 50 余岁男性

a，b：内镜所见　表面见羽毛样边界清楚的白色扁平隆起（a）。病变看似黏附于食管黏膜表面，所以其内镜表现也称为"plaque formation"。碘染色为不染带（b）。

❷ [病例2] 40 余岁女性

a，b：内镜所见　很少见到像本病例一样大范围的病变。为边界清楚的白色扁平隆起，病变表面为鱼鳞状（a）。碘染色病变整体为边界清楚的淡染及不染（b）。

❸ 病理组织学所见（病例1）

复层扁平上皮表面有厚的角化层，其下方的颗粒细胞层清楚，这两点是本病的病理组织学特点。

参考文献

[1] Fukui T, et al. : Gastrointestinal: epidermal metaplasia of the esophagus. J Gastroenterol Hepatol 21 : 1627–1627, 2006.

[2] Nakanishi Y, et al. : Epidermization in the esophageal mucosa: unusual epithelial changes clearly detected by Lugol's staining.

Am J Surg Pathol 21 : 605–609, 1997.

[3] 江副康正，他：食管 epidermization の 2 例. 胃と腸 43：296–300, 2008.

（江副康正）

3 碳粉沉积症

碳粉沉积症是 1838 年 Stratton 在描述煤矿工人的肺病变时使用的疾病名称。病理组织学为吞噬黑色碳粉的巨噬细胞的聚集和反应性淋巴细胞浸润的炎性肉芽组织。

食管碳粉沉积症是上述碳粉沉积发生于食管的疾病，根据以往的病例报道推测具有以下两种病理生理机制：①由于结核等的炎症使吞噬碳粉的纵隔淋巴结肿大并穿破食管壁而露出到食管表面；②经口摄取的碳粉在反流性食管炎的治愈过程中卷入黏膜下层形成黑色黏膜下肿瘤样隆起。本病例 EUS 和 CT 检查发现食管肿物与食管旁淋巴结相连续，血沉增快，活检有结节性肉芽肿，因此推测为前一种形成机制。作为食管色素性病变，原发性恶性黑色素瘤更有名，碳粉沉积症是少见的疾病，本病根据特有的颜色及形态特征可以得到诊断。食管碳粉沉积症是在黏膜下肿瘤的鉴别时要考虑的鉴别诊断的疾病。

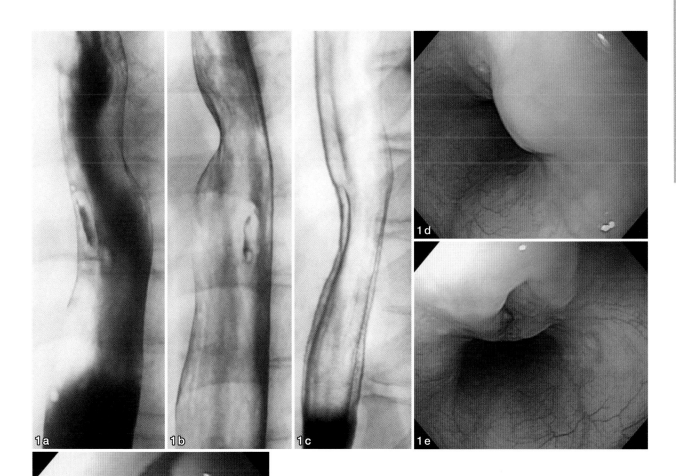

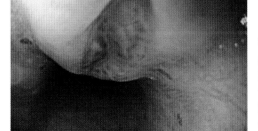

❶[病例 1]60 余岁女性

a～c：食管造影所见 食管中段气管分叉附近右侧壁见 2cm 的顶端凹陷的椭圆形隆起性病变。立位第一斜位造影隆起及凹陷的边缘规整（a）。半立位俯卧第一斜位双重造影见隆起表面光滑，与周围黏膜的边界略不明，但与凹陷的边界清楚，凹陷的肛侧可见小的结节（b）。立位第二斜位双重造影见平缓的隆起（c）。
d～f：食管内镜检查所见 距门齿 26cm 右侧壁见平缓的隆起，表面光滑，为正常黏膜覆盖。病变部位透过表层黏膜呈现淡黑色（d）。隆起顶端有边界清楚的长条形凹陷（e）。碘染色下病变及周围黏膜未见明显不染，凹陷内部也被碘染色（f）。

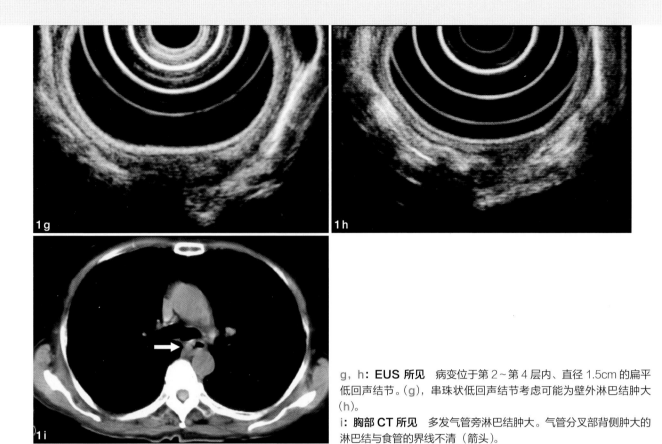

g，h：EUS 所见　病变位于第 2～第 4 层内、直径 1.5cm 的扁平低回声结节。(g)，串珠状低回声结节考虑可能为壁外淋巴结肿大（h）。

i：胸部 CT 所见　多发气管旁淋巴结肿大。气管分叉部背侧肿大的淋巴结与食管的界线不清（箭头）。

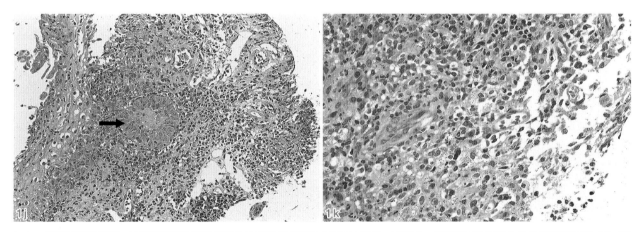

j，k：病理组织学所见　从凹陷面取的活检组织的病理学检查发现上皮下肉芽肿（箭头），伴有明显的纤维化及淋巴细胞浸润（j）。部分有吞噬碳粉的组织团块。这是内镜下看起来发黑的原因（k）。没有肿瘤异型性细胞，诊断为食管碳粉沉积症。

参考文献

[1] 篠田雅幸，他：炭粉沈着症により腫大したリンパ節が食管内腔に露出し内視鏡的に食管原発悪性黒色腫の疑われた 1 例．胃と腸 24：1435-1438, 1989.

[2] Murata T, et al. : Esophageal anthracosis : lesion mimicking malignant melanoma. Pathol Int 52 : 488-491, 2002.

[3] Park JH, et al. : Esophageal anthracosis with endobronchial tuberculosis : case report Gastrointest Endosc 64 : 1022-1024, 2006.

[4] Choi SN, et al. : Esophageal anthracosis complicated by mediastinal tuberculous lymphadenitis presenting as submucosal tumor. Gastrointest Endosc 72 : 651-653, 2010.

[5] Vakharia BM, et al. : Anthracosis of the esophagus. Gastrointest Endosc 36 : 615-617, 1990.

[6] 上堂文也：食管炭粉沈着症の 1 例．胃と腸 37：221-226, 2002.

（上堂文也，石原　立）

4 Cowden 病

胃 ➡ I.273页　十二 ➡ I.368页　小肠 ➡ II.130页　大肠 ➡ II.325页

Cowden 病是 1963 年由 Lloyd 和 Dennis 首先报道的以皮肤、口腔黏膜病变为特征的疾病，具有较高的消化道息肉的发生率，是以全身多脏器错构瘤为主的肿瘤性病变引起的多种临床现象。据报道本病是由于 *PTEN* 基因的突变造成，为常染色体显性遗传，但是在日本多为散发病例，发生率约 1/20 万，较少见。

特征性表现：①颜面部毛根鞘瘤、口腔黏膜乳头状瘤、四肢角化症等皮肤、黏膜病变；②消化道息肉病；③多脏器多种肿瘤。据报道 Cowden 病的消化道息肉的发生率分为：食管 92.8%、胃 94.2%、十二指肠及小肠 84.5%、结肠 93.8%，食管存在弥漫性息肉是与其他消化道息肉病鉴别的要点之一。食管息肉的大小为数毫米以下，为白色，病理组织学上为糖原棘皮病的改变。

Cowden 病合并消化道恶性肿瘤的发生率与健康人几乎相同，随访过程中消化道息肉不会造成严重问题，但是其他脏器的恶性肿瘤的合并率较高，为 30%，因此进行肿瘤监测非常重要，尤其是乳腺、甲状腺癌合并率高，也有子宫内膜癌、肾细胞癌、脑肿瘤的报道。

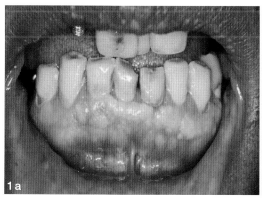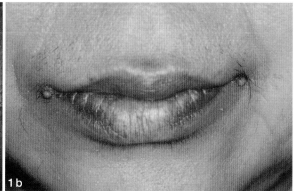

1a　1b

❶ 皮肤黏膜所见

a:［病例 1］牙龈乳头状瘤。

b:［病例 2］口角丘疹，病理组织学检查为毛根鞘瘤。

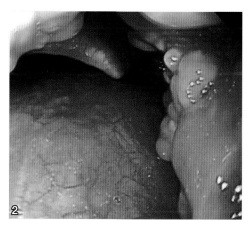

2

❷ 内镜所见（咽）

咽喉侧壁可见白色扁平隆起（病例 2）。

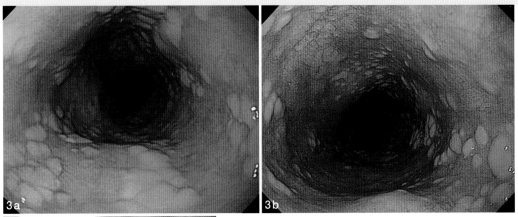

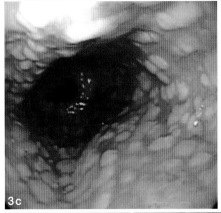

❸ 内镜所见（食管）

a ~ c: 整个食管多发数毫米大小的白色扁平隆起（a，b: 病例 2，c: 病例 1 ）。

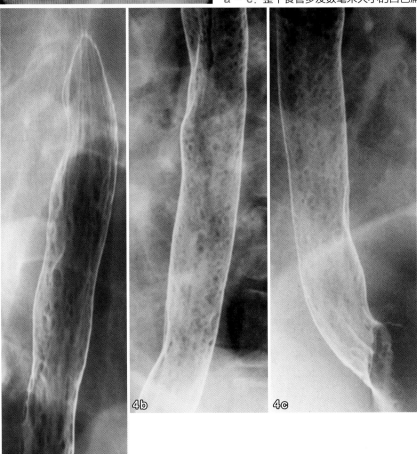

❹ X 线所见

a ~ c: 食管多发微小隆起（a: 病例 1，b，c: 病例 3 ）。

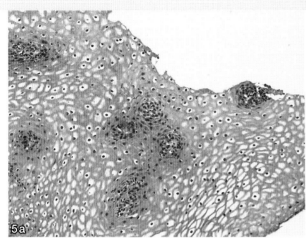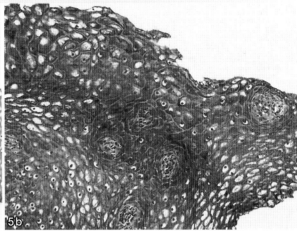

❺ 食管息肉的病理组织学所见

a：HE 染色 可见胞浆淡染的棘细胞增生，黏膜上皮肥厚。

b：PAS 免疫染色 细胞质 PAS 染色阳性，诊断为糖原棘皮症。

参考文献

[1] Lloyd KM, et al. : Cowden's disease. A possible new symptom complex with multiple system involvement. Ann Intern Med 58：136-142, 1963.

[2] Liaw D, et al. : Germline mutations of the PTEN gene in Cowden disease, an inherited breast and thyroid cancer syndrome. Nat Genet 16：64-67, 1997.

[3] 高垣信一，他：PTEN 遺伝子変異を認めた Cowden 病の 1 例. Prog Dig Endosc 59：56-59, 2001.

[4] 境　文孝，他：Cowden 病. 胃と腸 35：354-360, 2000.

[5] 廣瀬靖光，他：過誤腫性ポリポーシス— Cowden 病の長期経過. 胃と腸 45：2085-2092, 2010.

（广濑靖光，鱼住　淳）

1 乳头状瘤

咽喉 ➡ I.11页

　　食管乳头状瘤是发生于食管复层上皮的良性上皮性肿瘤，多为分叶状无蒂或亚蒂形。颜色与食管相同或轻度褪色，接近观察可见乳头状结构中央的血管。典型病例乳头样结构的顶端尖锐（病例1），但是也有类圆形的（病例2）。在水中观察乳头结构因为浮力漂浮，更清楚地观察到其形态。放大观察可见乳头内没有异型的血管扩张。组织学上为血管结缔组织增生及没有异型的复层上皮乳头状生长。乳头状瘤发病原因不明，有伴随炎症生长的，也有与乳头瘤病毒相关的报道。肉眼形态要与0-Ⅱa型复层上皮癌以及疣状癌相鉴别，但是从上述的特征性表现就可以做出诊断。

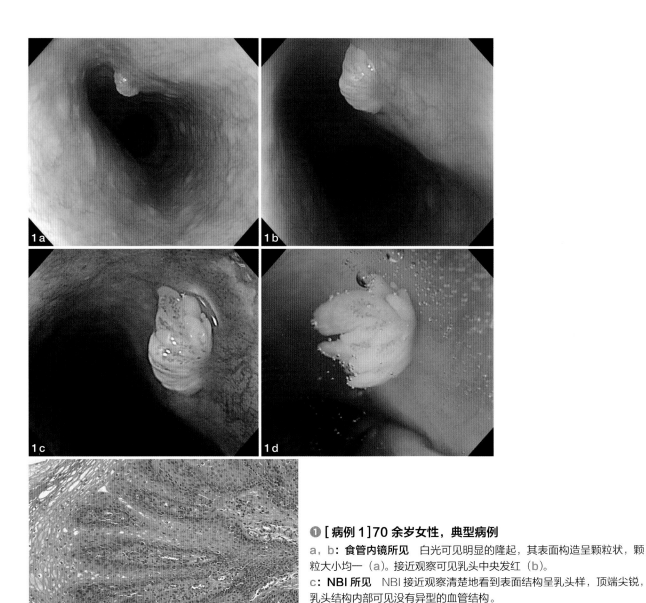

❶ [病例1] 70余岁女性，典型病例

a，b：食管内镜所见 白光可见明显的隆起，其表面构造呈颗粒状，颗粒大小均一（a）。接近观察可见乳头中央发红（b）。

c：NBI所见 NBI接近观察清楚地看到表面结构呈乳头样，顶端尖锐，乳头结构内部可见没有异型的血管结构。

d：水中所见 向食管内注水观察，乳头由于浮力漂起来，乳头样结构观察更清楚。

e：活检组织学所见 没有异型的复层上皮乳头样增生，固有层血管增生。相当于内镜下看到的乳头样结构内的血管。

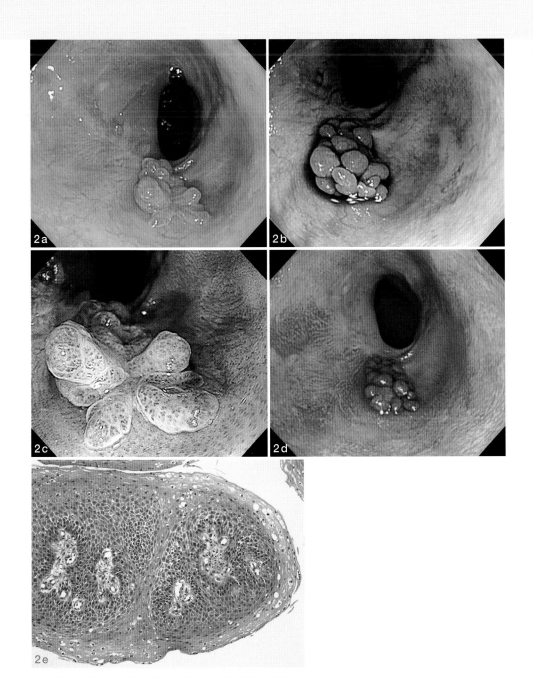

❷ [病例2]70余岁男性，反流性食管炎伴乳头状瘤

a：**食管内镜所见** 白光观察SCJ（squamocolumnar junction）口侧乳头状隆起，背景黏膜发白，2点方向见黏膜损伤。

b：**靛胭脂染色所见** 每个乳头状隆起形状均一，表面光滑。

c：**NBI所见** 乳头状结构内部见没有异型的延长的IPCL，诊断为乳头状瘤。

d：**碘染色所见** 全部浓染。

e：**活检组织学所见** 没有异型的复层上皮乳头状增生，诊断为乳头状瘤。

参考文献

[1] 小山恒男，他：食管炎に伴う接合部病変—癌と鑑別を要する隆起，陷凹. 胃と腸 46：1202-1212，2011，

[2] 高木靖寛，他：まれな食管良性腫瘍および腫瘍樣病変の臨床・病理. 胃と腸 43：279-288，2008，

（小山恒男）

食管

2 食管黏膜下导管腺瘤

食管腺瘤包括 Barrett 食管来源的腺瘤和食管固有腺来源的腺瘤，食管黏膜下导管腺瘤相当于后者，是非常少见的疾病，全世界仅有十几例的报道。

常规内镜下为黏膜下肿瘤样隆起到有蒂型息肉样形态，具有多样性。食管固有腺位于黏膜下层深部，当肿瘤的一部分从上皮露出时，呈现 0-Ⅰsep 型形态。NBI 放大内镜下露出部分可以观察到腺管结构，腺管内见形态不规则、粗细不均匀的异常血管。本病可认为是良性肿瘤，这种形态是由于黏膜下层来源的肿瘤所致。病理组织学上的特征是导管上皮和肌上皮细胞两种结构的腺体组织肿瘤性增殖，导管上皮为轻度异型。

Barrett 食管来源腺瘤的背景黏膜是与食管胃接合部连续而来的 Barrett 上皮，为红色息肉样病变，容易鉴别。

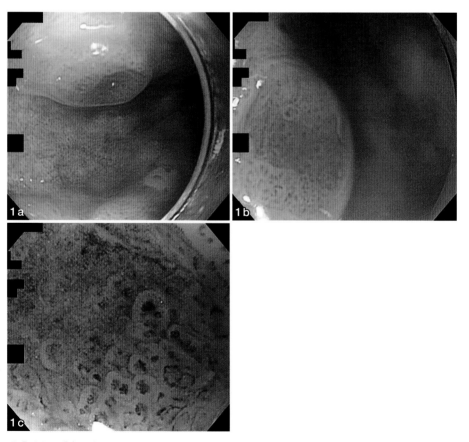

❶ [病例 1] 60 余岁男性

a ~ c：内镜所见　白光观察见伴有中央凹陷的、平缓的隆起型病变，为 0-Ⅰsep 型（a）。中央的凹陷相当于肿瘤露出的部分。接近观察中央凹陷部分没有凹凸不平，可见红点（b）。NBI 放大可见各腺管内扩张、蛇行、粗细不均的异常血管（c）。

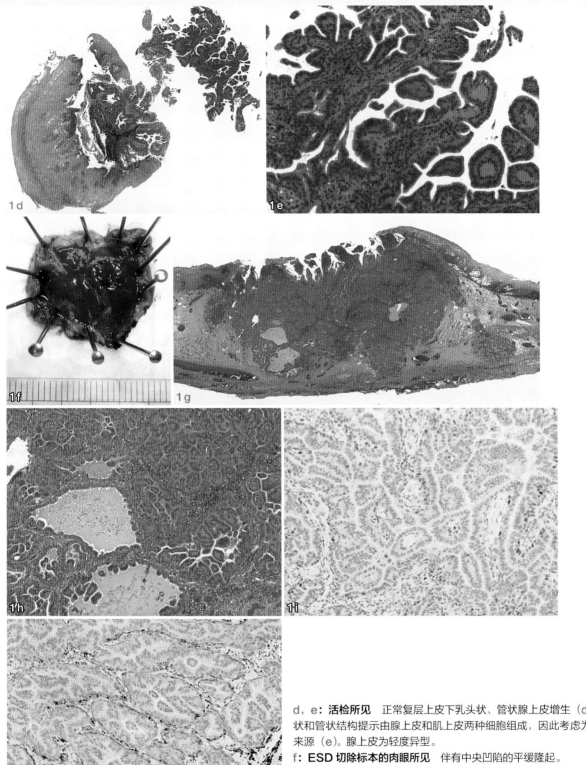

d，e：活检所见 正常复层上皮下乳头状、管状腺上皮增生（d）。乳头状和管状结构提示由腺上皮和肌上皮两种细胞组成，因此考虑为固有腺来源（e）。腺上皮为轻度异型。

f：ESD 切除标本的肉眼所见 伴有中央凹陷的平缓隆起。

g～j：病理组织学所见 肿瘤性病变占据黏膜深层，一部分露出到食管腔（g），与周围界线清楚。肿瘤腺管为两种细胞，导管上皮略增大，核的极性存在，没有异型性（h）。大多数导管上皮 p53 染色阴性（i），SMA-1A 免疫组化染色沿基底膜阳性，肌上皮完整（j）。

参考文献

[1] 河合めぐみ，他：食管黏膜下導管腺腫（submucosal gland duct adenoma）の 1 例．胃と腸 43；310–316，2008.

[2] Takubo K, et al. : Adenoma accompanied by superficial squamous cell carcinoma of the esophagus. Cancer 71 : 2435–2438, 1993.

[3] Shirahige A, et al. : A case of sialadenoma papilliferum of the esophagus. Digestive Endoscopy 17 : 322–325, 2005.

[4] Lee RG : Adenomas arising in Barrett's esophagus. Am J Clin Pathol 85 : 629–632, 1986.

（河合　惠，浅野道雄）

3 复层上皮癌 a 表浅癌 ①表浅隆起型（0-Ⅰ）

《食管癌处理共识》中，表浅型癌定义为不论有无淋巴结转移，肿瘤的壁内浸润深度在黏膜下层以内的癌，称为 0 型。表浅型分为表浅隆起型（0-Ⅰ型）、表面隆起型（0-Ⅱ型）、表浅凹陷型（0-Ⅲ型）3 个亚分类。0-Ⅰ型隆起，在内镜检查过程中离远看也能容易观察到的较高隆起，一般隆起高度在 1mm 以上。0-Ⅰ型又分为 2 个亚型，0-Ⅰp 型为有蒂型或亚蒂型，高度比宽度大的显著隆起；0-Ⅰs 型是宽度大于高度的无蒂型（广基）隆起。0-Ⅰ型隆起大半为黏膜下层癌，多为黏膜下层深部浸润。但是，0-Ⅰp 型中也有一部分在黏膜肌层以内的黏膜癌，因此，0-Ⅰ型在估计浸润深度诊断时，在确认隆起的形态后，根据大小、高度、隆起的可移动性等进行诊断。

隆起型食管癌中，除了复层上皮癌以外，也有类基底细胞癌、未分化癌、腺样囊泡癌等特殊的组织学类型。伴随脉管浸润有时会出现远隔器官的转移而预后不良，因此必须选择恰当的治疗方案。由于各种组织学类型有其特征性肉眼所见，因此可以分析各种隆起的特征并推测组织学类型，同时根据活检组织学结果进行综合诊断。

食管癌与咽喉癌相同，与饮酒、吸烟有很大的关系，缺乏乙醛脱氢酶 2（此酶主要分解毒性强的乙醛）的人，也就是脸红（喝相当于一杯啤酒的少量酒精就马上脸红的体质）的人食管癌及咽喉癌的患病率高。

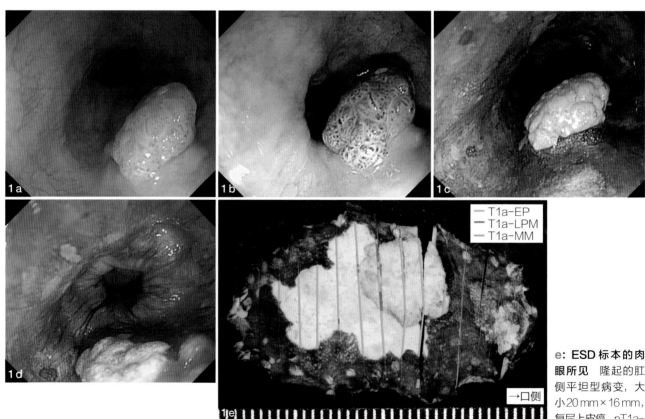

e: ESD 标本的肉眼所见 隆起的肛侧平坦型病变，大小20 mm×16 mm，复层上皮癌，pT1a-MM，ly0，v0。

f: 隆起的病理组织学所见 隆起大小11 mm×10 mm，隆起基底病变接近黏膜肌层，浸润深度为 pT1a-MM。

❶ [病例 1]80 余岁男性，0-Ⅰp 型（T1a-MM）

a ～ d: 内镜所见（a: 白光观察，b: NBI观察 c，d: 碘染色）高的隆起，其基底略窄，表面凹凸不平（a ～ c）。伸展后移动可，拟诊 T1a-MM。隆起的肛侧较低的隆起碘染色则不染（d）。

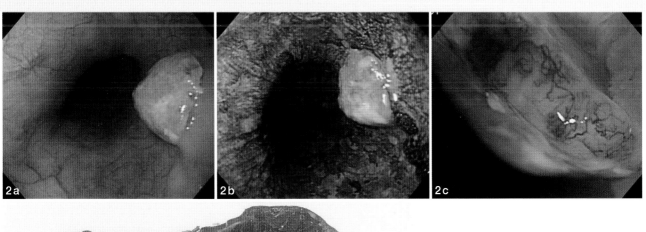

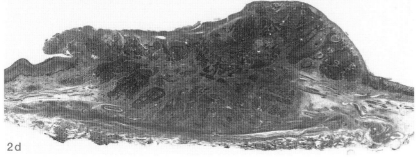

❷ [病例2] 60 余岁男性，0-Ⅰs 型（T1b-SM2 以深）

a～c：内镜所见（a：白光观察，b：碘染色，c：NBI 观察）见高的广基隆起型病变（a，b），隆起基底中等放大观察可见 B2 型血管（c）。隆起高度高，基底宽，可疑 SM2 浸润。

d：病理组织学所见 隆起的肛侧见平坦型病变，大小 12 mm×9 mm。隆起大小 9 mm×9 mm，为中分化复层上皮癌，浸润深度距黏膜肌层 1.4 mm，深度为 pT1b-SM2 以深，ly0，v0。

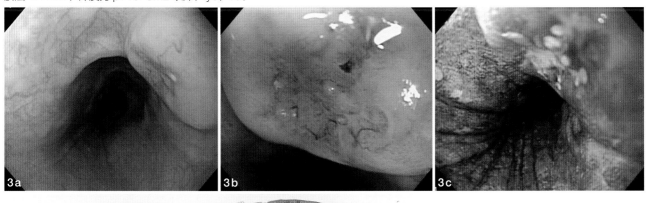

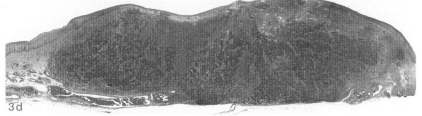

❸ [病例3] 60 余岁男性，0-Ⅰs 型（T1b-SM2 以深）

a～c：内镜所见（a：白光观察，b：NBI 观察，c：碘染色）基底宽的、高的隆起。隆起除了顶端一部分外，均被覆正常黏膜（a）。隆起顶部的血管为 B2 型（b）。癌仅仅是顶端露出部分，为碘不染（c）。根据隆起高、基底宽、被正常上皮覆盖的特点，怀疑 SM 深部浸润。

d：病理组织学所见 9mm×7mm×2.5mm 大小的隆起，大多被正常上皮覆盖，低分化复层上皮癌，浸润到黏膜肌层 0.8mm，深度为 pT1b-SM2，ly0，v1。

参考文献

[1] 日本食管学会（编）：食管癌取扱い規約，第 10 版補訂版. 金原出版，pp12–13, 2008.

[2] 藤田昌宏，他：隆起型食管腫瘍の病理診断—隆起型食管扁平上皮癌の病理学的特徴，胃と腸 48：257–270, 2013.

[3] 千野 修，他：内視鏡的肉眼病型からみた隆起型食管扁平上皮癌の形態学的特徴と深達度診断に関する検討. 胃と腸 48：321–335, 2013.

[4] 門馬久美子，他：隆起型食管腫瘍の鑑別診断—内視鏡の立場から. 胃と腸 48：292–307, 2013.

（門馬久美子，吉田 操）

3 复层上皮癌 a 表浅癌② 表面隆起型 (0-Ⅱa)

表面隆起型 (0-Ⅱa) 是隆起高度低于1mm以下的隆起，内镜下分为红色隆起和白色隆起两种。白色隆起占多数，在红色隆起中，隆起的高度反映浸润深度，具有角化倾向的白色隆起的特点是向黏膜上方发育，没有浸润倾向，因此即便隆起高度高，浸润深度也比较浅。0-Ⅱa型大多是为黏膜癌，超过半数为黏膜固有层以内的癌，其中也有浸润到T1a-MM或者T1b-SM1的病例。

在判断0-Ⅱa浸润深度时，首先观察隆起的颜色，接着看隆起的高度、表面的凹凸及随着管壁的伸展病变的形态变化。放大观察下，观察隆起表面的血管形态、有无乏血管区（a vascular area，AVA），如果有增生的异常血管襻（食管学会分类B1）则为T1a-EP/LPM；如果出现血管襻消失（食管学会分类B2），考虑为T1a-MM/T1b-SM1。

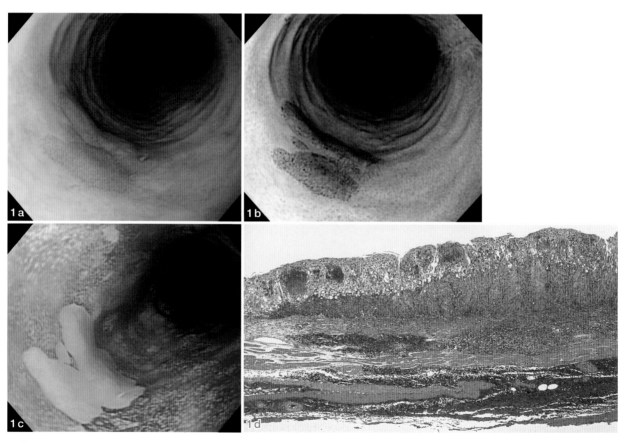

❶ [病例1]60余岁男性，0-Ⅱa型 (T1a-EP)

a ~ c：内镜所见 白光观察下为红色低矮的隆起型病变（**a**）。NBI观察呈棕色区域（brownish area，BA），内部可见异常的点状血管（**b**）。碘染色病变呈不规则的不染色，粉红色征（pink-color sign，PC sign）阳性（**c**）。

d：病理组织学所见 大小11mm×10mm的复层上皮癌，深度为pT1a-EP，ly0，v0。

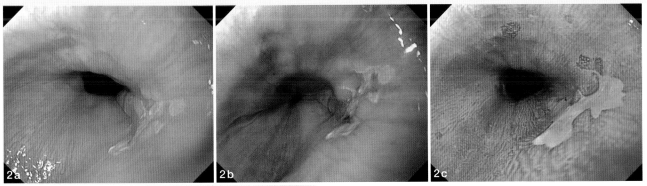

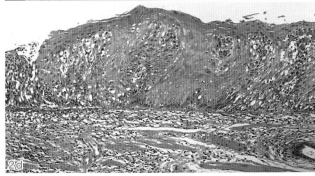

❷ [病例2]60余岁女性，0-Ⅱa型（T1a-LPM）

a～c：内镜所见（a：白光观察，b：NBI 观察，c：碘染色） 表面伴有薄的白色角化物的轻微隆起型病变（a）。与白光比较，NBI 下角化物的白色更加明显，观察到病变呈不规则形态（b）。碘染色见病变呈不规则的不染色（c）。

d：病理组织学所见 为伴有角化倾向的复层上皮癌，表面存在过角化，内镜下呈现白色。大小为 15mm×13mm，超过一半病变的浸润深度为 T1a-EP，但是有一个部位向黏膜固有层舌形伸展，最终诊断为 T1a-LPM，ly0，v0。

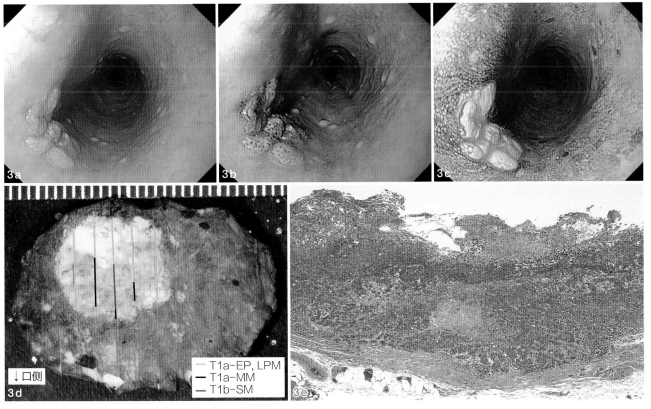

❸ [病例3]50余岁男性，0-Ⅱa型（T1b-SM1）

a～c：内镜所见（a：白光观察，b：NBI 观察，c：碘染色） 白光观察发红，比 0-Ⅱa 高度略高的颗粒状聚集。隆起之间及隆起的周围，尤其是前壁侧见狭小的凹陷。在伸展的图像上病灶中央伸展不良，可见弧形变形（a）。NBI 观察见 BA 内部增生的异常血管呈点状（b）。病变部呈不规则的碘不染带，病变内部的隆起更清楚（c）。

d：EMR 标本所见（重构图） 大小 13mm×10mm 的复层上皮癌，一个切片有黏膜下层浸润，深度为 INFc，ly0，v0。

e：病理组织学所见 小团状、索条状，黏膜下层浸润 0.2mm，深度为 pT1b-SM1 癌。

参考文献

[1] 日本食管学会（編）：食管癌取扱い規約，第 10 版補訂版. 金原出版，2008.

[2] 門馬久美子，他：食管表在癌の深達度診断—通常観察と色素内視鏡. 胃と腸 46：650–663，2011.

[3] 友利彰寿，他：隆起型食管扁平上皮癌の深達度診断—拡大内視鏡を中心に. 胃と腸 48：337–345，2013.

[4] 小山恒男：日本食管学会拡大内視鏡分類. 胃と腸 49：148–152，2014.

（門馬久美子，比島恒和）

3 复层上皮癌 a 表浅癌③ 表面凹陷型（0-Ⅱc）

表面凹陷型（0-Ⅱc）是食管癌中最多见的，包含从 T1a-EP ~ T1b-SM3 的所有浸润深度的病变，治疗方法的选择包括内镜治疗、根治术、联合治疗等多种。因此从治疗方法的选择来讲，浸润深度的诊断是最重要的。

T1a-EP/LPM 癌是凹陷底部为平坦或伴有微细颗粒状的隆起伴浅凹陷的病变。放大观察下可见襻结构异常的血管（食管学会分类 B1）和 a vascular area（AVA）-small，由于不会伴有淋巴结转移，因此是内镜治疗的适应证。

T1a-MM/T1b-SM1 癌是在凹陷底部有颗粒 ~ 粗大颗粒性隆起的明显的凹陷，凹陷周围黏膜常呈肥厚样隆起。放大观察下见毛细血管襻形成不良的异常血管（食管学会分类 B2）和 AVA-middle，淋巴结转移率为 10% ~ 20%，内镜治疗为相对适应证。

T1b-SM2 ~ 3 癌是在凹陷周围形成明显隆起的凹陷型病变，底部常呈结节状隆起，食管壁伸展时 SM 浸润部分呈弧形变形。浸润部分的放大观察见高度扩张的不规则血管（食管学会分类 B3）和 AVA-large，30% ~ 50% 可见淋巴结转移，是包括清扫淋巴结在内的外科切除的适应证。

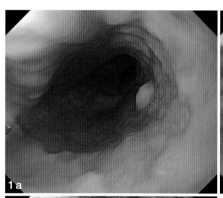
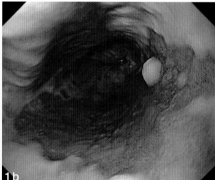
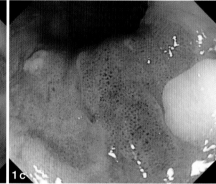

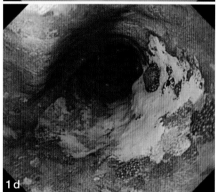

❶ [病例 1] 80 余岁男性，0-Ⅱc 型（T1a-LPM）

a: 白光所见 淡红色的浅凹陷，凹陷内部未见明显的凹凸不平，大部分的浸润深度为 T1a-EP（注：凹陷内的白色隆起是糖原沉积）。

b，c: NBI 所见 在白光下发红的部分呈现棕色区域（brownish area，BA）（b）。中等放大观察，在 BA 内部可见增生的 B1 血管（c）。

d: 碘染色所见 NBI 下 BA 区域呈不染带，在不染带内可见淡染或深染。

e: 切除标本的肉眼所见（重构图） 病变整体呈碘不染，大小为 40mm×32mm，0-Ⅱc，pT1a-LPM，ly0，v0。

f: 病理组织学所见 仅仅一部分有少量黏膜下层浸润，为 T1a-LPM 癌。

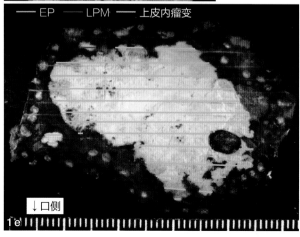

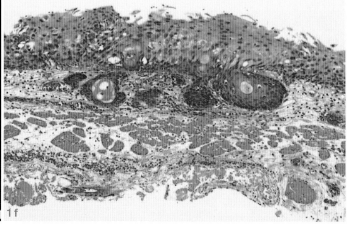

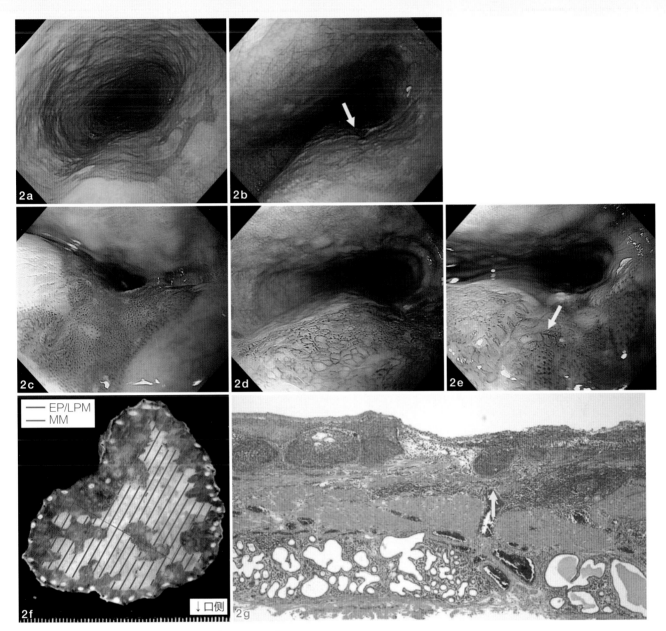

❷ [病例 2] 50 余岁男性，0-Ⅱc 型（T1a-MM）

a： 白光所见（病变口侧） 淡红色轻度凹陷。凹陷内部几乎未见凹凸，深度为 T1a-EP/LPM 。

b： 白光所见（病变肛侧） 病变肛侧有被牵拉的变化（箭头），考虑 T1a-MM 的可能性。

c： NBI 放大观察（病变口侧） 中等放大观察 BA 内部见 B1 血管增生。

d： NBI 放大观察（病变左侧） 多个 AVA 排列，大小均 0.5 mm 以下，构成 AVA 的血管为 B1，考虑为 T1a-LPM 。

e： NBI 放大观察（病变肛侧） 白光下怀疑牵拉样的部分血管呈没有襻的 B2 血管（箭头）。考虑为 T1a-MM 。

f： 切除标本的肉眼所见（重构图） 大小 49 mm×39 mm 的 0-Ⅱc，pT1a-MM，ly0，v0。

g： 病理组织学所见 箭头部分少量黏膜肌层浸润的复层上皮癌。

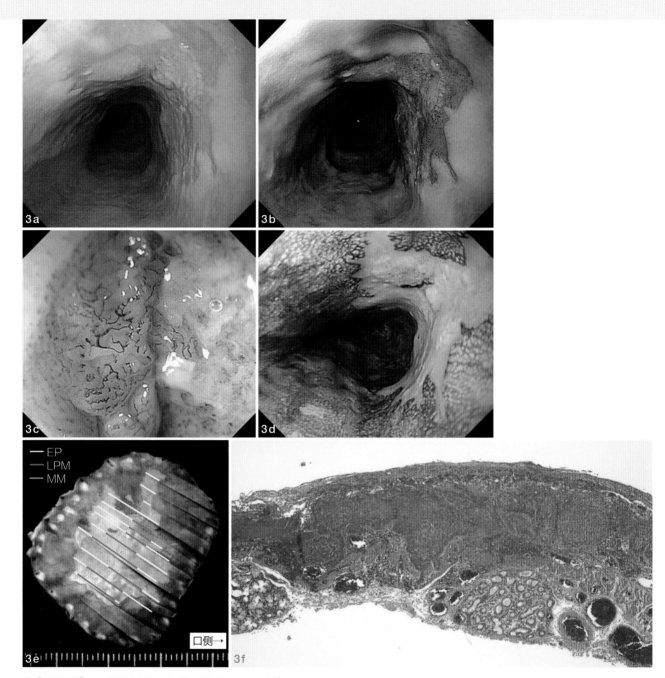

❸ [病例 3] 70 余岁女性，0-Ⅱc 型（T1a-MM）

a：白光所见　右侧壁见发红的凹陷型病变，凹陷内部见粗大颗粒样隆起，较硬。考虑为 T1a-MM/SM1。

b，c：NBI 所见　凹陷部位为 BA（b）。放大观察见没有襻的 B2 血管形态（c）。

d：碘染色所见　在白光下发红的凹陷部呈粉红征（pink-color sign，PC sign）阳性的碘不染带。

e：切除标本的肉眼所见（重构图）　为 0-Ⅱc，pT1a-MM，ly0，v0。

f：病理组织学所见　为浸润到黏膜肌层的复层上皮癌，根据病理结果建议密切随访。

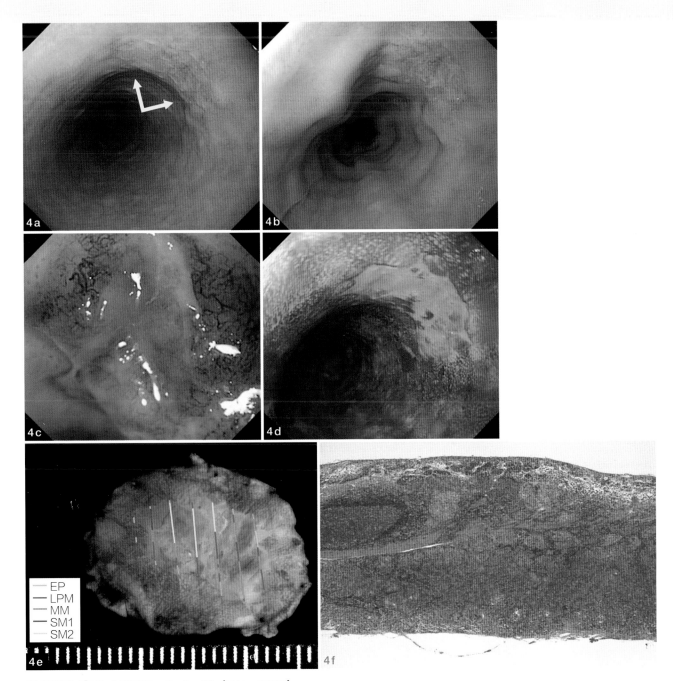

❹ [病例4] 70 余岁男性，0-Ⅱc型（T1b-SM2）

a：白光所见 右侧壁见发红的凹陷型病变，在后壁侧的凹陷边缘见黏膜隆起，凹陷内部见弧形改变（箭头）。

b：白光所见 抽气观察见凹陷中央的弧形部分没有改变，考虑浸润深度为 T1b-SM2。

c：NBI 放大所见 病灶表面有附着物，能够观察的部位有限。在右侧口侧的病灶部分呈没有襻状结构的 B2 血管，在前壁侧部分血管略有增粗，没有明显的 AVA，结合白色光诊断为 SM 浸润。

d：碘染色所见 与白光发红的边界一致的碘不染色，不染色内部见碘淡染和浓染。

e：切除标本的肉眼所见（重构图） 大小为 15mm×11mm，0-Ⅱc，pT1b-SM2，ly1，v0。

f：病理组织学所见 黏膜下层浸润 600 μm 的复层上皮癌，因为 pT1b-SM，做了放化疗。

参考文献

[1] 小山恒男，他：食管扁平上皮癌の拡大内視鏡診断—日本食管学会分類の紹介．消内視鏡 24：466-468，2012.

[2] 日本食堂学会（編）：食管癌診断・治療ガイドライン，2014年4月版．金原出版，2014.

（藤原纯子，门马久美子）

3 复层上皮癌 b 进展期癌

胃 ⇒ I.212页　　大肠 ⇒ II.264页

　　食管癌在男性多见，男女比例 6:1，好发于 60~70 岁。约半数发生于胸部食管中段，约 1/4 在胸部食管下段。组织学类型在日本 90% 为复层上皮癌。除了饮酒和吸烟，食管复层上皮癌还与几个危险因素相关。

　　有关进展期食管癌，在《食管疾病用语解说集（第 2 版）》中指出，壁的浸润深度在黏膜下层以深的癌叫进展期食管癌。在《食管癌处理共识（第 10 版）》中，分型的原则为肿瘤的肉眼评估壁内浸润深度在黏膜下层以内的病变叫表浅型，推测达到固有肌层的病变叫进展型。进展型分为 1~4 型，1 型：隆起型；2 型：局限溃疡型；3 型：溃疡浸润型；4 型：弥漫浸润型；5 型：其他（无法分类型）。其中，2 型和 3 型居多，1 型和 4 型少。

　　有关治疗方面，对于可能切除的进展癌，术前进行以 CDDP 和 5-FU 为代表的术前辅助化疗后进行根治手术，对于不能切除的进展期癌，进行化疗、化疗加放疗，其后进行挽救手术等。

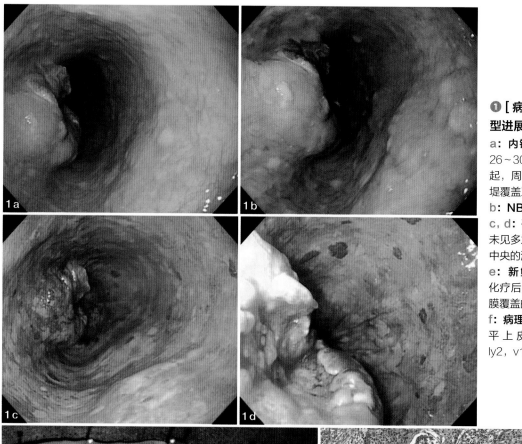

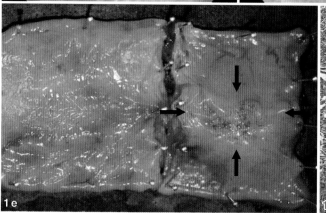
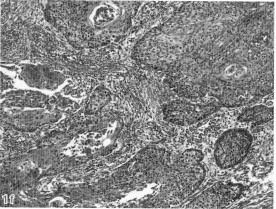

❶ [病例 1]70 余岁男性，2 型进展期癌

a: 内镜所见　白光观察距门齿 26~30cm 的左侧壁见明显隆起，周边为环堤，中央凹陷，环堤覆盖正常黏膜。

b: NBI 所见

c, d: 碘染色所见　环堤为染色，未见多发病灶及上皮内延伸（c）。中央的溃疡深且不染（d）。

e: 新鲜切除病变的肉眼所见 化疗后进行手术。环堤为正常黏膜覆盖的溃疡型病变（箭头）。

f: 病理组织学所见　中分化型扁平上皮癌，pT3（AD），INFb，ly2，v1，PM0，DM0，RM0。

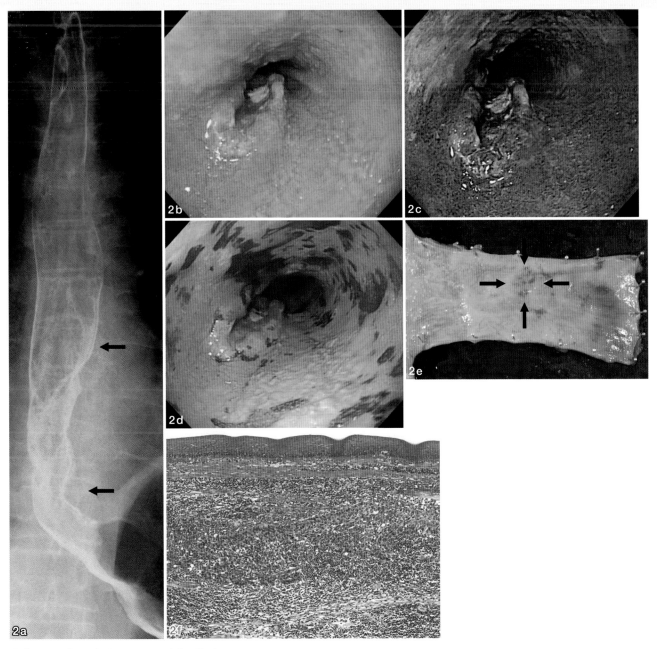

❷ [病例 2]60 余岁女性，3 型进展期癌

a：食管造影所见　胸部食管下段左侧壁见伴有环堤的溃疡型病变（箭头）。

b ~ d：内镜所见　白光观察（b）距门齿 30 ~ 35cm 的左后壁见伴有环堤、中央凹陷的溃疡型病变，其周边黏膜粗糙、血管网消失，光泽消失。NBI 观察（c）主病灶周围黏膜广泛棕色改变，碘染色（d）呈不染，具有广泛的上皮内进展。

e：新鲜切除病变的肉眼所见　化疗后进行了手术。肿瘤显著缩小，形成瘢痕（箭头）。

f：病理组织学所见　复层上皮癌在黏膜下层有少量浸润，未见脉管、淋巴结转移。病理组织学的评价为效果 2 级。

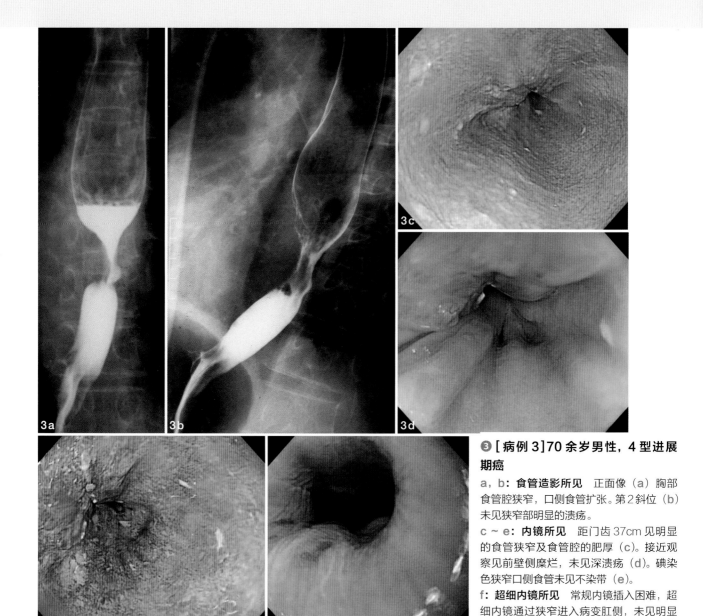

❸ [病例3] 70 余岁男性，4 型进展期癌

a，b：食管造影所见 正面像（a）胸部食管腔狭窄，口侧食管扩张。第 2 斜位（b）未见狭窄部明显的溃疡。

c～e：内镜所见 距门齿 37cm 见明显的食管狭窄及食管腔的肥厚（c）。接近观察见前壁侧糜烂，未见深溃疡（d）。碘染色狭窄口侧食管未见不染带（e）。

f：超细内镜所见 常规内镜插入困难，超细内镜通过狭窄进入病变肛侧，未见明显的溃疡所见。

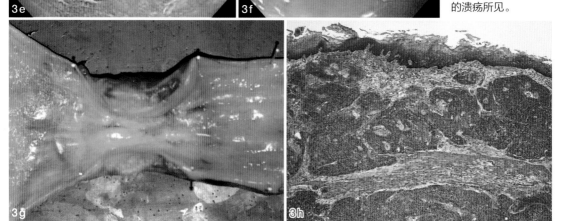

g：新鲜切除标本的肉眼所见

h：病理组织学所见 中分化复层上皮癌，pT3（AD），INFb，ly2，v1，PM0，DM0，RM0，见腹腔及纵隔淋巴结转移。

参考文献

[1] Ozawa S, et al. : Comprehesive registry of esophageal cancer in Japan, 2004. Esophngus 9 : 75-98, 2012.

[2] 日本食管学会（编）：食管疾患用語解説集，第 2 版. 金原出版，p143, 2012.

[3] 日本食管学会（编）：臨床・食管癌取扱い規約，第 10 版補訂版. 金原出版，p12, 2008.

[4] 日本食管学会（编）：食管癌診断・治療ガイドライン，2012 年 4 月版（第 3 版）. 金原出版，2012.

（岛田英雄，幕内博康）

4 Barrett 食管腺癌　a 表浅癌

  Barrett 食管腺癌是在食管发生的腺癌，在日本约占食管癌的 3%，在欧美发生率高，尤其是白种人男性，食管癌中半数以上为 Barrett 食管腺癌。

  《食管癌处理共识（第 10 版）》中，将 Barrett 表浅癌的浸润深度做了如**表 1** 的亚分类，但是对早期癌的定义没有明确。

  《食管癌诊断治疗指南（2012 年 4 月版）》中，对 Barrett 食管腺癌的内镜治疗适应证进行如下记载：遵循复层上皮癌、EP、SMM、LPM 的分化型腺癌作为内镜治疗的适应证，对 DMM 浸润、合并溃疡、未分化癌的扩大适应证需要今后探讨。对组织学类型、浸润深度、合并溃疡、大小与淋巴结转移的危险因素的分析需要今后进一步探讨。

  Barrett 表浅癌的肉眼分型多为隆起型（0-Ⅰ型），也可见表面型（0-Ⅱ型）和凹陷型（0-Ⅲ型），从我们对 32 个病变的分析，16 例（50%）为合并 0-Ⅱb 进展，其范围为 5（1～53）mm。在靠近 SCJ（squamocolumnar junction）的 30 例病变中，13 例（43%）存在上皮内伸展。随着放大内镜下诊断技术的开发，有人认为在日本需要同胃癌一样，对表面结构与血管构造分别进行分析研究。

  在浸润深度诊断方面与胃癌相同，与肉眼形态关系密切。隆起型的隆起高度、大小、隆起的形态很重要，如病例 1 有蒂时，和大小比起来，常常浸润深度较浅。另一方面，凹陷型病变增厚的表现也很重要。

表 1 Barrett 表浅癌的壁内浸润深度亚分类

T1a 肿瘤没有超过黏膜肌层深层	**T1b** 局限于黏膜下层的病变
T1a-SMM 肿瘤在柱状上皮内或在浅层黏膜肌层以内	**T1b-SM1** 将黏膜下层 3 等分，局限于上 1/3 的病变
T1a-LPM 肿瘤超过浅层黏膜肌层，但没有到达深部黏膜肌层	**T1b-SM2** 将黏膜下层 3 等分，局限于中 1/3 的病变
T1a-DMM 浸润到深部黏膜肌层	**T1b-SM3** 将黏膜下层 3 等分，局限于下 1/3 的病变

SMM：superficial muscularis mucosae（黏膜肌层浅层）；LPM：lamina propria mucosae（黏膜固有层）；DMM：deep muscularis mucosae（黏膜肌层深层）；SM：submucosal layer（黏膜下层）。

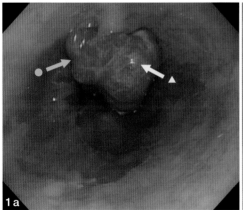
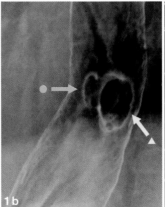
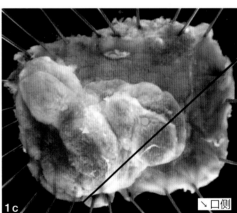

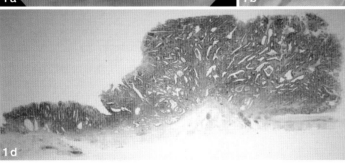

具有一定高度的 0-Ⅰ型病变，内镜下隆起急剧提示 T1a。

❶[病例 1]70 余岁男性，0-Ⅰ型（T1a-DMM）

a：内镜所见　腹部食管前壁见发红的隆起型病变，具有一定高度的 0-Ⅰ型病变，如果是复层上皮癌应该诊断 T1b- SM2 以深。但是因隆起较急剧，按照胃癌的诊断标准，浸润深度可能为 T1a。

b：X 线所见　正面像见急剧的隆起型病变，表面不规整。

c：新鲜切除标本的肉眼所见　ESD 完整切除的病变，为界线明显的隆起型病变，其表面不规整。

d：病理组织学所见　c 的黑线部分的低倍放大。最终诊断为 adenocarcinoma，tub1，ly0，v0，浸润深度 pT1a-DMM

73

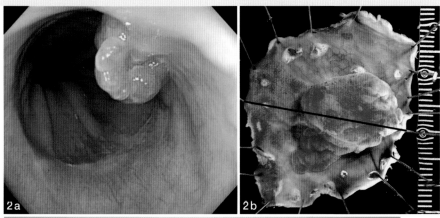

❷ [病例 2]60 余岁男性，0-Ⅰ型（T1b-SM2）

a: 内镜所见 腹部食管前壁发红的广基隆起。见周围牵拉，隆起部分覆盖正常黏膜。浸润深度为 T1b-SM，由于患者要求进行了 ESD。

b: 新鲜切除标本的肉眼所见 界线清楚的隆起型病变，表面比较光滑。

c: 病理组织学所见 b 黑线部分的低倍放大像。最终诊断 adenocarcinoma，tub1，ly0，v0，浸润深度 pT1b-SM2（2 700μm）。再次说服患者进行了追加手术，发现有淋巴结转移。

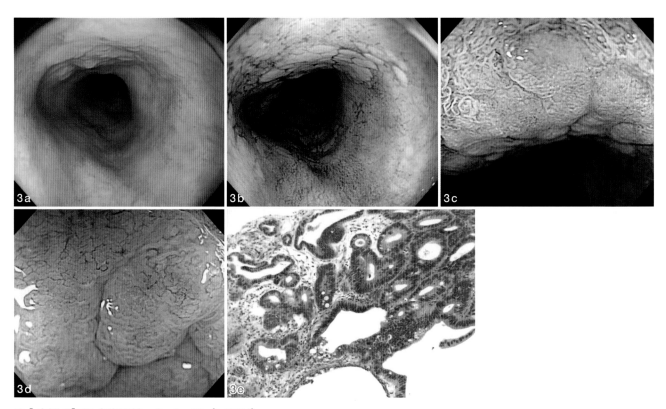

❸ [病例 3]70 余岁男性，0-Ⅱa 型（LSBE）

a: 内镜所见（白光） SCJ 位于距门齿 20cm，长度 21cm 的 LSBE。距门齿 26cm 前壁见界线不清的扁平隆起，颜色同周围。这时鉴别肿瘤／非肿瘤困难。

b: 色素内镜所见 靛胭脂染色后界线清楚，考虑为上皮性肿瘤。

c, d: NBI 内镜所见 口侧低倍放大（c）背景黏膜主要为绒毛样结构，病变部位为密度增高的绒毛样构造。从表面结构的差别可以判断病变的范围。高倍放大（d）见粗细不均、走行不规整的异常血管，诊断为高分化型腺癌。

e: 病理组织学所见 诊断为高分化型腺癌。

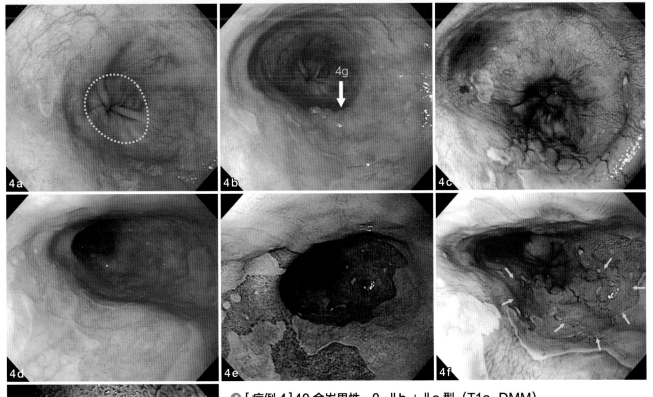

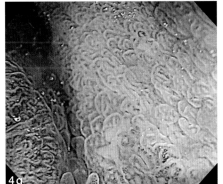

❹ [病例 4] 40 余岁男性，0-Ⅱb + Ⅱa 型（T1a-DMM）

a：内镜所见 胃壁上缘和栅状血管的下端是一致的（虚线部分），该部分诊断为食管和胃的接合处。

b，c：内镜所见 可见胸部下段食管后壁不完整的隆起型病变，边界不明显（**b**）。散布靛胭脂后，可以观察到更加明显的凹凸不整，边界不明显（**c**）。

d ~ f：内镜所见 Barrett 食管向口侧进展，表面平滑（**d**）。NBI 观察下，可以更加明显地观察到 SCJ（**e**）。散布靛胭脂后，口侧黏膜表面构造很规则，箭头所示部位表面构造不完整（**f**）。

g：NBI 内镜所见 **b** 的箭头扩大后。右侧背景黏膜呈现很规则的绒毛样构造，左侧病变部分可见密度很高、不完整的绒毛样构造，边界十分明显。参考周围的活检，进行了范围诊断，一并实施了 ESD 进行切除。

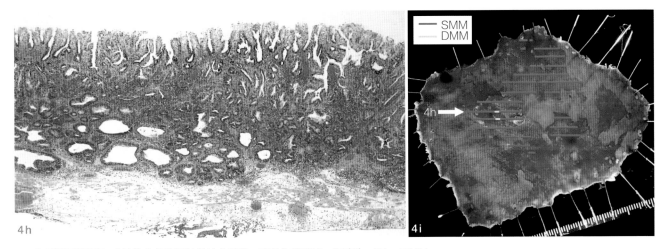

h：病理组织学所见 **i** 的箭头部分切片的放大图像，高分化型腺癌，深度为 pT1a-DMM。

i：新鲜切除标本的肉眼所见（地图状） 中央部可见 0-Ⅱa 部分，Ⅱb 部的进展范围诊断困难。最终诊断为 adenocarcinoma，tub1，pT1a-DMM，ly0，v0，VM0，HM0，45 mm×43 mm，R0 切除。

食管

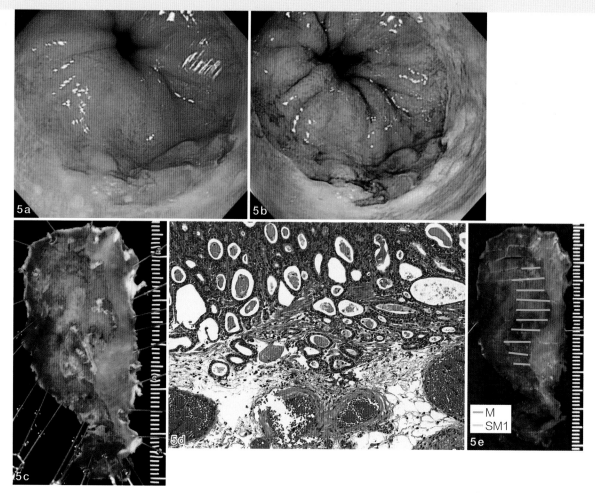

⑤ [病例5] 60余岁男性，0-Ⅱc＋Ⅱa型（T1b-SM1）

a，b：内镜所见 食管下段后壁侧见界线不清的平坦凹陷型病变，部分隆起（**a**）。病变发红，界线不清。表面不规则，考虑为0-Ⅱc＋Ⅱa型癌。靛胭脂染色后病变周围也有浅凹陷，为约半周的病变（**b**）。病变没有明显增厚，浸润深度诊断为T1a。

c：新鲜切除标本的肉眼所见 ESD完整切除，中央可见扁平隆起，周围Ⅱc部分界线不清。

d：病理组织学所见 高分化型腺癌，仅1个部位浸润深度为pT1b-SM1（50 μm）。

e：重构图 显示了癌的范围，最终诊断为adenocarcinoma，tub1，pT1b-SM1（50 μm），ly0，v0，HM0，VM0，0-Ⅱc＋Ⅱa型，27mm×10mm。

参考文献

[1] Devesa SS, et al. : Changing patterns in the incidence of esophageal and gastric carcinoma in the United States. Cancer 83 : 2049-2053, 1998.

[2] Sampliner RE : Practis guidelines on the diagnosis, surveillnace, and therapy of Barrett's esophageus. The Practice Parameters committee of the American College of Gastroenterology. Am J Gastroenterol 93 : 1028-1032, 1998.

[3] 日本食管学会（编）：食管癌取扱い规约，第10版補訂版．

金原出版，p42, 2008.

[4] 日本食管学会（编）：食管癌诊断・治疗ガイドライン，2012年4月版．金原出版，p16, 2012.

[5] 小山恒男，他：Barrett食管癌の内視鏡诊断—拡大内視鏡を併用した側方範囲诊断．胃と腸46：1836-1842, 2011.

[6] 小山恒男，他：Barrett食管癌の拡大内視鏡诊断．胃と腸42：691-695, 2007.

（小山恒男）

4 Barrett 食管腺癌 **b** 进展期癌

　　Barrett 食管腺癌是由柱状上皮取代复层上皮的 Barrett 黏膜发生的癌。在日本诊断 Barrett 黏膜是无论有无肠上皮化生的。欧美食管癌中，白人 Barrett 食管腺癌居多，而黑人及波多黎各人以复层上皮癌居多，亚洲也是复层上皮癌占绝对优势，可见具有人种的差别。但是随着饮食结构的欧美化及 *H.pylori* 感染率的下降，Barrett 食管腺癌也有增加的趋势。也许是保险制度的差别及内镜检查接受率的不同，欧美进展期癌较多，在日本约 80% 为 T1b 以下的表浅型癌。

　　Barrett 食管腺癌多为发生于有肠上皮化生背景下的分化型腺癌，以 0–Ⅱa 型、0–Ⅰ 型居多，进展后因中央坏死变成 2 型和 3 型（病例 1）。也有从 0–Ⅱc 型经过 0–Ⅲ 型变成 3 型进展期癌（病例 2）。Barrett 食管腺癌从其浸润到黏膜下层深层开始出现低分化型成分，恶性度增加，出现广泛的淋巴结转移，预后非常不好。

　　治疗予以手术结合化疗的综合治疗。

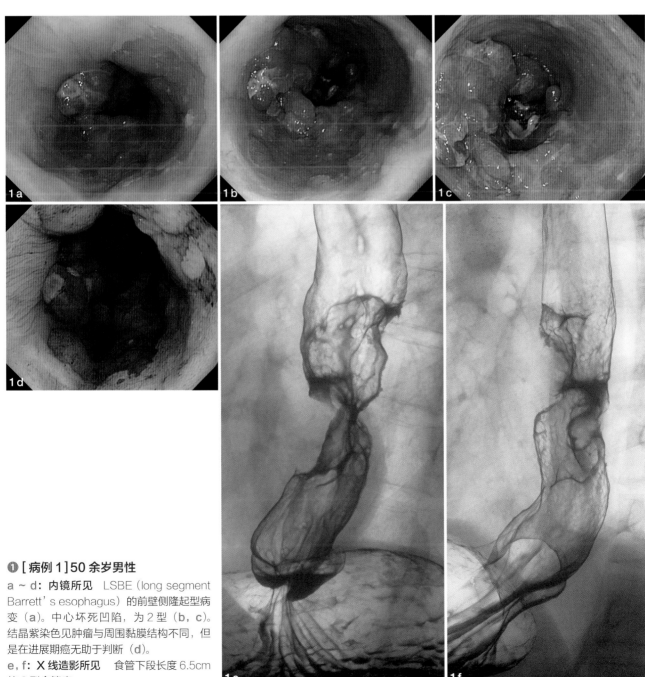

❶ [病例 1] 50 余岁男性

a~d：内镜所见 LSBE（long segment Barrett's esophagus）的前壁侧隆起型病变（**a**）。中心坏死凹陷，为 2 型（**b, c**）。结晶紫染色见肿瘤与周围黏膜结构不同，但是在进展期癌无助于判断（**d**）。

e, f：X 线造影所见 食管下段长度 6.5cm 的 2 型食管癌。

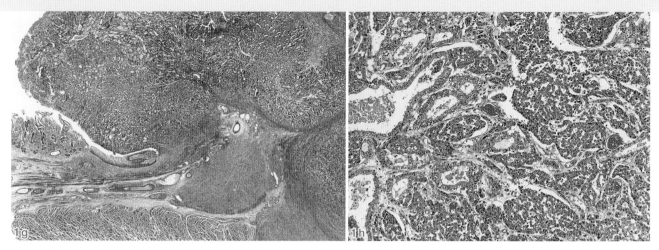

g，h：病理组织学所见（g：HE 染色的大体像，h：高倍放大） 肿瘤的肛侧（左侧）为包含复层上皮岛和黏膜肌层的黏膜（g）。癌浸润到固有肌层（g）。癌细胞保留腺管结构增殖，部分排列密集（h）。

最终病理诊断： Adenocarcinoma in long segment Barrett's esophagus，por1 > tub2 > tub1，pT3-AD，INFc，ly2，v1，pN4 13/81（104L,106tbL,107,108,110,112,2,7).

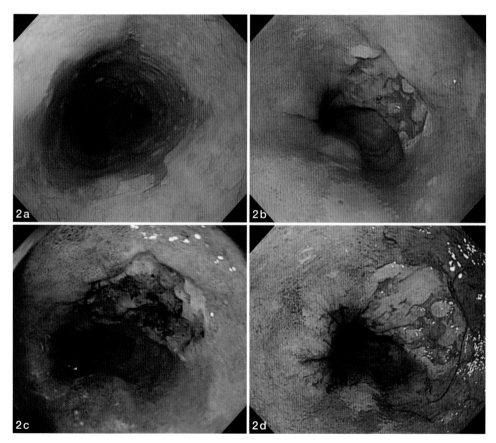

❷ [病例 2] 40 余岁男性

a，b：常规内镜所见 在 LSBE 内见周围轻度隆起的深凹陷的 3 型病灶，浸润到肌层。

c：NBI 所见 深凿的溃疡及周堤肿瘤组织的溢出。

d：结晶紫染色所见 肿瘤边界清楚，其他部位的黏膜没有变化。

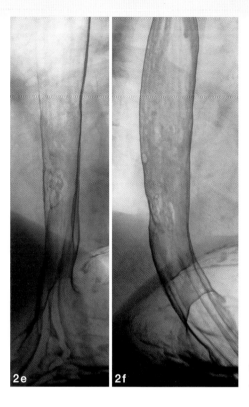

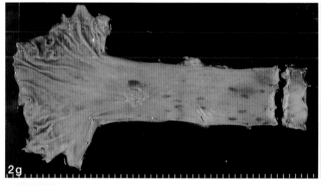

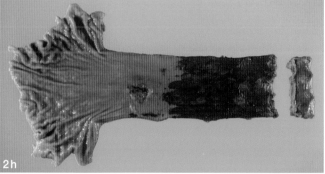

e，f：X 线造影所见 从胃壁上端稍向上的下部食管可见伴有环堤隆起的凹陷性病变，从侧面图像看，壁的变化明显，诊断为 T2。

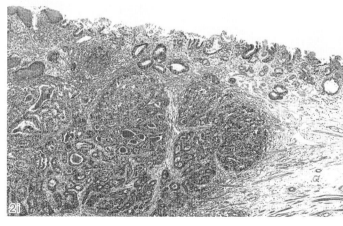

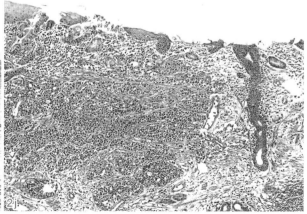

g，h：新鲜切除标本的肉眼所见（g：正常观察，h：碘染色）在 LSBE 的中央部可见伴有轻度环堤隆起的凹陷性病变。
i，j：病理组织学所见（i：HE 染色低倍镜图像，j：同强扩大图像）表层部分可见 Barrett 黏膜（i）。黏膜固有层以下可见癌的浸润。癌细胞显示为胃管状构造（i）。表层部分可见 Barrett 黏膜和食管腺的导管（j 右侧），癌细胞呈现索条状或者腺管结构再生（j）。
最终病理诊断： Adenocarcinoma in long segment Barrett's esophagus, tub2 > tub1, pT2-MP, INFb, ly1, v0, pN1 2/76（1, 3）。

参考文献

[1] 西 隆之，他：我が国のバレット食管癌の现状と对策．日临
63：1470-1474，2005．

[2] 西 隆之，他：バレット食管癌の早期发见のための临床病理．
消化器内科 51：586-592，2010．

（西 隆之，幕内博康）

食管

5 类基底细胞癌

根据日本食管学会的全国统计结果，在 2 233 例食管癌切除病变中，复层癌为 1 985 例（88.9%），类基底细胞癌 [basaloid（-squamous）carcinoma] 为 24 例（1.1%）。

表浅型癌的肉眼所见为相对平缓的隆起型黏膜下肿瘤样形态，表面光滑，被覆非癌黏膜。如果顶部出现糜烂、凹陷，常提示主病灶向周边上皮内进展，病变也有表现为凹凸不平的黏膜下肿瘤形态。发展到进展期癌，表面出现糜烂、溃疡，肿瘤周边多被正常黏膜覆盖是其特征。较少能根据组织活检明确诊断。

病理组织学上黏膜上皮下类似基底细胞的癌细胞密集排列或索条状排列，间质内嗜酸性基底膜样物质沉积。常被认为是伴随普通复层上皮癌的现象。与腺样囊性癌的鉴别点是类基底细胞癌没有肌上皮和导管上皮的双相细胞性，但鉴别起来有一定的难度。

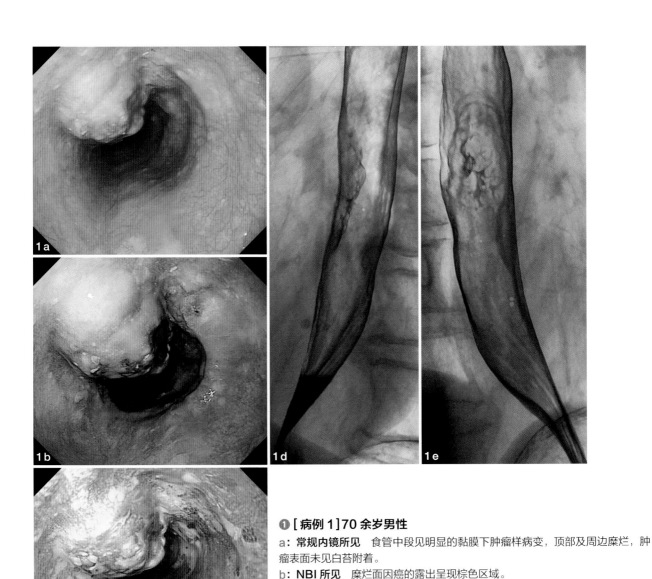

❶[病例 1]70 余岁男性

a：常规内镜所见 食管中段见明显的黏膜下肿瘤样病变，顶部及周边糜烂，肿瘤表面未见白苔附着。

b：NBI 所见 糜烂面因癌的露出呈现棕色区域。

c：碘染色所见 隆起的大部分被碘染色，明确为正常黏膜覆盖，顶端一部分及周围的上皮内进展部分黏膜为不染。

d：食管 X 线造影所见（第 1 斜位） 肿瘤的侧面像可见弧形变形，推测有黏膜下层浸润。

e：食管 X 线造影所见（第 2 斜位） 拍摄到肿瘤的正面像，平缓的隆起顶部存在凹陷，周围可疑 0-Ⅱc 病灶。

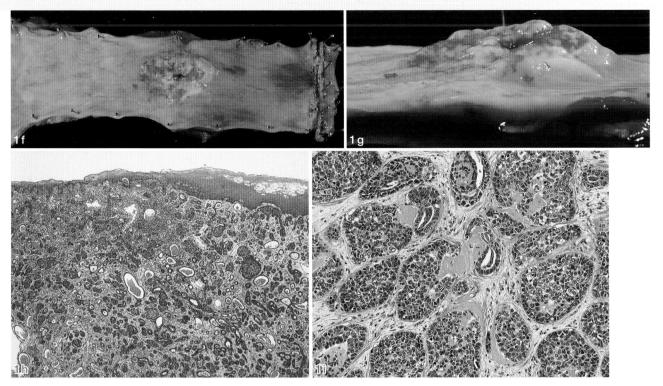

f，g：新鲜切除标本的肉眼所见 平缓的隆起顶部存在凹陷，肿瘤表面大部为上皮覆盖（f）。从侧面像清楚地观察到隆起的情况（g）。

h，i：病理组织学所见 正常或变薄的上皮下基底细胞样癌细胞密集存在，形成微小的细胞巢（h）。间质内有嗜酸性基底膜样物质沉积（i）。

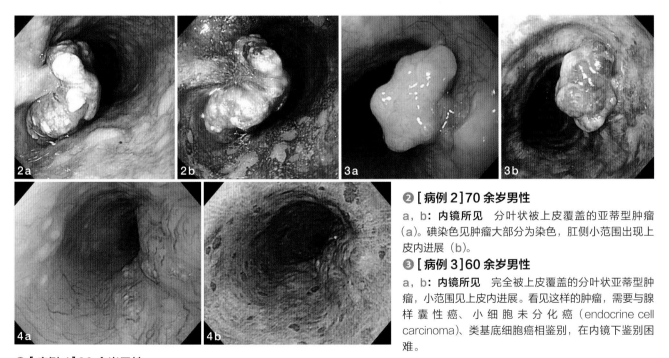

❷[病例2]70余岁男性

a，b：内镜所见 分叶状被上皮覆盖的亚蒂型肿瘤（a）。碘染色见肿瘤大部分为染色，肛侧小范围出现上皮内进展（b）。

❸[病例3]60余岁男性

a，b：内镜所见 完全被上皮覆盖的分叶状亚蒂型肿瘤，小范围见上皮内进展。看见这样的肿瘤，需要与腺样囊性癌、小细胞未分化癌（endocrine cell carcinoma）、类基底细胞癌相鉴别，在内镜下鉴别困难。

❹[病例4]60余岁男性

a，b：内镜所见 轻微隆起的黏膜下肿瘤，隆起平缓不明显，表面被覆正常上皮，碘染可着色。

参考文献

[1] Ozawa S, et al. : Comprehensive Registry of Esophageal Cancer in Japan, 2003. Esophagus 8 : 9–29, 2011.

[2] 石井明子，他：食管類基底細胞癌の臨床病理学的検討と内視鏡診断における問題点．Gastroenterol Endosc 49 : 2953–2361,

2007.

[3] 田久保海誉：食管の病理，第2版．総合医学社，pp138–144, 1992.

（山本壮一郎，熊木伸枝）

6 癌肉瘤

　　癌肉瘤是同时具有明显的隆起型病变（Ⅰ型，0-Ⅰ型）和糜烂性病变（0-Ⅱc型）为特征的上皮性恶性肿瘤，是特殊类型的食管癌，是看见隆起型病变一定要想到的组织学类型。隆起可以从仅仅轻度凹凸的近乎球形到明显的分叶状结构。0-Ⅱc病灶的范围也可以从比较小到累计食管全长。隆起表面常被覆厚白苔，虽然病变很大，但是约半数的浸润深度在黏膜下层以内。

　　《食管癌处理共识（第9版）》以前把本病分为真性癌肉瘤、所谓的癌肉瘤、假肉瘤3种，绝大多数为所谓的癌肉瘤，因此从第10版遵循WHO分类统一称为"癌肉瘤（carcinosarcoma）"，有向软骨、骨分化的病例在注释中记载。肿瘤部分细胞角蛋白、抗波形丝蛋白染色阳性，与癌的部分转化是扁平上皮的纺锤化造成的。因为富有层黏蛋白和Ⅳ型胶原，血运丰富，纺锤细胞牢固，因此不易脱落。细胞纺锤形化的原因不清，淋巴结转移的大部分为复层上皮癌。

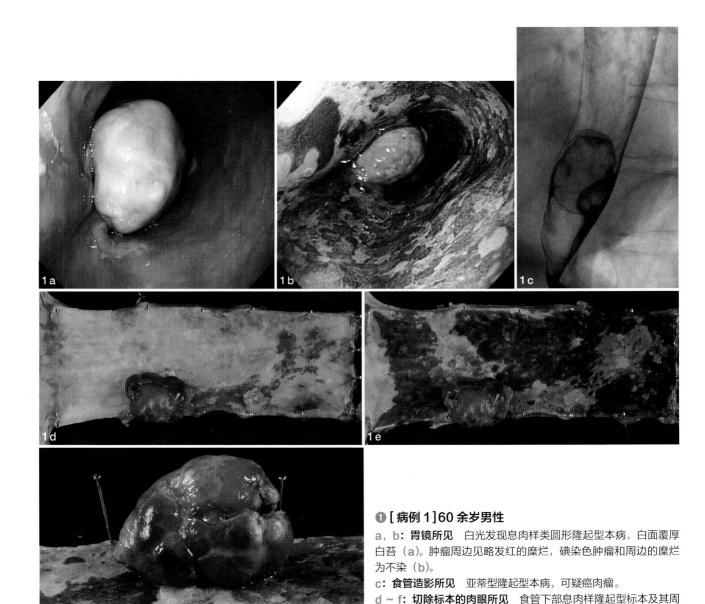

❶ [病例 1] 60 余岁男性

a，b：胃镜所见　白光发现息肉样类圆形隆起型本病，白面覆厚白苔（a）。肿瘤周边见略发红的糜烂，碘染色肿瘤和周边的糜烂为不染（b）。

c：食管造影所见　亚蒂型隆起型本病，可疑癌肉瘤。

d～f：切除标本的肉眼所见　食管下部息肉样隆起型标本及其周围范围较大的红色糜烂（上皮内进展）（d）。碘染色为不染（e）。侧面像显示亚蒂的分叶状肿瘤，碘染色为不染（f）。

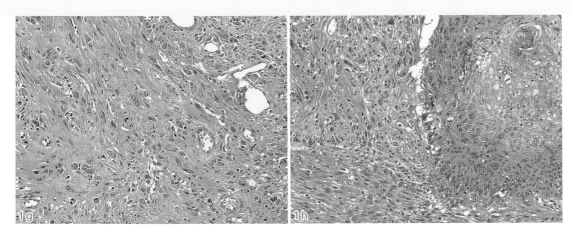

g：**肉瘤部分的病理组织学所见** 纺锤形细胞及小血管。

h：**癌部分的组织学所见** 肿瘤颈部开始可见复层上皮癌，可见角化珠。

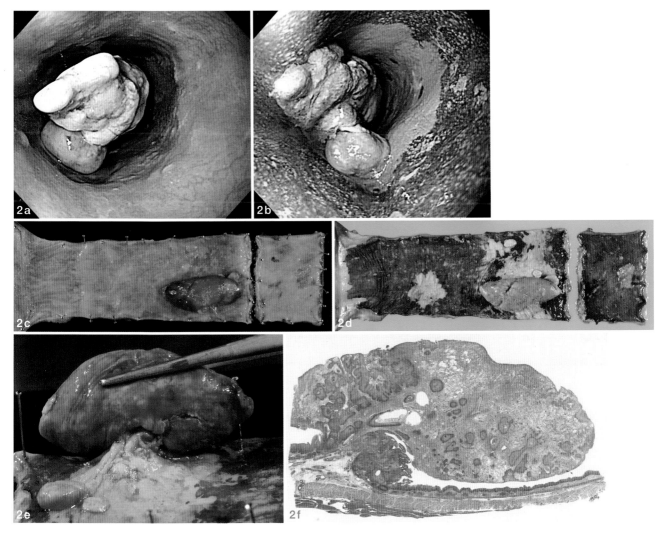

❷ **[病例2]60余岁男性**

a，b：**胃镜所见** 白光见亚蒂息肉（a）。表面被厚苔，对侧见红色糜烂，碘染色见 0-Ⅱc（上皮内进展）（b）。

c ~ e：**切除标本的肉眼所见** 食管中部沿长轴见有蒂型隆起型病变（c），碘染色见多发的不染（d），侧面像可以清楚观察到蒂部和上皮内进展（e）。

f：**病理组织学所见（大体像）** 蒂部附近复层上皮癌，隆起部分存在移行部。

参考文献

[1] 幕内博康，他：特殊組織型の食管癌—内視鏡の立場から．胃　　[2] 坂橋正幸：癌肉腫．田久保海誉，他（編）；食管癌．文光堂，
と腸 40：320–336, 2005.　　　　　　　　　　　　　　　　　　pp126–131, 2012.

（幕内博康，井野元智惠）

食管

7 腺复层上皮癌

　　腺复层上皮癌（adenosquamous carcinoma）是由腺癌和复层上皮癌两种成分组成的癌，各自的成分容易被识别。但是，其中一个成分占据很少部分（大概20%以下）时，把范围更大的成分作为主诊断，占据小范围的成分作为备注诊断。在《食管癌处理共识（第10版）》中，遵循WHO分类与黏液表皮癌区别记载。黏液表皮癌是没有形成明确的腺管，腺癌细胞像杯状细胞或印戒细胞一样在胞浆内富含黏液。

　　内镜所见为中央略增厚的平缓的隆起，周围伴有糜烂的形态（0-Ⅰs + 0-Ⅱc）。通常中央增厚的丘状隆起部分是从黏膜固有层向黏膜下层浸润的腺癌部分，周围为复层上皮癌。与常见的复层上皮癌鉴别困难，中央轻微发红并光滑是其特点。

　　其来源考虑为食管固有腺、食管腺导管及复层上皮的腺上皮化生。

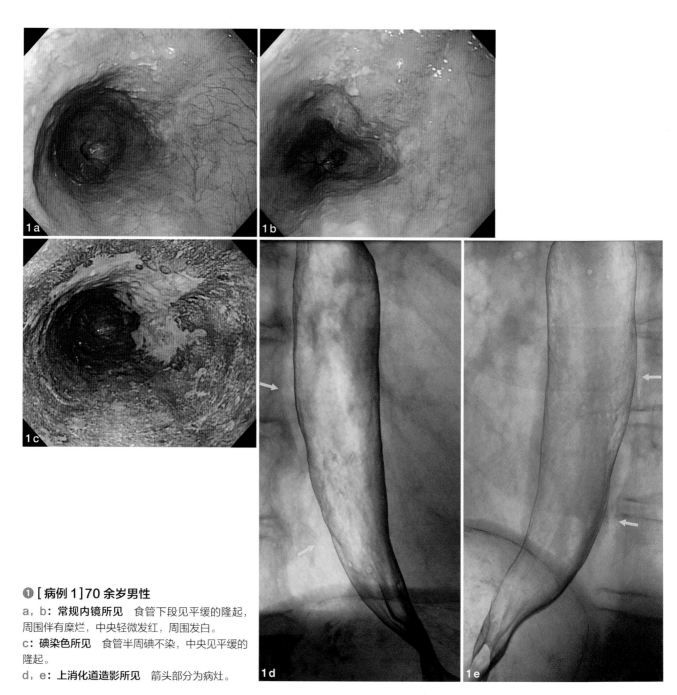

❶[病例1]70余岁男性

a，b：常规内镜所见　食管下段见平缓的隆起，周围伴有糜烂，中央轻微发红，周围发白。

c：碘染色所见　食管半周碘不染，中央见平缓的隆起。

d，e：上消化道造影所见　箭头部分为病灶。

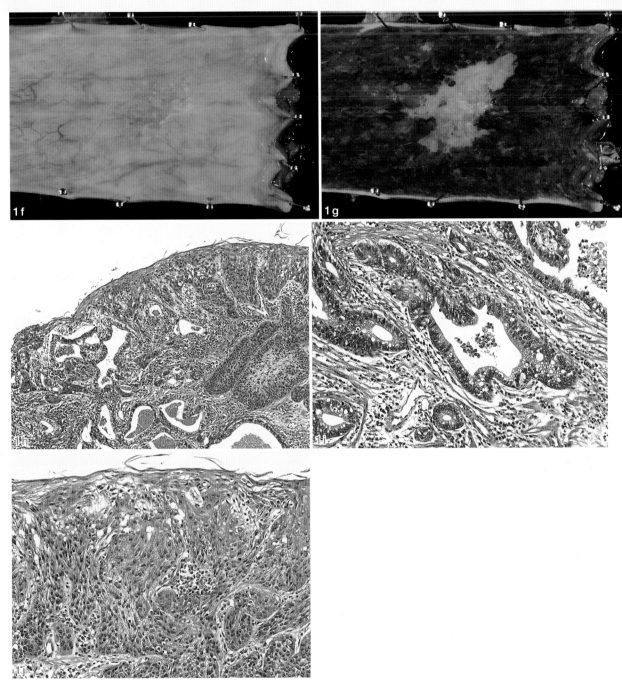

f，g：**切除标本的肉眼所见** 病灶中央增厚部分轻微发红。

h～j：**病理组织学所见** 腺癌和复层上皮癌混合存在（h）。i：管状腺癌部分，j：中分化复层上皮癌部分。

参考文献

[1] 日本食管学会（编）：臨床・病理 食管癌取扱い規約，第 10
 版補訂版．金原出版，p81，2008.

[2] 伊藤榮作，他：腺扁平上皮癌と粘表皮癌．田久保海誉，他

 （编）：食管癌．文光堂，pp132–135，2012.

[3] 幕内博康，他：特殊組織型の食管癌—内視鏡の立場から．胃
 と腸 40：320–336, 2005.

（名久井实，幕内博康）

食管

8 黏液表皮样癌

　　黏液表皮样癌（mucoepidermoid carcinoma）是复层上皮癌的一部分含有黏液（腺癌）细胞的癌，在日本占食管癌切除病例的 0.04%，是罕见肿瘤。因此，对其临床特点有很多尚不明确。印象上是具有显著的管壁硬化及漏斗样狭窄的上皮下浸润性生长的肉眼形态，迄今为止的报道多为进展期癌，对表浅癌的探讨很少。与普通的复层上皮癌相比，病变整体变厚，病变边界的表面为正常上皮覆盖是表浅型黏液表皮样癌的特点。另外，对其起源也有很多不明之处，大多数人认为其与唾液腺肿瘤类似，由黏液腺也就是黏膜下层固有腺及导管腺起源；也有人认为是由复层上皮来源的。与唾液腺常见的低恶性度的黏液表皮样癌不同，食管的恶性度高，预后不良。

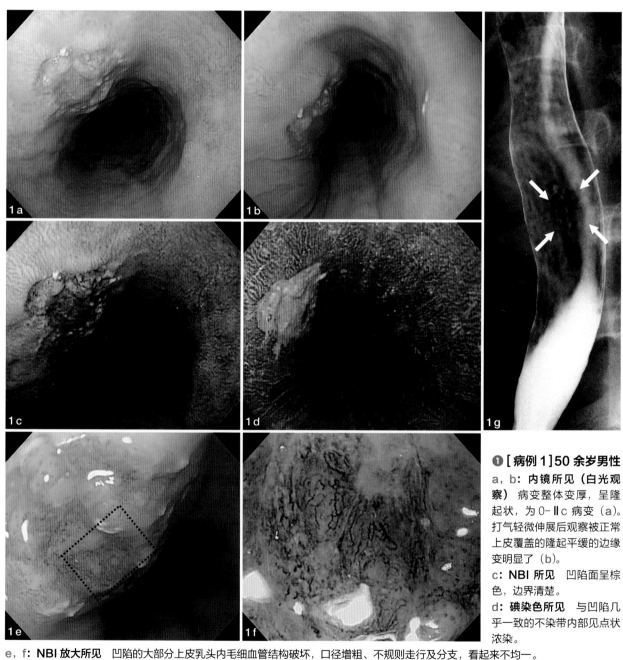

❶ [病例1] 50 余岁男性

a，b：内镜所见（白光观察） 病变整体变厚，呈隆起状，为 0-Ⅱc 病变（a）。打气轻微伸展后观察被正常上皮覆盖的隆起平缓的边缘变明显了（b）。

c：NBI 所见 凹陷面呈棕色，边界清楚。

d：碘染色所见 与凹陷几乎一致的不染带内部见点状浓染。

e，f：NBI 放大所见 凹陷的大部分上皮乳头内毛细血管结构破坏，口径增粗、不规则走行及分支，看起来不均一。

g：X 线所见（半卧位第 3 斜位正面） 见不规则的淡钡斑（0-Ⅱc），淡斑周围的隆起平缓，表现为透亮，推测为周围正常细胞下的肿瘤浸润。

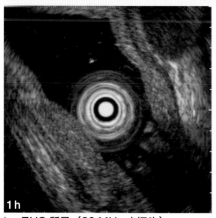

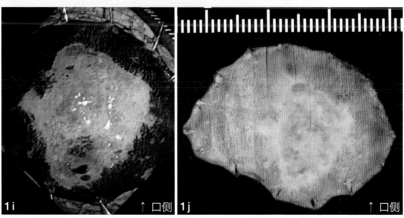

h：EUS 所见（20 MHz 小探头）
从表层 3/7 层可见具有一定厚度的低回声。

i，j：EMR 标本所见 新鲜切除标本（i）和碘染色后固定标本（j）。

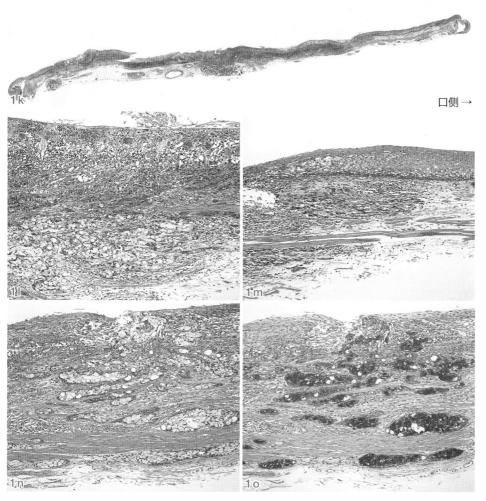

口侧 →

食管

k ～ o：病理组织学所见 低倍像（k），最深部位（放大内镜）pT1b-SM2（l），复层上皮癌浸润到周围的正常上皮下（m）。浸润中心见具有高度异型的低分化复层上皮癌及 PAS-AB 阳性的含有黏液的印戒细胞癌样的腺癌细胞巢（n：HE 染色，o：PAS-AB 染色）。

参考文献

[1] Ozawa S, et al. : Comprehensive Registry of Esophageal Cancer in Japan, 2004. Esophagus 9：75-98, 2012.

[2] Mafune K, et al. : Sclerosing mucoepidermoid carcinoma of the esophagus with intraepithelial carcinoma or dysplastic epithelium. J Surg Oncol 58：184-190, 1995.

[3] 江頭秀人，他：特殊組織型の癌─粘表皮癌の 1 例. 胃と腸

46：763-770, 2011.

[4] Kay S : Mucoepidermoid carcinoma of the esophagus : report of two cases. Cancer 22：1053-1059, 1968.

[5] Hagiwara N, et al. : Biological behavior of mucoepidermoid carcinoma of the esophagus. J Nippon Med Sch 70：401-407, 2003.

（江头秀人）

9 腺样囊泡癌

据日本食管学会的全国统计资料，食管癌切除的 2 233 例中，复层上皮癌为 1 985 例（88.9％），腺样囊泡癌（adenoid cystic carcinoma）仅 2 例（0.1％）。肉眼形态为黏膜下肿瘤样，隆起急剧，表面凹凸不平，典型病例像口袋里装进石头一样。另外也有上皮内进展。

病理组织学与唾液腺样囊泡癌相同，是由肌上皮细胞和导管上皮细胞两种组成的癌。细胞质少的肿瘤细胞形成筛状结构和髓样构造。免疫组化染色在筛状结构中可见阿辛蓝及 PAS 阳性的基底膜样物质，肌上皮样肿瘤细胞肌动蛋白染色和 S - 100 蛋白染色阳性。导管样结构内存在上皮样黏液。起源最可能是食管固有腺，从发育形式和上皮内进展来看也可能是导管开口附近。肉眼形态、组织学角度需与类基底细胞癌、低分化复层上皮癌以及内分泌细胞癌相鉴别。

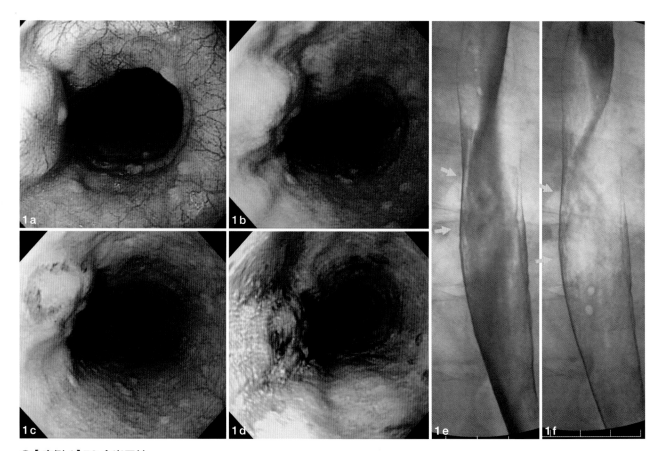

❶ [病例 1] 50 余岁男性

a，b：普通内镜所见 平缓的隆起，表面光滑的黏膜下肿瘤样病变。顶部略凹陷，可见扩张的毛细血管，被覆复层上皮。抽气后观察肿瘤可疑变形，顶部凹陷更明显，判断 SM 深部浸润的可能性。

c：甲苯胺蓝染色所见 普通内镜观察看似病变整体被复层上皮覆盖，甲苯胺蓝染色见口侧被染，存在糜烂。

d：碘 - 甲苯胺蓝双重染色所见 肿瘤整体被碘染色，背景黏膜没有上皮内进展一样的不染带。

e，f：食管双重染色所见 食管中段左侧壁见平缓的隆起（箭头）。中心有浅凹陷，表面光滑，类似黏膜下肿瘤样形态。吞钡造影见中央的表浅凹陷明显，但没有黏膜不规整的表现。

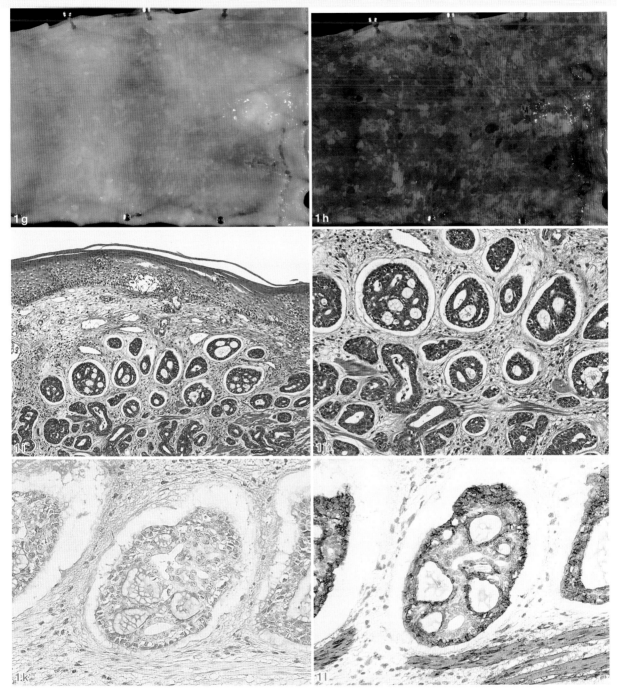

g，h：新鲜切除标本的肉眼所见（g：白光观察，h：碘染色） 黄白色黏膜下肿瘤样隆起型病变，中央略凹陷（g）。碘染色观察肿瘤的大部分为正常黏膜覆盖而染色，凹陷部呈淡染（h）。

i，j：病理组织学所见（HE 染色） 无异型性的上皮下见筛状及导管状结构。肿瘤细胞包括肌上皮细胞和导管上皮细胞。

k：病理组织学所见（阿辛蓝染色） 筛状结构的部分阿辛蓝染色阳性。

l：病理组织学所见（免疫组化染色） 癌细胞巢外侧及筛状结构管腔侧有 SMA（smooth muscle actin）阳性细胞。

最终病理诊断：adenoid cystic carcinoma，pT1b-SM3，INFb，ie（−），ly0，v0，n0。

参考文献

[1] Ozawa S, et al. : ComprehensiveRegistry of Esophageal Cancer in Japan, 2003. Esophagus 8 : 9–29, 2011.

[2] 幕内博康，他：特殊組織型の食管癌—内視鏡の立場から．胃と腸 40：320–336, 2005.

[3] 田久保海誉：食管の病理，第 2 版．総合医学社，pp171–176, 1992.

（山本壮一郎，熊木伸枝）

10 类癌

胃 ➡ I.226 页　　十二 ➡ I.331 页　　小肠 ➡ II.92 页　　大肠 ➡ II.276 页

　　类癌发生于直肠、小肠、胃、阑尾等处，在消化道比较多见，但在食管是非常少见的，约占全消化道的 1.2%。消化道其他部位的类癌呈黄色，但在食管，当类癌较大时呈伴有溃疡的息肉样形态；在 15mm 以下时，常为红色，伴有沟状凹陷的黏膜下肿瘤样形态。组织学上为索条样或蝴蝶结样排列的富含毛细血管、嗜银染色阳性的细胞。免疫组织化学染色嗜铬粒蛋白 A（CgA）、突触素、NSE（neuron-specific enolase）、S-100 蛋白阳性。目前，肿瘤直径在 15mm 以下浸润深度局限在黏膜固有层的病变多进行积极的内镜下切除。

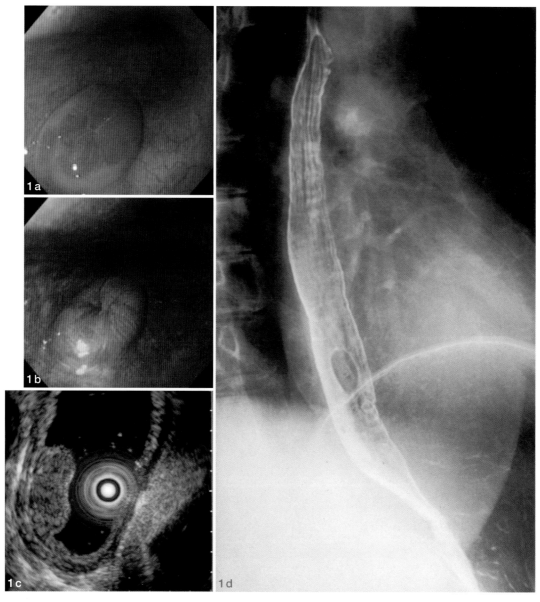

❶[病例 1]60 余岁女性

a，b：内镜所见　白光观察（a）隆起比较平缓，弹性好，表面光滑，顶部发红，中央有脐样凹陷。碘染色（b）未见不染带，呈正常染色。

c：EUS 所见　局限于 1、2 层的内部均匀的等回声病变。

d：上消化道 X 线所见　胸部食管下段后壁见大小 1.5cm×0.8cm 的表面不整的类圆形透亮影。

根据以上表现，诊断为浸润深度为 T1a（M）的肿瘤，行 EMR。病变为大小 1.5cm×0.8cm 较平缓的隆起，表面光滑。

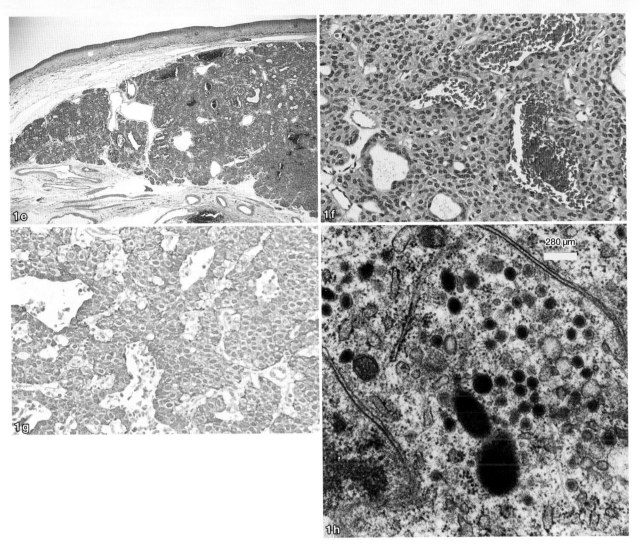

e～h：病理组织学所见 肿瘤为复层上皮覆盖，主要位于黏膜固有层（e），肿瘤细胞大小均一，具有嗜酸性类圆形核，呈实性细胞巢样或草席样排列（f）。银染色见几乎所有细胞的细胞质内有黑色嗜银颗粒（g）。电子显微镜下见细胞质内有 130μm 左右的神经内分泌颗粒（h）。

参考文献

[1] 山根哲実：食管カルチノイド．別冊日臨 11：77-79, 2009.

[2] 佐藤俊大，他：内視鏡的に治療した食管カルチノイドの 1例．Gastroenterol Endosc 51：3078-3083, 2009.

[3] 若浜 理，他：食管カルチノイドの 1 例．Gastroenterol Endosc

42：1058-1062, 2000.

[4] 追矢秀人，他：内視鏡的黏膜切除しえた食管カルチノイドの 1 例．胃と腸 35：971-976, 2000.

（追矢秀人）

11 内分泌细胞癌

胃 ➡ I . 220 页

　　食管内分泌细胞癌（endocrine cell carcinoma）为食管未分化癌中嗜铬粒蛋白 A（CgA）、CD56（N-CAM）等内分泌细胞标志物阳性的肿瘤，分为由小型细胞组成的小细胞癌和由大型细胞组成的非小细胞癌。

　　内镜下特点：①隆起为主；②被正常黏膜上皮覆盖；③肿瘤的隆起急剧；④凹凸不平；⑤糜烂、溃疡。溃疡表浅、平滑，基本上与浸润深度在 T1b-SM 以深的癌类似。要与伴有淋巴基质的低分化复层上皮癌相鉴别。黏膜内病变的普通内镜所见为隆起较平缓、发红的 0-Ⅱa 型形态，表面为凹凸或糜烂，无溃疡。NBI 放大内镜下为扩张、粗细不均的血管直行，形成有马分类的 type 4R（reticular）。

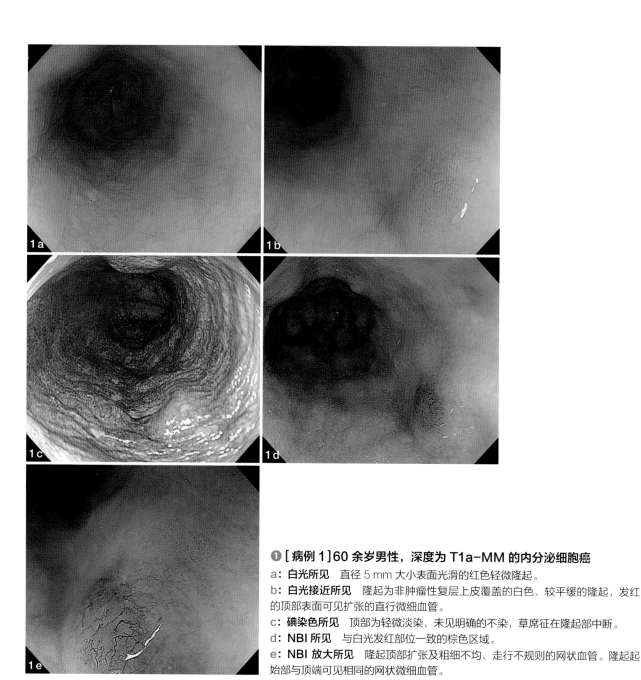

❶[病例 1]60 余岁男性，深度为 T1a-MM 的内分泌细胞癌

a：白光所见　直径 5 mm 大小表面光滑的红色轻微隆起。

b：白光接近所见　隆起为非肿瘤性复层上皮覆盖的白色、较平缓的隆起，发红的顶部表面可见扩张的直行微细血管。

c：碘染色所见　顶部为轻微淡染，未见明确的不染，草席征在隆起部中断。

d：NBI 所见　与白光发红部位一致的棕色区域。

e：NBI 放大所见　隆起顶部扩张及粗细不均、走行不规则的网状血管。隆起起始部与顶端可见相同的网状微细血管。

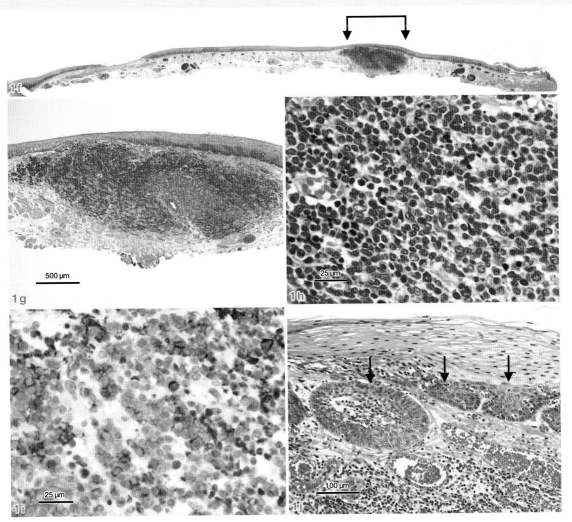

f ～ j：病理组织学所见 肿瘤的竖直部分平缓，表层由粗糙的非肿瘤性扁平上皮覆盖，上皮下可见 pT1a-MM 的内分泌细胞癌（f，箭头）。尽管癌症压挤到黏膜肌层，但只有一部分浸润到黏膜肌层（g）。癌症呈小型细胞的薄板状增生（h）。免疫染色后，内分泌细胞标志的 CD56（N-CAM）呈阳性（i）。附近可见基底层型的扁平上皮癌（箭头），推定该癌可能也是内分泌癌的发生起点（j）。

参考文献

[1] 日本食管学会（编）：臨床・病理 食管癌取扱い規約，第 10 版補訂版．金原出版，2008.

[2] 幕内博康，他：特殊組織型の食管癌—内視鏡の立場から．胃と腸 40：320-336, 2005.

[3] 竹内　学，他：最大径 4 mm の深達度 pT1a-MM 食管小細胞型内分泌細胞癌の 1 例．胃と腸 44：1759-1766, 2009.

（竹内　学）

12 未分化癌

　　食管未分化癌根据《食管癌处理共识（第 10 版）》，遵循 WHO 的分类，分为：①分泌细胞癌（endocrine cell carcinoma）的小细胞型和非小细胞型；②未显示特定结构和细胞分化的实性增殖性病变，通过包括免疫染色在内的种种检查未能确定细胞分化方向的未分化癌（undifferentiated carcinoma）。前者用 glymerius 染色证明有嗜银颗粒或者嗜铬粒蛋白 A、CD56（N-CAM）等神经内分泌肿瘤标志物染色的肿瘤。过去认为未分化癌的大部分是内分泌癌的小细胞型，由小型的肿瘤细胞形成大小不同的细胞巢，有时排列成索条状、蝴蝶结状，形成玫瑰结。内分泌细胞癌的小细胞型很稀有，大小细胞型和混合型以及真性未分化癌更为稀有。内分泌细胞癌和真性未分化癌的鉴别也不容易，当有一种免疫染色的部分阳性的病例到底应该采用优势组织类型认为是未分化型，还是认为是内分泌细胞癌，病理医生之间尚未达成共识，需要统一。还需要与低分化复层上皮癌相鉴别。角质蛋白染色和上皮内的伸展是鉴别诊断的依据。

　　内镜下最初的印象是呈现上皮下发育的黏膜下肿瘤形态，表现为上皮下生长提示肿瘤生长速度快，发现黏膜内癌颇为困难。内镜下表现息肉状、丘状不平的黏膜下肿瘤样形态是内分泌肿瘤所见，与类基底细胞癌、腺样囊泡癌相类似，鉴别起来困难。病变进一步进展则顶部的上皮剥脱，形成糜烂，再进一步进展形成溃疡。这种溃疡的特征如下：①黏膜上皮一直覆盖到溃疡边缘；②陡峭；③溃疡底坏死物质少且平滑。肿瘤富含血管，因此肿瘤面为发红，部分由血液和渗出物形成的纤维素附着。一般不伴有上皮内进展，预后极其不良，需要综合治疗。

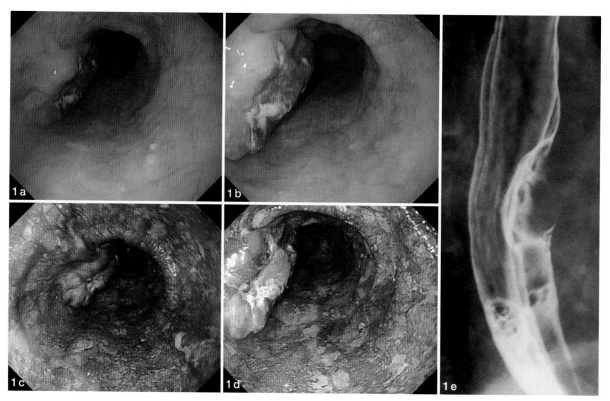

❶ [病例 1]80 余岁男性

a，b：食管内镜所见（a：白光远景观察，b：近景） 黏膜下肿瘤样形态，表面凹凸不平，顶端糜烂。糜烂面发红提示富含毛细血管。没有坏死物质附着，少量的分泌物或出血后的纤维素附着。

c，d：食管内镜所见（c：碘染色远景，d：近景） 碘染色后除了糜烂，肿瘤面的大部分为染色，覆盖正常上皮，上皮变薄的部位呈现淡染，未观察到上皮内进展。

e：食管 X 线造影所见 胸部食管下段见明显的隆起，表面凹凸，但尚圆滑，中央粗糙提示存在糜烂，判断为黏膜下层深部浸润。

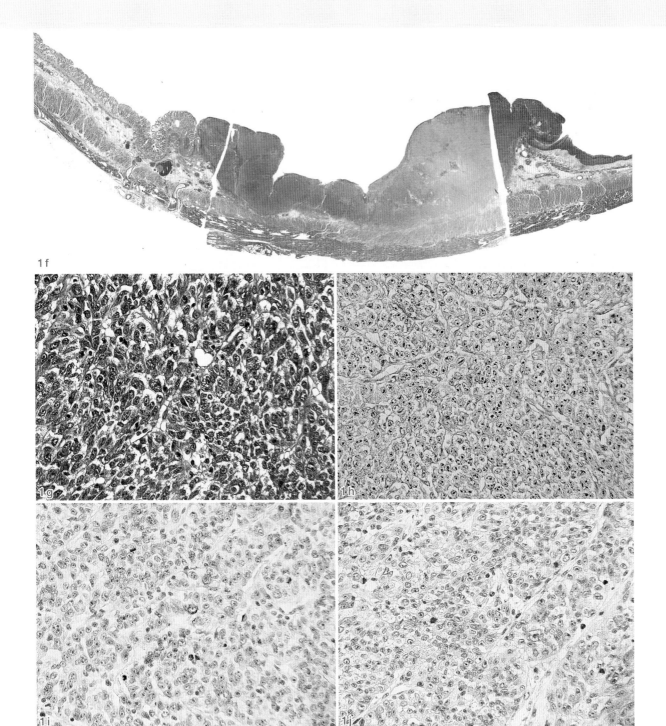

f，g：病理组织学所见（f：HE 染色，低倍放大像，g：高倍放大） 肿瘤细胞向黏膜下层带状增殖（f）。肿瘤细胞富含染色质的核，呈类圆形，细胞质少（g）。未见蝴蝶结样排列和玫瑰结形成，但是需要证明与小细胞内分泌细胞癌相鉴别的嗜银染色或免疫组化神经内分泌细胞标志的免疫组化染色阴性。

h：病理组织学所见（Glymerius 染色） 未见嗜银颗粒，为阴性。

i，j：病理组织学所见（免疫组化染色） 细胞角蛋白（AE1 & 3）仅可见非常少的肿瘤细胞（i），嗜铬粒蛋白 A 和 CD56（N-CAM）同样阴性（j）。

最终病理诊断：undifferentiated carcinoma，pT1b-SM3，INFa，ly1，v0，n3（106recL，1）。

参考文献

[1] 日本食管学会（编）：食管癌取扱い规約，第 10 版. 金原出版，p81, 2007.

[2] 幕内博康，他：食管原発未分化癌の诊断と治疗. 病理と临 20：479-488, 2002.

（幕内博康，熊木伸枝）

1 脉管性肿瘤　a 血管瘤

咽喉 ➡ I.4页　　胃 ➡ I.231页　　小肠 ➡ II.94页　　大肠 ➡ II.280页

　　食管血管瘤是比较少见的肿瘤，占食管良性肿瘤的 2%～4%。当病变较小时内镜下表现为发红的隆起，病变较大时呈蓝色黏膜下肿瘤样隆起。肿瘤质地较柔软，用活检钳容易压扁。临床需要与平滑肌瘤、脂肪瘤、淋巴管瘤等食管黏膜下肿瘤以及孤立性静脉瘤相鉴别。根据颜色、钳子触的质地等容易与黏膜下肿瘤相鉴别。过去认为的孤立性静脉瘤的蓝色黏膜下隆起几乎为食管血管瘤，孤立性静脉瘤在彩色多普勒上有血流而血管瘤没有血流。病理组织学上食管血管瘤分为海绵状血管瘤、蔓状血管瘤以及毛细血管瘤等。

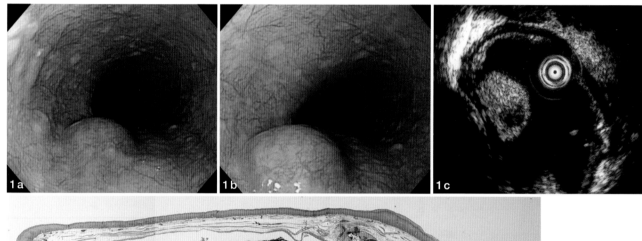

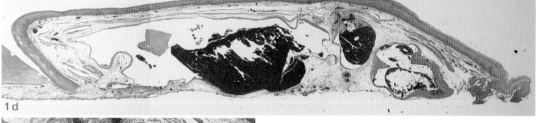

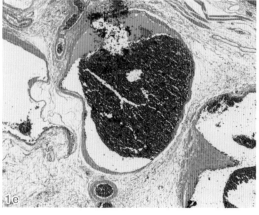

❶ [病例1]60 余岁男性，食管血管瘤

a，b：内镜所见　食管见直径 10mm 的蓝色、界线清楚的半球形隆起，用活检钳触之软，可移动。

c：EUS 所见　病变位于第 3 层（黏膜下层）的内部回声比较均匀的高回声，部分为囊肿样无回声，多普勒未见血流。

d，e：病理组织学所见　黏膜下层见明显扩张的小静脉样血管群，背景黏膜固有层到黏膜下层的小动静脉、毛细血管扩张，诊断为食管血管瘤。

参考文献

[1] Plachta A：Benign tumors of the esophagus. Am J Gastroenterol 38：639–652, 1962.

[2] Moersch HJ, et al.：Benign tumor of the esophagus. Ann Otol Rhinol Laryngol 53：800–817, 1944.

[3] 岡崎博俊，他：食管孤立性静脈瘤，实は血管腫. 消内視鏡 16：922, 2004.

[4] 川久保博文，他：内視鏡的黏膜切除術を施行した食管血管腫の 1 例. 胃と腸 43：344–348, 2008.

（川久保博文）

1 脉管性肿瘤　b 淋巴管瘤

十二 → I.336 页　小肠 → II.95 页　大肠 → II.282 页

　　淋巴管瘤是具备淋巴管内皮细胞的管腔增生或扩张形成的肿瘤。因此只要存在淋巴管的部位均可发生，在消化道较少发生，在食管的报道更为少见。自觉症状以吞咽困难的病例居多，也有不少是无症状偶然发现。

　　淋巴管瘤的形态学特征为表面光滑的白色具有透光性的柔软隆起，常为亚蒂型。食管造影检查在隆起口侧较平缓，形成下垂状的形态，在 EUS 下为内部有分隔的多房性结构。根据特征性图像进行临床诊断较容易，但是对活检标本的组织学诊断是较困难的。

　　可发生于食管的任何部位，大小为 1.2 ~ 15cm 不等，文献上没有恶化的报道，因此建议只对有症状的患者进行治疗。由于是良性肿瘤，建议进行微创治疗，首选内镜治疗。

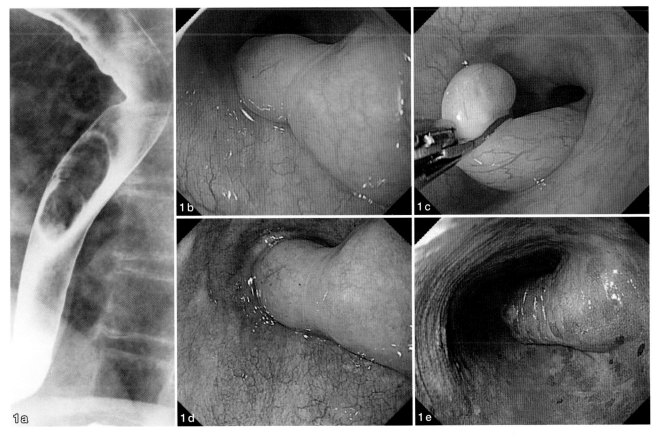

❶ [病例 1] 70 余岁男性

a：食管造影所见（立位第 2 斜位） 胸部食管中段右侧壁见长度 3cm 的表面光滑的隆起型病变。

b，c：内镜所见（白光观察） 表面光滑的白色有蒂的黏膜下肿瘤，基底直径约 1cm（b）。具有透明感的隆起型病变，用活检钳压迫出现缓冲征阳性（cushion sign）（c）。

d：内镜所见（NBI 观察） 隆起表面未见微血管增生及棕色区域。

e：内镜所见（碘染色） 隆起表面未见明显的不染带。

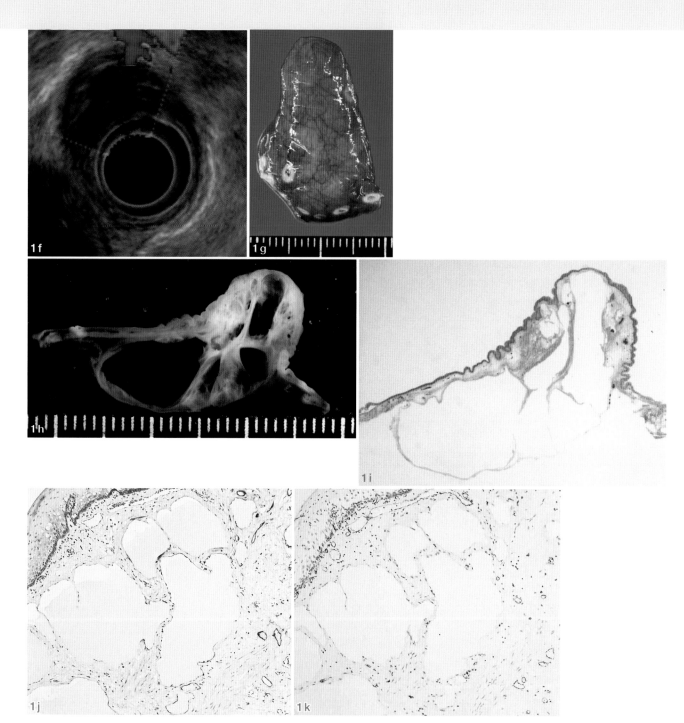

f：EUS 所见（6MHz 专用超声内镜） 肿瘤位于黏膜下层，呈无回声。

g，h：切除标本的肉眼所见 被正常黏膜覆盖的 13mm×12mm×9mm 大小的具有弹性的柔软肿瘤（g），切面见有透明液体潴留的多房性肿瘤（h）。

i：病理组织学所见（HE 染色） 黏膜固有层到黏膜下层可见淋巴液样液体潴留的不规则的囊泡聚集。

j，k：病理组织学所见（免疫组化染色） 囊泡内覆盖没有异型的内皮细胞层，内皮细胞 D2-40（j）阳性。CD31（k）部分弱阳性，诊断为淋巴管瘤。

参考文献

[1] 門馬久美子，他：食管リンパ管腫．日本食管疾患研究会（編）：食管疾患レアケース・アトラス．医学書院，pp22-25，1999.

[2] 梅邑明子，他：食管リンパ管腫．日本臨床 別冊 消化管症候群（上）：151-153，2009.

[3] 中山昌之，他：極めてまれな食管リンパ管腫の1例．胃と腸 44：1800-1802，2009.

（剛崎有加，門馬久美子）

1 脉管性肿瘤　C 化脓性肉芽肿

胃 ➡ I.232 页　十二 ➡ I.337 页　小肠 ➡ II.96 页　大肠 ➡ II.284 页

　　化脓性肉芽肿（pyogenic granuloma）是由皮肤、黏膜起源的后天性血管瘤继发炎症而形成，较少发生于消化道，其中食管与回肠的报道稍多。食管化脓性肉芽肿好发于颈部、胸部食管上段，直径约 10mm，特征性表现为发红的亚蒂隆起附有白苔。其形态容易发生变化，进食、活检、碘染色等的机械刺激可能引起急剧增大。病理组织学特点是毛细血管增生、扩张及间质炎症细胞的浸润，病史较长的病例可能引起以结缔组织为中心的纤维变性。

　　治疗多为经内镜切除，如果未能完全切除可能造成复发，因此需要完整切除。如无症状也可能自然脱落，因此也可随访。有些病例与 0-Ip 型食管癌、食管乳头状瘤等鉴别困难，由于易出血，在活检时要注意。

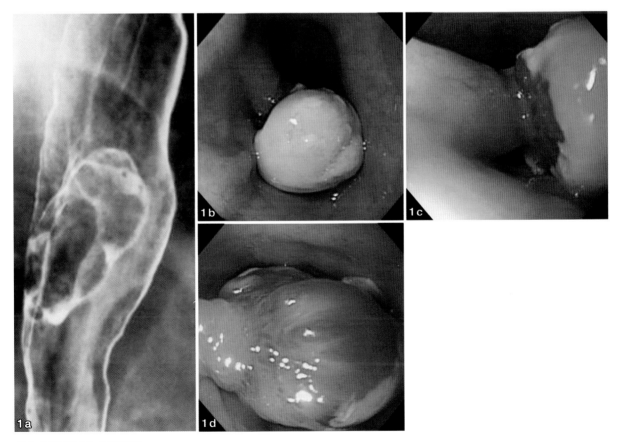

❶ [病例 1] 60 余岁男性

a：X 线所见　胸部食管上段见 30mm×15mm 的隆起型病变，肿瘤表面光滑，呈桑葚样，不硬，食管壁伸展良好。

b ~ d：上消化道内镜所见　蒂部比较粗，颜色与正常黏膜相同，病变呈比较光滑的拇指大小的息肉样隆起，其表面大部分被覆厚白苔（b）。病变根部无白苔，黏膜发红（c）。去除白苔后可见类似怒张血管样的发红形态（d）。

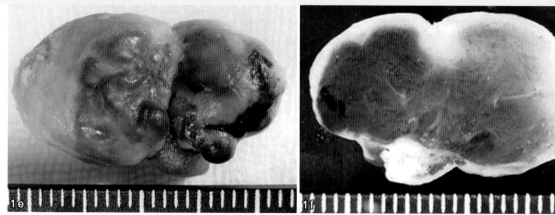

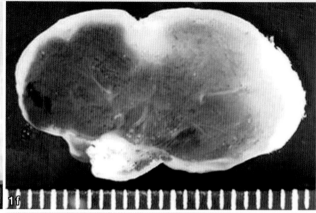

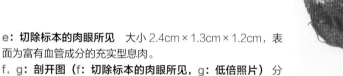

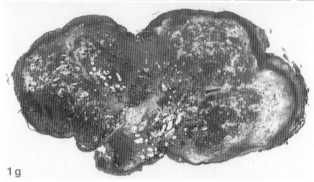

e：切除标本的肉眼所见 大小 2.4cm×1.3cm×1.2cm，表面为富有血管成分的充实型息肉。

f，g：剖开图（f：切除标本的肉眼所见，g：低倍照片） 分叶状血管增生显著的肿瘤。

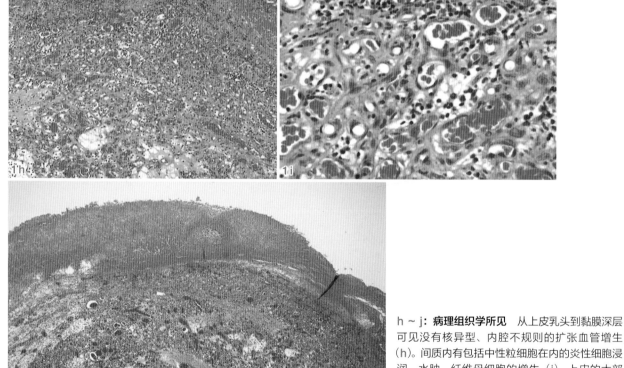

h～j：病理组织学所见 从上皮乳头到黏膜深层可见没有核异型、内腔不规则的扩张血管增生（h）。间质内有包括中性粒细胞在内的炎性细胞浸润、水肿、纤维母细胞的增生（i）。上皮的大部分为糜烂，附有细菌块的渗出物（j）。

参考文献

[1] 新井俊文，他：食管に発生した pyogenic granuloma の 1 例.胃と腸 41：983–989, 2006.

[2] 井廻 宏，他：食管に発生した Pyogenic Granuloma の 2 例.

胃と腸 32：891–897, 1997.

[3] 内山 正，他：当科で過去 20 年間に経験した Pyogenic granuloma の臨床統計学的観察．日口外誌 34：603–608, 1988.

（铃木友宜）

2 黄色瘤

食管黄色瘤（xanthoma）是食管上皮乳头内沉积有泡沫细胞（foam cells）的非上皮性肿瘤样病变，为非常微小的黄白斑成簇聚集的区域，仅仅轻微的隆起，大小为1～6mm，根据泡沫细胞的多少，黄白色斑的大小、厚度有所不同，但也有结节状隆起、基底白色半透明呈黏膜下肿瘤样形态。放大观察可见沿着乳头排列的圆形、不规则形微小的黄白斑呈石墙样簇集。碘染色为淡染，微细颗粒中央由于上皮变薄多呈不染。

病理组织学为大量的泡沫细胞充满于伴有纤维化及慢性炎症的黏膜固有层的上皮下乳头内，乳头扩张。病因尚不清楚，根据男性多见可推测是各种对食管的刺激（饮酒、吸烟、放射治疗等的外因）造成本病。

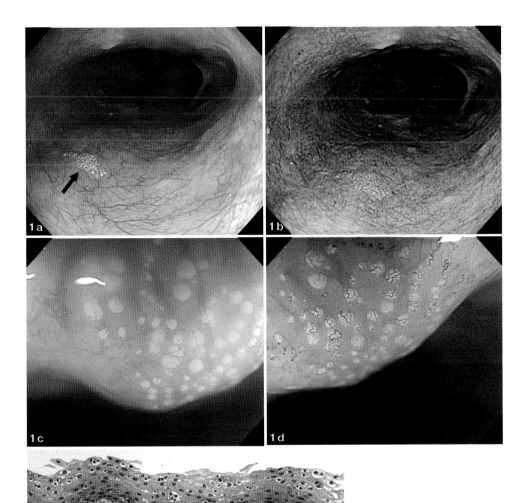

❶ [病例1] 80 余岁男性

a：常规内镜所见 因下咽癌放射治疗、多发食管癌曾进行内镜下治疗，食管中段7点方向见微细的黄白色斑聚集，形成5mm大小的低平病变（箭头）。

b：NBI所见 黄白的微细颗粒观察更鲜明。

c：放大所见 见多发的大小不等微小圆形黄白色斑。

d：NBI放大所见 更清楚地观察到黄白色斑表面的襻状血管。

e：活检病理组织学所见 上皮下乳头内见泡沫细胞（foam cells），诊断为黄色瘤。

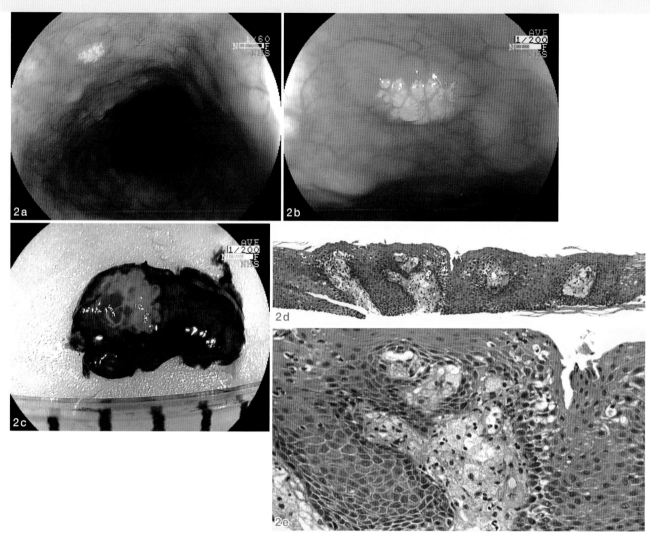

❷ [病例2]70余岁男性

a: 普通内镜所见　食管癌内镜治疗后的随访，食管上段10点方向见2mm大小的黄白粗糙的扁平隆起。

b: 白光放大所见　为无结构的粗糙白色结节，呈石墙样簇集。

c: 切除标本碘染色所见

d，e: 切除标本病理组织学所见　上皮下乳头扩张，乳头内充满泡沫细胞，诊断为黄色瘤。

参考文献

[1] Remmele W, et al.：Lipid island of the esophagus. Case report. Endoscopy 16：240–241, 1984.

[2] Herrera-Goepfert R, et al.：Verruciform xanthoma of the esophagus. Hum Pathol 34：814–815, 2003.

[3] Takubo K：Xanthoma of the esophagus. Pathology of the esophagus, 2nd ed. Springer, pp119–120, 2007.

[4] 有馬美和子，他：食管黄色腫の2例．胃と腸 43：317–320, 2008.

（有马美和子）

3 脂肪瘤

| 胃 → I.235 页 | 十二 → I.339 页 | 小肠 → II.97 页 | 大肠 → II.285 页 |

　　食管脂肪瘤是食管非上皮性良性肿瘤中少见的疾病，其发生率在消化道脂肪瘤中也是最低的，罕见恶变。食管脂肪瘤的生长部位以颈段食管多见，形态上从无蒂的黏膜下肿瘤样到有蒂的巨大息肉样等不同。报道多的是有蒂型、较大的肿瘤。临床症状多为吞咽困难、疼痛及不适，有蒂的脂肪瘤可以达到胃内，也有报道连蒂部一起吐出而猝死的病例。

　　X 线检查见表面平滑的能透过 X 线的肿瘤，内镜下可见表面光滑的被覆正常黏膜的柔软肿瘤，多呈黄色。EUS 检查见肿瘤位于第 3 层（黏膜下层），成内部回声均匀的高回声。CT 检查呈低密度，MR 检查在 T1 像呈高信号、T2 像为等信号肿瘤。肉眼形态为淡黄色充实性肿瘤，常覆薄被膜，组织学为成熟的脂肪细胞增生和少量的富含血管的结缔组织。

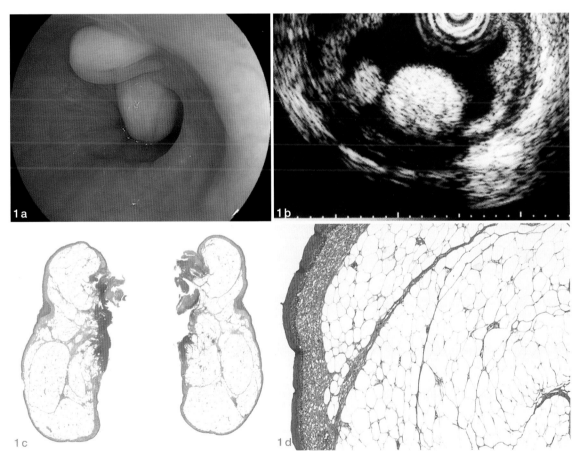

❶ [病例 1] 50 余岁女性

a: 内镜所见　食管下段前壁见 2 个直径 1cm、表面光滑的黄色柔软的黏膜下肿瘤。

b: EUS 所见　15 MHz 超声探头检查可见直径 1cm 的内部回声均匀的高回声病变，后方回声衰减，与食管壁的连续性不清楚，但是第 4 层以深的结构未见异常。根据以上所见诊断为食管脂肪瘤，行 EMR 治疗。

c，d: 病理组织学所见　黏膜下层见成熟的脂肪组织结节性分叶状增生，诊断为脂肪瘤。

参考文献

[1] Mayo CW, et al. : Lipoma of the alimentary tract. Surg 53 : 598–603, 1963.

[2] 板野　聡，他：内視鏡的に切除し得た食管脂肪腫の 1 例. Gastroenterol Endosc 36 : 522–527, 1994.

[3] 平田一郎，他：消化管脂肪腫の診断と治療. 胃と腸 39：601–611, 2004.

[4] 渡辺良之，他：食管脂肪腫の 1 例. 胃と腸 43：339–343, 2008.

（渡边良之）

4 炎性纤维样息肉

胃 ➡ I.237页　　小肠 ➡ II.98页　　大肠 ➡ II.287页

　　发生于食管的息肉由纤维、血管及脂肪3种成分构成，根据构成成分的多少名称不同。肿瘤的表面覆盖复层上皮，但是当发生糜烂附有白苔时，根据白苔厚度加上炎症性（inflammatory）或化脓性（pyogenic）等形容词。本病发生于食管到直肠全消化道，胃较多见。在食管，上段较多见，有时发生于食管入口处，也可发生于食管胃接合部而下垂到胃内，多像丝瓜一样下垂较长，很少一部分长大后随着呕吐从口中吐出，有时出现呼吸困难而窒息死亡。本病被认为是由于炎症引起反应性增殖，也有部分人认为是肿瘤学说，仍需要进一步阐明。

　　肿瘤组织由纺锤形到星芒状的纤维母细胞及脂肪组织、毛细血管组成，伴有少量的嗜酸细胞、淋巴细胞、多形核细胞等炎症细胞浸润，少部分由伴有糜烂的复层上皮覆盖。

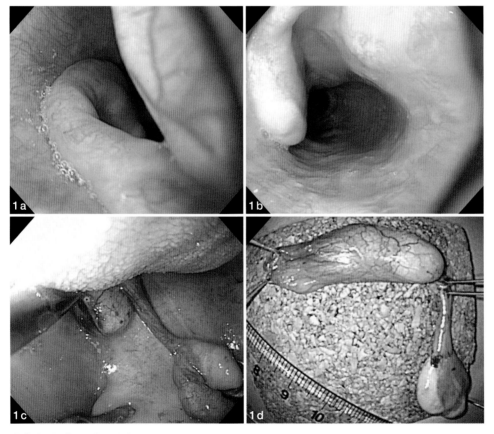

❶ [病例 1] 50 余岁女性

a ~ c：胃镜所见　从颈部到食管上段见拉长的象鼻样细长肿瘤（a）。可以看到正常上皮被覆的细血管透见。肿瘤的先端已经到达左主支气管压迹附近（b）。拔出内镜后肿瘤一起反转到口腔内脱出（c）。肿瘤的基底在食管入口、纵行血管下端。

d：息肉切除术后的切除标本　尽量避免吸入气管，慎重地进行了2个分片切除。

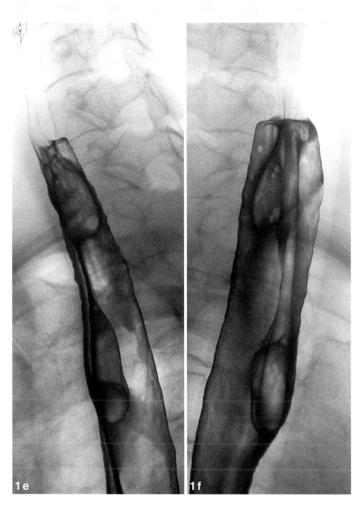

e,f：上消化道的 X 线所见　肿物从食管入口部开始下垂，2 处膨大的部分可见很长的肿瘤。

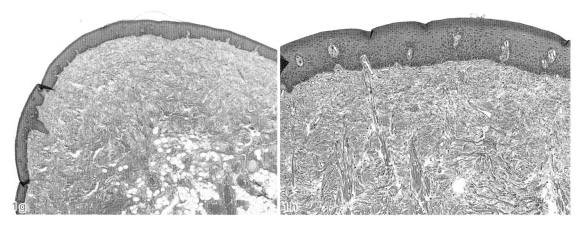

g，h：病理组织学所见　表面见复层上皮覆盖，间质内见纺锤形、星形纤维母细胞、脂肪细胞以及毛细血管增殖。部分可见轻度扩张的血管、淋巴管，属于实性肿瘤。

参考文献

[1] 蒲池紫乃，他：食管の炎症性線維性ポリープ（inflammatory fibroid polyp）の 1 例．胃と腸 43：327–332, 2008.

[2] 幕内博康，他：まれな食管良性腫瘍および腫瘍様病変の分類と頻度．胃と腸 43：255–266, 2008.

（幕内博康，井野元智惠）

5 GIST

★ 胃 ➡ Ⅰ.241页　十二 ➡ Ⅰ.342页　小肠 ➡ Ⅱ.99页　大肠 ➡ Ⅱ.289页

　　食管 GIST 占全消化道的 2% 以下，据 2006 年小林等对日本的统计也仅有 29 例，是少见病。GIST 是发生于平滑肌层或黏膜肌层的肿瘤，表面被覆正常上皮，表现为隆起较平缓的黏膜下肿瘤样形态。发现肿瘤后要注意观察：①占据部位；②大小；③形状；④颜色；⑤表面性状；⑥有无凹陷；⑦有无溃疡形成；⑧硬度；⑨是否多发等。

　　GIST 是消化道间叶肿瘤的一种，免疫组化 KIT 阳性，desmin 阳性，S-100 蛋白阴性。

　　根据肿瘤的大小不同，检查内容、检查间隔及治疗方针不同。2cm 以下时以内镜检查为主的随访为中心，当大于 2cm 时需要 EUS、CT、MRI 等影像学诊断及超声内镜下穿刺活检（EUS-FNA）进行组织学检查，通过核分裂象和 MIB-1 labeling index 进行恶性度诊断。

　　GIST 在 EUS 下基本上位于第 4 层或第 6 层（固有肌层），为均匀的低回声肿瘤，极少数与黏膜肌层连续，恶变时可见不均匀的内部回声及边缘不整。

　　2cm 以上病变 CT 几乎都能检出，因此对病变性质诊断、疾病分期时进行全身造影 CT 检查。GIST 越大，肿瘤内部的出血、坏死形成的囊性变及钙化越多，还需要对肿瘤与周围脏器的关系、远处转移、播散等进行慎重检查。

　　在 MRI 下，今井等认为肿瘤超过 3cm 时在肿瘤内部边缘出现散在的囊性变，因此认为 MRI 的 single shot fast spin echo（SSFSE）有助于诊断，这是与其他的间叶来源肿瘤不同的特征之一。

　　经病理组织学确诊的 GIST 无论大小都是手术治疗的适应证，其他的黏膜下肿瘤要参考肿瘤的大小和有无恶性所见决定治疗方针，2~5cm 为相对手术适应证，5.1cm 以上为绝对手术适应证。

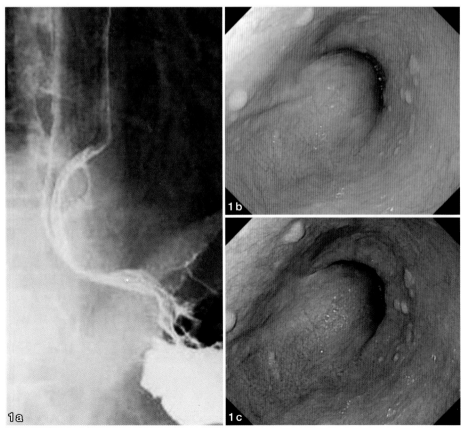

❶[病例 1]50 余岁男性，食管 GIST

a：食管造影所见　食管下段左侧壁见长度约 5cm 占据食管腔表面光滑的大隆起型病变。

b：普通内镜所见　表面光滑的、平缓的隆起型病变，口侧见桥状皱襞。

c：NBI 内镜所见　被正常黏膜覆盖，未见棕色区域。

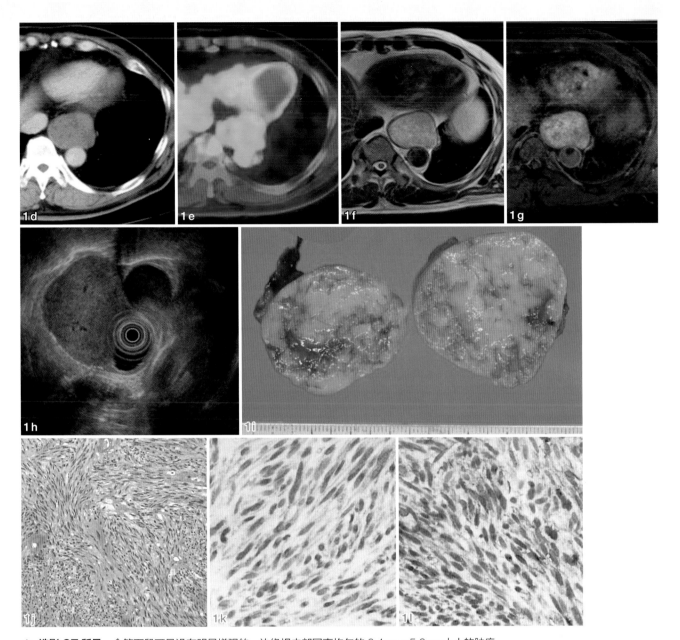

d: 造影 CT 所见　食管下段可见没有明显增强的、边缘规内部回声均匀的 6.4cm×5.6cm 大小的肿瘤。

e: 18FDG-PET 所见　食管下段肿瘤呈 FDG 低浓聚（SUVmax: 3.7）。

f, g: MRI 所见　T2 增强像见淡的高信号（f），造影检查见不均匀增强（g）。

h: EUS 所见　5.7cm 大小的、比较均匀的低回声肿瘤。内部见散在的无回声区域。

i: 切除病变的肉眼所见　6cm×4.5cm×4cm 大小的柔软的肿瘤，切面颜色均一，部分伴有出血，无坏死。

j ~ l: 病理组织学所见　梭形肿瘤细胞呈束状密集生长（j: HE 染色低倍放大）。核分裂象 0 个 /10 HPF。免疫组化染色 c-kit 阳性（k），CD34 阳性（l），desmin 部分阳性，SMA 阴性，S-100 阴性，MIB-1 阳性细胞占 2.0%，为 GIST 中危组。

参考文献

[1] Miettinen M, et al. : Pathology and diagnostic criteria of gastrointes-tinal Stromal tumors（GISTs）: a review. Eur J Cancer 38 : 39-51, 2002.

[2] 小林大介，他：肝転移を伴う食管原発 GIST に対し一期的の切除を施行した 1 例. 日臨外会誌 67：611-616, 2006.

[3] 小澤　広，他：消化管黏膜下腫瘍の内視鏡診断：通常内視鏡所見からみた鑑別診断 [1] 上部消化管. 胃と腸 39：446-456, 2004.

[4] 今津博雄，他：黏膜下腫瘍の診断過程—上部消化管. 消内視

鏡 21：1631-1638, 2009.

[5] 有馬美和子，他：食管黏膜下腫瘍の EUS-FNA 診断. 消内視鏡 21：1692-1701, 2009.

[6] 入澤篤志，他：食管黏膜下腫瘍の EUS 画像診断と鑑別診断. 消内視鏡 21：1683-1691, 2009.

[7] 長井洋平，他：GIST の新しい画像診断方法. 消化器外科 34：171-181, 2011.

[8] 今井　裕，他：胃間葉系腫瘍の画像診断—特に狭義の GIST の特徴像について. 胃と腸 36：1163-1168, 2001.

（加藤　剛，门马久美子）

食管

6 神经系统肿瘤　a 神经鞘瘤

胃 ➡ Ⅰ.245页　小肠 ➡ Ⅱ.103页　大肠 ➡ Ⅱ.291页

　　食管神经鞘瘤是少见病，日本的论文报道少。内镜所见为食管黏膜下肿瘤或者黏膜下膨隆形态，表面光滑，凹凸不平少见，很少颜色变化。鉴别诊断要与平滑肌瘤、GIST 等黏膜下肿瘤形态的食管病变相鉴别，但是由于神经鞘瘤没有特征性所见，从图像上鉴别困难。可以通过深挖活检和穿刺吸引细胞病理学检查确定诊断，组织学上做免疫组化检查 S-100 的阳性率高。肿瘤大或有增大倾向的神经鞘瘤有恶性可能，需要留意。FDG-PET 检查即使是良性神经鞘瘤也有放射性浓聚现象，FDG-PET 阳性的食管黏膜下肿瘤要首先考虑恶性疾病或者与神经鞘瘤相鉴别。 神经鞘瘤自身不是手术的绝对适应证，一般遵循食管黏膜下肿瘤的治疗方针，当发现肿瘤有增大趋势或怀疑恶性所见等为手术适应证。

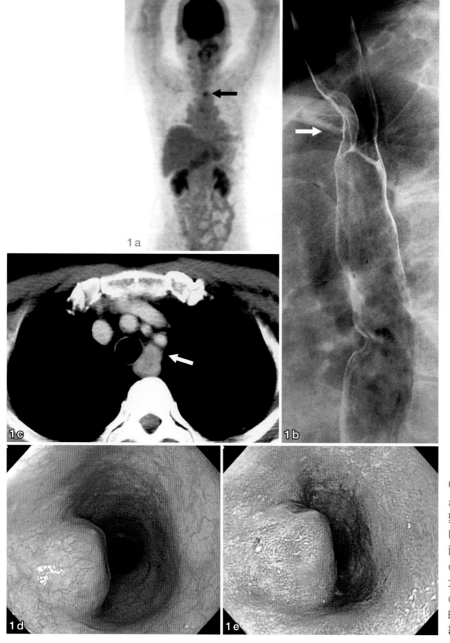

❶ [病例 1] 50 余岁女性
a：**FDG-PET 所见**　食管上段高浓聚（箭头）。
b：**食管造影所见**　Ut 区左侧壁见表面光滑的扁平隆起（箭头）。
c：**胸部 CT 所见**　食管 Ut 区见 2cm 大小的肿瘤（箭头）。
d，e：**内镜所见**　食管左侧壁见平滑的黏膜下肿瘤（d），颜色无变化，被覆正常上皮。碘染色未见不染带（e）。

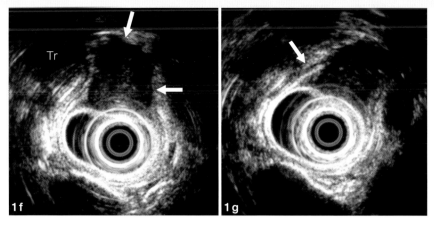

f, g：EUS 观察 肿瘤内部有均匀的低回声，类似于平滑肌瘤（**f**，箭头）。肿瘤和固有肌层的边界不明显，具有同等回声（**g**，箭头）。经左开胸实施肿瘤取出术。

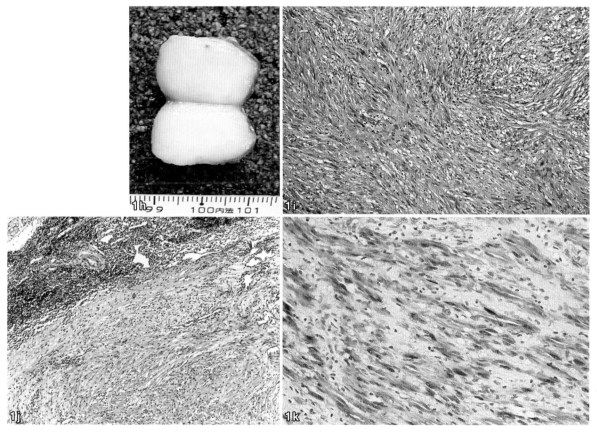

h： 切除标本的肉眼所见 肿瘤为实性，剖面均匀白色。
i： 病理组织学所见 （HE 染色） 纺锤形细胞呈纵行排列。
j： 病理组织学所见 （HE 染色） 肿瘤边缘淋巴细胞浸润。
k： 病理组织学所见 （免疫染色）S-100 蛋白（**k**）和 vimentin 阳性。

参考文献

[1] 太田正穂，他：食管神経鞘腫の 1 例. 胃と腸 43：349–354，2008.

[2] 中島 孝：神経組織特異蛋白（S-100 ならびに NSE 蛋白）による腫瘍の免疫組織化学的検索とその診断への応用. 病理と臨床 1：115–124，1983.

[3] Saito R, et al. : Esophageal schwannoma. Ann Thrac Surg 69 : 1947–1949, 2000.

[4] De Waele M, et al. : Paravertebral schwannoma with high uptake of fluorodeoxyglucose on positron emission tomography. Acta Chir Belg 105 : 537–538, 2005.

[5] Hamada K, et al. : Peripheral nerve schwannoma : two cases exhibiting increased FDG uptake in early and delayed PET imaging. Skeletal Radiol 34 : 52–57, 2005.

（太田正穂）

食管

6 神经系统肿瘤 b 颗粒细胞瘤

| 胃 →I.247页 | 大肠 →II.295页 |

　　颗粒细胞瘤是由 Abrikossoff 于 1926 年首次报道，为发生于全身的肿瘤。病理组织学特点为细胞质内有微细颗粒的大型细胞，免疫组化染色 S-100 蛋白染色阳性。颗粒细胞瘤 5%～9% 发生于消化道，其中食管的发生率最高。

　　食管颗粒细胞瘤发生于黏膜固有层，表面被复层上皮细胞覆盖，因此显示为黏膜下肿瘤样形态。内镜下可见隆起较急剧的 SMT，隆起顶端多为平坦或者凹陷，因此这一肉眼形态特点被形容为"臼齿样隆起"。颗粒细胞瘤与复层上皮具有较高的亲和性，肿瘤中央向复层上皮浸润，造成复层上皮变薄而中央凹陷。较少发生恶变，大多数可以随访或内镜下切除。

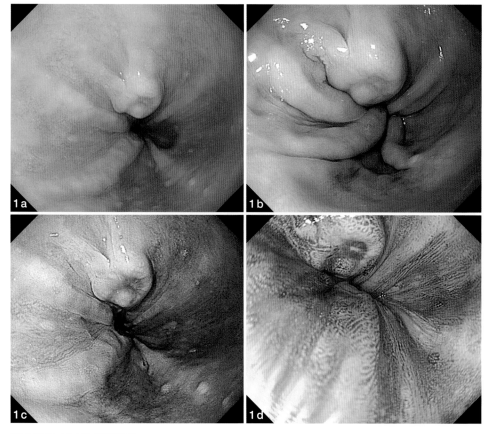

● [病例 1] 40 余岁男性

a：**食管内镜所见**　白光观察见食管下段较急剧的隆起，类似 SMT。其顶部发红，略凹陷，即所谓的"臼齿样隆起"。

b：**靛胭脂染色**　可以更清楚地观察到食管桥状皱襞，顶部的凹陷边界不清，未见上皮性肿瘤的特点。

c：**NBI 所见**　顶部呈棕色区域，但其边界不清。

d：**碘染色所见**　病变整体染色，未见不染带。

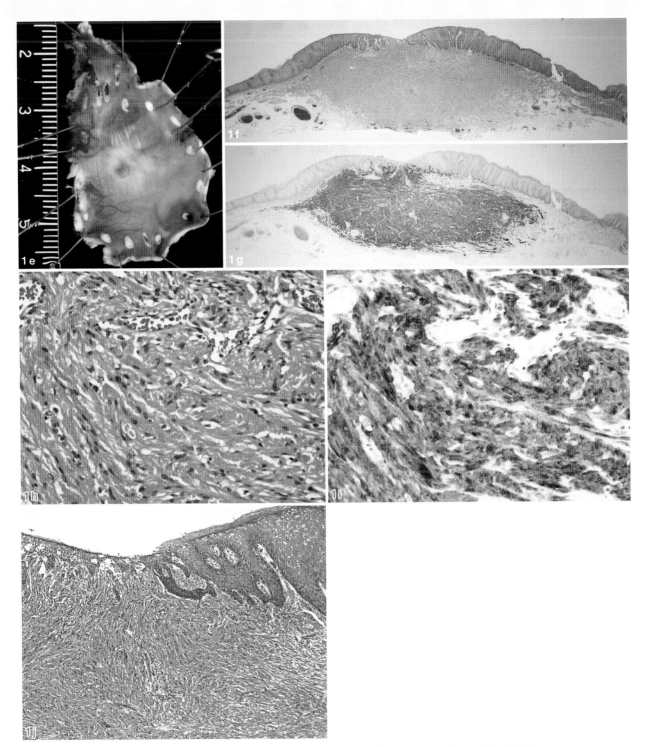

食管

e：切除标本的肉眼所见　ESD 进行完整切除。在新鲜标本可见界线不清的隆起型病变，其顶部可见发红的凹陷。

f ~ j：病理组织学所见　切除标本的低倍镜观察标本的主体位于黏膜固有层到黏膜下层（f），S-100 蛋白染色为浓染（g）。高倍放大见大型肿瘤细胞，细胞质内可见微细颗粒（h）。细胞核轻度异型，肿瘤细胞质 S-100 蛋白浓染（i）。其顶部被非肿瘤性复层上皮覆盖，肿瘤没有露出（j）。顶部肿瘤细胞浸润到复层上皮内，复层上皮变薄。

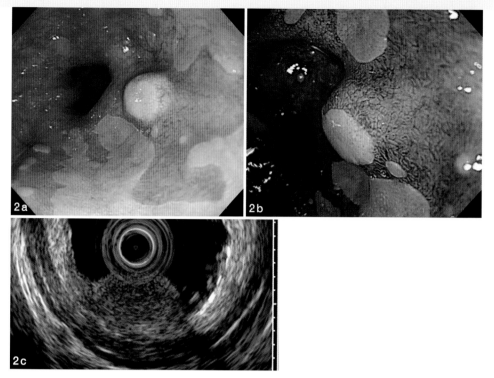

❷ [病例2] 50余岁男性，Barrett 上皮内颗粒细胞瘤

a：普通内镜所见　在 Barrett 上皮内可见平缓的黄色隆起，表面被复层上皮覆盖，诊断为黏膜下肿瘤。

b：NBI 内镜所见　NBI 观察见复层上皮内的 IPCL 规整，柱状上皮也未见结构紊乱及异常血管，诊断为黏膜深层或黏膜下层为主体的肿瘤。

c：IDUS 所见（20 MHz）　黏膜固有层到黏膜下层可见不规则低回声肿瘤，与肌层比较为略高回声，不是平滑肌瘤。

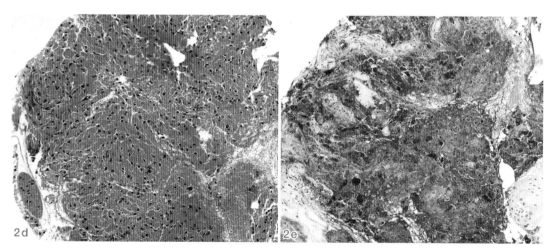

d，e：病理组织学所见（深挖活检标本）　可见嗜酸性细胞质及微细颗粒的细胞团（d）。S-100 蛋白免疫染色（e）肿瘤细胞呈强阳性，α-SMA 阴性，因此诊断为颗粒细胞瘤。

参考文献

[1] Abrikossoff AI : Uber Myoma ausgehend von der quergestreiften wilkurlichen Muskulatur. Virchow Arch Pathol Anat 260：215–233, 1926.

[2] 高木靖寛，他：消化管顆粒細胞腫の診断と治療. 胃と腸 39：628–639, 2004.

[3] David O, et al. : Multifocal granular cell tumor of the esophagus and proximal stomach with infiltrative pattern. Arch Pathol Lab Med 123：967–973, 1999.

（小山恒男）

7 恶性淋巴瘤

★ 胃 ➡ I.249页　十二 ➡ I.346页　小肠 ➡ II.104页　大肠 ➡ II.303页

　　消化道原发性恶性淋巴瘤发生频率在胃内最高，其次为小肠、结肠，食管原发性恶性淋巴瘤非常少见，据小池等的报道，在消化道原发性恶性淋巴瘤中，食管占不到1%。其肉眼形态多样，有溃疡型、黏膜下隆起型、巨大皱襞型等，常具有黏膜下肿瘤的特性，确定诊断需要活检，但是由于活检易造成淋巴组织破碎，活检确诊率低下。活检阴性的病例通过转移淋巴结活检，或因诊断为食管癌、纵隔肿瘤而行外科切除获得确诊。治疗可以采用外科手术、内镜下切除、化疗、放疗单独或联合治疗。

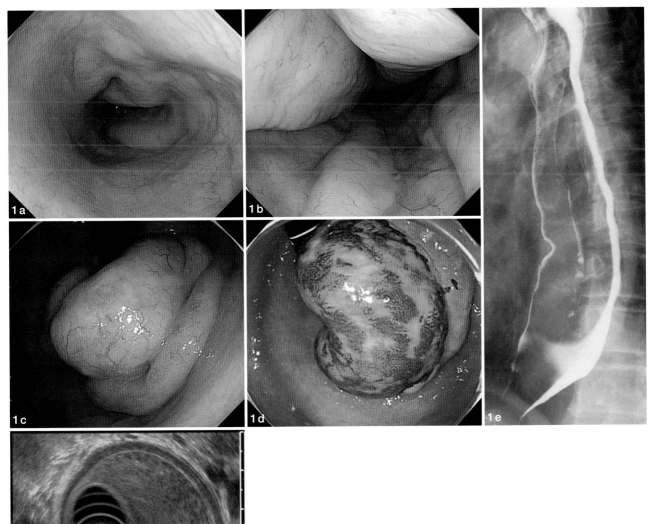

● [病例1] 60 余岁男性，食管 B 细胞淋巴瘤

a：**普通内镜所见（食管上段）** 距门齿 24cm 可见平缓的隆起。

b：**普通内镜所见（食管中段）** 距门齿 28cm 见 4 条纵行隆起，延续到腹部食管。其表面光滑，没有颜色改变及表面结构不整。

c：**白光所见（贲门部）** 在贲门也看见表面光滑的平缓隆起。

d：**碘染色** 同病变碘染色为浓染，被复层上皮覆盖。

e：**食管造影** 可见纵行的透亮带，表面光滑，边缘规则。

f：**EUS 所见（7.5MHz）** 在第 2、第 3 层见高回声和低回声混杂的肿瘤，第 4 层完整，病变主体在 SM 层。

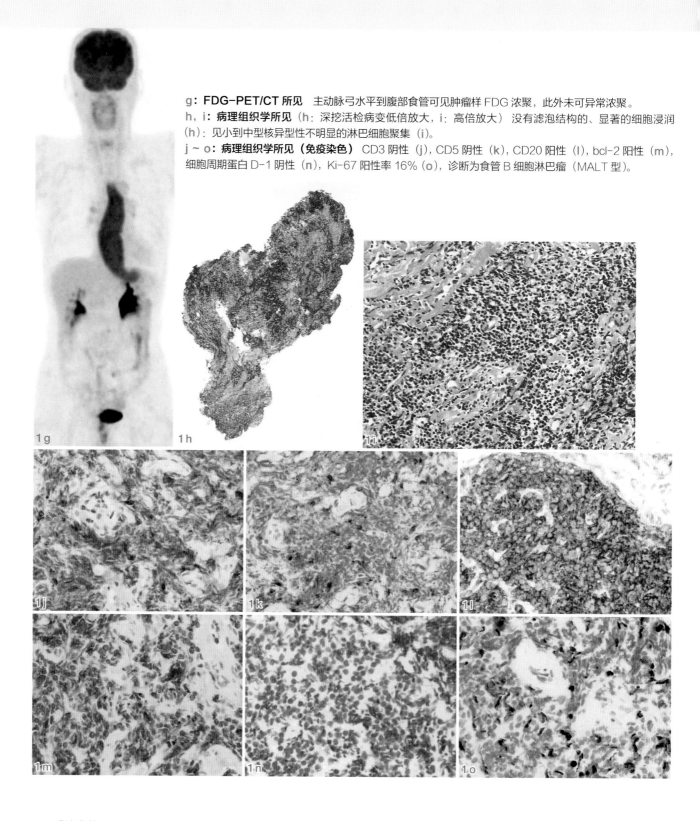

g：FDG-PET/CT 所见 主动脉弓水平到腹部食管可见肿瘤样 FDG 浓聚，此外未可异常浓聚。
h，i：病理组织学所见（h：深挖活检病变低倍放大，i：高倍放大） 没有滤泡结构的、显著的细胞浸润
（h）：见小到中型核异型性不明显的淋巴细胞聚集（i）。
j～o：病理组织学所见（免疫染色） CD3 阴性（j），CD5 阴性（k），CD20 阳性（l），bcl-2 阳性（m），
细胞周期蛋白 D-1 阴性（n），Ki-67 阳性率 16%（o），诊断为食管 B 细胞淋巴瘤（MALT 型）。

参考文献

[1] Freeman C：Occurrence and prognosis of extranodal lymphomas. Cancer 79：252-260, 1972.

[2] 小池祥一郎，他：食管原発 MALT リンパ腫の 1 例. 胃と腸 44：902-907, 2009.

[3] 古土井明，他：食管原発悪性リンパ腫の 1 例. Gastroenterol Endos 40：27-32, 1998.

[4] 保坂成俊，他：食管原発 MALT リンパ腫の 1 例. 胃と腸 44：897-901, 2009.

[5] 菊地武志，他：原発性食管 non-Hodgkin リンパ腫の 1 例. 胃と腸 26：1401-1406, 1991.

[6] 小松信男，他：食管原発悪性リンパ腫の 1 例. 日臨外医会誌 53：2412-2416, 1992.

[7] 川島孝雄，他：食管に原発した悪性リンパ腫の 1 例. 臨外 41：103-106, 1986.

[8] 山際祐史，他：食管悪性リンパ肉腫の 1 例. 胃と腸 95：575-580, 1974.

（岸野高明，小山恒男）

8 脂肪肉瘤

脂肪肉瘤约占软组织肉瘤的 10%，绝大多数发生于四肢及腹膜后，原发于消化道者少见。食管脂肪肉瘤最初于 1983 年报道，多由于吞咽困难发现。

食管脂肪肉瘤一般恶性度低，很少转移且死亡率低。脂肪肉瘤在 WHO 的组织学分类中分为分化型、黏液型、圆形细胞型、多形型及混合型 5 种中，其中分化型预后最好（5 年生存率为 60% ~ 85%）。但是局部复发率较高，需要内镜或外科手术切除。也有报道认为脂肪肉瘤患者其他脏器合并恶性肿瘤或肉瘤比率高。

形态学特征多为被正常上皮覆盖的有蒂型黏膜下肿物，治疗如前所述，需要断端阴性的完全切除，应该外科手术治疗。

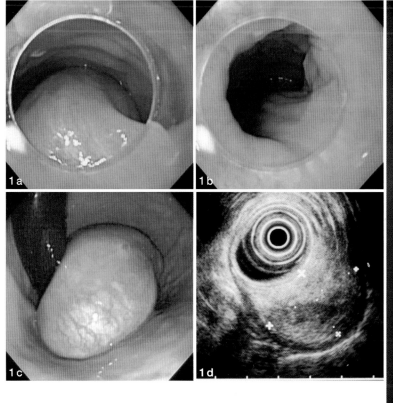
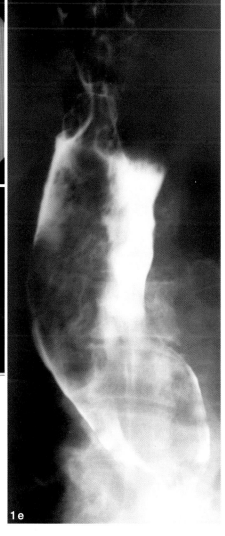

❶[病例 1]70 余岁男性

a ~ c: 普通内镜所见（**a,b:** 直视,**c:** 食管内翻转）据门齿 18~38cm 可见表面覆盖正常黏膜的肿瘤。内镜装载透明帽后观察见其基底较细。

d: EUS 所见　第 2、第 3 层见大小约 34mm×23mm 的不均匀高回声。

e: 食管造影所见　食管入口处为基底长度约 20cm 的巨大息肉样肿瘤阴影。

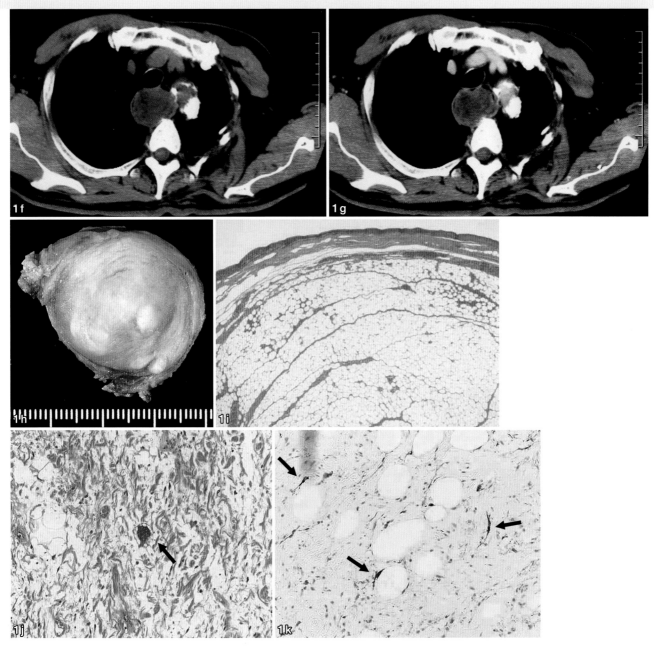

f, g: 纵隔 CT 所见（f：平扫，g：增强）可见占据扩张的食管上、中部管腔的肿瘤，其内部密度不均匀，可见轻度增强。

本病理 EUS 见位于黏膜下层的不均匀高回声。根据 CT 下占据了几乎整个食管腔且为内部密度不均一的低密度肿瘤，与脂肪肉瘤不矛盾。在全麻下用圈套器进行了内镜下切除术。

h: 切除标本的肉眼所见　直径 3.5cm 的切面呈黄白色肿物。

i ~ k: 病理组织学所见　表层覆盖正常黏膜，可见大小不等的脂肪细胞及纤维组织增生（i）。其中可见多核异型脂肪母细胞及细胞核被挤压的异型脂肪母细胞。诊断为分化型脂肪肉瘤（j，k）。免疫组化染色显示异型脂肪母细胞 S-100 阳性（k）。

参考文献

[1] Beaudoin A, et al. : Giant liposarcoma of the esophagus. Can J Gastroenterol 16 : 377–379, 2002.

[2] Mandell DL, et al. : Upper aerodigestive tract liposarcoma : report on four cases and literature review. Laryngoscope 109 : 1245–1252, 1999.

[3] Mansour KA, et al. : Pedunculated liposarcoma of the esophagus : A first case report. J Thorac Cardiovasc Surg 86 : 447–450, 1983.

[4] 田中雅祐，他：脂肪肉腫 136 例の臨床病理学的研究．癌の臨 20：1036, 1974.

[5] 石山晃世志，他：極めてまれな巨大ポリープ様食管脂肪肉腫 の 1 例．胃と腸 39：717–721, 2004.

（石山晃世志）

9 恶性黑色素瘤

十二 ➡ I.357页　小肠 ➡ II.118页　大肠 ➡ II.330页

　　食管原发性恶性黑色素瘤是食管黏膜内的黑色素细胞恶性化形成的肿瘤，占食管原发性肿瘤的 0.1% ~ 0.2%。好发于食管中下段，多以吞咽困难为症状，平均年龄为 60 岁，男女比例为 2：1。肉眼形态在初期为平坦型黏膜病变，发现病变时多表现为亚蒂型、多结节型黏膜下肿瘤样隆起。病变周边常可见溢出的黑色黏膜，这是周围黏膜基底部产生黑色素的肿瘤细胞（junctional activity），有这种黑色黏膜是食管原发性恶性黑色素瘤的证据。色素多为黑色、黑褐色，10%为无色素（amelanotic melanoma），需要与食管肉瘤、低分化癌相鉴别。过去认为活检是禁忌，但在活检标本中如果S-100 蛋白、HMB-45、色素 A 阳性则可以确定诊断。外科切除是唯一可以改善预后的方法，本病容易造成血行、淋巴转移，即使用含有氮烯唑胺在内的化疗和应用干扰素 β 的免疫疗法等也预后不良，中位生存期为 10 个月，5 年生存率不到 10%。

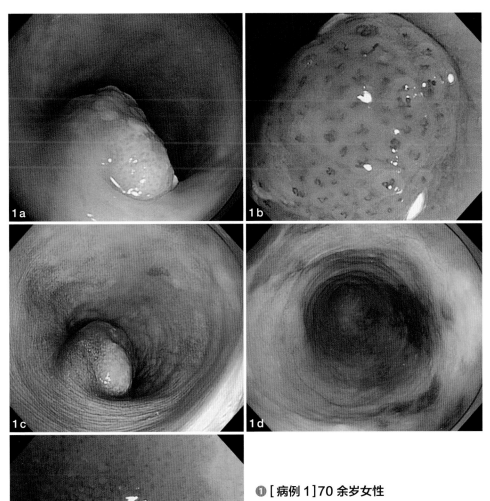

❶ [病例 1] 70 余岁女性

a: **白光所见**　胸部食管上段左侧壁可见大小 20mm 的亚蒂隆起，隆起基底与周围黏膜同样光滑，部分呈黑色。

b: **NBI 放大所见**　病变口侧上皮乳头内毛细血管襻（IPCL）扩张、弯曲，未见食管癌典型的粗细不均和形态不一。

c: **碘染色**　肿瘤表面呈染色，提示病变位于黏膜下层，部分染色较浅，界线不清，提示因黏膜下肿瘤造成表面上皮变薄。这个部位由于交界效应，与周围黏膜相比，上皮下乳头开大，推测这就是内镜图像染色变浅的缘故。

d: **病变肛侧所见**　可见与病变交界效应一致的黑色黏膜的溢出。

e: **黑色黏膜的常规放大所见**　可见与黑色黏膜一致的黏膜颗粒状变化。

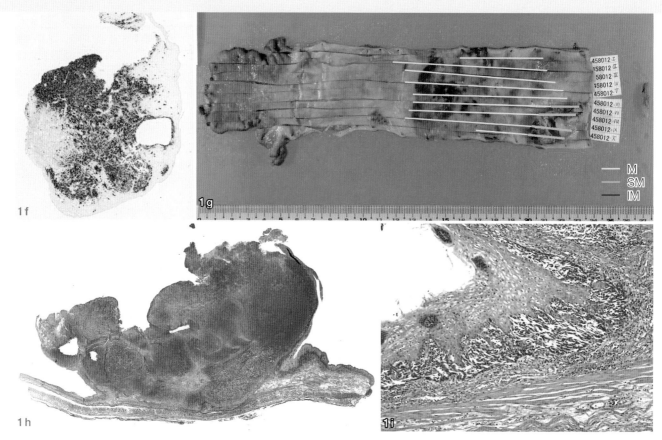

f：活检组织学所见　隆起部活检的病理组织学病变中见纺锤形细胞的增生，HMB-45 免疫组化染色阳性，诊断为恶性黑色素瘤。

g：切除标本的肉眼所见　胸段食管上部到中部见 11cm×5cm，0-Ⅱb +"0-Ⅰs"型病变。

h，i：病理组织学所见　隆起部分肿瘤浸润到黏膜下层（h），基底层肿瘤细胞浸润到上皮内，在周围黏膜看到界线效应（i）。

最终病理诊断： Malignant melanoma of the esophagus, post chemotherapy, Ut-Ce, cT-type 0-Ⅱb +"0-Ⅰs"，tumor size：11cm×5cm，CT-pT1b（SM），ly1，v1，pIM1，pPM0，pDM0，pRM0，pN1（1/96）。

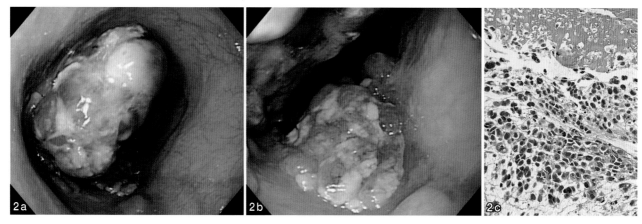

❷ **[病例 2] 80 余岁女性**

a：白光所见　胸段食管中部占据整个管腔的亚蒂型黑色隆起型病变。

b：白光接近所见　病变基底可见无色素的不规则低平隆起的延展。

c：活检组织学所见　部分富含黑色素的多形性异型细胞，诊断为黑色素瘤。

参考文献

[1] 山口智弘，他：食管原発悪性黒色腫の 1 例と本邦報告例（193 例）の検討．日消誌 101：1087-1094, 2004.

[2] Cheung MC, et al.：Defining the role of surgery for primary gastrointestinal tract melanoma. J Gastrointest Surg 12：731-738, 2008.

[3] Sakamoto H, et al.：Treatment of primary malignant melanoma of the esophagus with endoscopic injection of interferon-β combined with systemic chemotherapy：a case report. Gastrointest Endosc 57：773-777, 2003.

（松井芙美，上堂文也）

10 转移性肿瘤　**a** 乳腺癌食管转移

胃 ➡ I.258 页　十二 ➡ I.358 页　小肠 ➡ II.120 页　大肠 ➡ II.309 页

　　其他脏器发生的恶性肿瘤很少转移到消化道，转移到食管的更为少见。乳腺癌和肺癌食管转移虽然少见，但是也有报道。

　　乳腺癌食管转移的特点之一为从乳腺癌手术到食管转移经历较长时间，要以年为单位。当具有乳腺癌病史的患者出现吞咽困难时，要考虑食管转移的可能性而进行鉴别。

　　食管造影下特征性表现为好发于食管中下部，出现类似黏膜下肿瘤样的狭窄。内镜检查见界线不清的中心性全周性狭窄，表面覆盖食管上皮，几乎没有癌的表面露出。确诊需要深挖活检，但是活检确诊率低，为 50% 以下。迄今为止的报道中，没有明确的治疗方法，预后不良，认为出现症状后有 6~18 个月的生存期。

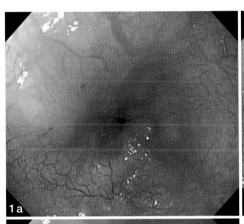
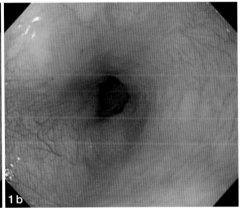
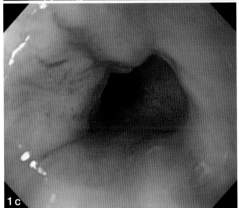

❶ [病例 1] 60 余岁女性

左乳癌 IV a 期行化疗。治疗后第 3 年因吞咽梗阻感就诊。

a~c：检查所见（白光观察） 表面覆盖正常黏膜的中心性全周性食管狭窄，口侧食管扩张（a）。接近观察狭窄口侧血管网略不清，未见明显的肿瘤露出（b）。进一步接近观察内镜未能通过狭窄部，因此未观察到狭窄内部（c）。为了观察狭窄段更换了超细内镜。

d,e：狭窄部超细内镜所见 狭窄前壁可见糜烂（d），其肛侧未见其他糜烂（e）。对糜烂进行活检取得标本。

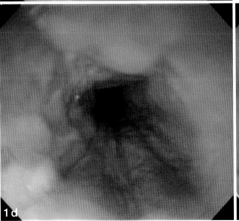
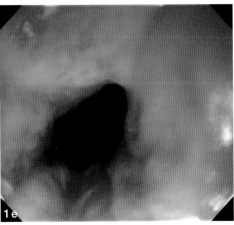

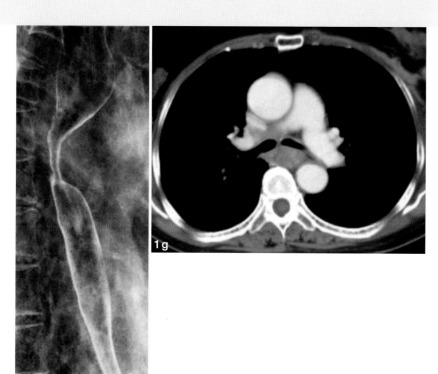

f：食管造影所见 气管分叉部食管约一个半锥体的沙漏样狭窄。狭窄部黏膜光滑，口侧食管扩张。

g：胸部 CT 所见 食管分叉部食管壁增厚，食管周围未见明显的淋巴结肿大，可以除外邻近脏器疾病造成的食管狭窄。

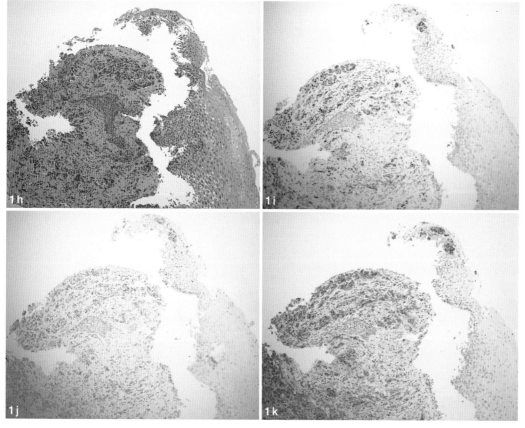

h～k：活检标本的病理组织学所见 上皮下见索条样 – 孤立性浸润的、界线清楚的具有嗜酸性胞浆和核膜的不规则细胞核的异型细胞（h）。免疫组化染色 ER 阳性（i），PgR 阴性（j），Her-2 阳性（2+）（k），与以往乳腺活检的标本组织学所见一致，考虑为乳腺癌食管转移。

参考文献

[1] 森　亘，他：悪性腫瘍剖験例 755 例の解析—その転移に関する統計的研究. 癌の臨 9：451–474, 1964.

[2] Koike M, et al.：Breast carcinoma metastasis to the esophagus：report of two cases. Hepatogastroenterology 52：1116–1118, 2005.

（三浦昭顺，小泉理美）

10 转移性肿瘤　b 胃癌食管转移

　　胃癌食管转移是少见病，报道例数很少。但是在进展期胃癌术后食管出现黏膜下肿瘤样病变时需要考虑是否为胃癌的食管转移而进一步检查。本病没有原发灶胃癌的特征，重要的是既往史。确诊需要活检标本与胃癌的组织学类型相似。治疗是以化疗为中心，也有以控制局部病情为目的的内镜下治疗。

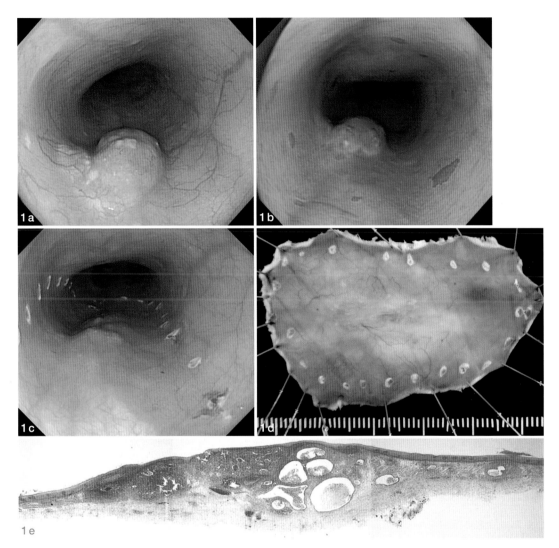

❶ [病例 1]40 余岁女性，胃癌食管转移

3 年前因贲门部 3 型进展期癌行全胃切除术。

a，b：内镜所见　在随访的内镜检查中发现胸部食管中段后壁侧黏膜下肿瘤样隆起（a）。碘染色在标本顶端部分不染带，界线不清（b）。活检为腺癌，诊断为胃癌食管转移。

c：化疗后的内镜所见　化疗后 3 个月，肿瘤有缩小，但仍有残存，因没有其他脏器的转移所见而行 ESD 治疗。由于是转移性病变，考虑到脉管浸润的可能性，标记做得更大一些。

d：切除标本的肉眼所见　中央见界线不清的隆起性病变。

e：病理组织学所见（低倍放大）　表层为非肿瘤上皮覆盖，黏膜固有层到黏膜下层见高分化腺癌，侧方及深部断端为阴性。其后未发现食管局部的复发，3 个月后腹膜种植转移，带瘤生存。

参考文献

[1] Fisher MS：Metastasis to the esophagus. Gastrointest Radiol 1：249-251, 1976.

[2] 岩下生久子，他：消化管への転移性腫瘍の診断. 胃と腸 39：647-662, 2004.

（小山恒男）

1 反流性食管炎

关于反流性食管炎的内镜下分类，目前世界上广泛采用的是 1994 年发表的 LA 分类方法（洛杉矶分类）。这种分类方法将黏膜损害（mucosal break）定义为：与周围正常黏膜有界线清楚的、表面无白苔的发红区域。根据黏膜破损的情况，可将反流性食管炎分为 GradeA ~ D 4 个等级。

在日本，许多反流性食管炎患者仅仅表现为胸口灼痛感，他们的食管下段黏膜仅出现白浊、肥厚、发红等改变，而并不出现破损，这种现象称为色调变化型食管炎，在欧美叫作 minimal change。因此在新版修订的 LA 分型中，将可以明确判断色调改变的 minimal change 命名为 Grade M，不能明确判断的则命名为 Grade N（图❶）。

Grade N	Grade M	Grade A	Grade B	Grade C	Grade D
胃	胃	胃	胃	胃	胃
仅凭内镜不能确认的	色调变化型（虽然没有确认黏膜伤害，但可以确认下部食管的色调变化）	范围尚未超过 5mm 的黏膜破损但仅限于黏膜褶皱	至少有一处黏膜破损，范围超过 5mm 以上但并未与其他黏膜破损融合	黏膜破损有融合，但小于全周的 75%	全周 75% 以上的黏膜破损

❶ **改订后的 LA 分类**
黏膜损害：与正常的周围黏膜区别明显，没有白苔的、发红的区域。
追加项目：食管狭窄，食管溃疡，是否 Barrett 食管。

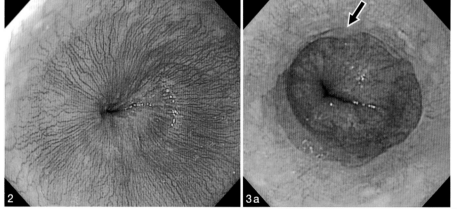

❷ **Grade N 的内镜图像** 食管下段的栅状血管清晰可见。

❸ **Grade M（MW）**

a：内镜所见 食管黏膜白浊样改变，看不清栅状血管。

b：白浊部分（a 箭头）活检所见 可见乳头延长和基底细胞层的肥厚，食管黏膜只见白浊样改变，而无发红叫作 MW。

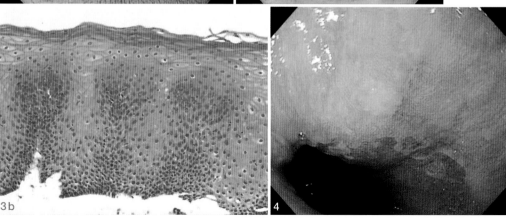

❹ **Grade M（MR）的内镜所见** 不确定是否发生黏膜损害但黏膜发红。边界不明确的发红现象叫作 MR。

诊断为 Grade M 的主要原因　在下部食管栅状纵行走向血管范围深吸气时完成的判定。也就是说，当内镜到达下部食管栅状纵行走向血管的上缘时请患者深吸气，被判定并非黏膜破损的情况下，在下部食管栅状纵行走向血管存在部分算不上黏膜破损的发红和不能透见血管白浊的，算作 Grade M。没有这种表现的，诊断为 Grade N。但是，食管胃接合部正下的发红中可见栅状纵行走向血管透明清晰可见的情况属于 Barrett 黏膜，注意不要判断为黏膜破损或发红（**图❾**）。

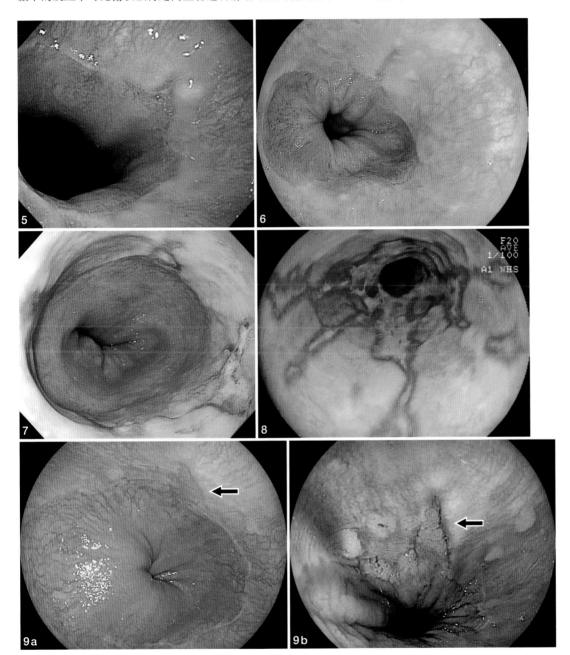

❺ Grade A 的内镜所见
❻ Grade B 的内镜所见
❼ Grade C 的内镜所见
❽ Grade D 的内镜所见
❾ **易与 Grade A 混淆的 Barrett 黏膜**　初看上去有些像 Grade A（a 箭头）。靛染色后认为是 Grade A 的部分上有圆柱形上皮图像，所以可判定是小的 Barrett 黏膜（b 箭头）。

参考文献

[1] Armstrong D, et al. : The endoscopic assessment of esophagitis : a progress report on observer agreement. Gastroenterology 111 : 85–92, 1996.

[2] 星原芳雄：GERD の診断—内視鏡診断と分類. 臨消内科 11 :

1563–1568, 1996.

[3] 星原芳雄，他：LA 分類の再考—軽症食管炎の診断を考える. Ther Res 28：858–859, 2007.

（星原芳雄）

食管

2 溃疡性病变·息肉，其他

在《胃癌处理共识》以及《食管癌处理共识》中，将食管胃接合部（esophagogastric junction；EGJ）定义为"内镜检查中食管下段纵行血管下端"，"上消化道造影 His 角的水平延长线"，"内镜以及上消化道造影检查中胃大弯纵行皱襞的口侧终点"。食管胃接合部癌定义为"无论组织学类型，病变的中心位于食管胃接合部上下 2cm 以内的癌"。在欧美采用 Siewert 分类，定义为"食管胃接合部食管侧 1cm，胃侧 2cm"。

食管胃接合部由于存在括约肌，一般是关闭状态，因此内镜观察困难（图❶ a）。但是当深吸气时，随着纵隔的负压，食管腔扩大，同时接合部向食管侧移动，因此容易观察（图❶ b）。

由于食管胃接合部是复层上皮与腺上皮相接，可能出现贲门癌、复层上皮癌、Barrett 食管腺癌等多种肿瘤性病变。另外，由于胃酸反流造成的炎症性疾病很多，在肿瘤的基础上加上炎症，变得更复杂。因此不仅炎症重的时候内镜诊断困难，炎症性细胞异型的掺杂使活检的病理诊断也变得更困难。因此，在炎症明显、诊断困难的时候，有必要使用质子泵抑制剂（proton pump inhibitor，PPI）控制炎症后再进一步检查。

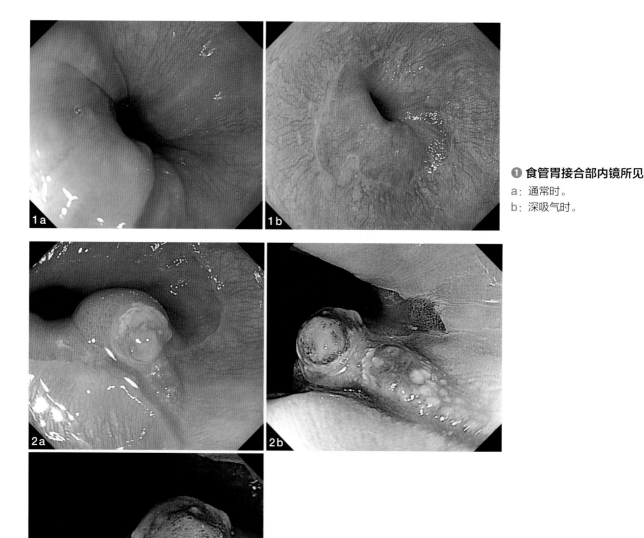

❶ 食管胃接合部内镜所见
a：通常时。
b：深吸气时。

❷ [病例 1]伴有炎症的增生
a：白光所见　SCJ（squamocolumnar junction）5 点方向可见不规则的红色隆起型病变。口侧可见楔形发红，隆起的肛侧与肿大的皱襞相连。
b，c：NBI 内镜所见　楔形发红部位可见点状角化，包括周围复层上皮在内的范围内未见异常血管（b）。隆起表面附着白苔，表面结构不清楚（c）。部分见扩张的血管，但是不规则程度较轻，诊断为伴有炎症的糜烂再生而从顶部活检。

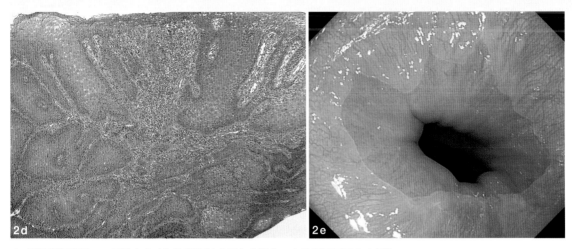

d: 活检组织所见 可见伴有炎症细胞浸润的扁平上皮增生，未见明显异型上皮细胞。

e: 服用 PPI 类药物 1 年后的内镜所见 病变部分变平坦，发红现象消失。

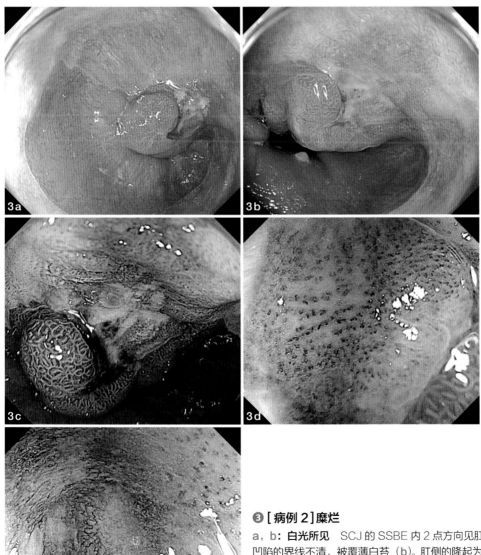

❸ [病例 2] 糜烂

a，b: 白光所见 SCJ 的 SSBE 内 2 点方向见肛侧隆起的红色凹陷（a）。红色凹陷的界线不清，被覆薄白苔（b）。肛侧的隆起为规整的绒毛结构。

c ~ e: NBI 内镜所见 可见发红的凹陷呈浅棕色，界线不清，部分覆盖白苔（c）。口侧 NBI 放大观察可见 IPCL 呈点状扩张，排列不规则，血管轻度异型，病变边界不清楚（d）。SCJ 的口侧 NBI 放大可见部分附着白苔，形成糜烂（e）。糜烂周围的黏膜呈蛇形，但是粗细均匀，诊断为反流性食管炎引起的非肿瘤性病变而服用 PPI 治疗。

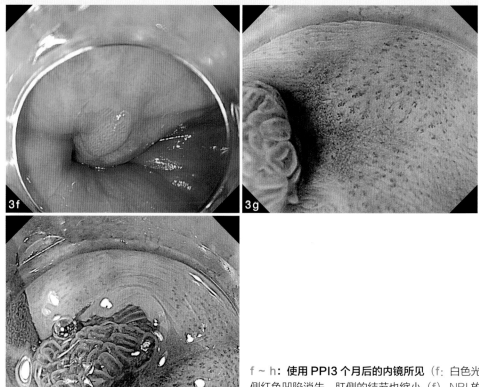

f ~ h: **使用 PPI3 个月后的内镜所见**（f: 白色光，g，h: NBI 放大观察）口侧红色凹陷消失，肛侧的结节也缩小（f）。NBI 放大可见不规则的血管及结构不规整消失，糜烂也消失（g）。肛侧的隆起为规则的绒毛结构，白色带也均匀一致（h），诊断为炎性息肉。

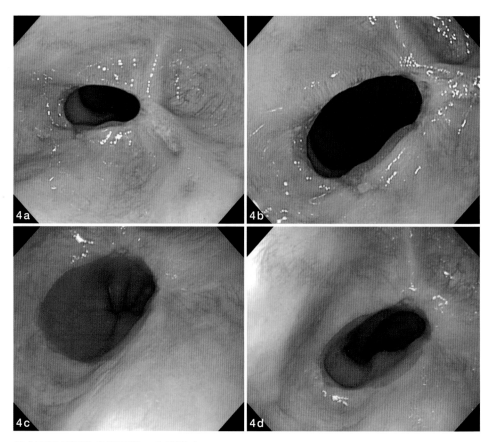

❹[病例3]60 余岁男性，食管溃疡

a，b: **白光内镜所见** 食管下段可见皱襞集中，在皱襞上可见附有白苔的溃疡（a）。接近观察见 6 点处也伴有白苔的小凹陷，被界线不清的红色区域围绕（b），诊断为反流性食管炎伴良性溃疡，使用 PPI。

c，d: **PPI 使用后的内镜所见** PPI 治疗后糜烂消失，伴有皱襞集中的变形也减轻。

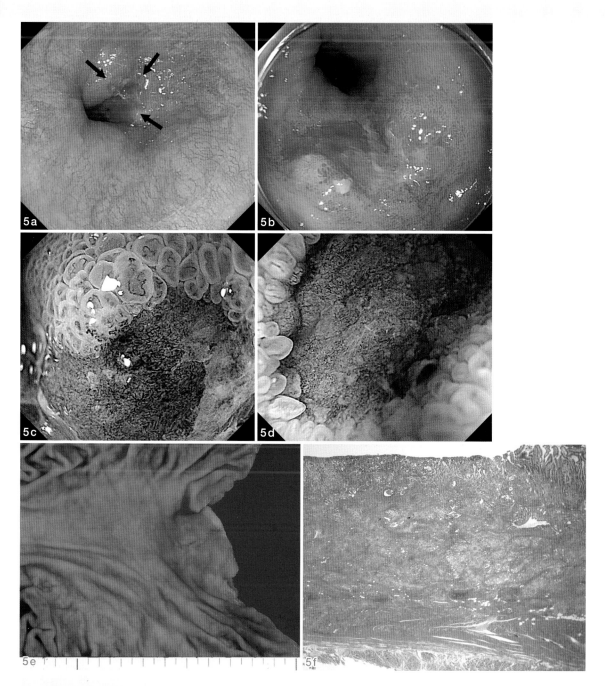

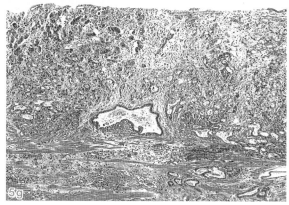

⑤ [病例 4] 80 余岁男性，贲门癌

a，b：白光所见 在 SCJ 的肛侧见纵行血管，诊断为 SSBE（a）。纵行血管下端 12 点到 3 点方向见红色凹陷性病变（a 箭头）。接近观察见界线明确的红色病变表面光滑，部分附着厚的黏液（b）。

c，d：NBI 内镜所见 NBI 放大观察见周围规整的绒毛结构，但是凹陷的表面结构不清，可见不规整的非网格样血管（c）。病变口侧也相同，凹陷内部表面结构不规则，见非网格样血管（d）。根据以上结果诊断为中低分化型腺癌。

e：新鲜切除标本的肉眼所见 行全胃切除术后，切除标本可见界线不清的凹陷性病变。

f，g：病理组织学所见（f：低倍放大，g：高倍放大），最终诊断为 adeno-carcinoma，por > tub2，pT2（MP）。

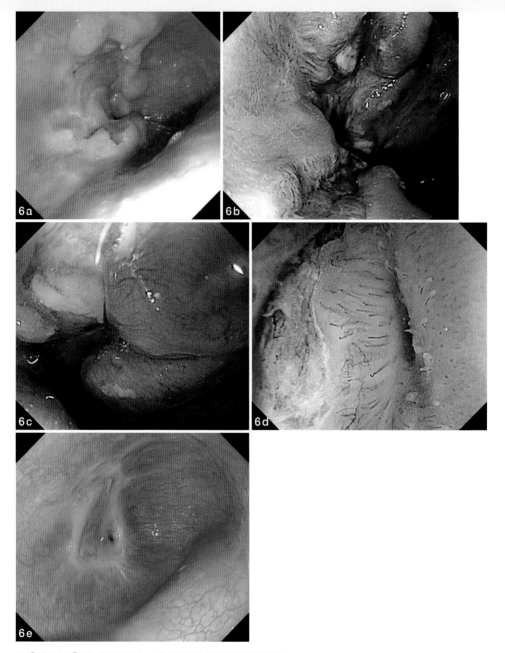

⑥ [病例 5] 60 余岁男性，食管胃接合部恶性淋巴瘤

a：白光所见 EGJ 的前后壁见伴有环堤的不规则溃疡型病变。

b ~ d：NBI 内镜所见 NBI 接近观察可见环周隆起的黏膜下肿瘤样病变（b）。前壁 NBI 放大观察可见环堤上皮光滑，未见血管异型（c）。后壁侧的环堤被光滑的上皮覆盖，IPCL 延长但未见异型，可以否定胃上皮性肿瘤，可疑淋巴系统肿瘤（d）。活检诊断为胃恶性淋巴瘤。

e：化疗后的内镜所见 化疗后复查内镜可见病变瘢痕化，带来食管狭窄。

参考文献

[1] 日本胃癌学会（编）：胃癌取扱い規約，第 14 版. 金原出版，p5，2010.

[2] 日本食管学会（编）：食管癌取扱い規約，第 10 版補訂版. 金原出版，p40，2008.

（小山恒男，友利彰寿）

3 Mallory-Weiss 综合征

Mallory-Weiss 综合征是由呕吐或胃镜检查引发的呕吐反射等引起腹腔内压力急剧上升，食管胃接合部黏膜过度伸展造成撕裂引起出血的疾病。创伤骑跨食管两侧，很少仅仅发生于食管侧，好发于小弯侧，多见于 30～60 岁男性。

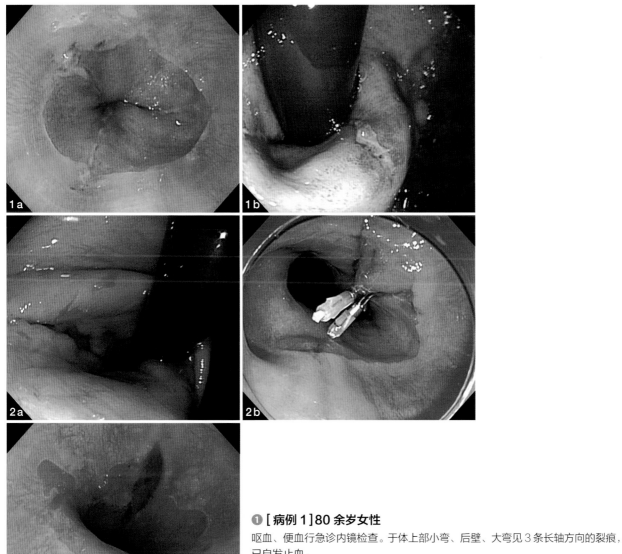

❶[病例 1]80 余岁女性

呕血、便血行急诊内镜检查。于体上部小弯、后壁、大弯见 3 条长轴方向的裂痕，已自发止血。

❷[病例 2]50 余岁女性

体上部小弯侧见一条伴有渗血的创伤（a），用钛夹止血（b）。

❸[病例 3]50 余岁男性，医源性 Mallory-Weiss 综合征

检查过程中由于呕吐反射引起 Mallory-Weiss 综合征。

参考文献

[1] 吉田知治，他：Mallory-Weiss 症候群の病態と診断. 消化器
　　の臨床 9：566-568, 2006.

[2] 須川暢一，他：Mallory-Weiss 症候群 310 自験例の検討. 日
　　消誌 83：619-624, 1986.

[3] Faigei DO：Mallory-Weiss syndrome. Yamada T, et al.(eds)：Text-
　　book of Gastroenterology（volume one），4th ed. Lippincott Williams
　　& Wilkins, pp1268-1269, 2003.

（若槻俊之，小山恒男）

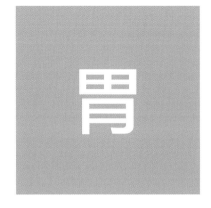

胃

1 胃重复畸形

十二 ➡ I.276 页　　小肠 ➡ II.6 页　　大肠 ➡ II.138 页

　　胃重复畸形是先天畸形的消化管重复畸形之一，占 2.9% ~ 10.4%，是一种罕见疾病。该疾病定义如下：①接近于胃而存在；②有连于胃固有肌层的平滑肌层；③表面被覆消化管上皮。主要临床症状为腹痛，伴随症状有胃排空障碍、肿瘤部溃疡形成所引起的出血、穿孔，甚至胃癌等，有各种相关报道。

　　内镜表现为黏膜下的肿瘤，因重复胃内的内压不同，内镜下用钳子触诊时其表现也不同。典型的 EUS 图像为局限在第 4 层的各种内部性状的肿瘤性病变，尤其是肿瘤内部的特征性表现为既有相当于黏膜上皮层的低回声层，又有相当于黏膜下层的薄的高回声层。虽然属于黏膜下肿瘤形态学表现，需要与黏膜下胃疾病进行鉴别诊断，但因影像学表现具有多样性，仅通过影像学难以明确诊断。确诊需要经过手术切除并结合病理组织学诊断。

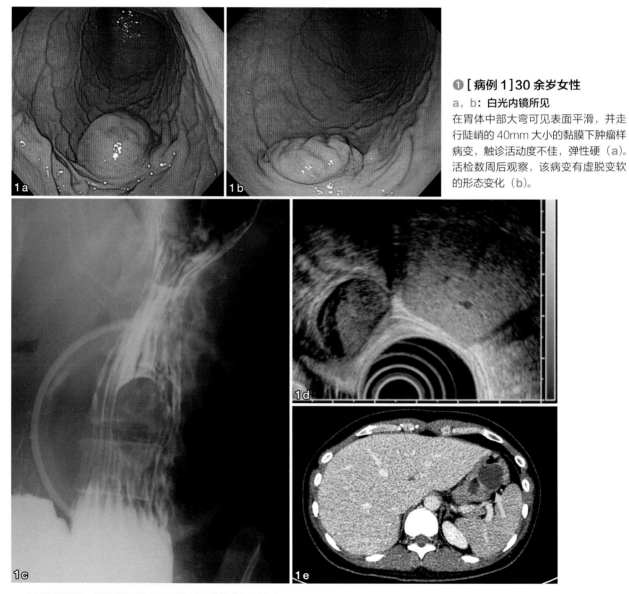

❶ [病例 1] 30 余岁女性

a，b：白光内镜所见
在胃体中部大弯可见表面平滑，并走行陡峭的 40mm 大小的黏膜下肿瘤样病变，触诊活动度不佳，弹性硬（a）。活检数周后观察，该病变有虚脱变软的形态变化（b）。

c：胃 X 线所见　胃体部可见表面平滑并陡峭的隆起型病变。

d：EUS 所见（12MHz）　可见胃第 4 层为主的囊肿性病变，内部回声为马赛克状、形态不规则的肿瘤样结构，周围可见无回声区域围绕。

e：腹部 CT 所见　胃体部可见囊肿性病变（箭头），内部为均一的低吸收性密度，囊壁有造影效果。

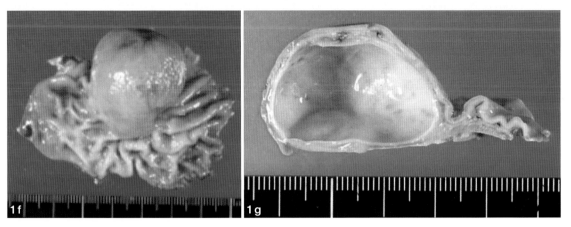

f，g：切除标本的肉眼所见（f：切除标本，g：割面像） 呈弹性硬的紧密球形病变，所覆盖的胃黏膜上皮未见异常表现（f）。病变局限于固有肌层，黏性不同的液体潴留在内部的单房性囊肿（g）。

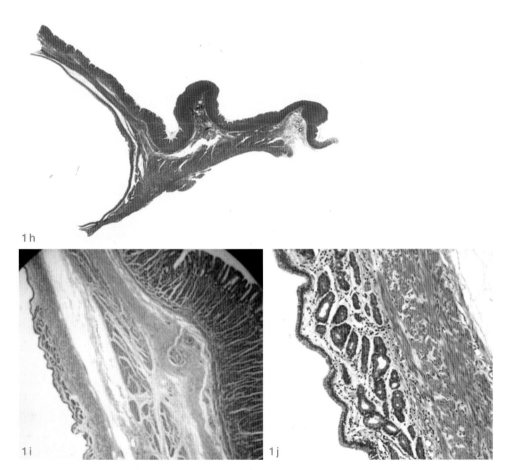

h～j：病理组织学所见 [h：放大镜下表现，i：低倍放大（×40），j：高倍放大（×200）]　在胃固有肌层内可见，从固有肌层延续的菲薄化的平滑肌所围绕的囊肿结构（h）。囊肿内壁被一层正常的圆柱状上皮覆盖（i，j）。

参考文献

[1] 眞坂智寛，他：著明な形態変化と非典型的な EUS 像を呈した成人胃重複症の 1 例. Gastroenterol Endosc 52：51–57, 2010.

（真坂智宽，宇野　要）

2 胃憩室

食管 ➡ I.17页　　小肠 ➡ II.2页　　大肠 ➡ II.176页（憩室炎，憩室出血）

憩室（diverticulum）被定义为构成管腔脏器壁的一部分向周围突出的状态。

胃憩室的检出率根据检查方法及对象有所不同，在上消化道检查（X线检查，内镜检查）中为0.1%～0.22%。发生部位多见于胃穹隆部后壁，占83%～94%。此外，有很少一部分分别出现在胃体部和幽门前庭部，其中大部分为大弯侧。

组织学分类可分为真性憩室与假性憩室，发生机制可分为压出性憩室与牵引性憩室，其中真性憩室与压出性憩室占大多数。

好发在胃穹隆部后壁是鉴于该部位肌层薄，而大血管贯入。

临床中大部分患者为无症状，因此不成为治疗对象，有报道极少数引起憩室内出血。

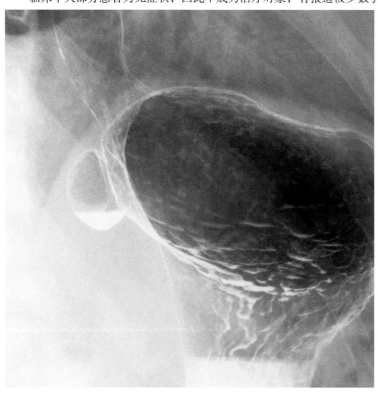

❶[病例1]50余岁男性，贲门部憩室的X线所见

在立位第1斜位像下，可见贲门水平有囊状龛影，入口窄，边缘呈圆形，表面光滑。

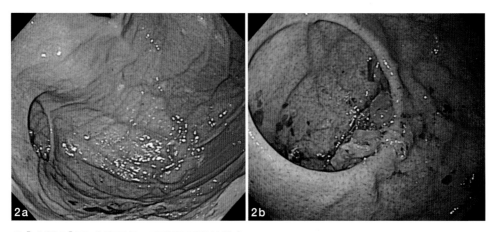

❷[病例2]50余岁男性，穹隆部后壁的憩室

a：穹隆部后壁可见较深的凹陷型病变，具有圆形的凹陷入口部，但未见皱襞纠集或黏膜的异常。

b：凹陷内部的黏膜与周围黏膜相同，未见异常表现，凹陷内部可见残渣。

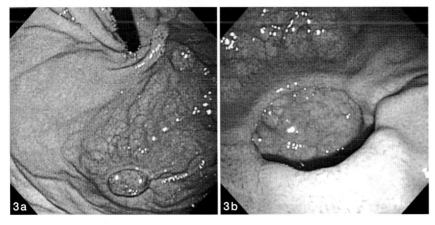

❸[病例3]20余岁男性,穹隆部后壁的憩室

a:穹隆部后壁可见较深的陷凹。

b:圆形入口部未见皱襞纠集等异常表现,凹陷底部也未见异常。

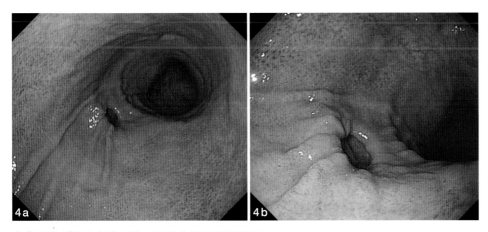

❹[病例4]80余岁女性,胃体中部大弯的憩室

胃体中部大弯可见具有圆形入口的深凹陷,凹陷内部未见白苔附着、黏膜纠集等表现,诊断为较罕见的胃体中部憩室。该类憩室大部分存在于大弯侧。

参考文献

[1] 滝澤登一郎:憩室. 伊藤正男,他(編):医学大辞典,第2版. 医学書院,p761, 2009.

[2] 矢沢知海,他:日本の消化管憩室症. 胃と腸10:721-727, 1975.

[3] 土亀直俊,他:胃憩室の検討. 日本医放会誌63:36-40, 2003.

[4] 浅木 茂,他:胃憩室. 臨消内科3:663-669, 1988.

[5] Lajoie A, et al.: Gastric diverticulum presenting as acute hemorrhage. Gastrointest Endosc 67 : 175-176, 2008.

(川口 実,后藤直树)

1 鸡皮样胃炎

　　内镜检查时，在胃黏膜上可见密集均一的小颗粒状隆起，像拔掉鸡羽毛以后的鸡皮一样，称之为鸡皮样胃炎，多见于胃角部至前庭部。1962 年竹本等在 20 岁女性的胃镜报告中初次使用"鸡皮疙瘩（torihada）"这一描述，此后也有报道"内镜下鸡皮疙瘩现象"。1988 年 Eastham 等报道 2 例儿童的 *Helicobacter pylori* 感染病例，同时将内镜下所观察到的胃黏膜变化描述为 "antral nodular hyperplasia"。从此以后在欧美国家将此叫作 nodular antritis、nodular gastritis、antral nodularity。在日本今野等也报道了儿童 *H.pylori* 感染的内镜下表现为结节性改变（nodularity），其本质为淋巴滤泡增生，通过根除细菌后能够恢复正常黏膜。

　　鸡皮样胃炎的主因为 *H.pylori* 感染，但在极少数情况下 *H.heilmannii* 感染或乳糜泻（coeliac disease）也可成为其病因。对儿童或年轻人群而言，鸡皮样胃炎具有 *H.pylori* 感染特有的变化，但是如果成人有此表现，则有胃癌风险，尤其有胃体部的未分化型胃癌的风险。

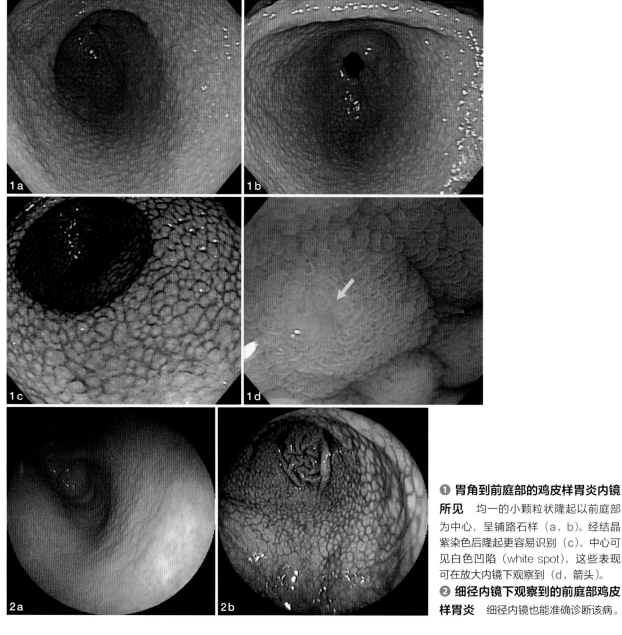

❶ 胃角到前庭部的鸡皮样胃炎内镜所见　均一的小颗粒状隆起以前庭部为中心，呈铺路石样（a，b）。经结晶紫染色后隆起更容易识别（c），中心可见白色凹陷（white spot），这些表现可在放大内镜下观察到（d，箭头）。

❷ 细径内镜下观察到的前庭部鸡皮样胃炎　细径内镜也能准确诊断该病。

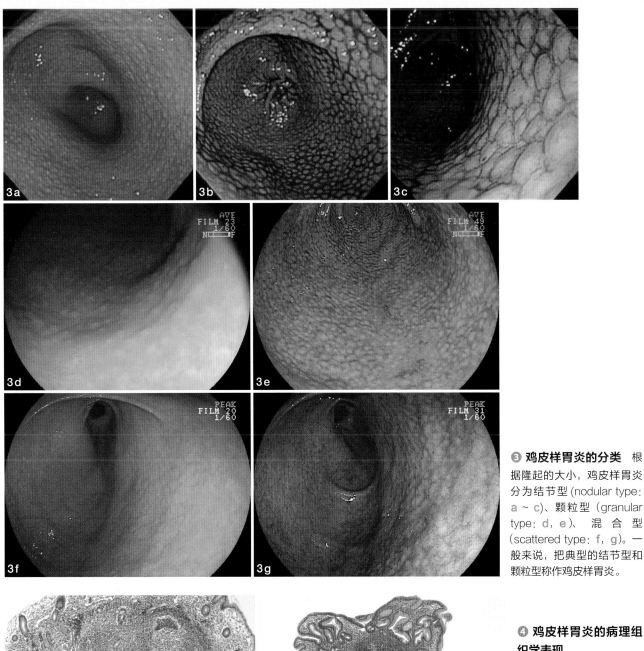

❸ **鸡皮样胃炎的分类** 根据隆起的大小，鸡皮样胃炎分为结节型（nodular type：a～c）、颗粒型（granular type：d，e）、混合型（scattered type：f，g）。一般来说，把典型的结节型和颗粒型称作鸡皮样胃炎。

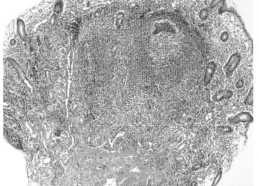
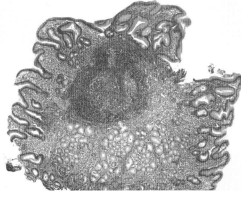

❹ **鸡皮样胃炎的病理组织学表现**

a：结节型鸡皮样胃炎的活检组织图像隆起的中心经过活检后，中心可观察到肿大的淋巴滤泡。

b：一般来说，颗粒型鸡皮样胃炎的活检组织图像，可观察到比结节型小的淋巴滤泡。

参考文献

[1] 竹本忠良，他：慢性胃炎の胃鏡診断と胃生検．Gastroenterol Endosc 4：310-320, 1962.

[2] 竹本忠良：いわゆる内視鏡的鳥肌現象について．竹本忠良（編）：胃と腸内視鏡検査のポイント．医学書院，pp141-142, 1972.

[3] Eastham EJ, et al.：Campylobacter pylori infection in children. J Infect 16：77-79, 1988.

[4] 今野武津子，他：小児の Helicobacter pylori 胃炎の特徴と病理．Helicobacter Res 3：230-235, 1999.

[5] Mention K, et al.：Characteristics and prevalence of Helicobacter heilmannii infection in children undergoing upper gastrointestinal endoscopy. J Pediatr Gastroenterol Nutr 29：533-539, 1999.

[6] Nakashima R, et al.：Histological features of nodular gastritis and endoscopic classification. J Dig Dis 12：436-442, 2011.

（春间 贤）

胃

2 疣状胃炎（verrucous gastritis）

疣状胃炎（verrucous gastritis）为多发生于前庭部或体部的具有隆起的慢性胃炎。佐野将传统的糜烂性胃炎分为两类：急性炎症引起的胃炎以及慢性炎症所导致的具有胃腺体增生的胃炎，将后者作为疣状胃炎而定义为慢性胃炎 1 型。

肉眼表现可分为胼胝疣瘩型、球型、蜿蜒型、棍棒型、胃炎型等几种形态。

根据病变分布，又可分为 3 型：只分布于前庭部（A 型），分布于前庭部与体部（B 型），只分布于体部（C 型）。B、C 型呈疣状，且球状隆起沿腺体界线的中间带排列，认为相当于中村 II 型息肉。A 型可见于 20 ~ 30 岁的年轻人群，B 型、C 型则多见于 40 ~ 50 岁以上的高龄人群。

根据病理组织学，发生于幽门腺体领域的以幽门腺体的增生为特征，发生于体部腺体领域的以腺窝上皮的增生为特征，被认为糜烂后的胃腺体上皮过度再生现象。

病因尚未明确，但关于中村 II 型息肉，也有报到 *H.pylori* 根除后隆起消失，提示此病与 *H.pylori* 感染相关。

虽然较少见，但也有报道疣状胃炎的癌变病例以及本病与癌并发的病例。

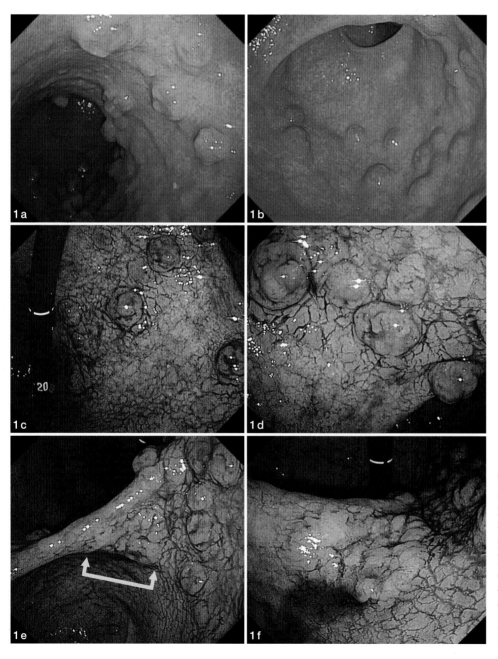

❶ [病例 1]70余岁男性

a ~ f：上消化道内镜所见

如沿腺体境界排列，顶部可见伴有发红的多发性半球状隆起型病变（a，b）。各个形状大小不等，顶部有凹陷，呈胼胝疣瘩状（c，d）。前庭部后壁小弯侧可见合并于该病的 0-IIa+IIc 型胃癌（e 箭头，f）。因此诊断为与疣状胃炎合并发生的 0-IIa+IIc 型黏膜内癌。

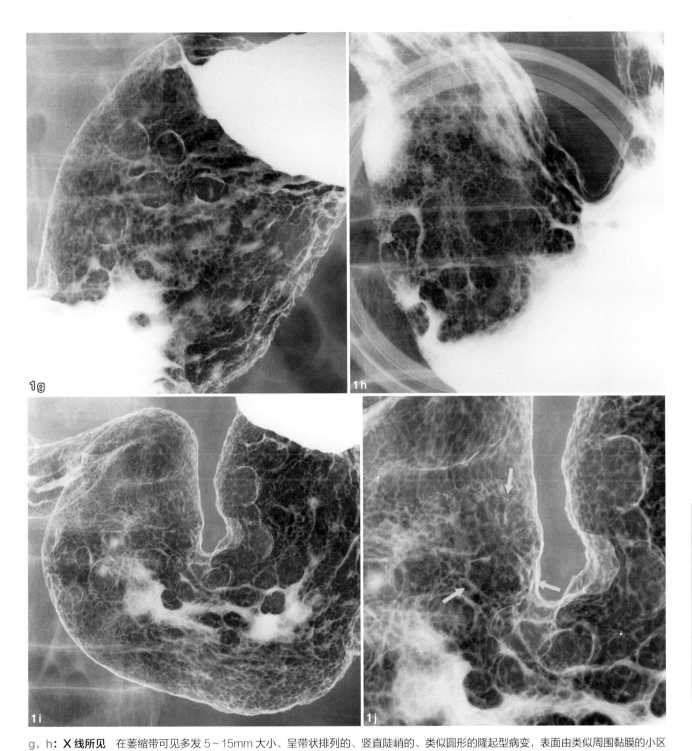

1g

1h

1i

1j

g，h：**X 线所见**　在萎缩带可见多发 5~15mm 大小、呈带状排列的、竖直陡峭的、类似圆形的隆起型病变，表面由类似周围黏膜的小区模样构成，顶部伴有星芒状阴影斑，隆起部分在压迫位的图像（h）中并没有消失，从病变的形态分布可诊断为疣状胃炎。

i，j：**X 线所见**　在前庭部后壁小弯侧明显可见 20mm 大小竖直的椭圆形隆起型病变，表面伴有边缘不完整的棘状阴影斑，合并 0-Ⅱa + Ⅱc 型胃癌。

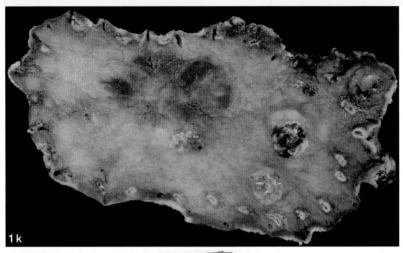

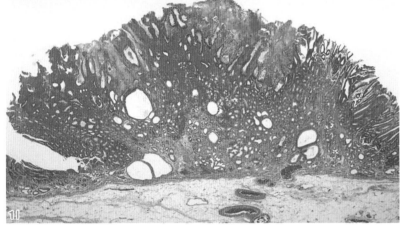

k：甲醛固定后 ESD 标本的肉眼所见 0-Ⅱa+Ⅱc 型胃癌附近可见胼胝疣瘩状的隆起。

l：ESD 标本的胼胝疣瘩状隆起的病理组织学所见 腺窝上皮增生，固有腺体的囊肿状扩张，可见表层的糜烂与再生上皮，诊断为疣状胃炎。

参考文献

[1] 佐野量造：胃疾患の臨床病理. 医学書院，pp139-182, 1974.

[2] 中村卓次：胃ポリープの病型—腺腫を中心に. 最新医学 36：5-20, 1981.

[3] 吉田行哉，他：Helicobacter pylori 除菌によって消失した中村Ⅱ型ポリープの1例. Gastroenterol Endosc 42：152-158, 2000.

[4] 倉俣英夫，他：疣状胃炎と胃癌. Prog Dig Endosc 12：19-26, 1978.

（松嶋　祐，櫻井俊弘）

3 急性胃黏膜病变

急性胃黏膜病变（acute gastric mucosal lesion，AGML）定义为有阵发性腹痛或消化道出血等腹部症状，经内镜检查能够观察到胃黏膜糜烂或多发性溃疡等混在病变的疾病。实际病变与其名称不同，病灶并非局限于黏膜层，形成溃疡时，炎症可侵及黏膜下层或更深层。该病病因有非甾体类解热镇痛药（NSAIDs）、糖皮质激素等药剂，酒精、精神压力、烧伤、头部疾病、外科性创伤引起的应激等。并发于危重的烧伤的 AGML 叫作 Curling ulcer，并发于头部外伤等中枢神经障碍的 AGML 则叫作 Cushing ulcer。近年 NSAIDs 及阿司匹林引发的药物性 AGML 有增加趋势（➡参照 I.162 页）。急骤发作的心前区疼痛或消化道出血时，早期进行内镜检查可诊断。内镜下表现有黏膜发红、水肿、糜烂、溃疡形成，溃疡深度以 Ul II～III 的浅溃疡为主。溃疡底伴有露出的血管或活动性出血时，需要内镜下止血。本病一般消除病因以后，相对能较快治愈，但患有肝硬化或肾衰竭等基础疾病时，治疗有困难。

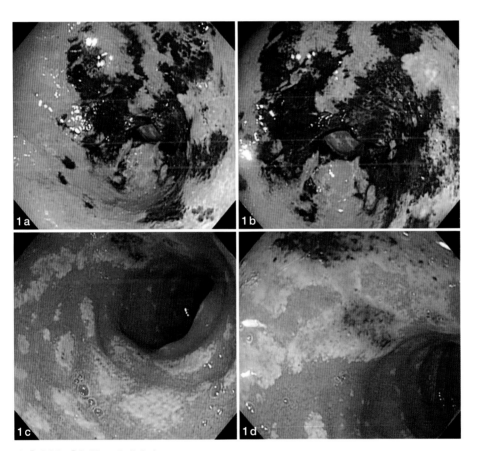

①[病例 1]急性胃黏膜病变

a，b：胃内镜所见 胃镜表现幽门前庭部为中心，可见附着血凝块的地图状、不规则溃疡性病变。其周围散在出血糜烂。这样具有典型内镜表现的 AGML 的发生率较前减少。

c，d：十二指肠内镜所见 表现从十二指肠球部至降部，散在附着白苔的糜烂。AGML 的病例经常累及到十二指肠。

参考文献

[1] Katz E, et al. : Erosive and acute gastrointestinal mucosal lesions. Progress in Gastroenterology, vol 1. Grune and Stratton, New York, p67, 1968.

[2] 原田一道：急性胃黏膜病变の成因—内科の立場から. 胃と肠 24：637-644, 1989.

[3] Curling PB : On acute ulceration of the duodenum in cases of burns. Med Chir Trans London 25 : 260-281, 1842.

[4] Cushing H : Peptic ulcer and the interbrain. Surg Gynecol Obstet 55 : 1-34, 1932.

（田边　聪，小泉和三郎）

4 胶原性胃炎

大肠 ➡ Ⅱ.165 页（胶原性结肠炎）

　　本病根据病理组织学定义为伴有胃黏膜固有层内的炎性细胞浸润与黏膜上皮下 10μm 以上肥厚的 collagen band 的疾病。发病机制尚不明确，临床表现为无症状或心前区疼痛、贫血，可分为基本局限于胃的类型与伴有慢性腹泻的合并胶原性结肠炎的类型。前者多见于儿童、年轻成年人，后者多见于中老年人，在日本的报道到目前为止均符合前者。

　　年轻人群组的 X 线及内镜的特征性表现为大小不等的息肉样外观。但是，其病态实际上为围绕隆起部的凹陷型变化，鉴于组织学由于炎性细胞浸润不均一旦发生斑点状腺管萎缩，考虑为颗粒状、岛状残留的黏膜。诊断需要凹陷部与隆起部的活检，确认是否符合凹陷部的炎症表现以及 collagen band 的肥厚。

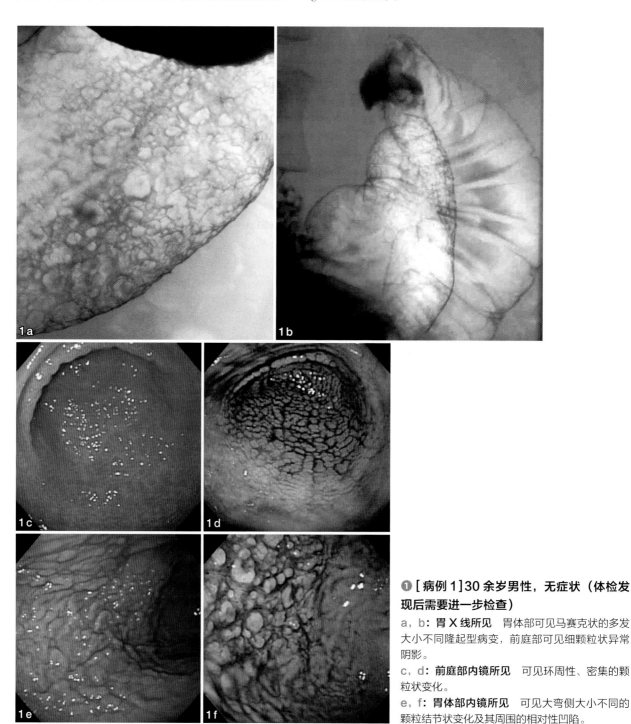

❶ [病例 1] 30 余岁男性，无症状（体检发现后需要进一步检查）

a，b：**胃 X 线所见**　胃体部可见马赛克状的多发大小不同隆起型病变，前庭部可见细颗粒状异常阴影。

c，d：**前庭部内镜所见**　可见环周性、密集的颗粒状变化。

e，f：**胃体部内镜所见**　可见大弯侧大小不同的颗粒结节状变化及其周围的相对性凹陷。

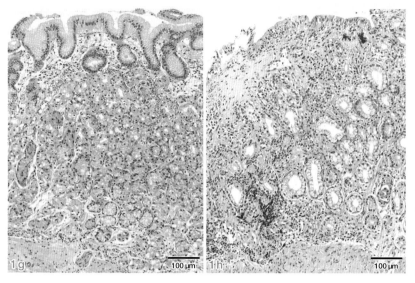

g：从胃体部大弯的隆起部取到的活检组织所
见　缺乏炎症表现，保持着腺管结构。
h：从胃体部大弯的凹陷部取到的活检组织所
见　collagen band 肥厚（50～100μm），淋巴
细胞、嗜酸粒细胞浸润，腺管萎缩，假幽门
腺化生。

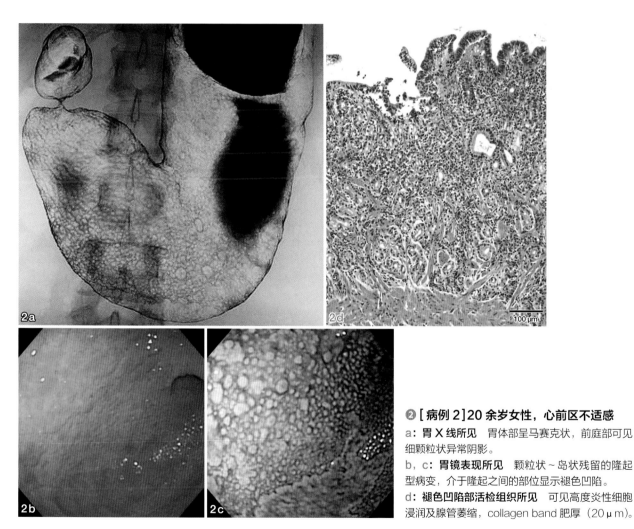

❷[病例2]20余岁女性，心前区不适感
a：胃 X 线所见　胃体部呈马赛克状，前庭部可见
细颗粒状异常阴影。
b，c：胃镜表现所见　颗粒状～岛状残留的隆起
型病变，介于隆起之间的部位显示褪色凹陷。
d：褪色凹陷部活检组织所见　可见高度炎性细胞
浸润及腺管萎缩，collagen band 肥厚（20μm）。

参考文献

[1] Colletti RB, et al. : Collagenous gastritis. Gastroenterology 97 : 1552–1555, 1989.

[2] Lagorce–Pages C, et al. : Collagenous gastritis : a report of six cases. Am J Surg Pathol 25 : 1174–1179, 2001.

[3] Kamimura K, et al. : Collagenous gastritis : endoscopic and pathologic evaluation of the nodularity of gastric mucosa. Dig Dis Sci 52 : 995–1000, 2007.

[4] 小林正明，他：胃・十二指腸における collagenous colitis 類似病変の特徴．胃と腸 44：2019–2028, 2009.

（小林正明，佐藤祐一）

胃

5 嗜酸粒细胞性胃肠炎

食管 ➡ I.33 页（嗜酸粒细胞性胃肠炎）★　小肠 ➡ II.34 页　大肠 ➡ II.198 页

　　嗜酸粒细胞性胃肠炎（eosinophilic gastroenteritis）为伴有嗜酸粒细胞向消化道管壁显著浸润，临床表现为腹痛、腹泻、呕吐等多种症状的疾病。根据嗜酸粒细胞浸润的消化道管壁层次，分为黏膜优势型病变、肌层优势型病变、浆膜优势型病变。根据嗜酸粒细胞浸润程度分为局限型、弥漫型。其表现为非特异性且多样性，如皱襞肥厚、息肉、溃疡形成、硬化、狭窄、蠕动障碍等。

　　嗜酸粒细胞浸润胃后，有时类似于硬胃癌、恶性淋巴瘤、梅毒、肠结核、Crohn 病等，需要鉴别诊断。诊断一般采用 Talley 等诊断标准或厚生劳动省研究版的《诊断指南》（详细内容参照小肠章节），有过敏既往史或末梢血嗜酸粒细胞增多时，需要注意本病及其鉴别诊断。病变如果是黏膜优势型，经黏膜活检即可诊断，但在肌层以下优势的情况下，需要胃壁全层活检、腹膜活检、腹水检查。治疗一般以糖皮质激素或抗过敏药物或对症治疗为主。治疗效果较好，被认为预后尚可，但容易复发。

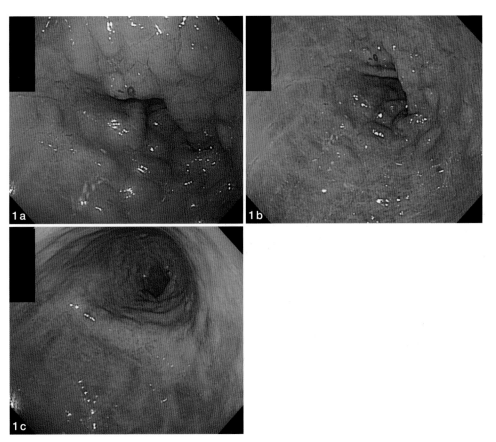

❶ [病例1] 20 余岁男性

a ~ c: 内镜所见　前庭部扩张不良，但未见糜烂、溃疡形成（a）。胃体下部到前庭部可见黏膜水肿状且肥厚，散在红晕斑状扁平隆起（b）。胃体中部到上部黏膜呈水肿状、褪色，可伸展性良好（c）。
胃体下部到前庭部黏膜可见水肿与红晕，前庭部可见壁的硬化，考虑为黏膜优势型，存在部分肌层受嗜酸粒细胞浸润的嗜酸粒细胞性胃肠炎的可能。

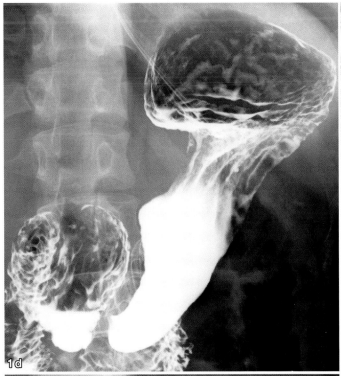

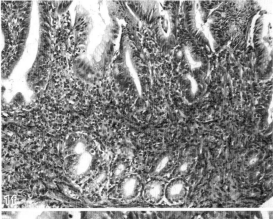

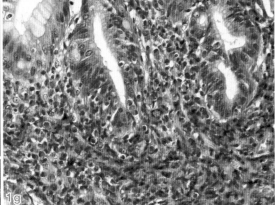

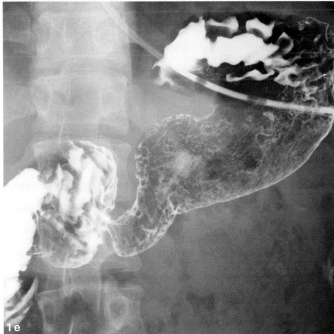

d，e：上消化道 X 线造影所见 胃前庭部扩张不良，体中部到上部伸展性良好（d）。胃体下部到前庭部散在小隆起（e）。

f，g：病理组织学所见（前庭部的活检标本，f：HE 染色 20 倍镜观察，g：40 倍镜观察）包含多数嗜酸粒细胞的慢性活动性炎性细胞浸润的幽门腺黏膜，部分上皮细胞间有嗜酸粒细胞浸润。考虑为嗜酸粒细胞性胃肠炎。

参考文献

[1] Klein NC, et al. : Eosinophilic gastroenteritis. Medicine 49 : 299–319, 1970.

[2] 八尾隆史，他：Helicobacter pylori に起因しないとされる胃黏膜病変の病理所見．胃と腸 41：1025–1032, 2006.

[3] 川端俊貴，他：スキルス胃癌と鑑別を要する非腫瘍性疾患—好酸球性胃腸炎．胃と腸 45：544–548, 2010.

[4] Yan BM, et al. : Primary eosinophilic disorders of the gastrointestinal tract. Gut 58 : 721–732, 2009.

[5] Talley NJ, et al. : Eosinophilic gastroenteritis : a clinicopathological study of patients with disease of the mucosa, muscle layer, and subserosal tissues. Gut 31 : 54–58, 1990.

（川端俊贵）

胃

6 巨大皱襞症

巨大皱襞症为由于黏膜或黏膜下病变引起的外观呈幅度较大的屈曲蜿蜒的大脑回沟样的皱襞。皱襞肥大根据胃壁肥厚部位不同，可分为：①黏膜腺窝上皮的肥厚（foveolar hyperplasia）→ Ménétrier 病；②胃底腺体的增生（parietal cell hyperplasia）→ Zollinger-Ellison 综合征；③黏膜整体的肥厚→皱襞肥大型胃炎；④肿瘤细胞浸润胃壁→硬胃癌、恶性淋巴瘤；⑤异常物质沉着在黏膜–黏膜下层→淀粉样变等种类。每个种类都有其影像学特征。Ménétrier 病被认为在成年人当中与 *Helicobacter pylori* 感染有关，儿童则与巨细胞病毒感染有相关性。特别在成年人病例中，有根除细菌后治愈的报道。由于 TGF-α · VEGF 的过度表达（over-expression），造成胃腺窝上皮的增生与胃底腺体的萎缩，是以胃酸减少与蛋白漏出为特征的疾病。呈现巨大皱襞的其他疾病的鉴别诊断如表 1 所示。

表1 呈现巨大皱襞疾病的鉴别

诊断	X 线、内镜所见	超声内镜所见		
		肥厚层	回声程度	层结构完整性
Ménétrier 病	皱襞伸展性良好，皱襞高但宽度窄，无溃疡、糜烂黏液附着（++）	第 2 层	黏膜层程度	（+）
皱襞肥大型胃炎	皱襞延伸良好，无溃疡、糜烂	第 2 层	黏膜层程度	（+）
恶性淋巴瘤	皱襞延伸性良好，皱襞长轴方向短缩（−）皱襞光泽（+）溃疡、糜烂上皮表现（−）	根据病期不同初期为第 2～第 3 层进展期为全层	低回声	（−）
胃癌	皱襞伸展性不良，皱襞长轴方向短缩（+）皱襞宽，高度低溃疡、糜烂上皮表现（+/−）	病期初期第 3～第 4 层进展期为全层	相对高回声	2/3（+）1/3（−）

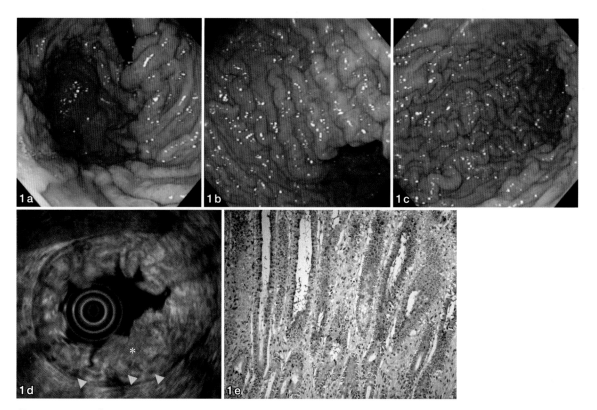

❶ **Ménétrier 病** 血清白蛋白 2.1g/dL。内镜下可见全周的肥厚皱襞（**a**：胃贲门部，**b**：胃体小弯，**c**：胃体大弯）。部分呈脑回沟样并相对有光泽，不伴黏膜缺损。送气可使皱襞之间充分伸展。EUS（**d**）主要为第 2 层的肥厚（*），深部黏膜可见小囊肿样结构（箭头）。免疫染色（**e**）示增殖陷窝上皮的 TGF-α 呈强阳性。

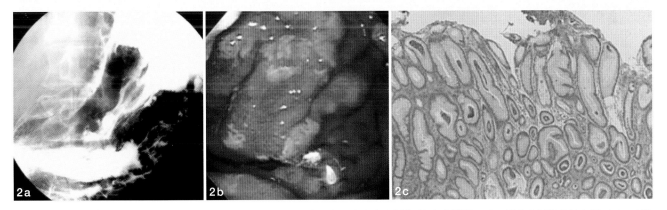

❷ **Ménétrier 病** 在 X 线下以胃体部大弯为中心可见巨大皱襞，由于黏液分泌亢进引起钡剂附着不良。胃的伸展性保持良好（a）。内镜下表现为黏液附着与屈曲蜿蜒，部分可见结节状皱襞（b）。活检可见陷窝上皮的明显增生与胃底腺体的萎缩（c）。

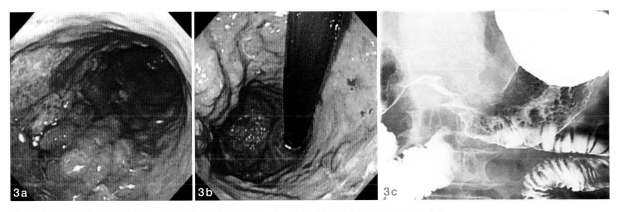

❸ **其他皱襞肥大（硬胃癌）** 送气后皱襞也伸展不佳（a，b），X 线也有显著的胃硬化（c）。

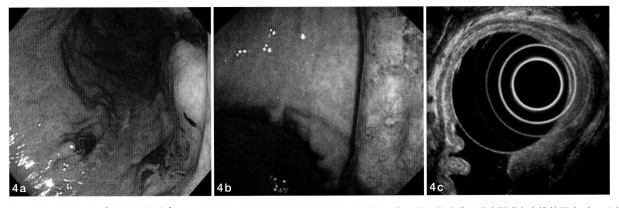

❹ **其他皱襞肥大（胃淀粉样变）** 由于黏膜下层淀粉样蛋白致密沉着，皱襞不屈曲，表现为黏膜下肿瘤样或者直线状肥大（a，b）。EUS 观察可见明显的第 2、第 3 层低回声性的肥厚，但第 4 层也轻度肥厚（c）。

参考文献

[1] 西元寺克禮：巨大ひだ. 胃と腸 31：345, 1996.

[2] Dempsey PJ, et al. : Possible role of transforming growth factor alpha in the pathogenesis of Ménétrier's Disease: Supportive evidence from human and transgenic mice. Gastroenterology 103 : 1950–1963, 1992.

[3] Takeda T, et al. : Role of vascular endothelial growth factor in protein loss of Ménétrier's disease. Int J Mol Med 18 : 571–576, 2006.

[4] Okanobu H, et al. : Giant gastric folds : differential diagnosis at US. Radiology 226 : 686–690, 2003.

[5] 村山洋子，他：Ménétrier 病. 小俣政男，他（監）：専門医のための消化器病学. 医学書院，pp131–134, 2005.

（远藤高夫，筱村恭久）

胃

7 自身免疫性胃炎

　　自身免疫性胃炎是自身免疫机制参与发病的胃炎。在胃底腺黏膜高度萎缩的同时，幽门腺黏膜呈非萎缩，又叫作逆萎缩或者 A 型胃炎。胃内无酸，血清胃蛋白酶原 I 显著低下，且胃蛋白酶原 I / II 比值为 1 以下。血清胃泌素在多在 500pg/mL 以上，血清维生素 B_{12} 低下，如果进展可发生有特异性血象的巨幼细胞型贫血。抗胃壁细胞抗体 90% 能够查出，有特异性的内因子 I 型抗体的阳性率仅达 60%。

　　X 线表现为体部黏膜缺乏皱襞，小区域呈细小的网状结构，幽门部图案较体部大，界线清楚。内镜下可见体部黏膜褪色，血管更易见，幽门部能观察到红色成分少的橙红色或黄色的大小均一的非萎缩黏膜。

　　病理组织学显示体部活检组织有轻度慢性炎性细胞浸润，壁细胞明显减少或消失，可见伴有假幽门腺化生的萎缩性胃炎。幽门部活检黏膜为正常或增生，如做免疫染色检查，胃泌素显示强阳性。继发性疾病有多发性类癌或胃癌。

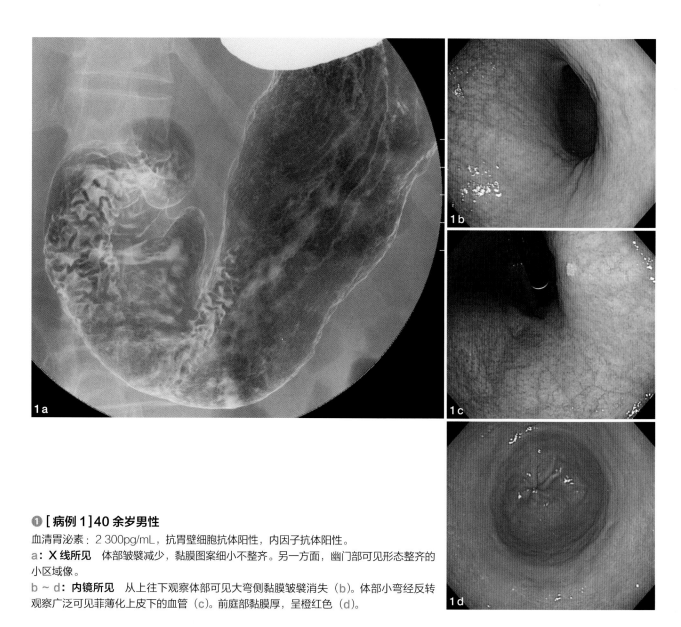

❶[病例 1]40 余岁男性

血清胃泌素：2 300pg/mL，抗胃壁细胞抗体阳性，内因子抗体阳性。

a：X 线所见　体部皱襞减少，黏膜图案细小不整齐。另一方面，幽门部可见形态整齐的小区域像。

b～d：内镜所见　从上往下观察体部可见大弯侧黏膜皱襞消失（b）。体部小弯经反转观察广泛可见菲薄化上皮下的血管（c）。前庭部黏膜厚，呈橙红色（d）。

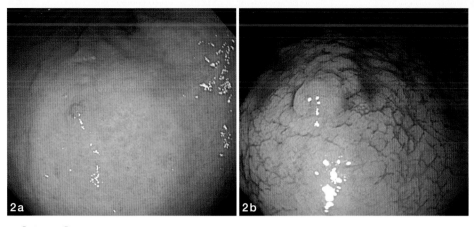

❷ [病例 2] 60 余岁女性，并发多发性胃类癌

血清胃泌素：1 540pg/mL，抗胃壁细胞抗体阳性。

a：在体部经过反转观察可见明显的黏膜萎缩与多发性小隆起病变。

b：经染色能够观察隆起病变表面覆盖与周围相同的黏膜，大的病变顶部则伴有糜烂。

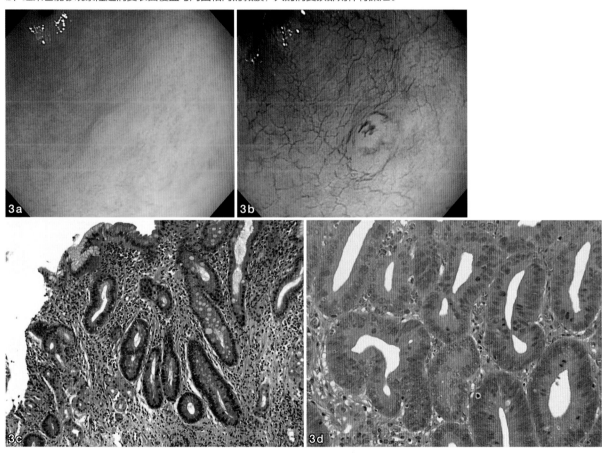

❸ [病例 3] 50 余岁女性，合并胃癌

血清胃泌素：580pg/mL，抗胃壁细胞抗体阳性。

a，b：**内镜所见** 前庭部大弯可见伴有反应性隆起的凹陷型胃癌（a）。经结晶紫染色后病灶中央部的凹陷更为明显（b）。

c：**体部黏膜病理活检所见** 可见胃底腺显著萎缩。

d：**癌部位的病理组织学所见**（ESD 切除标本） 仅限于黏膜内的高分化管状腺癌。

参考文献

[1] Strickland RG, et al. : A reappraisal of the nature and significance of chronic atrophic gastritis. Am J Dig Dis 18 : 426–440, 1973.

[2] 村上恭子，他：自己免疫性胃炎—悪性貧血．臨床免疫 23：1016–1023, 1991.

[3] 津野 稔，他：萎縮性胃底腺黏膜領域にみられた多発カルチノイドと内分泌細胞微小胞巣．病理と臨床 3：773–782,

1985.

[4] 細川 治，他：経過観察からみた A 型胃炎に伴う胃カルチノイドの動態．胃と腸 35：1395–1404. 2000.

[5] 宮永太門，他：A 型胃炎の追跡中に前庭部に発見した早期胃癌の 1 例．胃と腸 44：1456–1461, 2009.

（細川 治，海崎泰治）

8 深在性囊性胃炎（GCP）

胃肠吻合部，尤其是发生于沿 Billroth Ⅱ 法重建后的吻合口胃侧的隆起型病变。大部分无症状，但时有发生显性出血。病因可能为十二指肠液的反流，也有报道提示其与血运减少、胃黏液的变化、神经支配的缺如有关。

残胃大弯侧的皱襞到达吻合部并肿大，左右紧挨着的皱襞相互重叠，如围绕吻合口大弯一样，形成无蒂性息肉状隆起。接近观察可见覆盖隆起的黏膜发红，且黏膜粗糙。病理组织学可见腺窝上皮的增生、腺体囊肿样扩张与黏膜下浸润、假幽门腺化生等，因此认为将其病名修改为吻合部息肉状肥厚性胃炎（stomal polypoid hypertrophic gastritis，SPHG）更恰当。

临床上重要的是，能推论该病可能为残胃吻合部癌的发生基础。本病与吻合部癌均发生于良性疾病，特别是十二指肠溃疡术后 20 年以上的 Billroth Ⅱ 法重建后吻合部容易发生，且多数报道提示本病引起的隆起型病变可发生癌变。但是，近年采用十二指肠反流较少的 Roux-en Y 吻合重建以后，该病发生率逐年减少。

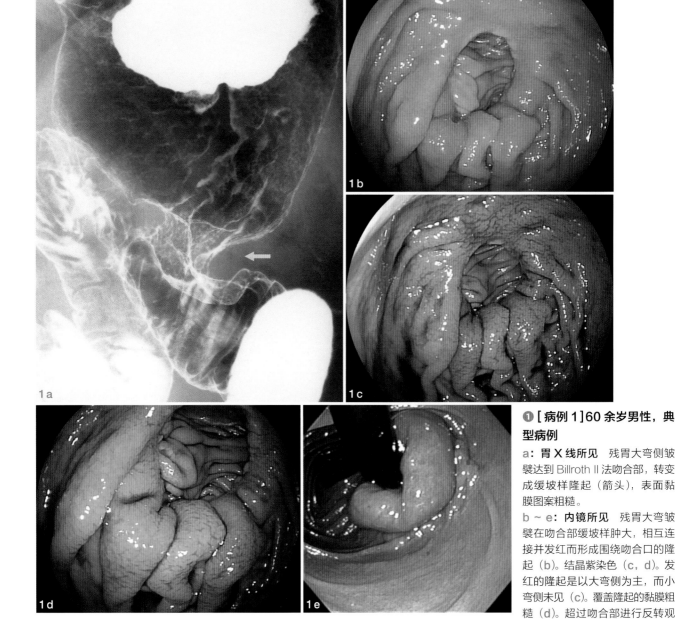

❶ [病例 1] 60 余岁男性，典型病例

a：胃 X 线所见 残胃大弯侧皱襞达到 Billroth Ⅱ 法吻合部，转变成缓坡样隆起（箭头），表面黏膜图案粗糙。

b～e：内镜所见 残胃大弯皱襞在吻合部缓坡样肿大，相互连接并发红而形成围绕吻合口的隆起（b）。结晶紫染色（c，d）。发红的隆起是以大弯侧为主，而小弯侧未见（c）。覆盖隆起的黏膜粗糙（d）。超过吻合部进行反转观察可见突出于空肠内的隆起（e）。

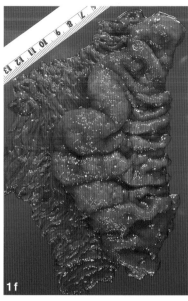

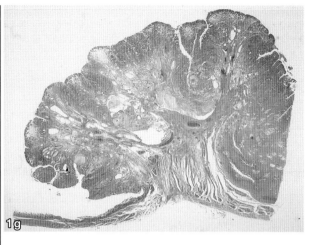

f：切除标本的肉眼所见　切除标本进行小弯切开。大弯侧皱襞的最肿胀部位的宽度为30mm。
g：病理组织学所见（放大镜）　黏膜表层腺窝上皮增生，中层囊肿样扩张，黏膜肌层上面的分支侵入黏膜下层构成隆起。

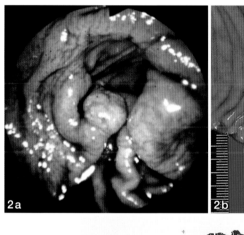

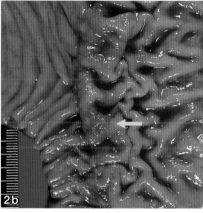

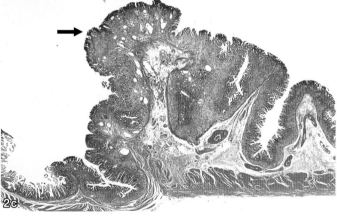

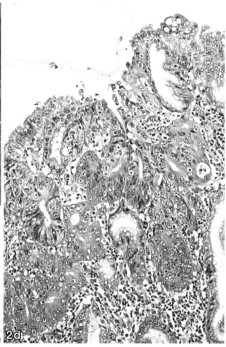

❷[病例2]50余岁男性，合并癌

a：内镜下染色后所见　GCP的大弯侧球形隆起的图案细小部位为病灶。
b：切除标本的肉眼所见　并发直径0.7cm的Ⅰ型胃癌（箭头）。
c，d：病理组织学所见　吻合部无蒂型息肉顶部存在癌巢（c，箭头），高分化管状腺癌（d）。

参考文献

[1] Littler ER, et al. : Gastritis cystica polyposa.（Gastric mucosal prolapse at gastroenterostomy site, with cystic and infiltrative epithelial hyperplasia）. Cancer 29 : 205-209, 1972.
[2] 遠城寺宗知，他：胃腸吻合部の良性病変—吻合部潰瘍と吻合部ポリープ．胃と腸 12：893-902, 1977.
[3] 白崎信二，他：残胃再切除例 25 例の胃腸吻合部の檢討．外科診療 23：586-592, 1981.
[4] 岩下明徳，他：Stomal polypoid hypertrophic gastritis（SPHG）（gastritis cystica polyposa；GCP）に発生したⅠ型早期胃癌の1例．胃と腸 17：1333-1339, 1982.
[5] 細川　治，他：吻合部ポリープ状肥厚性胃炎に発生したⅠ型早期胃癌の1例．胃と腸 23：915-920, 1988.

（細川　治，海崎泰治）

胃

9 Crohn 病

食管 ➡ I.35页　　十二 ➡ I.297页　　小肠 ➡ II.36页　　★ 大肠 ➡ II.181页，183页

　　Crohn 病的胃部病变以阿弗他样糜烂为最多见，也可见斑状发红斑、颗粒状黏膜或不整齐溃疡等，好发部位为前庭部，也可发生幽门狭窄。贲门部到胃体部小弯的 2～4 条肿大皱襞与横过其皱襞的龟裂状凹陷被称为竹节样外观（bamboo-joint like appearance），Crohn 患者的 36%～59% 有该特征性表现。虽然是极其罕见，但也有局限在胃、十二指肠的"胃-十二指肠型"。

　　普通内镜观察难以识别胃部病变，应积极染色观察，精心找出细微的表现。如可见上述表现，应在该部位和正常外观部取活检进行病理检查，以便确认有无非干酪性类上皮细胞肉芽肿。肉芽肿的检查在诊断上并非必需，但在小肠、大肠上无纵行溃疡或鹅卵石样变化等主要表现时，则有助于诊断。竹节样外观的活检是从凹陷部采集，肉芽肿检出率受到活检数目、切片厚薄等影响，报道提示肉芽肿查出率为 9.1%～45%，胃病变整体的肉芽肿查出率为 11%～83%。其他本病细节参照"大肠"章节。

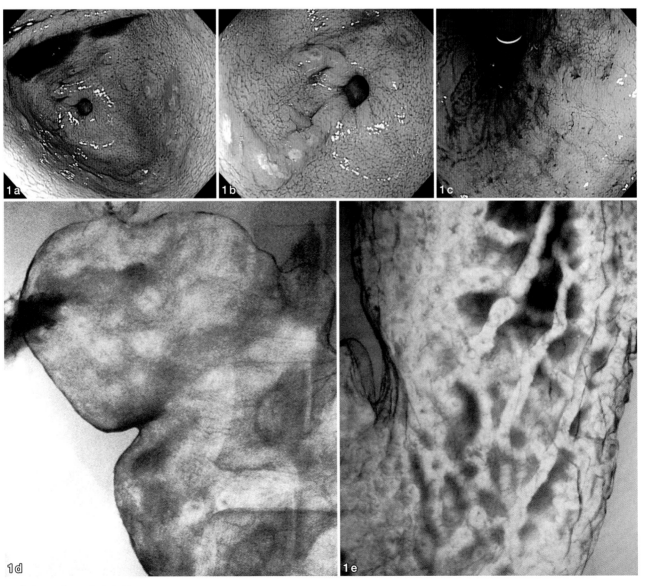

1a　1b　1c　1d　1e

❶ [病例 1] 20 余岁女性

a～c：内镜所见（结晶紫染色）　胃前庭部有多发性糜烂，部分可见纵行排列（a，b）。胃体部也见大小不同的不整齐多发性糜烂（c）。

d，e：X 线双重造影所见　胃前庭部（d）、胃体部（e）可见周围透亮的多发性凹陷型病变（糜烂）。

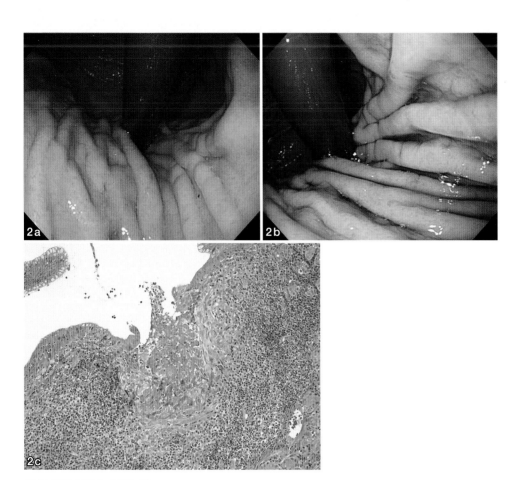

❷[病例2]30余岁男性

a，b：内镜所见（a：普通内镜观察，b：结晶紫染色） 贲门部可见竹节样外观。

c：病理组织学所见 竹节样外观处的病理活检提示非干酪样类上皮细胞肉芽肿，其周围可见慢性炎性细胞浸润。

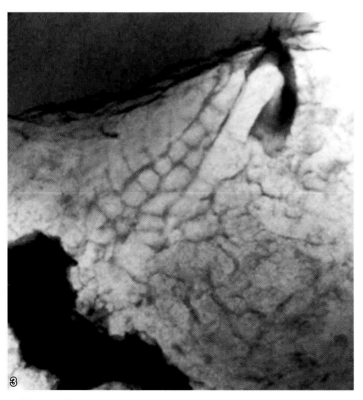

❸[病例3]30余岁男性

胃X线所见 贲门部到胃体上部小弯可见典型的竹节样外观。

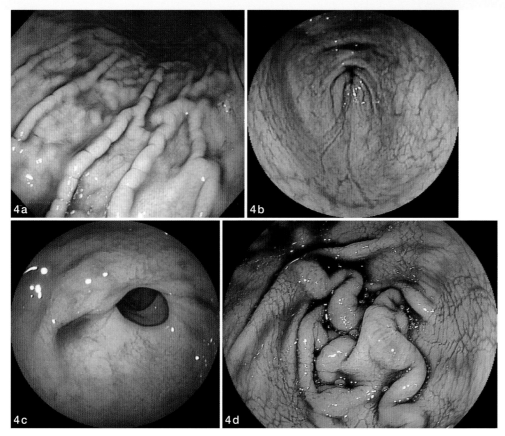

❹ Crohn 病的胃镜所见

a：[**病例 4**] **40 余岁女性** 体部大弯的竹节样外观。
b：[**病例 5**] **20 余岁女性** 前庭部的鱼鳞状粗糙黏膜。
c：[**病例 6**] **10 余岁女性** 幽门环附近伴有糜烂的肿大皱襞。
d：[**病例 7**] **10 余岁男性** 走向幽门环的肿大皱襞。

参考文献

[1] 渡 二郎，他：Crohn 病の上部消化管病変の臨床と経過—胃・
十二指腸病変を中心に．胃と腸 42：417-428, 2007.

[2] 石川千里，他：炎症性腸疾患の上部消化管病変 A．Crohn 病
の上部消化管病変．赤松泰次，他（編）：炎症性腸疾患鑑別

診断アトラス．南江堂，pp269-273, 2010.

[3] Yokota K, et al. : A bamboo joint-like appearance of the gastric body
and cardia : possible association with Crohn's disease. Gastrointest
Endosc 46 : 268-272, 1997.

（伊藤贵博，藤谷幹浩）

10 溃疡性结肠炎

十二 → I.299 页 ★ 大肠 → II.188 页

　　溃疡性结肠炎（ulcerative colitis，UC）有时可引起胃、十二指肠病变。胃病变的表现比十二指肠病变轻微的情况较多，见于 UC 患者总体的 5% 以下。其特征是病情严重期常见，就是活动期全结肠炎型 UC 或术后回肠囊炎发病病例较多。UC 的胃病变表现与大肠的病变类似，学者们按重症度顺序分类为脆弱黏膜、颗粒状黏膜、多发性阿弗他，观察到前两者时可给予粉碎的美沙拉嗪。

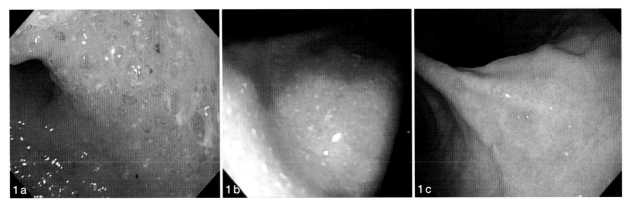

❶ 胃镜所见　a：脆弱黏膜（friable mucosa） 定义为由内镜接触或送气容易引起出血的糜烂性或溃疡性黏膜。与颗粒状黏膜 **b** 比较，白苔较大，白苔间可见愈合倾向。**b：颗粒状黏膜（granular mucosa）** 定义为缺乏红晕，伴有多发白点的黏膜。与多发阿弗他相比，能观察到发红不明显，白点之间距离短，白点浸润倾向。可认为脆弱黏膜是多发阿弗他的轻微表现。上述 **a** 与 **b** 的黏膜表现很少见于其他疾病，因此可只以这些表现诊断为 UC 相关胃病变。**c：多发阿弗他（multiple aphthae）** 定义为被红晕围绕的多发白点。阿弗他周围黏膜缺乏发红或水肿等炎性表现。将此表现诊断为 UC 相关胃病变需要严格的除外诊断，需要与 Crohn 病、感染性疾病、胶原病、自身免疫性疾病、过敏性疾病等进行临床鉴别。

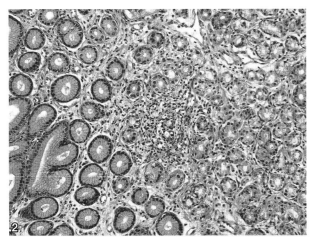

❷ 胃活检组织所见　局限强调型胃炎（focally enhanced gastritis）。指的是部分腺管被淋巴细胞或吞噬细胞包围，并且受到浸润的表现。最初被认为 Crohn 病的特征性表现，也可见于 UC。如果将此组织学表现当成 UC 相关表现，需要除外 Crohn 病。虽然大多见于炎症性肠病，可是也可见于非炎症性肠病。

参考文献

[1] Hori K, et al. : Gastroduodenitis associated with ulcerative colitis. J Gastroenterol 43 : 193–201, 2008.

[2] 堀　和敏，他：潰瘍性大腸炎にみられる胃·小腸病変の所見と経過．胃·十二指腸病変．胃と腸 44：1549–1559, 2009.

[3] Hisabe T, et al. : Diagnosis and clinical course of ulcerative gastroduodenal lesion associated with ulcerative colitis : possible relationship with pouchitis. Dig Endosc 22：268–274, 2010.

[4] Oberhuber G, et al. : Focally enhanced gastritis : a frequent type of gastritis in patients with Crohn's disease. Gastroenterology 112 : 698–706, 1997.

[5] McHugh JB, et al. : The clinical significance of focally enhanced gastritis in children. Am J Surg Pathol 37 : 295–299, 2013.

（堀　和敏，横山阳子）

1 胃溃疡

十二 ➡ Ⅰ.292 页

　　胃溃疡指的是包括黏膜在内的组织缺损，有时根据其病理组织学的深度进行分类，分为 UlⅠ~ UlⅣ（如**表1**所示）。该病以男性多见。主要病因有 *H.pylori* 感染、服用 NSAIDs 等。对于 *H.pylori* 相关胃溃疡的患者，在根除细菌治疗成功的例子中，几乎没有复发病例。胃溃疡好发部位是胃角部，随年龄增加，体部的发生率也增高。

　　根据病变数目可分为单发与多发。根据其形态可分为（椭）圆形溃疡、鞍状溃疡、对吻溃疡（kissing ulcer）、堑壕溃疡（trench ulcer）、线状溃疡等。

　　X 线检查中，直接表现有：①龛影（英文：niche；德语：Nische）；②皱襞纠集。如有以上任何一种表现即可诊断。龛影按照描出角度分别称为正面龛影（en-face niche）和侧面龛影（profile niche）。在 X 线检查中，间接表现有胃壁边缘变化。如观察到边缘硬化、伸展不良、直线化、弯进等表现，应该充分观察有无溃疡，特别是在好发部位的胃角部小弯侧，有时也使用胃角部小弯变形、胃角部小弯开大、胃角部小弯缩短等形容方法。关于线状溃疡，由于胃角部小弯的明显缩短，偶尔呈现囊状胃。

　　线状溃疡基本上与胃角部小弯垂直，长度 ≥ 3cm。经常复发，线状沟里偶尔会有圆形溃疡或形成数条溃疡。一般来说，深的较多，因此多为难治性。线状溃疡由村上于 1954 年提出，由白壁、熊仓等进一步开展 X 线诊断。

　　在内镜检查下，根据检查所见时相循环进行分期分类（崎田·大森·三轮分类）（**表2**，**图❶**）。

表1 胃溃疡深度分类（村上分类）

Ul-Ⅰ	缺损仅限黏膜，大多形容为糜烂
Ul-Ⅱ	缺损至黏膜下层
Ul-Ⅲ	缺损到达固有肌层
Ul-Ⅳ	缺损超过固有肌层

表2 胃溃疡内镜分期分类（崎田·大森·三轮分类）

活动期（active stage）：分为 A₁ 和 A₂

A₁：厚白苔，部分可见白苔露出。往往可见出血与凝血块。周围发红、水肿、糜烂等炎症表现明显，环堤也显著

A₂：白苔露出消失，周围炎症与环堤变为轻度，发生皱襞纠集，再生上皮极少

愈合期（healing stage）：分为 H₁ 与 H₂*

H₁：溃疡变浅，白苔均一，其边缘光滑，再生上皮清楚，环堤几乎消失，皱襞纠集至白苔边缘

H₂：溃疡显著缩小，白苔变薄，再生上皮宽度变宽
　　* 瘢痕期的中心的微小褪色斑与小残留白苔的鉴别困难时，有时将其当成 H₃

瘢痕期（scarring stage）：分为 S₁（red scar）与 S₂（white scar）

S₁：黏膜缺损消失，但残留再生上皮的红晕，中心偶可见微小褪色斑

S₂：红晕消失，再生上皮厚，与周围黏膜同样色调

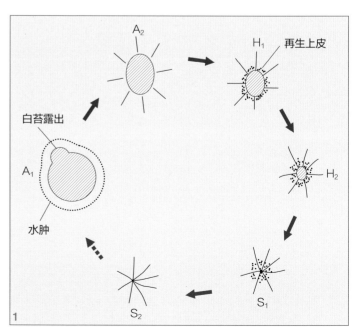

❶ 胃溃疡内镜分期分类示意图（崎田·大森·三轮分类）

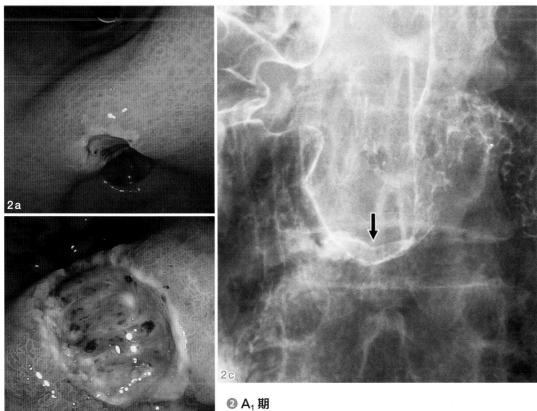

❷ A₁ 期

可见胃角处有白苔露出的溃疡，溃疡底部可见血凝块和周边黏膜水肿（a，b），在X线下观察，可见侧面的龛影（c，箭头）。

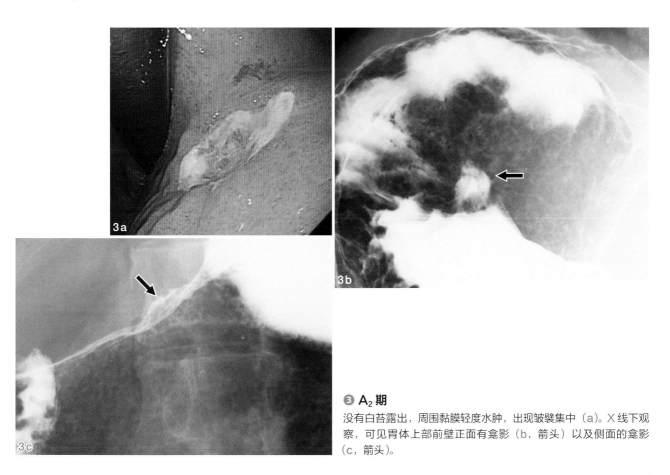

❸ A₂ 期

没有白苔露出，周围黏膜轻度水肿，出现皱襞集中（a）。X线下观察，可见胃体上部前壁正面有龛影（b，箭头）以及侧面的龛影（c，箭头）。

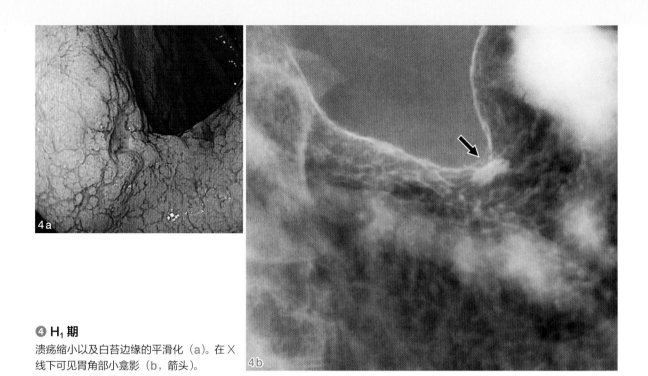

④ H₁ 期

溃疡缩小以及白苔边缘的平滑化（a）。在 X 线下可见胃角部小龛影（b，箭头）。

⑤ H₂ 期

胃角部后壁可见缩小的溃疡，白苔变薄，周围再生上皮宽度变宽（a，b）。在 X 线下胃角部可见小龛影（c，箭头）。

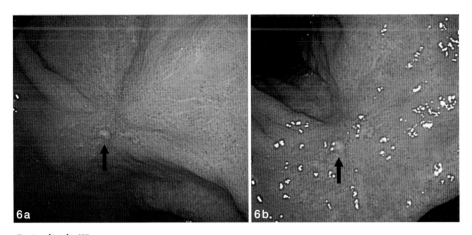

❻ S₁（H₃）期

a，b：在胃体下部小弯处可见伴有皱襞集中的发红再生上皮（S₁），和仅有的白苔残存（H₃，箭头）（a，b）。

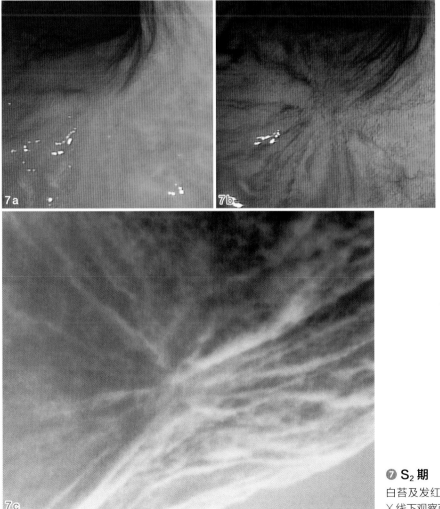

❼ S₂ 期

白苔及发红消失，只有集中的皱襞残存（a，b）。
X 线下观察可见胃体中部后壁集中的皱襞（c）。

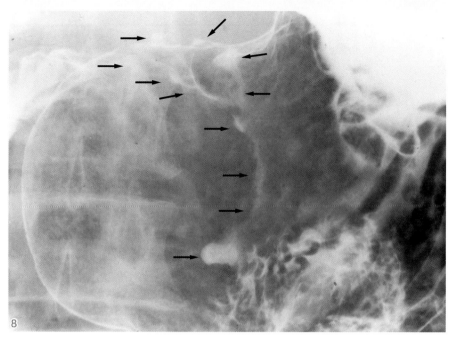

❽ 角部的线状溃疡（箭头）
由于显著的小弯缩短呈现囊状胃。

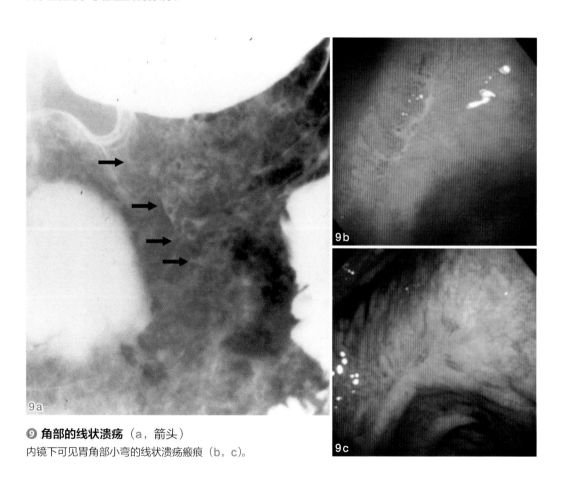

❾ 角部的线状溃疡（a，箭头）
内镜下可见胃角部小弯的线状溃疡瘢痕（b，c）。

参考文献

[1] 市川平三郎，他：胃 X 線診断の実際，11 版．文光堂，pp227-236, 1972.

[2] 荻原正示，他：胃潰瘍の時相分類（崎田・大森三輪分類）.

八尾恒良（監），「胃と腸」編集委員会（編）：胃と腸用語事典．医学書院，pp268-269, 2002.

（今村哲理，黑河　圣）

2 Dieulafoy 溃疡

小肠 ➡ Ⅱ.62 页　　大肠 ➡ Ⅱ.214 页

　　1898 年 Dieulafoy 首次报道的溃疡，呈现猛烈出血的病态。临床上无明确的定义，一般无溃疡既往史，发病时心前区疼痛或恶心、食欲不振等前驱症状的情况下，突然出现大量吐血、便血。Ul–Ⅱ或以上的溃疡造成走行于黏膜下层的异常粗大动脉的破裂。发生率为 0.3% ~ 6.8%，男性多见，男女比率为 3：1 ~ 6：1。

　　内镜的特征以贲门部或胃体部发生多见，一般为单发，而且最大直径 10mm 以下者较多，暴露血管明显。另外，溃疡底部可见粗大暴露血管所致的小隆起，溃疡周围无皱襞纠集、环堤，也无再生上皮。

　　关于治疗，既往被认为除了手术以外无法抢救，目前经内镜下止血术（局部注射疗法、凝固法、钛夹夹闭等）能止住 90% ~ 100% 的出血。手术需要率为 0 ~ 6%，总体死亡率为 0 ~ 3.7%。

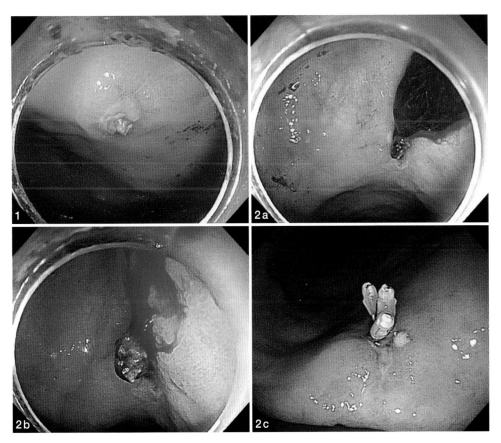

Dieulafoy 溃疡的内镜所见

两个病例均主因呕血就诊。检查时都是活动性出血（-）。

❶ [病例 1] 70 余岁女性

胃体上部后壁可见 7mm 大小的溃疡。溃疡底部可见暴露血管所致的小隆起。

❷ [病例 2] 80 余岁男性

a ~ c：胃体下部小弯可见附着血凝块的暴露血管所致的小隆起（a）。被白苔覆盖的溃疡周围未见皱襞纠集、再生上皮，去除血凝块后可见涌出性的出血（b）。用钛夹止血后未再出血（c）。

参考文献

[1] Dieulafoy G：Exulceratio simplex. L' intervention chirurgicale dans les hématémèses foudroyantes consécutives à l' exulcération simple de l' estomac. Bull de L' Acad de Med 39：49-84, 1898.

[2] 島津久明：原典を繙く——Dieulafoy 潰瘍（その 1）. 臨外 39：1735-1737, 1984.

[3] 並木正義：Dieulafoy 潰瘍の概念と病態をめぐって. 胃と腸 22：1109-1112, 1987.

（小泽俊文）

3 NSAIDs 相关性胃病变

★ 小肠 ➡ II.29页　　大肠 ➡ II.156页

　　非甾体类抗炎药（nonsteroidal anti-inflammatory drugs，NSAIDs）除了具有抗炎、解热镇痛作用以外，还有抑制血小板凝集作用，以预防脑血管障碍、缺血性心脏病为目的，使用量逐渐增加。副作用有胃或十二指肠溃疡与小肠的消化道黏膜功能障碍。NSAIDs 相关性溃疡一般是出血为首发症状，此倾向在阿司匹林导致的溃疡最为明显。内镜下一般表现为伴有发红、糜烂的呈表浅、不整齐的多发性溃疡，由于服药期间不同，好发部位也不同。另外，停药后溃疡得以早期治愈也是其特征之一。

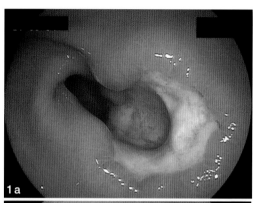
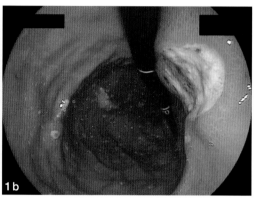
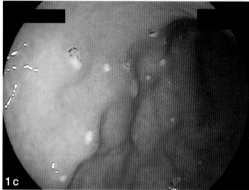

❶ [病例1] 70 余岁女性

因颈椎术后服用双氯芬酸钠。未见便血和贫血，因持续腹痛就诊于消化内科。

a：上消化道内镜所见　可见胃前庭部后壁被白苔覆盖的溃疡。

b： 胃体中部小弯可见被黄白苔覆盖，部分伴暗红色血凝块的较大溃疡，其周围从前壁到大弯有大小不等多发性小溃疡。

c： 小溃疡周围发红、厚白苔覆盖，但未见提示恶性肿瘤的表现。

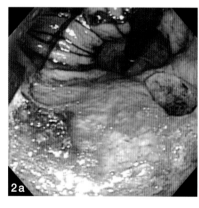
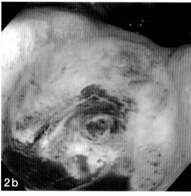

❷ [病例2] 70 余岁女性

因腰痛服用双氯芬酸钠后出现柏油样便，来医院就诊。

a：上消化道内镜所见　胃体中部小弯可见深溃疡，边缘清楚，溃疡底有厚苔与血凝块。

b： 冲洗溃疡底后可见中央部血管露出。对该部用止血夹施行止血术。

参考文献

[1] 岩本淳一，他：NSAIDs 関連上部消化管病変の診断. 消内視鏡 20：171-179, 2008.

[2] 渡　二郎，他：NSAIDs 潰瘍の臨床像の特徴と診断. 日臨 69：1016-1023, 2011.

（町田浩久）

4 胃结节病

　　胃结节病是一种病因不明的全身性肉芽肿性疾病，极少发生在消化道。胃结节病可分为全身性结节病并发胃部病变和局限于胃的局限型结节病，大部分为局限型。肉眼表现为多发溃疡与糜烂、硬胃癌样黏膜肥厚与硬化、结节性隆起型病变等多种表现，也有报道这些表现混合发生的病例。

　　该病肉眼表现无特异性，病理组织学提示非干酪样类上皮细胞肉芽肿方能明确诊断。目前认为结节病的结节仅限于黏膜下层时，只有溃疡的轻微表现，侵及肌层以下则多有硬胃癌样表现。当表现为溃疡性病变时，肉芽肿在溃疡边缘隆起部多于溃疡中心部。另外，胃周围淋巴结也可由肉芽肿引起的肿大。

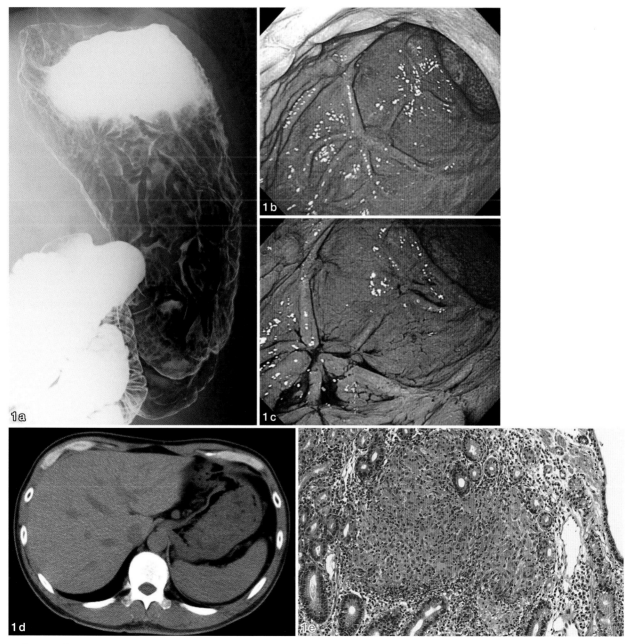

❶[病例 1]50 余岁男性，多发溃疡病变

a：上消化道造影所见　胃体部可见多个黏膜纠集征象。

b，c：白光内镜所见　犹如成群海盘车样，伴有多个黏膜纠集的溃疡瘢痕。溃疡瘢痕部呈凹陷，皱襞先端呈圆形，部分伴有肿大。

d：单纯腹部 CT 所见　胃小弯可见直径约 10mm 的数个淋巴结肿大。

e：活检组织所见　溃疡边缘部活检，黏膜内可见混有多核巨噬细胞的不伴干酪样坏死的类上皮细胞肉芽肿。

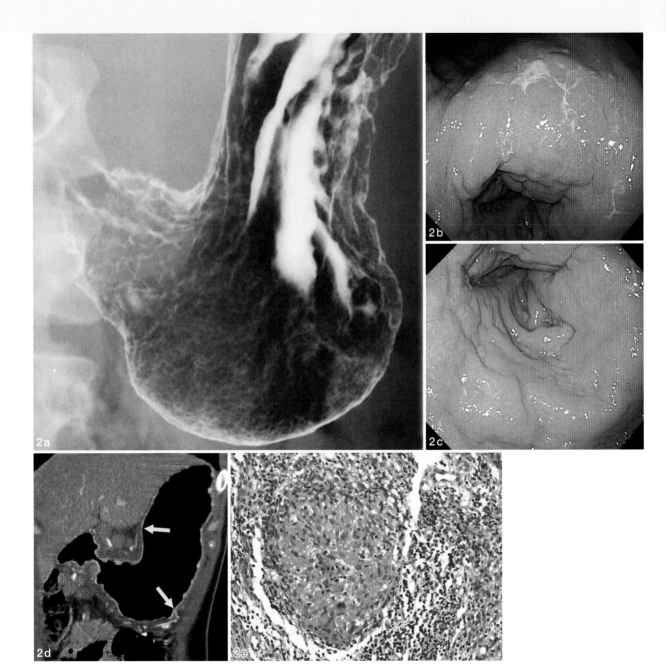

❷ [病例 2] 20 余岁女性，硬胃癌样病变

a：上消化道造影所见 前庭部到胃角上部管腔边缘不整伴狭窄，黏膜水肿。

b，c：白光内镜所见 胃小弯从胃体下部到幽门环呈水肿状。胃角上部小弯可见较浅、不整齐的溃疡。前庭部伸展不良且狭窄。

d：腹部 CT（MPR 法，冠状面）所见 由箭头所示部位到幽门环可见弥漫性、全层性胃壁肥厚。星号部位（＊）可见肿大淋巴结。

e：活检组织所见 可见多处比较大的类上皮肉芽肿，有较多的多核巨噬细胞浸润，中心无干酪样坏死。

参考文献

[1] 中原 束：スキルス胃癌と鑑別を要する非腫瘍性疾患—サルコイドーシス．胃と腸 45：515–520, 2010.

[2] 小沼一郎，他：胃サルコイドーシスの 1 例．胃と腸 37：227–232, 2002.

[3] 岩間芳生，他：胃サルコイドーシスの 1 例．胃と腸 24：809–813, 1989.

[4] 小林航三，他：胃サルコイドーシスの 1 例．胃と腸 11：621–626, 1976.

（渡边龙之，中原 束）

1 异尖线虫病

小肠 ➡ Ⅱ.12 页

　　胃异尖线虫病是因蛔目异尖科幼虫刺入胃而发病的幼虫移行症。蛔目异尖科幼虫当中，已知可感染人群的有 *Anisakis simplex*、*Pseudoterranova decipiens*、*Contracaecum osculatum*、*Hysterothylacium aduncum* 等 4 种，其 中 *Anisakis simplex* 的第Ⅲ期幼虫占大部分。生食作为第 2 中间宿主的鲭鱼、竹荚鱼、沙丁鱼、秋刀鱼、鳕鱼、花鲫鱼、鲑鱼、狭鳞庸鲽、鲽鱼、鱿鱼等可感染。典型症状是生食致病鱼类一至数小时后发生上腹部疼痛，也有诱发Ⅰ型过敏反应而出现荨麻疹的病例。内镜表现以局限型充血、水肿、糜烂为主，偶有出现急性胃黏膜病变或 vanishing tumor。病理组织学可见以黏膜下层为中心，伴有嗜酸粒细胞浸润的高度水肿。如果内镜下能够确认刺入胃黏膜的虫体，即可用钳子取出。因虫体数目不一定是 1 条，故应当彻底观察全胃（特别是皱襞间）。

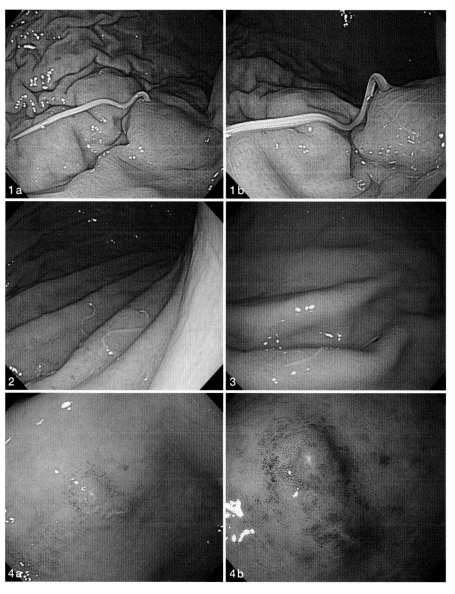

胃异尖线虫病内镜所见

❶[病例 1]30 余岁男性

a，b：生食鲭鱼、鳕鱼、鲽鱼的生鱼片后出现心前区疼痛、呕吐。胃体中部大弯可见异尖线虫刺入，周围皱襞水肿。

❷[病例 2]60 余岁男性

胃体大弯可见数条异尖线虫虫体。最终取出 15 条。

❸[病例 3]30 余岁男性

胃体中部大弯可见异尖线虫虫体刺入。刺入部附着血凝块，除此以外未见红、肿等表现。

❹[病例 4]70 余岁男性

a，b：摄取生鱼片后出现心前区疼痛。行内镜检查时未见虫体，前庭小弯部可见考虑刺入痕迹的糜烂斑，周围可见红晕与水肿（b：NBI 观察）。

参考文献

[1] 瓜田純久，他：アニサキス．臨消内科 26：1030-1036，2011.　　2002.
[2] 松本主之，他：消化管アニサキス症．胃と腸 37：429-436，

（野村昌史，三井慎也）

2 巨细胞病毒感染

小肠 ➡ Ⅱ.18 页　　大肠 ➡ Ⅱ.146 页

　　巨细胞病毒（cytomegalovirus，CMV）属于疱疹病毒科，其感染宿主细胞后在多数情况下为不显性感染，一旦宿主处于免疫功能下降状态，则会导致机会性感染而引起危重器官功能障碍。虽然罕见，但也有报道显示健康成年人因 CMV 感染引起胃黏膜病变。

　　报道显示，其胃病变形态特征是大小不等的多发性糜烂或小溃疡、不整齐地图状溃疡、深凿样溃疡等多种形态，有以胃角部～前庭部为中心分布的倾向。

　　此病诊断需要血清学证明 CMV 抗体或抗原存在，另外需要胃黏膜活检查出核内包涵体。关于核内包涵体所在位置，报道提示多局限于溃疡边缘的腺管上皮细胞内或溃疡底肉芽组织表层部。

　　另外，由于小血管内皮细胞内也可查到核内包涵体，因此可推测 CMV 血管炎为胃黏膜病变原因。

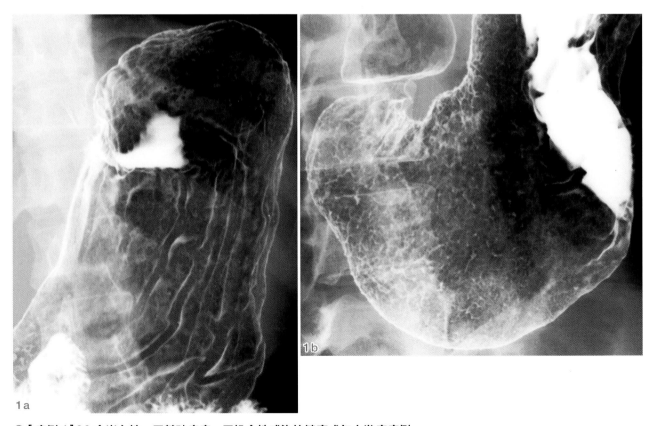

❶[病例1]30 余岁女性，无基础疾病，无机会性感染的健康成年人发病病例
主诉：发热，腹痛，呕吐，全身倦怠感。CMV-IgM 抗体（＋），合并 CMV 急性肝炎（＋）。
a：X 线所见　胃体部可见弥漫性微小钡剂斑，提示多发糜烂。
b：X 线所见　胃体部下部至胃角小弯可见轻度变形，前庭部可见大小不等、不规则的钡剂斑，较胃体部明显，幽门未见变形。

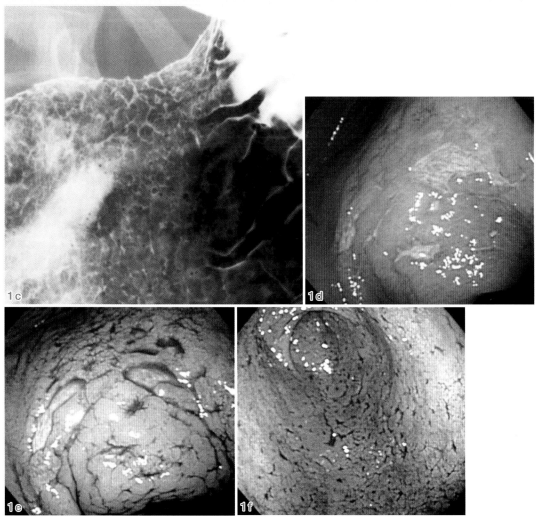

c：X 线所见　胃角部小弯可见多发不规则溃疡。
d~f：内镜所见　经白光普通内镜可见以胃体下部小弯为中心的多发不整齐溃疡（d）。色素染色后观察溃疡表浅，溃疡之间黏膜有光泽并伴轻度水肿（e）。前庭部有弥漫性、多发性的线状～楔形糜烂，周围黏膜呈轻度水肿（f）。

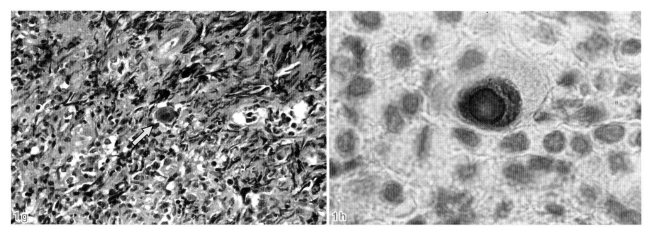

g，h：病理组织学所见　溃疡底部的活检组织标本可见肉芽组织内的核内包涵体（箭头）（g）。溃疡边缘的活检组织标本可见腺管上皮内的核内包涵体，免疫染色证明 CMV 抗体阳性（h）。

参考文献

[1] Henson D：Cytomegalovirus inclusion bodies in the gastrointestinal tract. Arch Pathol 93：477–482, 1972.
[2] 松井敏幸，他：胃巨大細胞性封入体症の 1 例．日消誌 75：

2044–2048, 1978.
[3] 前山浩信，他：健常成人に発症したサイトメガロウイルス関連急性胃黏膜病変の 1 例．胃と腸 35：705–711, 2000.

（长滨　孝）

胃

3 胃蜂窝织炎

　　胃蜂窝织炎是以黏膜下层为主，涉及胃壁全层的非特异性化脓性炎症性疾病。根据诱因分为原发性、继发性、特发性，最常见致病菌为链球菌。有发热、腹痛、呕吐等急骤的临床表现，炎症表现明显，需要与急腹症相鉴别，行腹部CT检查后因胃壁肥厚而考虑本病的情况较多。内镜检查可见胃壁肥厚、皱襞肿大、伸展不良等，需要与硬胃癌相鉴别。但因其临床表现和炎症表现有动态变化，鉴别相对容易。活检时脓液流出以及胃黏膜或胃液培养出致病菌有助于该病的诊断。病理组织学可见以黏膜下层为中心的高度炎性细胞浸润。在EUS检查下观察到第3层有肥厚、低回声领域的存在也有利于该诊断。使用抗生素等保守治疗效果不佳时，需要考虑胃切除术。

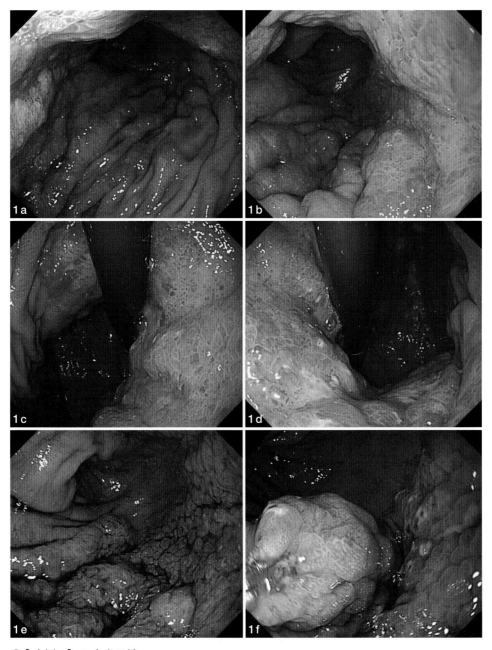

❶ [病例1] 20 余岁男性

a ~ f：首次内镜所见　胃体部大弯可见发红、肿大的皱襞，送气后显示轻度伸展不良（a，b）。胃体部小弯的黏膜水肿，部分可见伴有小白苔的糜烂（c，d）。经结晶紫染色后可见呈鱼鳞样的水肿黏膜（e）。活检钳钳之黏膜柔软，未见脓液排出（f）。

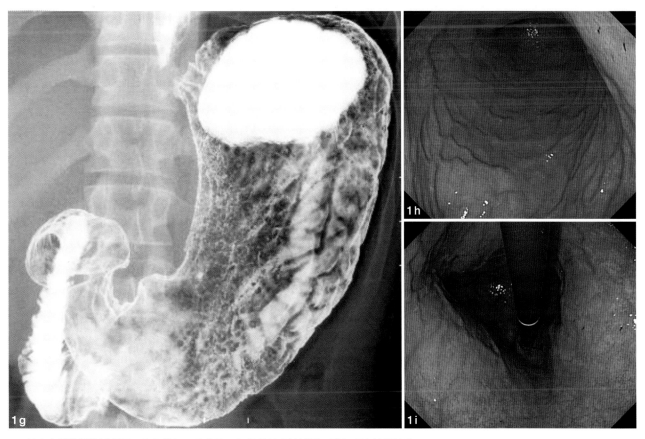

g：首次上消化道造影所见 在胃体部可见表面呈颗粒状肿大的皱襞，送气观察伸展性尚可。

h，i：保守治疗后（4个月后）内镜所见 皱襞肿大消失，送气观察伸展良好。

活检后病理显示，表面可见纤维蛋白渗出物，间质呈水肿状，中性粒细胞与淋巴细胞等炎性细胞高度浸润。胃黏膜培养链球菌阳性。

胃

参考文献

[1] 岩谷勇吾，他：スキルス胃癌と鑑別を要する非腫瘍性疾患—胃蜂窩織炎．胃と腸 45：503-506, 2010.

[2] Kim GY, et al.：Phlegmonous gastritis：case report and review. Gastrointest Endosc 61：168-174, 2005.

（田畑拓久，门马久美子）

4 胃梅毒

梅毒是性传播疾病之一，除有多种皮肤病变表现以外，少数可引起消化道病变。胃梅毒一般见于感染后 3 个月至 3 年的第 2 期。

内镜下表现为幽门前庭部有愈合倾向的不规则多发溃疡、糜烂，多伴有轻度狭窄。病灶周围黏膜呈水肿状凹凸不平。X 线表现为幽门前庭部一般可见伴有黏膜不整的漏斗状狭窄。

从病理组织学来看，HE 染色主要表现为黏膜固有层和血管周围可见淋巴细胞，尤其是巨噬细胞显著浸润，伴发血管炎。但是，HE 染色单项一般无法诊断，结合梅毒螺旋体银染色（Warthin-Starry 染色）和免疫染色才可以明确诊断。

X 线和内镜表现怀疑胃梅毒，在追问病史基础上，应检查皮肤病变并进行梅毒血清学检查。

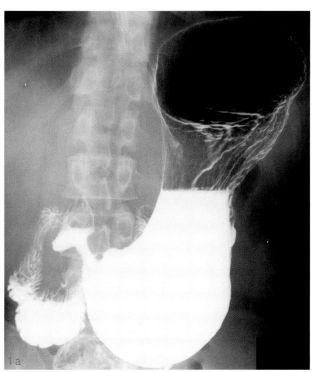

❶ [病例 1] 40 余岁男性

a，b：**胃 X 线所见** 立位充盈观（a）可见胃角开大和幽门部局限型的全环周性狭窄，胃体部管腔尚良好。仰卧位双重造影（b）可见胃体下部～前庭部广泛多发性不规则钡剂斑，界线不清。

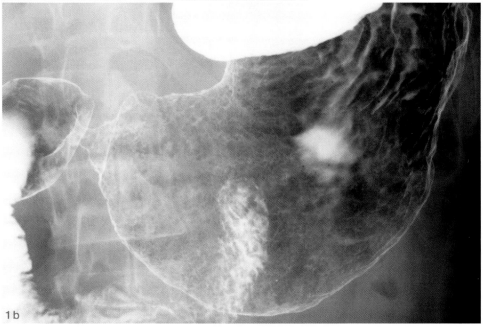

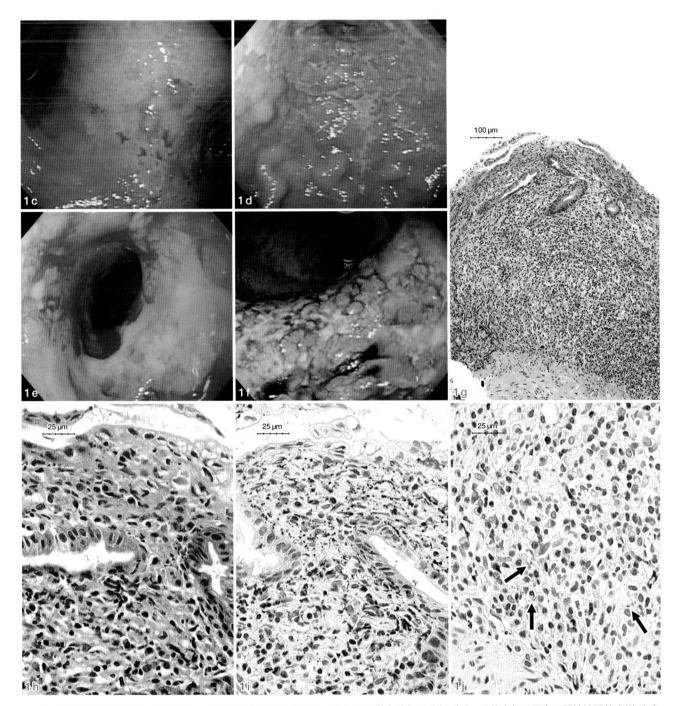

c ~ f：上消化道内镜所见　胃体下部小弯有界线不清的褐色凹陷，内部可见散在的红晕隆起（c）。胃前庭部可见全环周性地图状糜烂（d）。幽门环可见亚全环周性糜烂，虽有轻微狭窄，可顺利进镜（e）。结晶紫染色后可见以胃角部小弯为中心的、界线不清的多数不规则凹陷（f）。

g ~ j：病理组织学所见（活检标本）　HE 染色可见黏膜固有层有明显的巨噬细胞浸润（g，h）。在黏膜表层部的间质抗螺旋体抗体免疫染色呈强阳性（i，j 箭头）。

参考文献

[1] Butz W, et al.：Erosive gastritis as a manifestation of secondary syphilis. Am J Clin Pathol 63：895–900, 1975.

[2] 西田憲一，他：胃梅毒の 1 例と最近 21 年間の本邦報告例の分析．Gastroenterol Endosc 32：1386–1393, 1990.

[3] 小林広幸，他：スキルス胃がんと鑑別を要する非腫瘍性疾患—胃梅毒．胃と腸 45：498–502, 2010.

（高桥亚纪子，小山恒男）

1 血管扩张症

小肠 ➡ Ⅱ.50 页　　大肠 ➡ Ⅱ.206 页

　　胃血管扩张症是指胃黏膜固有层的毛细血管与黏膜下层的静脉扩张，主要发生于高龄人群。全消化道当中胃仅次于大肠多见，此病好发部位在中、下部区域，随着年龄增加，其发生率也随之增加。关于病因有各种报道，但目前尚无明确病因。此病一般无症状，仅在内镜检查时偶然发现，但也有以呕血、便血等出血为症状的病例。

　　无出血时一般不需要治疗，仅在发生出血或预防出血时给予治疗。现在最常用的方法是内镜下治疗，如氩离子凝固法、激光烧灼法、加热器探针、无水酒精局部注射法、钛夹等各种止血方法。

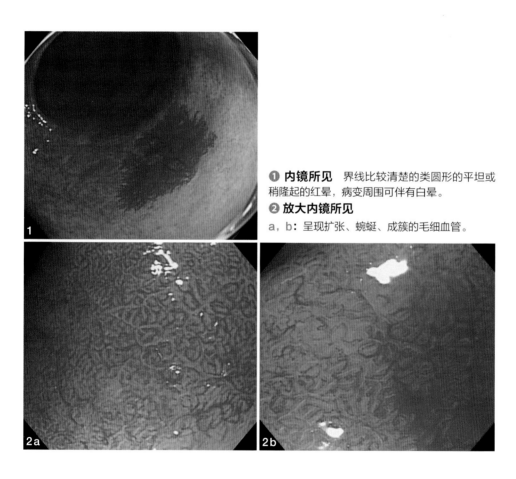

❶ 内镜所见　界线比较清楚的类圆形的平坦或稍隆起的红晕，病变周围可伴有白晕。

❷ 放大内镜所见

a，b：呈现扩张、蜿蜒、成簇的毛细血管。

参考文献

[1] 古賀秀樹，他：最近 10 年の本邦報告例からみた消化管の血管性病変. 胃と腸 35：743-752, 2000.

（中川　学）

2 Osler-Weber-Rendu 综合征

咽喉 ➡ Ⅰ.3页　　十二 ➡ Ⅰ.300页　　小肠 ➡ Ⅱ.52页

　　Osler-Weber-Rendu（OWR）综合征又称遗传性出血性毛细血管扩张症（hereditary hemorrhagic telangiectasia，HHT），也叫作 Osler 病，为常染色体显性遗传性疾病，相当于 Moore 的 AVM 分类 3 型的疾病。全身皮肤以及黏膜的末梢血管扩张（telangiectasia）与肺动静脉瘘、脑血管畸形、肝血管畸形等多发性动静脉畸形（arteriovenous malformation，AVM）为特征，由于前者原因，表现为反复性鼻出血、消化道出血。随着年龄增加，可引起贫血，甚至需要输血。并发症以肺动静脉瘘为最多。

　　病变发生部位最多见于胃部，大肠也占一半左右。病变可表现为大小不等的多发性红斑，周围多伴有褪色光环样表现（日本国旗样红斑）。接近观察可见红斑边缘有扩张的毛细血管。

　　诊断标准：①反复出现的鼻出血；②皮肤、黏膜的毛细血管扩张（telangiectasia）；③脑、肺、肝、消化道的血管病变（动静脉瘘）；④本病第一度直系亲属以内的家族史。其中符合 3 项即可确诊，2 项为拟诊。特别是家族中鼻出血的有无是十分重要的，多数病例只通过问诊便能高度怀疑本病。

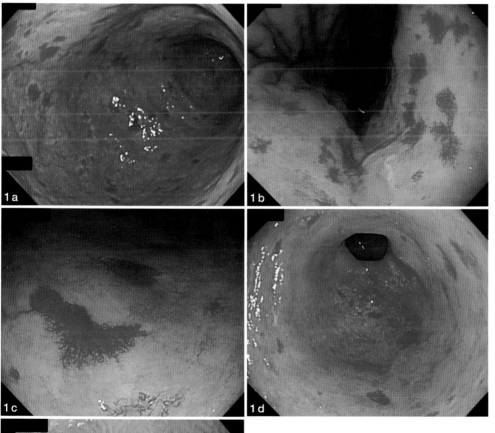

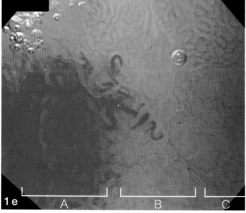

❶ [病例 1] 50 余岁男性（与“咽喉”、“十二指肠”章节为同一病例）

主诉：贫血。母亲患有贫血，长女也有鼻出血病史，诊断为 OWR 综合征。

a ~ d：上消化道内镜所见　胃体部可见大小不等的弥漫性红斑（a）。红斑周围伴褪色光环样表现。胃体部小弯也有同样表现，红斑边缘可见扩张的毛细血管（b）。接近观察发现红斑由扩张血管的致密性增生组成（c）。同样表现也见于前庭部（d）。

e：白光放大内镜所见　红斑部的放大可见，与一般的毛细血管相比，直径较大的血管致密性集合而形成红斑。红斑周围的褪色黏膜的毛细血管结构保持着与周围黏膜同样的结构，但毛细血管的直径明显变细，因此考虑血液过于流入扩张血管所导致的代偿性贫血。（A：毛细血管扩张，B：毛细血管血流减少，C：正常血管）。

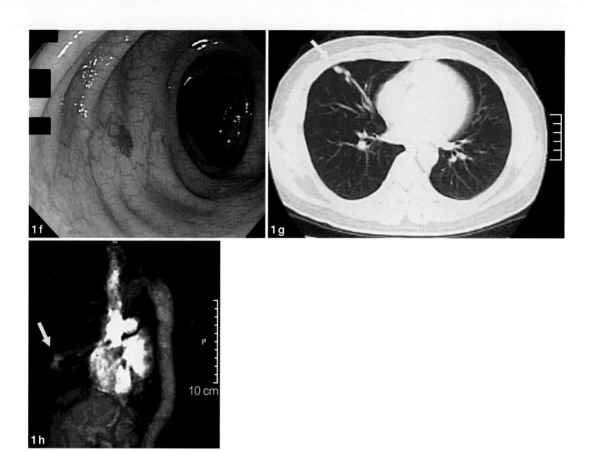

f：结肠镜所见　在大肠也散见由毛细血管扩张而成的红斑。

g：胸部 CT 所见　肺中叶，S4 可见与扩张血管相连的结节性阴影（箭头）。

h：MR 血管造影所见　符合同一部位，显示由肺右动脉直接流入肺右静脉的流出滋养动脉（箭头），诊断为肺动静脉瘘。

参考文献

[1] Moore JD, et al. : Arteriovenous malformation of the gastrointestinal tract. Arch Surg 111 : 381-389, 1976.

[2] 内藤美紀，他：拡大観察を行った Rendu-Osler-Weber 病の 1 例．胃と腸 39：128-131, 2004.

[3] Carette MF, et al. : Imaging of hereditary hemorrhagic telangiectasia. Cardiovasc Intervent Radiol 32 : 745-757, 2009.

[4] Guttmacher AE, et al. : Hereditary hemorrhagic telangiectasia. N Engl J Med 333 : 918-924, 1995.

（长滨　孝）

3 蓝色橡皮疱痣综合征

十二 ➡ Ⅰ.301页　　小肠 ➡ Ⅱ.53页　　大肠 ➡ Ⅱ.207页

　　1958 年 Bean 等报道将蓝色外观，橡皮制品或乳头样触感的皮肤和消化道血管瘤称之为 blue rubber bleb nevus syndrome（蓝色橡皮疱痣综合征）。日本 83 例报告的研究显示，本病 88% 合并消化道血管瘤，所在部位比例分别是大肠 47%、胃 41%、小肠 36.1%、口腔 31.3%、食管 22.9%、舌 5.3%。但是，之后的研究显示本病血管瘤除了发生在消化道以外，也可发生在肝、肾、脑、脊髓、骨等全身多个系统，同时发生各种并发症。关于本病血管瘤的组织学以往报道为海绵状血管瘤，但是与海绵状血管瘤也有不同，不同之处为本病含有平滑肌纤维或纤维成分，目前考虑为静脉畸形（venous malformation）。

　　消化道的血管瘤随年龄增长而新生、增多、增大，因此各个过程的血管瘤同时混在也是该病特征。病变在不同脏器形态特征不同，小肠和大肠呈类圆形、蓝色多房性的多种形态，胃则呈现大小、形状都较均一的黏膜下肿瘤样扁平隆起。胃的扁平隆起的边缘部被正常黏膜覆盖，隆起顶部黏膜显著菲薄而露出血管性变化。表面血管性变化随其病理状况而明显变化。非出血时陷窝上皮尚完整，可观察点状红晕，刺激以后容易变成暗红色草莓状红晕、充血，最后破裂、出血。

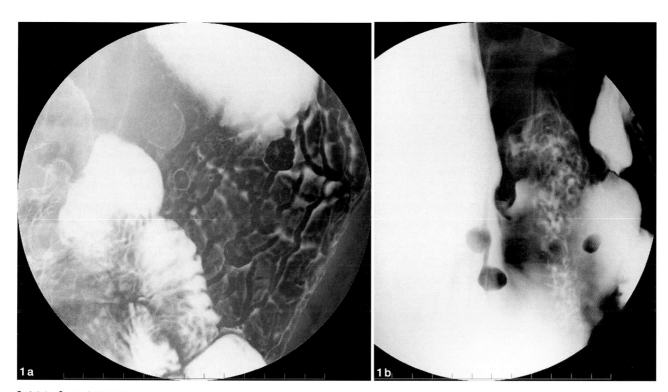

[病例 1] 10 余岁男性（与"十二指肠"章节为同一病例）

❶ **胃 X 线造影所见**

a：胃体部后壁有直径为 5~15mm 的多发扁平隆起，顶部可见星形或线样龛影。

b：胃角前壁可见 2 个伴有桥样折叠的圆形隆起型病变。

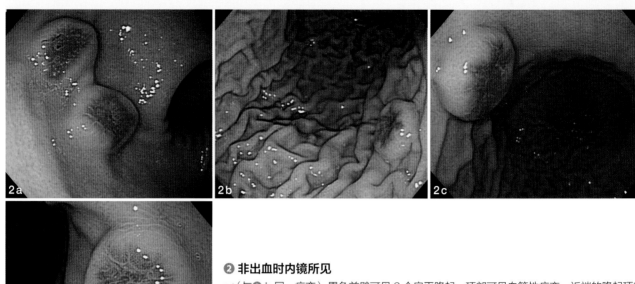

❷ 非出血时内镜所见

a:（与❶b 同一病变）胃角前壁可见 2 个扁平隆起，顶部可见血管性病变。近端的隆起顶部充血且腺管表面结构消失，远端隆起腺管则尚有表面结构。

b:（与❶a 同一病变）体部后壁大弯侧的扁平隆起顶部稍微凹陷，可见血管性变化，上皮尚完整。

c: 胃体中部前壁可见呈扁平隆起的血管瘤。

d: 胃体上部后壁扁平隆起顶部近距离观察，可见顶部血管性变化的部分边缘呈现普通胃底腺领域的腺管形态，中央部则可见再生性变化。

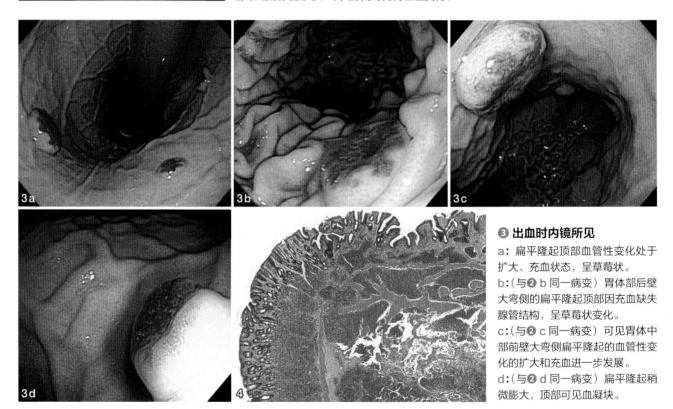

❸ 出血时内镜所见

a: 扁平隆起顶部血管性变化处于扩大、充血状态，呈草莓状。

b:（与❷b 同一病变）胃体部后壁大弯侧的扁平隆起顶部因充血缺失腺管结构，呈草莓状变化。

c:（与❷c 同一病变）可见胃体中部前壁大弯侧扁平隆起的血管性变化的扩大和充血进一步发展。

d:（与❷d 同一病变）扁平隆起稍微膨大，顶部可见血凝块。

❹ 胃 EMR 切除标本的病理组织学所见

血管瘤从上皮向黏膜下层增生。隆起边缘部被正常黏膜覆盖。在隆起顶部黏膜肌层异常分支，与血管瘤相连变成一体形成病变。由此顶部缺失胃底腺体，陷窝上皮下露出血管性变化。病变的血管壁由内皮细胞与平滑肌细胞构成，诊断为静脉畸形（venous malformation）。

参考文献

[1] 浅田由樹，他：blue rubber bleb nevus syndrome の 1 例．胃と腸 41：125–131，2006.

[2] Fishman SJ, et al.：Blue rubber bleb nevus syndrome：Surgical eradication of gastrointestinal bleeding．Ann Surg 241：523–528, 2005.

（中村　贵，宿轮三郎）

4 GAVE，DAVE

胃前庭部毛细血管扩张症（gastric antral vascular ectasia，GAVE）是以胃前庭部为中心血管扩张的疾病，近年作为消化道出血原因之一受到重视。GAVE 是 1953 年由 Rider 等首次报道伴有显著的毛细血管扩张（veno-capillary ectasia）的胃切除病例。其后，1984 年 Jabbari 等报道将在前庭部放射状纵行的血管扩张叫作西瓜胃（watermelon stomach）之后广泛得到认识。另外，Lee 等提倡将前庭部弥漫性毛细血管扩张的疾病称为弥漫性胃前庭部毛细血管扩张症（diffuse antral vascular ectasia，DAVE）。GAVE、DAVE 均是以从毛细血管出血为病因的、有贫血表现的消化道出血性疾病。两者的内镜下表现各不相同，但鉴于病理组织学呈同样表现，被认为是同一范畴的疾病，因此在多数情况下将 GAVE 与 DAVE 两者作为广义 GAVE 而使用。

GAVE、DAVE 患者常并发慢性肝疾病、慢性肾衰竭等，以贫血为主诉而被发现。

在 GAVE、DAVE 诊断中，近距离观察非常重要，GAVE 为放射状（所谓西瓜胃）（图❶），DAVE 则可见弥漫性毛细血管扩张（图❷）。

内镜下治疗是有效的治疗办法，从安全性、有效性角度来看，推荐使用氩离子凝固术（argon plasma coagulation，APC）烧灼治疗。关于远期效果，也有复发病例，需要定期随诊观察。对慢性肝疾病、慢性肾衰竭治疗，给予全身治疗也是很重要的。对于复发病例需要追加内镜下治疗。

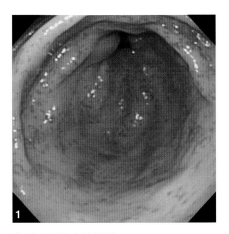

❶ GAVE 内镜所见
以幽门前庭部为中心可见放射状排列的细小毛细血管扩张，呈现所谓的"西瓜胃"是 GAVE 的典型表现。

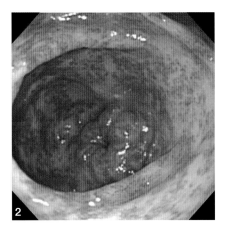

❷ DAVE 内镜所见
幽门前庭部可见细小的毛细血管扩张并弥漫性分布，是 DAVE 的典型表现。

参考文献

[1] Rider JA, et al. : Gastritis with veno-capillary ectasia as a source of massive gastric hemorrhage. Gastroenterology 24 : 118-123, 1953.

[2] Jabbari M, et al. : Gastric antral vascular ectasia : the watermelon stomach. Gastroenterology 87 : 1165-1170, 1984.

[3] Lee FI, et al. : Diffuse antral vascular ectasia. Gastrointest Endosc 30: 87-90, 1984.

[4] 田边 聪，他：GAVE，DAVE (gastric antral vascular ectasia, diffuse antral vascular ectasia)．胃と腸 47：757, 2012.

（田边 聪，小泉和三郎）

5 门脉高压性胃病（PHG）

★ 小肠 → Ⅱ.55页　　大肠 → Ⅱ.210页

　　在门脉高压患者的消化道黏膜上，除了消化道静脉曲张以外，还可出现特征性病变，即门脉高压性胃病（portal hypertensive gastropathy，PHG）。最主要的诱因是门脉压升高，另外与肝功能障碍的危重程度、门脉血运动态变化有关。PHG虽然出血频次少，但可导致致命性出血。PHG为非炎症性疾病，内镜下以发红、水肿为特征，病理组织学检查可见以黏膜或黏膜下层血管扩张、水肿为主要表现。PHG的危重程度一般采用McCormack分类、丰永分类等（表1）。McCormack分类的重度以及丰永分类的3级代表出血风险高。

表1 PHG分类

McCormack分类	丰永分类
轻度：细小点状红斑，表面发红，蛇皮样或马赛克样改变 重度：樱桃红斑，广泛出血	1级：点状或斑状红晕 2级：红斑，弥漫性发红 3级：黏膜内出血或腔内出血

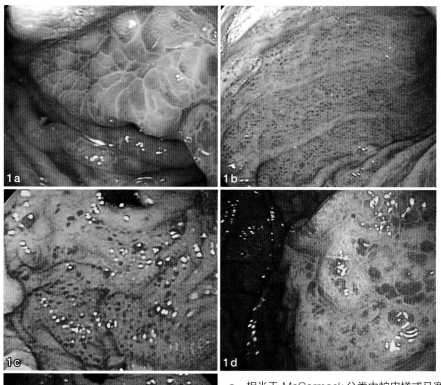

❶ 门脉高压性胃病（PHG）的内镜所见

a：相当于McCormack分类中蛇皮样或马赛克样改变（胃小区黏膜可见水肿样发红，边界呈白色网状结构，整体观察如蛇皮样），属于轻度。根据丰永分类，相当于点状或斑状红晕，属于1级。

b：相当于丰永分类的弥漫性发红（2级）。

c：相当于McCormack分类的樱桃红斑（重度），丰永分类的红斑（2级）。

d：相当于丰永分类的黏膜内出血或腔内出血（3级）。

e：相当于McCormack分类的广泛出血（重度），丰永分类的黏膜内出血或腔内出血（3级）。

参考文献

[1] 小原勝敏：門脈圧亢進性胃腸症. Gastroenterol Endosc 49：305-313, 2007.

[2] McCormack TT, et al.：Gastric lesions in portal hypertension：inflammatory gastritis or congestive gastropathy？Gut 26：1226-1232, 1985.

[3] 豊永　純, 他：門脈圧亢進症（門脈圧亢進症性胃腸症）. 肝臓43：63-69, 2002.

（小原胜敏）

1 淀粉样变性

★ 十二 ➡ Ⅰ.310 页　小肠 ➡ Ⅱ.66 页　大肠 ➡ Ⅱ.215 页

胃淀粉样变性可分为：包括胃在内的全身各个脏器沉着淀粉样蛋白的类型和只沉着于胃的局限型，但后者极其罕见。

与消化道亲和性高的淀粉样蛋白是由免疫球蛋白 L 链构成的 AL 型（amyloid light chain）以及以炎症、感染时增加的急性期蛋白 SAA（serum amyloid A protein）为前体的 AA 型（amyloid A）。各淀粉样蛋白沉着方式都不相同，均有其特异性。AL 型可见在黏膜肌层与黏膜下层、固有肌层有块状沉着，表现为多发黏膜下肿瘤样隆起和皱襞肥厚。反之，AA 型则表现为黏膜固有层与黏膜下层血管壁为主要沉着靶点，消化道上可见微细颗粒状的粗糙黏膜。

另外，因为是罕见疾病，难以与早期胃癌、硬胃癌、恶性淋巴瘤等相鉴别，诊断主要依靠活检，但是黏膜表层的沉着阳性率较低，因此取到黏膜肌层或黏膜下层组织尤为重要。

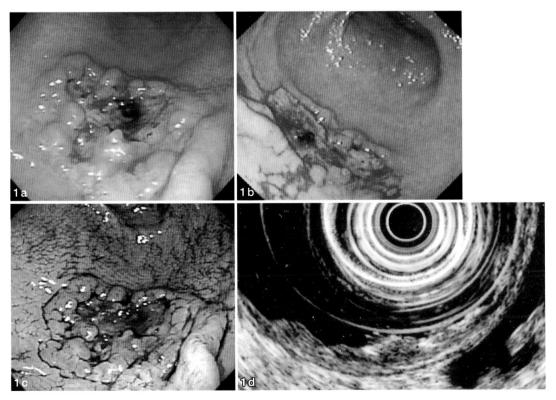

❶[病例 1]50 余岁女性，因柏油样便而发现的局限型胃淀粉样变性

a ~ c：内镜所见　胃前庭部大弯可见一不规则形溃疡性病变，表面覆有白苔，周围正常黏膜呈堤样隆起，溃疡底部可见血凝块，冲水后可见渗血（a）。充气后观察病变处伸展良好（b）。色素内镜观察可见周堤陡峭、界线清楚，内侧有凸出、光滑界线（c）。
d：EUS 所见　病变处局限型肥厚，第 1~第 3 层的结构不清，呈低回声；第 4 层（肌层）未见异常。

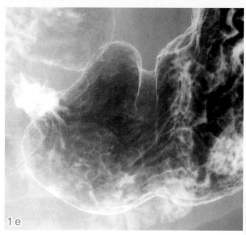
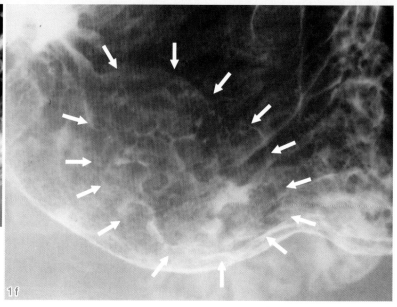

e，f：上消化道 X 线所见 胃前庭部大弯侧可见界线清楚、周堤陡峭、大小不等的隆起以及凸向内侧的地图状钡剂斑（箭头）。

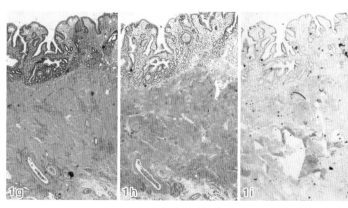
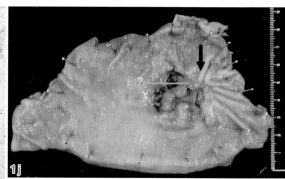
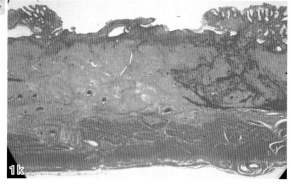

g ~ i：EMR 标本病理组织学所见 因怀疑胃恶性淋巴瘤，为诊断对病变的一部分施行 EMR。HE 染色可见黏膜下层的血管周围等有偏嗜酸性的块状无结构物质（g）。这些经过刚果红染色后呈阳性（h），高锰酸钾处理后未消失（i），因此诊断为胃淀粉样变（AL 型）。

j：手术标本的肉眼所见 施行节段性胃部分切除术。可见直径为 40mm、类圆形、界线不清的凹陷性病变，凹陷底部有柔软皱襞、脑回沟样隆起和小颗粒状隆起，凹陷的一部分可见皱襞纠集（溃疡瘢痕）。箭头显示 EMR 操作部位。

k：手术标本的病理组织学所见（j 的绿线部分的 HE 染色低倍观察） 病理组织学表现与 EMR 表现相同，可见黏膜下层的血管周围等有偏嗜酸性的块状无结构物质（淀粉样蛋白）。另外，十二指肠、皮肤、肾、肝、直肠及结肠活检未见淀粉样蛋白沉着，诊断为淀粉样蛋白进行性沉着的局限型胃淀粉样变。

参考文献

[1] 近江直仁，他：胃アミロイドーシス．別冊日本臨床領域別症候群 5 消化管症候群（上卷）：322–327，1994.

[2] 多田修治，他：原発性，統発性アミロイドーシス．胃と腸 38：611–618，2003.

[3] 岩下明徳，他：消化管アミロイドーシスの生検診断．胃と腸 22：1287–1299，1987.

[4] 今村秀道，他：限局性胃アミロイドーシスの 1 例．臨消内科 21：1211–1216，2006.

（今村秀道）

2 里吉综合征

小肠 ➡ Ⅱ.72 页

里吉综合征（里吉病，全身肌痉挛病）是以进行性肌痉挛、全身脱毛、腹泻为三联症的、原因不明的疾病。呈吸收不良综合征的病例尸体剖检报告提示，除了食管外的全消化道中可见在 gastroenterocolitis cystic polyposa（GCP）基础上而引起的病变，其影像学报告极少，病因尚不清楚。

被证明为 GCP 的胃病变的影像学和病理表现如下：①伴有黏膜下层～固有肌层的纤维性增生，并且胃壁广泛伸展不良；②黏膜上皮脱落及萎缩，残留的胃底腺构成多发性结节状隆起；③黏膜固有层的腺体囊肿状扩张，黏膜下层的深部性囊肿引起的多发性黏膜下隆起。

另外，无 GCP 的时期病理组织学也可见黏膜固有层浅层有带状或层状的纤维性增生，提示也许有助于本病病理诊断，仍需要累积病例以进一步证实。

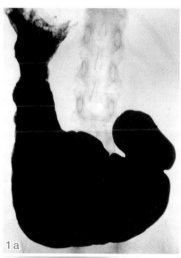

❶ [病例 1]30 余岁女性（与"小肠"章节同一病例）

10 余岁（19 年前）开始出现全身脱毛、无月经、重度腹泻、轻度肌痉挛。

a：X 线所见（俯卧位充盈像） 胃体部到胃角部可见胃壁伸展不良。

b，c：X 线所见（双重造影） 胃壁伸展不良，在胃体中部开始管腔逐渐狭小，像皮革胃一样（b）。皱襞消失，在体部黏膜面可见粗糙的类小区图案，在穹隆部到胃体部散在黏膜下肿瘤样小隆起（箭头）（c）。

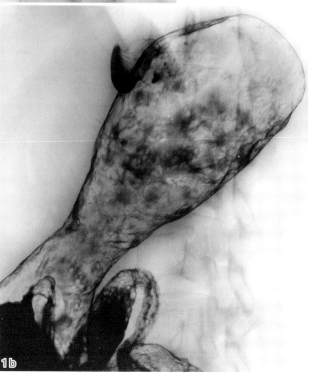

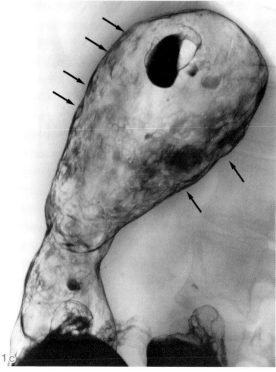

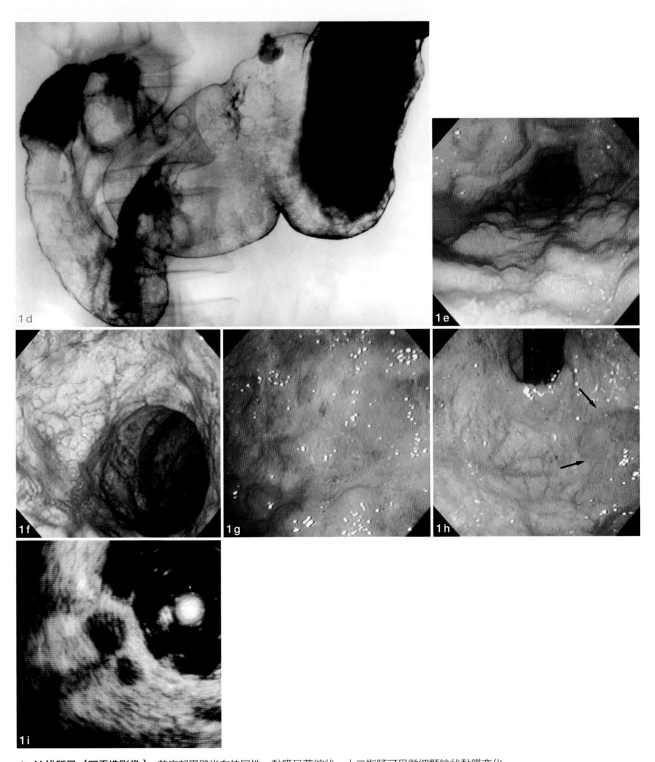

d：X 线所见（双重造影像） 前庭部胃壁尚有伸展性，黏膜呈萎缩状，十二指肠可见微细颗粒状黏膜变化。

e～h：内镜所见 胃体部胃壁伸展不良，胃体中部管腔狭小化（e）。充气后可见胃壁仍有轻微伸展性（f）。由于萎缩而残留的岛状胃底腺黏膜构成的多发性颗粒～结节状隆起（g）。表面可见有透明感的囊肿样黏膜下隆起（箭头）以及随胃壁强伸展而平滑化的、柔软的多发黏膜下隆起（h）。

i：EUS 所见（胃体部） 胃壁内有多发的 5～15mm 大小的囊性病变。

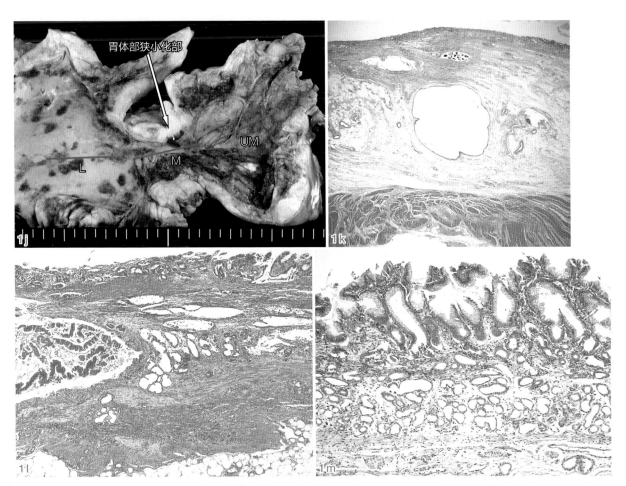

j：尸体剖检固定标本所见 肉眼观胃黏膜皱襞消失，如硬胃癌一样，胃壁明显肥厚，且可见长轴方向缩短，体部管腔狭小化（切开部分别是 UM、M、L 领域）。

k：病理组织学所见（UM～M 领域） 在 UM～M 领域可见黏膜上皮脱落与腺体萎缩，以黏膜固有层到黏膜下层为主，以浆细胞与嗜酸粒细胞为主要的慢性炎性细胞浸润与伴有纤维性增生的胃壁肥厚表现。黏膜固有层有腺体囊肿状扩张，黏膜下层散见显著扩张的囊肿，符合 GCP 表现。

l：病理组织学所见（M 领域） 在 M 领域黏膜下层～固有肌层有高度纤维性增生。

m：病理组织学所见（L 领域） 关于 masson 三色染色的 L 领域黏膜表现，清楚观察到黏膜固有层浅层的带状或层状纤维性增生。

胃

参考文献

[1] Satoyoshi E : A syndrome of progressive muscle spasms, alopecia and diarrhea. Neurology 28 : 458–471, 1978.

[2] Nagahama T, et al. : GI manifestation of Satoyoshi's syndrome. Gastrointest Endosc 64 : 143–145, 2006.

[3] 長浜　孝，他：スキルス胃癌と鑑別を要する非腫瘍性疾患．里吉症候群の胃病変．胃と腸 45：528–538, 2010.

（長浜　孝）

3 成人 T 细胞白血病/淋巴瘤（ATLL）

十二 ➡ I . 314 页　　小肠 ➡ II . 74 页　　★ 大肠 ➡ II . 218 页

　　成人 T 细胞白血病/淋巴瘤（adult T-cell leukemia/lymphoma，ATLL）是 human T-lymphotropic virus type1（HTLV-1）感染引起的 T 淋巴细胞系肿瘤，造成多种消化道病变。发生频率由高到低依次为小肠、胃、大肠、食管（➡ 参照"大肠"章节）。ATLL 的消化道病变一般为多发、弥漫浸润性的发育进展形式，可呈现多种肉眼形态为其特征。但是，只依靠影像学表现很难与其他组织类型的消化道淋巴瘤相鉴别。确诊需要免疫染色在内的组织学诊断以及肿瘤组织中的 HTLV-1 前病毒 DNA 的检查。

　　胃 ATLL 肉眼形态基于胃淋巴瘤的肉眼分类，分为表层扩大型、肿瘤形成型（包括溃疡型）、巨大皱襞型、混合型。其中，表层扩大型和混合型多见，但可呈现各种形态。因为进展期病例较多，所以预后不良。就 I / II₁ 期病例而言，由于化学疗法 + 局部治疗（外科切除或放射疗法），也有长期生存的报道。

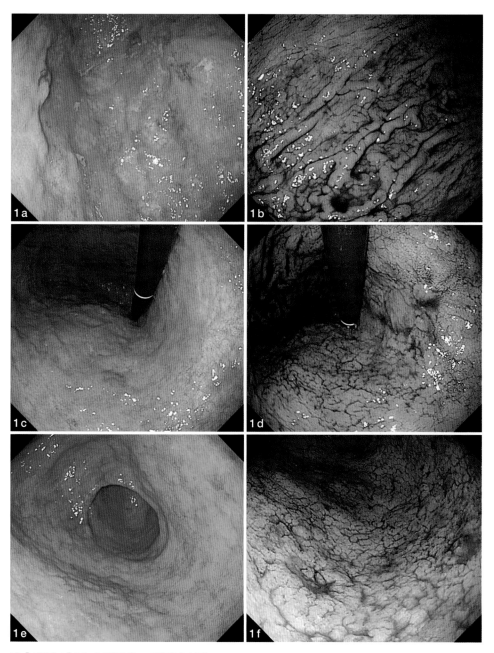

❶ [病例 1] 60 余岁男性，表层扩大型

a ~ f：**胃镜所见**（a，b：胃体上部大弯，c，d：胃体下部小弯，e，f：胃前庭部）自胃体部到前庭部的胃全域可见伴有脓性黏液的红晕和部分褐色的轻度水肿状凹凸不平的颗粒状黏膜，难以与 MALT 淋巴瘤相鉴别。

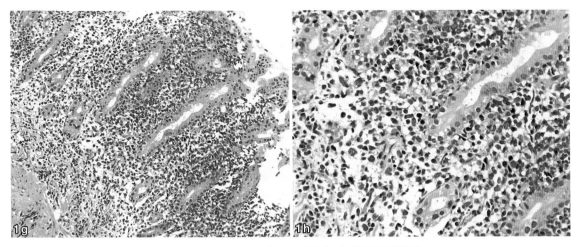

g, h: 活检标本的病理组织学所见　胃黏膜固有层可见中型异型性淋巴细胞的弥漫性浸润。

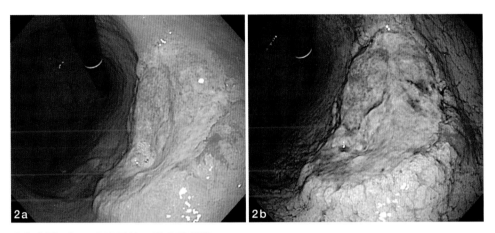

❷ [病例 2]70 余岁男性，肿瘤形成型

a，b: 胃镜所见　胃角小弯可见类似于 2 型进展期癌的大型溃疡性肿瘤。难以与弥漫性大 B 细胞淋巴瘤相鉴别。

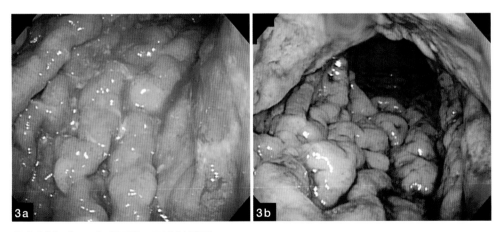

❸ [病例 3]40 余岁男性，巨大皱襞型

a，b: 胃镜所见　胃体大弯可见类似于 4 型进展期癌的广泛性发红、肿大的皱襞。

参考文献

[1] 梁井俊一，他：炎症性腸疾患との鑑別を要した成人 T 細胞白血病リンパ腫の 1 例．胃と腸 46：492-499, 2011.

[2] 岩下生久子，他：代表的な免疫異常における消化管病変の特徴：ATL/L. 胃と腸 40：1155-1171, 2005.

[3] 宇都宮與，他：成人 T 細胞白血病における消化管病変の特徴．日本網内系会誌 30：401-418, 1990.

[4] Nakamura S, et al. : Adult T-cell leukemia/lymphoma with gastric lesions : report of three cases. J Clin Gastroenterol 13 : 390-4, 1991.

[5] Tanaka K, et al. : Long-term remission of primary gastric T cell lymphoma associated with human T lymphotropic virus type 1 : a report of two cases and review of the literature. Intern Med 46 : 1783-1787, 2007.

（梁井俊一，中村昌太郎）

4 HIV 感染/AIDS

食管 ➡ I.45页　　十二 ➡ I.316页　　小肠 ➡ II.76页　　大肠 ➡ II.221页

　　在 HIV（human immunodeficiency virus）感染者中见到的胃病变有感染性疾病和肿瘤性疾病，当 CD4 阳性 T 细胞（CD4）数值低于 500 时，两者都容易发生。感染性疾病有巨细胞病毒感染症、隐孢子虫病等机会性感染病。肿瘤性疾病有 Kaposi 肉瘤和恶性淋巴瘤等。

　　Kaposi 肉瘤的原因被认为是人类疱疹病毒 8 型（human herpes virus 8，HHV-8）感染，呈多中心性的非上皮性肿瘤。肿瘤特征是其色调和多发倾向。色调为鲜红色、暗红色、暗紫色、暗褐色等以红色为主的特异性色调。形态是由于为非上皮肿瘤而一般呈隆起型，但也有平坦型、凹陷型等多种形态。多无症状，但是病变可成为消化道出血、梗阻原因，因此针对 CD4 数值低下的 HIV 感染人群，应积极进行消化道检查。确诊需要活检，但因其为非上皮性肿瘤，表层活检可能呈假阴性，活检时需要取到足够量的组织。病理组织学表现为 HE 染色下可见在间质内纺锤形细胞致密增生，裂缝状的间隙内散见红细胞，经免疫染色后在肿瘤细胞内查出 HHV-8 相关蛋白的 LANA，即可诊断 Kaposi 肉瘤。

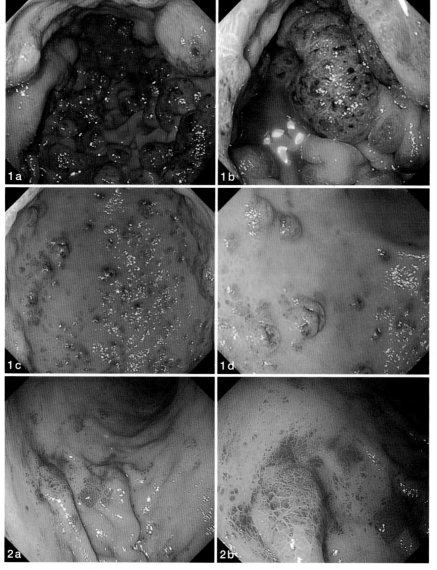

胃 Kaposi 肉瘤的内镜所见

❶ 多发性黏膜下肿瘤样隆起

a： 在胃体部可见黏膜下肿瘤样形态的暗红色~暗褐色多发隆起。

b： 近距离观察可见暗红色隆起上有暗褐色小斑点。

c： 从胃体部到前庭部可见暗红色~暗褐色大小不同的黏膜下肿瘤样多发隆起。

d： 近距离观察可见部分暗红色隆起顶部有凹陷。

❷ 呈平坦的黏膜下肿瘤样隆起（非典型病例）

a，b： 胃体下部大弯可见渗血样平坦红晕，部分稍隆起。

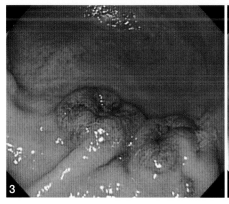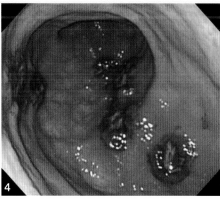

❸具有 delle 样凹陷的黏膜下肿瘤样隆起

胃角对侧大弯可见具有 delle 样凹陷的黏膜下 e 肿瘤样隆起。

❹伴有边缘隆起的溃疡性病变

伴有暗红色边缘隆起的溃疡性病变，溃疡底部有白苔。

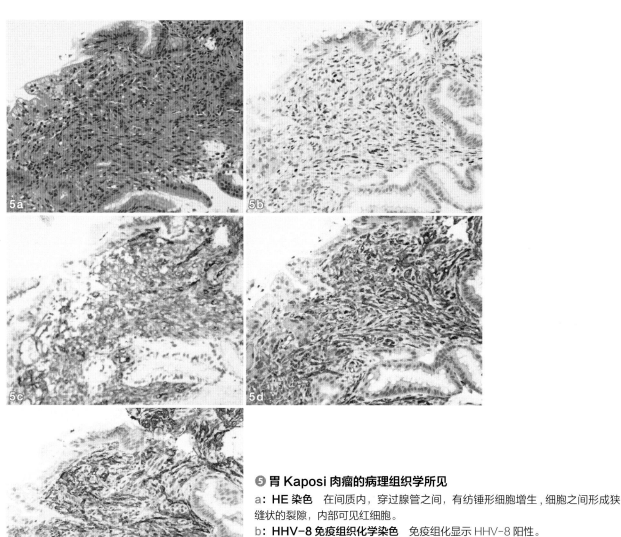

❺ 胃 Kaposi 肉瘤的病理组织学所见

a：HE 染色　在间质内，穿过腺管之间，有纺锤形细胞增生，细胞之间形成狭缝状的裂隙，内部可见红细胞。

b：HHV-8 免疫组织化学染色　免疫组化显示 HHV-8 阳性。

c：CD31 免疫组织化学染色　在血管内皮细胞等表达的抗体 CD31 呈阳性。

d：CD34 免疫组织化学染色　在血管内皮细胞等表达的抗体 CD34 呈阳性。

e：D2-40 免疫组织化学染色　针对淋巴管内皮细胞等的特异性抗体 D2-40 在几乎所有病例中呈阳性。

参考文献

[1] Chang Y, et al. : Identification of herpes virus-like DNA sequences in AIDS-associated Kaposi's sarcoma. Science 266 : 1865-1869, 1994.

[2] Robin YM, et al. : Human herpesvirus 8 immunostaining : a sensitive and specific method for diagnosing Kaposi sarcoma in paraffin-embedded sections. Am J Clin Pathol 121 : 330-324, 2004.

[3] 藤原　崇，他：HIV 感染症患者の上部消化管病変．胃と腸 46：240-253, 2011.

（齐藤　格，门马久美子）

5 移植物抗宿主病（GVHD）

十二 ➡ Ⅰ.318页　　小肠 ➡ Ⅱ.77页　　★ 大肠 ➡ Ⅱ.223页

　　移植物抗宿主病（graft-versus-host disease，GVHD）的诊断率在上消化道中，胃所占的比率最高。内镜下可见水肿、发红、糜烂等表现。胃和食管、十二指肠相比较，具有受到移植以前的措施所引起的黏膜功能障碍或恶心、呕吐造成的机械性刺激影响的较强趋势。当黏膜出现通常见不到的极高度红晕时，GVHD 可能性大。另一方面，正常黏膜内可见孤立性高度红晕或糜烂时，应怀疑巨细胞病毒（CMV）感染，需进行免疫染色。

　　其他详细内容参照"大肠"章节。

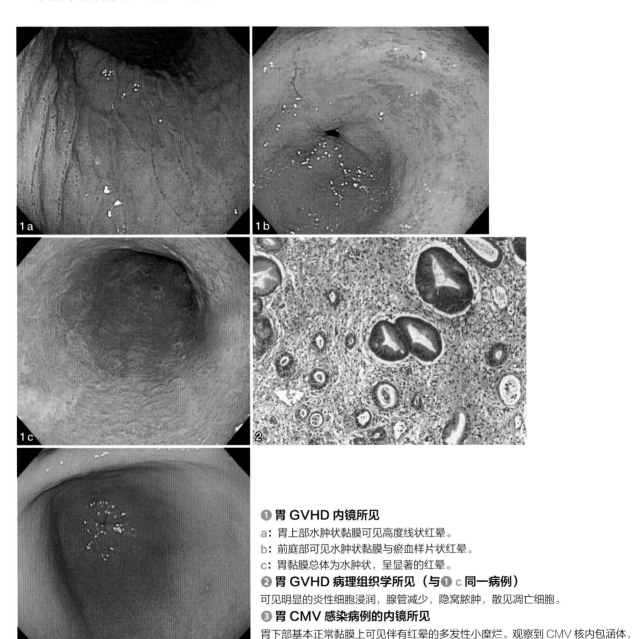

❶ 胃 GVHD 内镜所见

a：胃上部水肿状黏膜可见高度线状红晕。

b：前庭部可见水肿状黏膜与瘀血样片状红晕。

c：胃黏膜总体为水肿状，呈显著的红晕。

❷ 胃 GVHD 病理组织学所见（与❶c 同一病例）

可见明显的炎性细胞浸润，腺管减少，隐窝脓肿，散见凋亡细胞。

❸ 胃 CMV 感染病例的内镜所见

胃下部基本正常黏膜上可见伴有红晕的多发性小糜烂。观察到 CMV 核内包涵体，GVHD 阴性。

参考文献

[1] 岩男　泰，他. 消化管 GVHD. 胃と腸 40：1172–1184, 2005.

[2] Wakui M, et al. : Prospective evaluation for upper gastrointestinal tract acute graft-versus-host disease after hematopoietic stem cell transplantation. Bone Marrow Transplant 23 : 573–578, 1999.

（岩男　泰）

黏膜下异位性胃腺体

　　黏膜下异位性胃腺体是本来在胃黏膜固有层内存在的胃腺体组织异位性地存在于胃黏膜下层的疾病。其中，与胃黏膜连接的称之为错构瘤内翻性息肉（hamartomatous inverted polyp）。名称尚未统一，还有多发性异位性胃囊肿症、胃黏膜下囊肿等各种名称，基本上被认为是同一疾病。此病当中呈弥漫性的与胃癌相关，而且被认为是多发胃癌的危险因子。内镜下可见缓坡的囊肿状隆起、有蒂或亚蒂型息肉状或黏膜下肿瘤样等各种形态，病变顶部多有糜烂或发红。EUS 有助于诊断，以第 3 层为主的多房性无回声区为该病的特异性表现。病理组织学可见黏膜下层有大小不同的扩张囊肿状腺管、平滑肌组织以及比较密集的增生腺管。

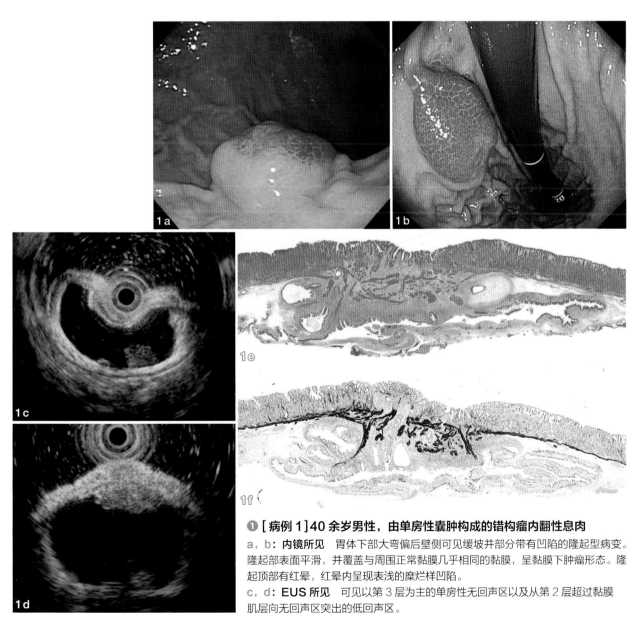

❶ [病例 1]40 余岁男性，由单房性囊肿构成的错构瘤内翻性息肉

　　a，b：**内镜所见**　　胃体下部大弯偏后壁侧可见缓坡并部分带有凹陷的隆起型病变。隆起部表面平滑，并覆盖与周围正常黏膜几乎相同的黏膜，呈黏膜下肿瘤形态。隆起顶部有红晕，红晕内呈现表浅的糜烂样凹陷。

　　c，d：**EUS 所见**　　可见以第 3 层为主的单房性无回声区以及从第 2 层超过黏膜肌层向无回声区突出的低回声区。

　　e，f：**病理组织学所见（e：HE 染色，f：Desmin 染色）**　　ESD 切除的标本大小为 45mm×25mm。HE 染色放大镜可见中央形成轻度凹陷，黏膜肌层排列紊乱（e）。黏膜肌层紊乱明显，形成裂隙，走向黏膜下层的囊肿壁可见肌纤维细胞增生并增厚，黏膜下的囊肿内腔由胃黏膜构成。Desmin 染色可见在黏膜肌层中央出现紊乱，腺管侵入的同时有向黏膜下伸出的倾向（f）。由于胃黏膜的反转囊肿形成，可以诊断为错构瘤内翻性息肉。

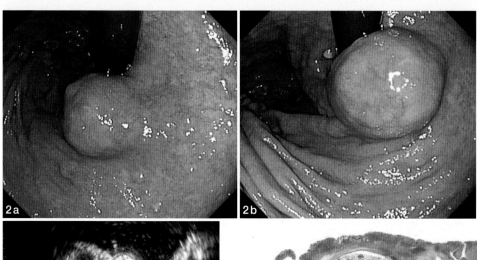

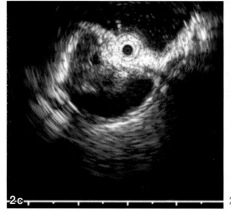

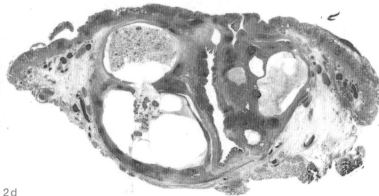

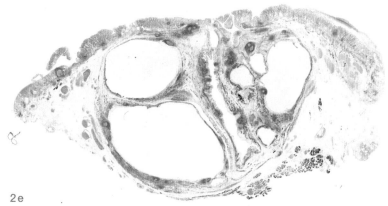

❷ [病例 2]60 余岁男性，由多房性囊肿构成的错构瘤内翻性息肉

a，b：内镜所见 胃体上部小弯可见表面平滑的黏膜下肿瘤。

c：EUS 所见 病变以第 3 层为主，可见内部大小不同的多发性无回声区与低回声区。

d，e：病理组织学所见（d：HE 染色，e：Desmin 染色） 以 ESD 切除的标本大小为 30mm×28mm。胃底腺黏膜嵌入反转，黏膜下的囊肿内腔由腺窝上皮与包含胃底腺体的胃黏膜构成（d）。Desmin 染色可见不完全的残存肌层，呈多房性（e）。诊断为错构瘤内翻性息肉。

参考文献

[1] 友松雄一郎，他：単房性嚢胞から成る胃 hamartomatous in-verted polyp の 1 例．胃と腸 45：287-293, 2010.

[2] 望月祐一，他：多発性異所性胃嚢胞症の 1 例．胃と腸 24：1057-1061, 1989.

[3] 竹内　学，他：黏膜下嚢胞由来の癌．胃と腸 44：736-743, 2009.

[4] 岩永　剛，他：胃黏膜下びまん性異所腺の 102 例の検討による胃癌発生機序に関する研究．最新医学 41：2418-2426, 1986.

[5] 江頭由太郎，他：多発胃癌の臨床病理学的特徴．胃と腸 46：11-22, 2011.

（友松雄一郎，沟口良顺）

1 增生性息肉

大肠 ➡ Ⅱ. 230 页

胃息肉大体分为增生性息肉和胃底腺息肉。形状按照山田分类分为：Ⅰ型（无蒂，边界不清晰）；Ⅱ型（无蒂，边界清晰）；Ⅲ型（亚蒂）；Ⅳ型（有蒂）。

增生性息肉在常规内镜下观察，形态表现为腐烂的草莓状、局部隆起型病变，表面有时伴有糜烂和白苔。NBI 放大内镜观察，保留表面的微细结构和微小血管结构，增生性息肉与 *Helicobacter pylori* 紧密相关，黏膜通常萎缩明显。

病理组织学观察，特征是胃黏膜上皮增生和黏膜肌层的炎症和水肿，可见炎症性息肉。有时可以增大到 30mm 以上。并且据报道所称，20mm 以上的癌变率较高，平均为 2.1%（0 ~ 8%）。

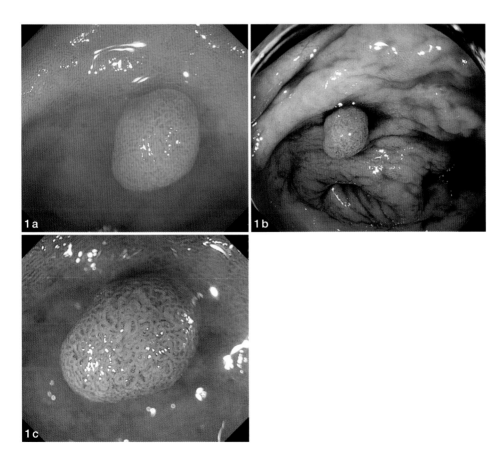

❶ [病例 1] 50 余岁男性，山田Ⅲ型息肉

a：**常规内镜所见**　呈亚蒂型隆起，表面略发红。

b：**色素内镜所见**　隆起的中间部分明显变细。

c：**NBI 放大内镜所见**　表面的微细构造呈椭圆形，微小血管缺乏异型。

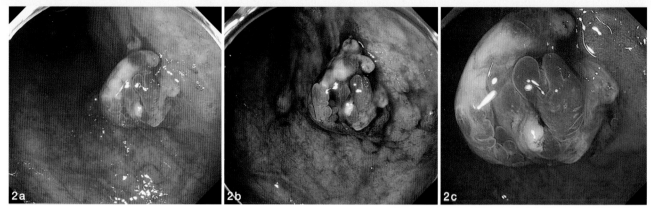

❷ [病例 2]70 余岁女性，山田Ⅲ型息肉

a：**常规内镜所见**　呈亚蒂型隆起，表面发红，覆着白苔，即腐烂的草莓状。

b：**色素内镜所见**　表面明显呈不完整表现。

c：**NBI 放大内镜所见**　炎症较重，部分覆着白苔，表面微细结构和微小血管结构的观察较困难。

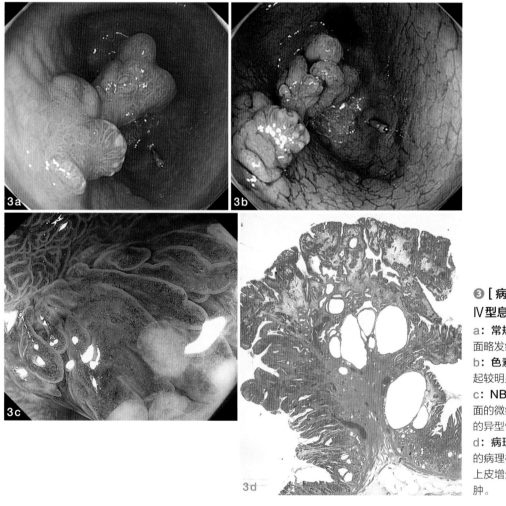

❸ [病例 3]60 余岁女性，山田Ⅳ型息肉

a：**常规内镜所见**　呈蒂型隆起，表面略发红，顶部的形态呈椭圆形。

b：**色素内镜所见**　顶部的结节状隆起较明显。

c：**NBI 放大内镜所见**　由于炎症表面的微细结构不完整，缺乏微小血管的异型性。

d：**病理组织学所见**　在 EMR 切除的病理标本的放大图像，可见胃黏膜上皮增生和黏膜肌层的明显炎症和水肿。

参考文献

[1] Ljubicic N, et al. : The effect of eradicating Helicobacter pylori infection on the course of adenomatous and hyperplastic gastric polyps.Eur J Gastroenterol Hepatol 11 : 727–730, 1999.

[2] Daibo M, et al. : Malignant transformation of gastric hyperplastic polyps. Am J Gastroenterol 82 : 1016–1025, 1987.

[3] Stolte M, et al. : Frequency, location, and age and sex distribution of various types of gastric polyp. Endoscopy 26 : 659–665, 1994.

（竹内利寿，梅垣英次）

2 胃底腺息肉

　　胃酸分泌细胞（壁细胞）分布在胃底部及胃体部，多发于成年女性。单发多见，呈正常颜色，大小为 2 ~ 4mm，表面平滑，无蒂，有时可见亚蒂型的息肉，隆起明显，通常在偶然的胃镜检查时发现，无症状的患者较多。特别强调的是，基本没有并发 *Helicobacter pylori* 感染，一直被认为是非肿瘤。近年来，有报道称其接近于肿瘤性病变。还有报道称伴随大肠肿瘤的胃底腺息肉已经肿瘤化。

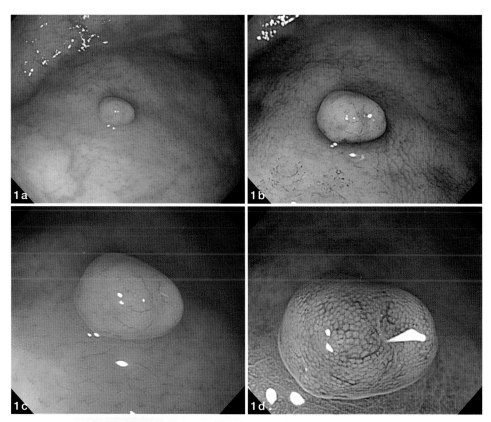

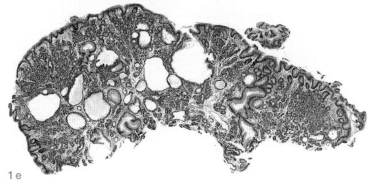

❶[病例1]

a：内镜所见（白光）　胃底部可见明显的隆起型病变。背景为可以观察到的 RAC（regular arrangement of collecting venules）未萎缩的黏膜。

b：靛胭脂染色后所见　黏膜表面光滑。

c：白光内镜放大所见　与背景黏膜相同，在病变内可以观察到 RAC。可见与正常的胃底腺黏膜同样的圆形开口。

d：NBI 放大内镜所见　与正常黏膜相比，同样可以看到略大的圆形开口。

e：病理组织学所见（活检标本）　可见胃底腺增生和囊泡状扩张的黏液腺。

参考文献

[1] Iida M, et al. : Fundic gland polyposis in patients without familial adenomatosis coli: its incidence and clinical features. Gastroenterology 86 : 1437–1442, 1984.

[2] Sakai N, et al. : Low prevalence of Helicobacter pylori infection in patients with hamartomatous fundic polyps. Dig Dis Sci 43 : 766–772, 1998.

[3] Abraham SC, et al. : Frequent CpG island methylation in sporadic and syndromic gastric fundic gland polyps. Am J Clin Pathol 122 : 740–746, 2004.

[4] 滝沢耕平，他：家族性大腸腺腫症に伴う胃底腺ポリポーシスの腫瘍化により生じた進行胃癌の1例. 胃と腸 41：1581–1588, 2006.

（今井健一郎，小野裕之）

3 胃腺瘤

　　胃腺瘤是良性的上皮性肿瘤，边缘多呈褪色调或白色调，形态多为扁平状，多为平坦隆起型病变，很少有凹陷型病变。隆起的表面多较光滑，呈结节状或颗粒样表现。与胃癌不同，这里或许存在腺瘤内癌。临床上胃腺瘤有癌变的风险。

　　从病理组织学上看，以前叫作异型上皮巢（atypical epithelium，ATP），现在归类于腺瘤（adenoma）。可以看到轻度结构异型的腺管，活检标本的分类被诊断为 Group 3，显示肠型的较多，胃型的较少。显示肠型的肿瘤癌变风险低，在胃的上中部范围内可见，与胃底腺的幽门腺化生相关，胃型腺瘤发生癌变的可能性高。

　　NBI 放大内镜观察，可见与正常黏膜类似的表现，MS（microsurface）、MV（microvascular）为 regular pattern。

　　治疗原则是按照癌症的标准治疗，首先选择内镜下切除治疗，必要时进行外科切除。较小的肿瘤以及异型度低的可定期观察。

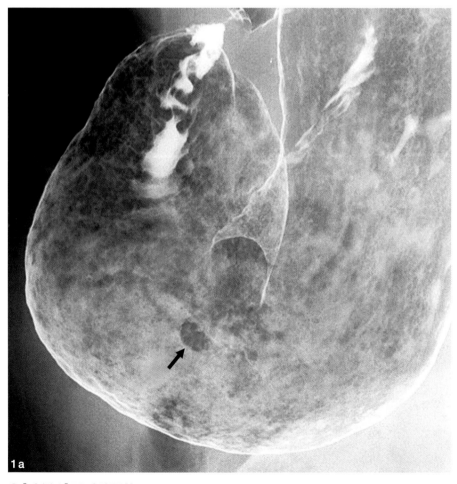

1a

❶ [病例 1] 70 余岁男性

a: X 线所见　胃角部后壁边缘有明确的透亮图像，表面黏膜较光滑，没有胃的变形和壁的硬化，中间的活检痕迹确认为瘢痕。

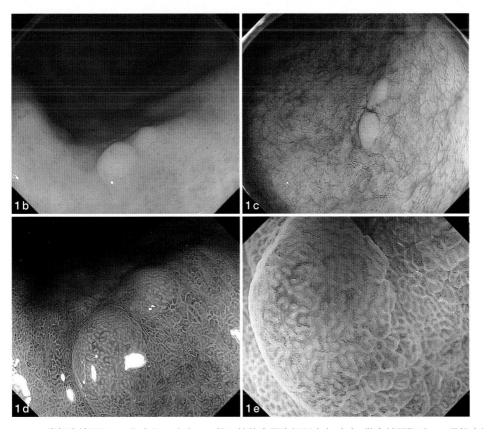

b，c：常规内镜所见 　呈褪色调，大小不一的颗粒状扁平隆起型病变（**b**）。散布靛胭脂后，可见粗大的颗粒状隆起与周围黏膜的边界明显（**c**）。

d，e：NBI 放大内镜所见（**d**: 弱放大图像，**e**: 强放大图像）　MCE（marginal crypt epithelium）呈闭锁性的类似圆形至椭圆形的构造，一部分可见与 LBC（light blue crest）相关的 regular MS pattern。另外，各个血管的形态放大后未见大小不同，相对形状均一，规则排列，是 regular MV pattern。

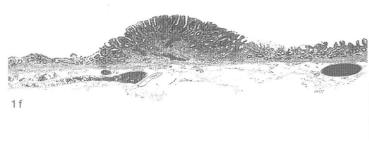

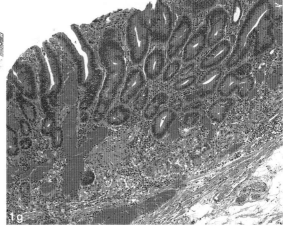

f，g：病理组织学所见（**f**: 放大镜图像，**g**: 强放大图像）可见直径 6mm、肠型的高度异型管状腺瘤，是必须要与高分化型腺癌区别的病变。

参考文献

[1] 豊泉博史，他：胃腫瘍性病変の拡大内視鏡診断—腺腫も含む隆起性上皮性腫瘍．胃と腸 46：853–865, 2011.

[2] 菅井　有，他：胃腺種と腫瘍グレードに基づいた分化型黏膜内胃癌の臨床病理学的および分子病理学的解析．胃と腸

47：203–216, 2012.

[3] Yao K, et al. : Magnifying endoscopy for diagnosing and delineating early gastric cancer. Endoscopy 41 : 462–467, 2009.

（时冈　聪，梅垣英次）

胃

4 Brunner 腺瘤

十二 ➡ I.324 页

Brunner 腺瘤的定义非常混乱，腺瘤的病变很多，组织学上是 Brunner 腺的增生。但一部分腺瘤也存在肿瘤的特征。

Brunner 腺起源于 Vater 乳头处，大多分布在十二指肠入口处，Brunner 腺瘤/增生，多发于十二指肠球部，很少有胃壁内分布的 Brunner 腺，有时能看到胃 Brunner 腺瘤/增生，主要分布在 Brunner 腺容易散布的前庭部。

Brunner 腺主要分布在黏膜肌层底部和黏膜下层，呈黏膜下肿瘤样的表现，由于表面被正常黏膜覆盖，活检病理诊断相对困难。

尽管检出率较低，但是 Brunner 腺也有引起癌症的风险存在，在同一病变内的 Brunner 腺增生、Brunner 腺瘤、高分化型腺癌和各阶段的癌症并存的病例依然存在。从 Brunner 腺发展至癌变是多阶段的。因此关于有增大倾向的病变和直径较大的病变，积极切除治疗很有必要。

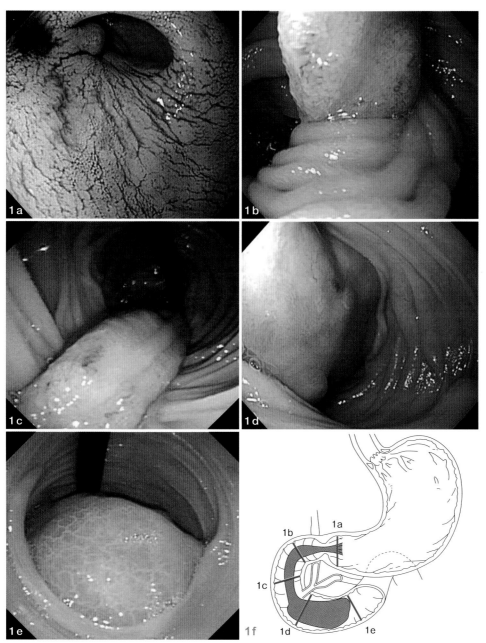

[病例 1]80 余岁女性
❶ 上消化道内镜所见
可见胃前庭部通过幽门口向十二指肠内部生长的巨大的 Brunner 腺瘤（f内镜观察部位的组图），由于 Brunner 腺瘤表面有正常黏膜覆盖，在内镜下观察 Brunner 腺瘤很困难，只有活检组织可以观察到胃黏膜的增生变化。

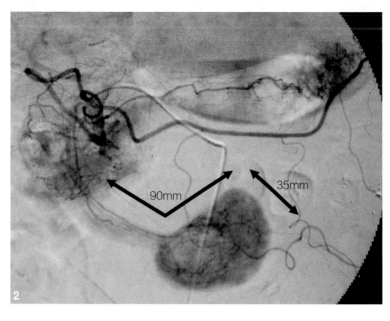

❷ 腹部血管造影所见

箭头指出胃右动脉供给的血流非常丰富的病变。

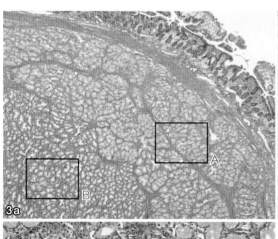

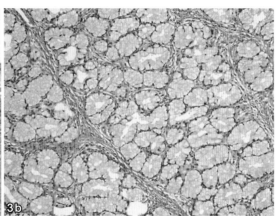

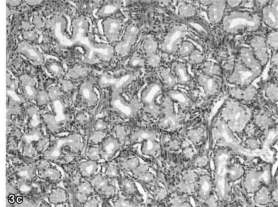

❸ 取出标本的病理组织学所见

内镜下切除十分困难，所以实施了开腹手术（胃前庭部约6cm横切开，把病变从胃中切除）。切除标本为90mm×35mm有弹性且柔软的巨大带蒂型病变。

a：弱放大图像（HE染色，×40） 表面呈现胃黏膜的增生性改变。可见以黏膜下层为主要部位，黏膜层有压排性增生的腺组织。

b：A领域的强放大图像（HE染色，×100） 小型的细胞核把基底侧压排成扁平化，与正常的Brunner腺类似的腺组织，呈结节状增生，考虑为Brunner腺增生。

c：B领域的强放大图像（HE染色，×100） 细胞核有肿大，欠光滑肌间壁的腺组织呈肿瘤性增生。考虑为Brunner腺瘤。

参考文献

[1] Fenoglio-Preiser CM：Brunner's gland lesions. In：Gastrointestinal Pathology, An Atlas and Text, 2nd ed. p459, Lippincott-Raven Publishers, Philadelphia, 1999.

[2] 原岡誠司，他：十二指腸黏膜の特異性と小病変の病理．胃と腸 36：1469-1480, 2001.

[3] 神戸大介，他：十二指腸に嵌入した巨大な胃異所性 Brunner 腺腫の1切除例．日消誌 107：1798-1805, 2010.

[4] 木村好孝，他：Brunner 腺由来が示唆された早期十二指腸癌の1例．Gastroenterol Endosc 49：1265-1272, 2007.

[5] Itsuno M, et al.：Carcinoma of duodenal bulb arising from the Brunner's glands. Gastroenterol Jpn 28：118-125, 1993.

（神戸大介，松本昌美）

胃

5 胃癌 a 早期癌 ①隆起型（0-Ⅰ）

《胃癌处理规约（第 14 版）》中的肉眼分类为，0-Ⅰ型定义（隆起型）为明显的肿瘤样隆起。一般黏膜隆起的高度在治疗前诊断比较困难，隆起的高度在 2 ~ 3mm 之间的叫作 0-Ⅱa 型，超过这个范围的属于 0-Ⅰ型。 常常伴随周围的平坦型病变，组织类型大部分是分化型（pap, tub1~2）。与 0-Ⅱa 型相比，pap 很多。20mm 以下的 0-Ⅰ型癌约 92% 属于 M 癌，30mm 以上的属于 SM 癌或是进展期癌的可能性大。

0-Ⅰ型的深度在 M~SM1 的情况下，病变的表面多数发红，表面呈颗粒状到粗大颗粒状，附着淡淡的白苔，伴随出血，多数形态不规则。另一方面，深度为 SM2 的病变表面发红，糜烂较重，有结节状的凹凸不平，凹陷深，可以看到溃疡形成，有时可以看到病变黏膜周围肥厚的皱襞。或者基底部由正常黏膜覆盖，呈黏膜下肿瘤样表现的考虑为 SM 的浸润。

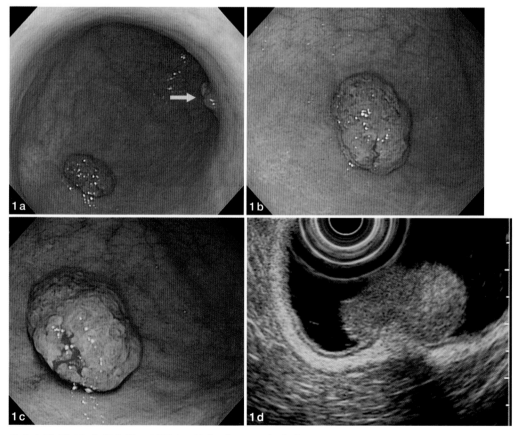

❶ [病例 1] 70 余岁女性。早期癌，隆起型，T1a(M) 癌

a：内镜所见（白光观察） 在胃体下部大弯处，正常黏膜可见萎缩，可见桑葚状的 0-Ⅰ型癌，胃角部后壁有其他病变（黄色箭头）。
b：内镜所见（白光近景观察） 表面呈现大小不一的颗粒状表现，病变发红。
c：内镜所见（靛胭脂染色图像） 表面易出血，呈粗大颗粒状表现。
d：EUS 所见（20MHz 专用机） 可见病变第 3 层上缘不完整，深度认为是 T1 (M-SM1)。

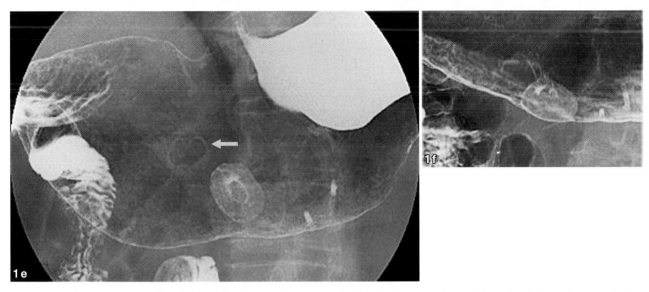

e：上消化道造影所见（背卧位第2斜位双重造影） 描出了胃体下部大弯处见直径约20mm的亚蒂的0-Ⅰ型癌。胃角部后壁侧有其他病变（黄色箭头）。

f：上消化道造影所见（侧面图像） 未见胃壁变形。

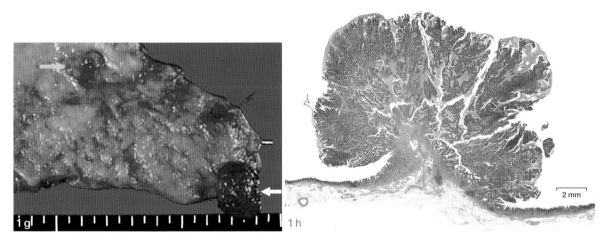

g：新鲜的切除标本所见 胃角部后壁的其他病变已经浸润到黏膜下层的底部，实施了幽门侧胃切除术，0-Ⅰ型癌的直径为23mm×17mm（白色箭头），黄色箭头为其他病变。

h：病理组织学所见 主要考虑是高分化型管状腺癌，浸润到了黏膜肌层，并未超过肌层，tub1, pT1a（M），ly0, v0, pPM0, pDM0, pN0。

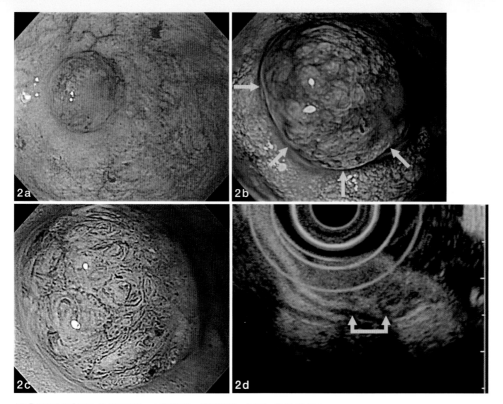

❷ [病例 2]80 余岁男性，早期癌，隆起型，T1b（SM）癌

a：内镜所见（白光观察） 胃穹隆部大弯的后壁侧，可见以萎缩黏膜为主、发红的隆起型癌，周围伴有褪色的扁平隆起。

b：内镜所见（喷洒靛胭脂后图像） 隆起部的表面有颗粒状，并有黏液覆着，病变的基底部仅看到黏膜下呈肿瘤样，看不到隆起的边缘。

c：内镜所见（NBI 放大内镜的近景图像） 可以看到大小不均一的腺管开口，周围腺管边缘上皮不清晰，并且可以看到表层扩张、不同口径的微小血管和氰基调的大血管。

d：EUS 所见（20MHz 专用机） 可以看到隆起内第 3 层上缘不完整，考虑为黏膜下层的深部浸润癌。

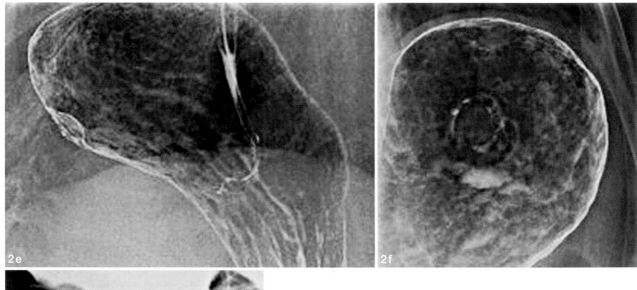

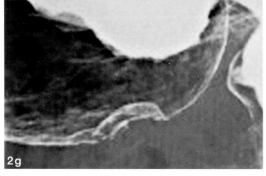

e：上消化道造影所见（半站位俯卧位第 1 斜位） 穹隆部大弯后壁可见半球状隆起型病变。

f：上消化道造影所见（正面图像） 中间的隆起部非常明显，顶部可见淡淡的不完整的钡斑迹，伴随肛侧有平坦的隆起。

g：上消化道造影所见（侧面图像） 侧面的隆起部呈现弧状变形。

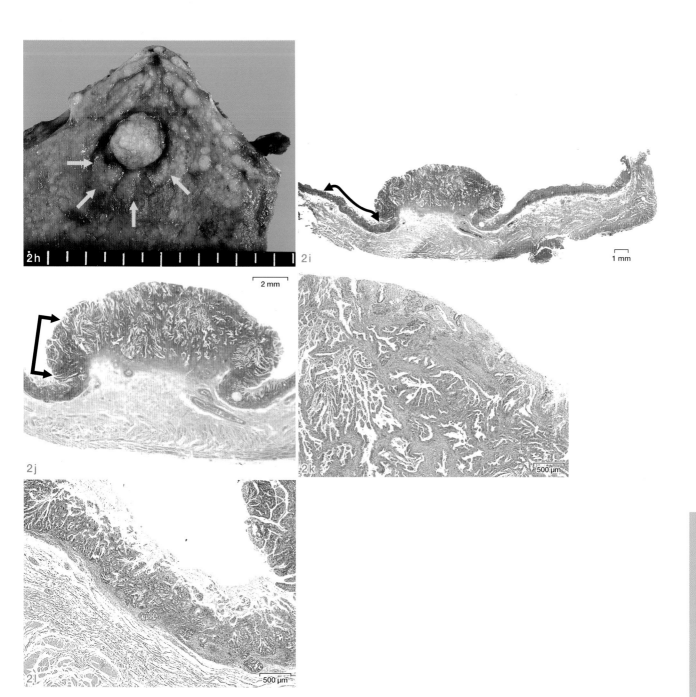

h：固定后切除标本的肉眼所见 实施了贲门侧胃切除术。可见 0-I 型癌的周围伴随 II a 型病变，病变直径为 26mm×20mm。

i：病理组织学所见 pap+tub1, pT1b(SM, 1 500μm, med, INFb, ly1 (D2-40), v1 (EG), pPM0, pDM0, pN0。箭头表示伴随着 II a 型病变。

j：0-I 型癌的病理组织图像（×40） 肿瘤破坏黏膜肌层浸润至黏膜下层。可见隆起的边缘有黏膜内癌成分，浸润至黏膜下（箭头）。

k：0-I 型癌的放大组织图像（×200） 圆柱状的异型细胞形成从乳头状到管状结构，可见间质反应。

l：伴随 0- II a 型癌的放大组织图像（×200） 可见不规则的管状结构，腺管的大小不同和不规则的分支很明显。

参考文献

[1] 日本胃癌学会（編）：胃癌取扱い規約，第14版．金原出版，2010.

[2] 中原慶太，他：早期胃癌の肉眼型—決め方・考え方とその典型像 1）0 I 型，0 II a 型．胃と腸 44：507–521, 2009.

[3] 小野裕之，他：胃癌の深達度診断—内視鏡像からみた深達

度診断．胃と腸 36：334–340, 2001.

[4] 長南明道，他：切開・剥離法（ESD）に必要な早期胃癌の術前内視鏡診断—深達度診断を中心に．胃と腸 40：769–777, 2005.

（滨本英刚，三岛利之）

5 胃癌 ⓐ 早期癌 ②表面隆起型(0-Ⅱa)

《胃癌处理规约》中的肉眼分类中，作为 0 型（表面型）的亚分类 0-Ⅱa 型（表面隆起型），表面可见很低的隆起，隆起的高度为 2~3mm。

内镜下切除以及外科切除的 283 例 0-Ⅱa 型早期胃癌的组织分型如下：tub1：74.6%；tub2：15.2%；pap：7.1%；por/sig/muc：3.2%，96.8%（274/283）腺管形成分化型癌。浸润深度方面，M-SM1 型癌 85.5%（201/283）基本都是表浅病变，特别是 20mm 以下的 SM2 型浸润率特别低，为 7.6%（11/145），一般适合内镜下治疗的病例较多。

但隆起型癌比凹陷型癌诊断困难，由于组织学上黏膜内增殖隆起存在，很难捕捉伴随 SM 型癌的肥厚和伸展不良。

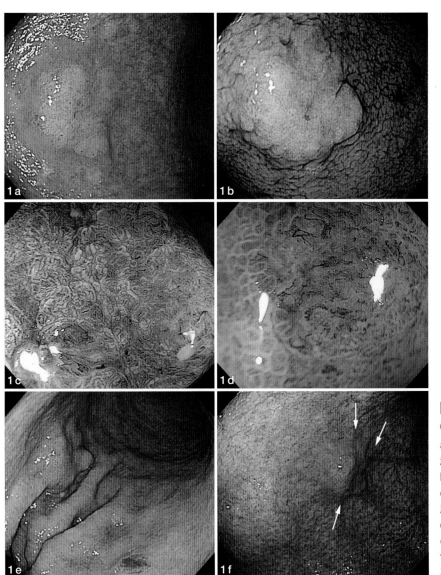

[病例1] 60 余岁男性

❶ 胃镜所见

a： 白光观察图像　胃体下部前壁的扁平隆起型病变。

b： 色素染色图像　隆起边缘呈菊花状。

c： 使用醋酸的 NBI 放大图像　呈不完整的腺管形态。

d： NBI 放大图像　可见不完整的血管纹理。

e： 吸气时的图像　可见有较软的形态表现。

f： 充气时的图像　隆起周围突出，可见伸展不良。

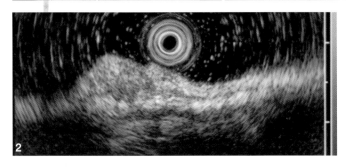

❷ 胃 EUS 所见
隆起部正下方的第 3 层上缘显示有低回声的肿块。

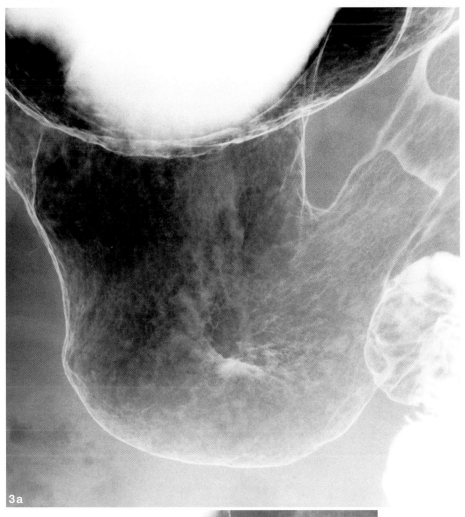

3a

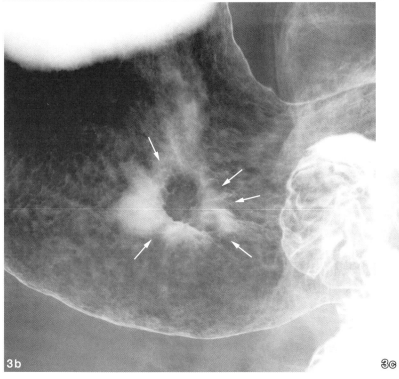

3b

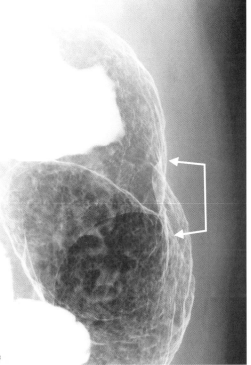

3c

❸ 胃 X 线所见

a：**俯卧位前壁双重造影图像**　胃体下部前壁，显示菊花状边缘的扁平隆起型病变。

b：**放大图像**　隆起周围突出，可见伸展不良。

c：**强度的背卧位第 1 斜位图像**　伴有直线化的不规则侧面变形（箭头）。

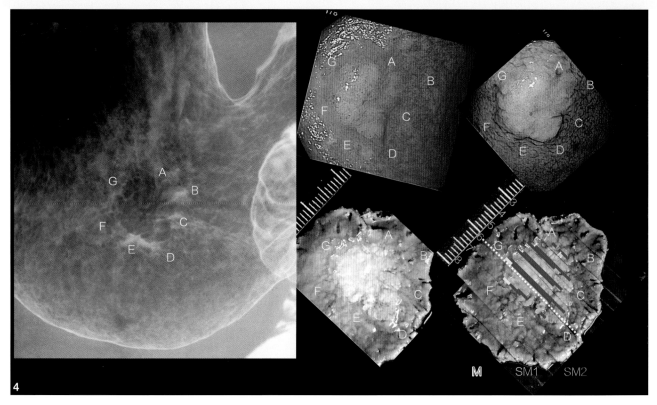

❹ **与切除标本的对比** 与对比图的 A ~ G 逐一对比，该病例术前诊断为 T1b（SM2），由于基础疾病为肝硬化，与患者和外科的会诊结果是先实施诊断，确诊后行 ESD 治疗。

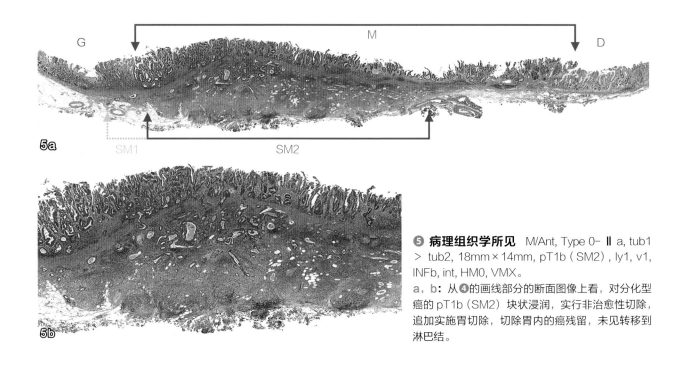

❺ **病理组织学所见** M/Ant, Type 0- Ⅱ a, tub1 > tub2, 18mm × 14mm, pT1b（SM2），ly1, v1, INFb, int, HM0, VMX。

a，b：从❹的画线部分的断面图像上看，对分化型癌的 pT1b（SM2）块状浸润，实行非治愈性切除，追加实施胃切除，切除胃内的癌残留，未见转移到淋巴结。

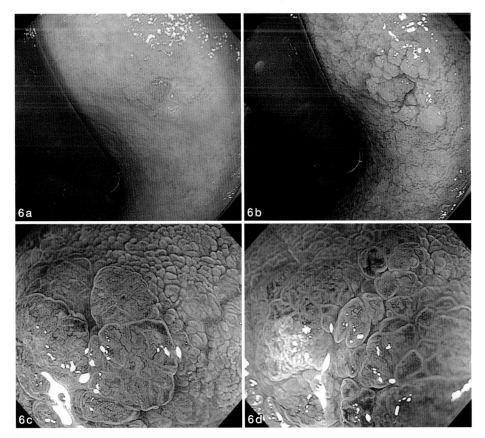

[病例2]60余岁男性

⑥ 胃镜所见

a: **常规观察图像** 胃体中部小弯处可见扁平隆起型病变。

b: **色素散布图像** 隆起表面呈凹凸颗粒状。

c: **NBI放大图像** 与正常黏膜不同的、不完整的腺管形态。

d: **NBI放大图像** 可见不完整的血管纹理。

胃

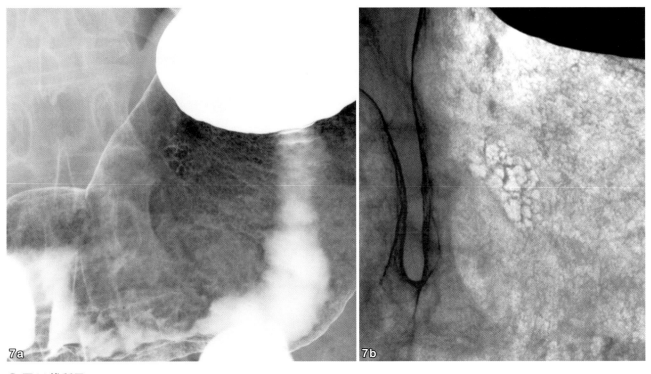

⑦ 胃X线所见

a: **背卧位后壁双重造影图像** 胃体中部小弯后壁的扁平隆起型病变。

b: **放大图像** 可见大小不同的、不规则的颗粒状表现，未见像[病例1]一样周围隆起的突出表现和伸展不良。

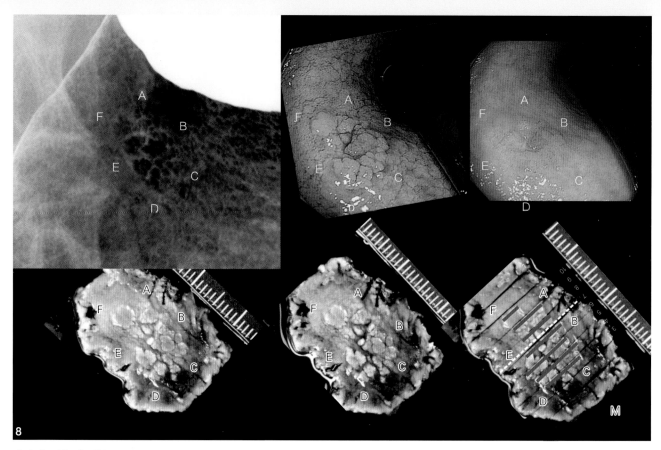

❽ 与切除标本对比 与对比图的 A ~ F 依次对应。

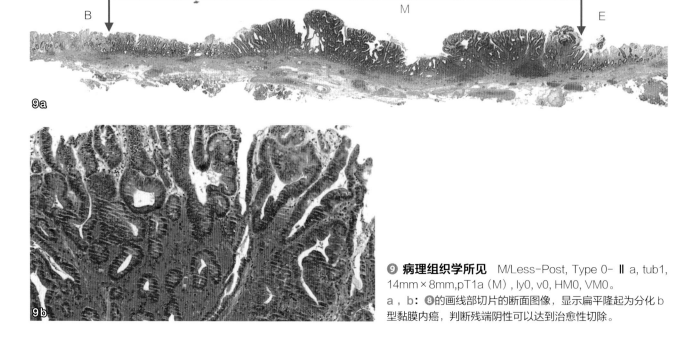

❾ 病理组织学所见 M/Less-Post, Type 0- Ⅱa, tub1, 14mm×8mm,pT1a（M）, ly0, v0, HM0, VM0。

a，b：❽的画线部切片的断面图像，显示扁平隆起为分化 b 型黏膜内癌，判断残端阴性可以达到治愈性切除。

参考文献

[1] 日本胃癌学会（編）：胃癌取扱い規約，第 14 版．金原出版，p7，2010．

[2] 馬場保昌，他：組織特性からみた早期胃癌の X 線診断．日消がん検診誌 46：166–176，2008．

[3] 中原慶太，他：早期胃癌の肉眼型—決め方とその典型像 1)

[4] 中原慶太，他：低異型度分化型胃癌の X 線診断—異型度別にみた表面隆起型腫瘍の特徴．胃と腸 45：1114–1130, 2010．

[5] 中原慶太，他：ひだ集中を伴う 0 Ⅱ a 型 SM 胃癌の 1 例．胃と腸 44：1640–1643, 2009．

0 Ⅰ型，0 Ⅱ a 型．胃と腸 44：507–521, 2009．

（中原庆太）

5 胃癌　a 早期癌 ③表面凹陷型（0-IIc）

表面凹陷型早期胃癌（0-IIc）根据《日本胃癌使用规约》，定义为"稍有糜烂，或者黏膜浅凹陷"的胃癌。根据胃癌的组织学类型，可分为分化型与未分化型两大类，各形态学特征不同。

典型的分化型 0-IIc 病变是以萎缩、高度肠上皮化生的胃黏膜为背景，呈现有浓淡红晕的色调。凹陷面的性状微细且平滑，凹陷边缘界线呈缓坡形，多由棘状变化与小规模边缘隆起形成。

另一方面，未分化型 0-IIc 病变是以萎缩、轻微肠上皮化生的胃固有腺体黏膜为背景，呈褪色表现。凹陷面是与背景黏膜类似的胃小区影～大小不同颗粒（insel）为特征。凹陷边缘为悬崖状，多呈直线性或锯齿状变化。必须通过 X 线表现或内镜表现详细了解以上基本肉眼表现。

近年来，由于 NBI（narrow band imaging）放大内镜的诞生，应用以微小血管结构像（microvascular pattern，MV）与表面微细结构（microsurface pattern，MS）的解剖学结构为指标的 VS classification system 的胃癌诊断体系，可以诊断传统内镜无法诊断的微细病变。

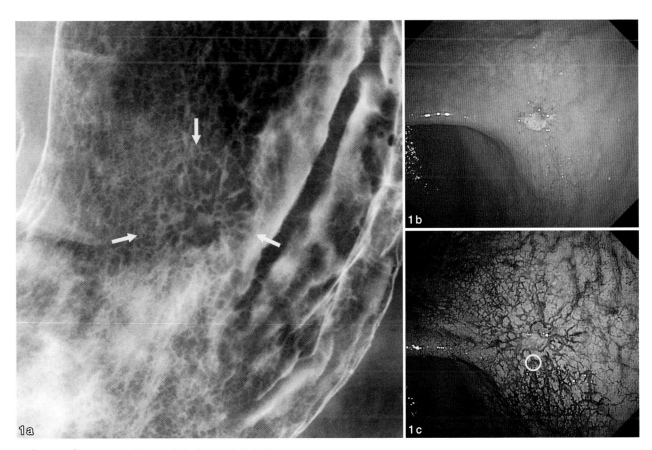

❶ [病例1]70 余岁女性，混有未分化型癌的分化型 0-IIc+III

a：胃 X 线所见　胃体下部后壁可见直径为 20mm 的不规则淡色阴影斑，可诊断为 0-IIc 型（箭头）。背景黏膜为小圆形～小角形的胃小区影。凹陷边缘由棘状阴影斑和小规模透亮影形成。凹陷面可见伴有浓淡的阴影斑和微细透亮影。

b：上消化道所见　胃体下部后壁可见淡红色轻微凹陷，内部伴有浅溃疡和强度发红的小颗粒。背景黏膜在小弯侧透见斑状分布的血管，在后侧壁的背景黏膜不能透见血管。

c：结晶紫染色所见　可见内部有浅溃疡、边缘不整齐的表浅凹陷型病变。溃疡周围凹陷面呈微细的颗粒状，凹陷边缘呈缓坡形分界，形成棘状变化与小规模边缘隆起。诊断为分化型 0-IIc+III（黄圈、红圈部为放大观察部位）。

207

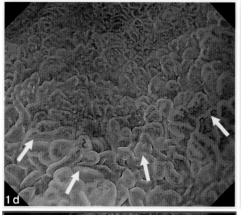 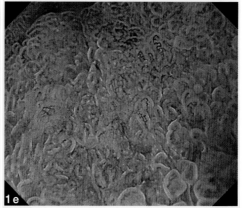

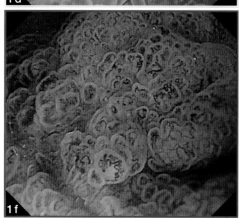

d：NBI 放大内镜所见（❶c 黄圈部的低倍放大观察） 黄色箭头显示部位可见 demarcation line。

e：NBI 放大内镜所见（❶c 黄圈部的高倍放大观察） VS classification: irregular MV pattern plus regular/absent MS pattern (light blue crest，LBC +）with a demarcation line。关于 demarcation line 的内侧表面微细结构，部分由伴有 LBC 的弧形腺窝边缘上皮（marginal crypt epithelium，MCE）组成，是与背景黏膜类似形态的 regular MS pattern。部分有无法见到 MCE 的 absent MS pattern。同一部位可见轻度不均一的形状和伴有非对称性分布的 irregular MV pattern，可推测肿瘤与非癌上皮混在而进展。

f：NBI 放大内镜所见（❶c 红圈部的高倍放大观察） VS classification：irregular MV pattern plus irregular MS pattern with a demarcation line。可见大小不同的弧形～类圆形 MCE，形状不均一，排列不规则，分布不对称，判断为 irregular MS pattern。MCE 内侧能观察到的各个血管呈闭锁性或开放性环状，形状不均一，排列不规则，分布不对称，为 irregular MV pattern。为典型的分化型癌的放大内镜下表现。

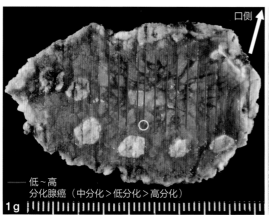 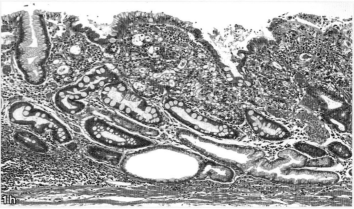

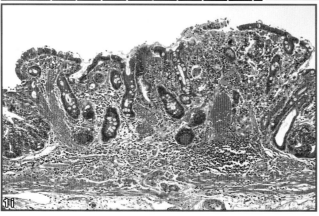

g：切除固定标本的肉眼所见（定位） 20mm×18mm 的边缘不整、棘状的凹陷性病变，凹陷面为颗粒状，中心可见溃疡。用红线将肿瘤定位。最终病理组织诊断：低～高分化腺癌（中分化 > 低分化 > 高分化），0-Ⅱc+Ⅲ，pT1b（500μm），ly1，v1。

h：病理组织学所见（❶e 的部位，❶g 的黄圈部） 混有非癌上皮（肠上皮化生）的中分化～低分化腺癌。

i：病理组织学所见（❶f 的部位，❶g 的红圈部） 高～中分化管状腺癌。

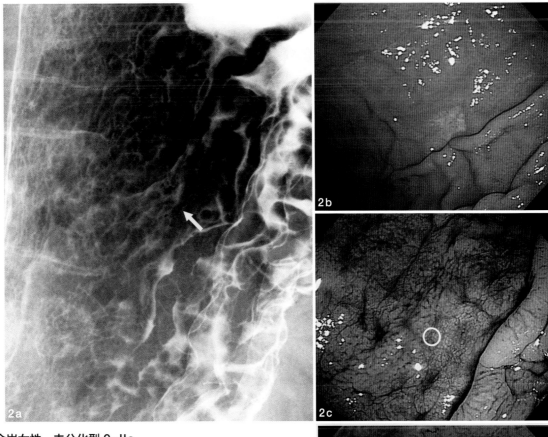

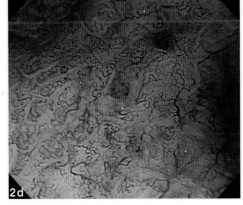

❷ [病例2]60余岁女性，未分化型 0-Ⅱc

a：胃X线所见　胃体中部后壁可见17mm大小的椭圆形边界清楚的阴影斑（箭头）。背景黏膜由大型、角形的胃小区影组成。凹陷边缘由线状阴影划分的显著高低差异，凹陷面可见与背景的胃小区类似的透亮影。

b：上消化道内镜所见　胃体下部后壁可见边界清楚的、褐色性的凹陷型病变。背景黏膜无血管透见表现。

c：结晶紫染色所见　凹陷边缘有明显的高低差异，凹陷内部由角形的微细颗粒构成，颗粒间沟无明显规则性。

d：NBI放大内镜所见（❷ c黄圈部的高倍放大观察）　VS classification：regular MV pattern plus regular/absent MS pattern with a demarcation line。凹陷内部的表面微细结构是MCE不被可视化的absent MS pattern，凹陷内的各个血管形态为形状均一的开放性或者部分小的闭锁性环状结构，互相形成网络。这些分布有对称性，排列规则，密度均一，可判断为regular MV pattern。

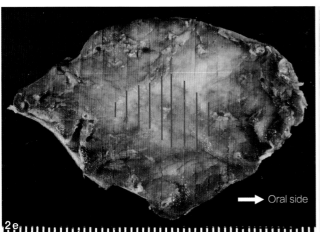

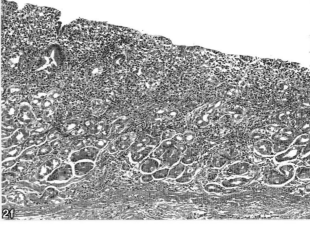

e：切除固定标本的肉眼所见（定位）　18mm×13mm分界清楚的褐色性凹陷型病变。最终病理组织诊断：低分化腺癌，0-Ⅱc，pT1a，ly0，v0。

f：病理组织学所见（❷ d部位的低倍放大观察）　黏膜固有层伴炎性细胞浸润，在黏膜表层到中层散见低分化腺癌。表层上皮平坦化或者窝间部钝化，腺窝边缘上皮消失。

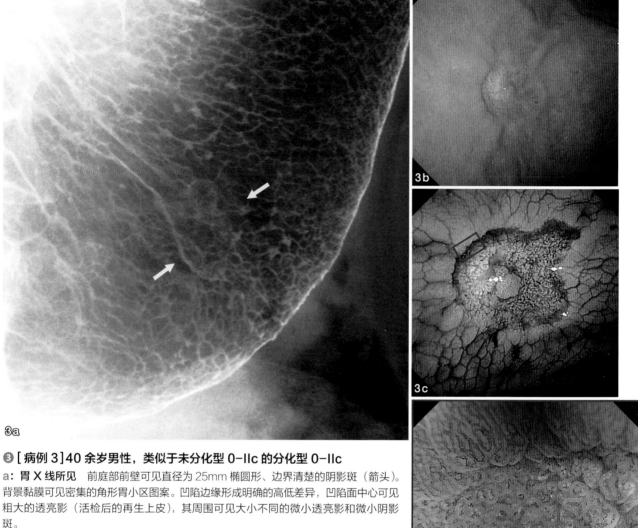

3a

3b

3c

3d

❸ [病例3]40 余岁男性，类似于未分化型 0-IIc 的分化型 0-IIc

a：胃 X 线所见　前庭部前壁可见直径为 25mm 椭圆形、边界清楚的阴影斑（箭头）。背景黏膜可见密集的角形胃小区图案。凹陷边缘形成明确的高低差异，凹陷面中心可见粗大的透亮影（活检后的再生上皮），其周围可见大小不同的微小透亮影和微小阴影斑。

b：上消化道内镜所见　前庭部前壁可见褪色性的凹陷型病变。背景黏膜无血管透见表现。

c：结晶紫染色所见　凹陷缘呈悬崖状分界，凹陷面可见小型的圆形～类圆形大小不同的密集颗粒，颗粒间沟的色素潴留浓重，稍微不规则。凹陷面中心可见活检后发红的再生性颗粒。

d：用 NBI 放大内镜所见（❸ c 红圈部的高倍放大观察） VS classification: irregular MV pattern plus irregular MS pattern（WOS ＋）with a demarcation line。凹陷内部可见弧形～类圆形的密集 MCE，与背景黏膜形成明确的 demarcation line。图片右侧显示 MCE 形状均一，排列规则，分布对称，可判断为 regular MS pattern，可是图片左侧则显示 MCE 形状不均一，排列不规则，分布不对称，可判断为 irregular MS pattern。窝间部有斑状白色不透明物质（white opaque substance，WOS），各个微小血管结构不易识别，但在图片左侧形状不均一，可见排列、分布异常，判断为 irregular MV pattern。即分化型 0-IIc 的表现。

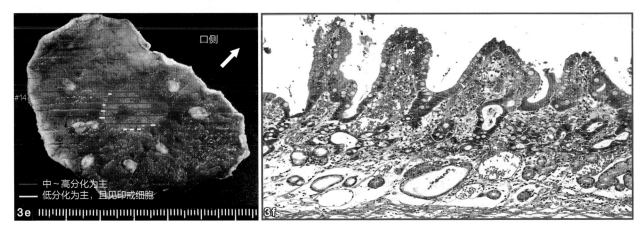

口側

#14

—— 中~高分化为主
—— 低分化为主，且见印戒细胞

3e

3f

e：切除固定标本的肉眼所见（定位） 16mm×10mm 的边界清晰、褐色性凹陷型病变。最终病理学诊断：0-Ⅱc，低~高分化腺癌，可见印戒细胞，pT1a，ly0，v0。病灶的大部分由分化型癌构成，边缘的一部分可见未分化型癌。

f：病理组织学所见（❸d 部位；切片 14） 表层上皮是由异型轻微的管状~乳头样结构的超高分化腺癌，在腺体颈部，中分化腺癌浸润性进展。

参考文献

[1] 日本胃癌学会（編）：胃癌取り扱い規約，14 版．金原出版，p7，2010．

[2] 中村恭一：胃癌の構造．医学書院，1999．

[3] 藤原 侃，他：陥凹型早期胃癌診断学的問題点 ― X 線微細診断と肉眼標本所見の関連，肉眼標本所見と内視鏡上の色調および癌の組織型との関連性について．胃と腸 6：157-174，1971．

[4] 馬場保昌，他：陥凹型早期胃癌の X 線所見と病理組織所見の比較．胃と腸 10：37-49，1975．

[5] 八尾建史：胃拡大内視鏡．日本メディカルセンター，2009．

（长滨 孝，八尾建史）

胃

5 胃癌　**b** 进展期癌

食管 ➡ I.70页　　大肠 ➡ II.264页

进展期胃癌的肉眼分类，在《胃癌处理规约》里分为以下 4 类。

1 型 肿瘤型

有明显隆起，与周围黏膜边界明显的叫作"1 型 肿瘤型"，隆起表面呈结节状、坏死状，伴随部分凹陷。有时可见面向隆起的部分，周边黏膜被挤压的图像（**图❶** a～f）。

2 型 溃疡局限型

形成溃疡，溃疡周围的胃壁肥厚，与周围黏膜的边界比较明显，形成环堤的这类叫作"2 型 溃疡局限型"。溃疡病变不完整而且很深，环堤的表面粗糙，结节状，癌向环堤外侧大幅进展的情况很少（**图❷** a～f）。

3 型 溃疡浸润型

形成溃疡，溃疡周围的胃壁肥厚，与周围黏膜的边界不明显，形成环堤的这类叫作"3 型 溃疡浸润型"，与 2 型类似，由于向周围的癌浸润倾向较强，周围环堤隆起低，显示崩塌的形态（**图❸** a～f）。

4 型 弥漫浸润型

明显的溃疡形成，没有环堤，特征为胃壁肥厚、硬化，病变和周围黏膜的边界不明显，称作"4 型 弥漫浸润型"。4 型胃癌的中间从胃底腺领域发生，原发部位显示很小的凹陷型变化。由于癌伴随着纤维化，弥漫浸润，有胃壁肥厚、硬化，叫作 linitis plastica 型（**图❹** a～f）。

不属于以上分类的胃癌属于"第 5 类 无法分类"。

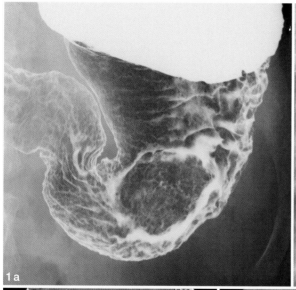
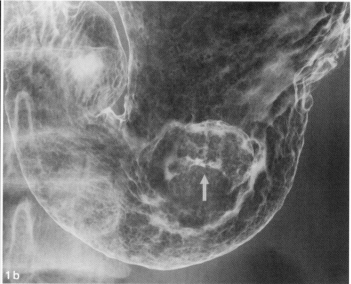
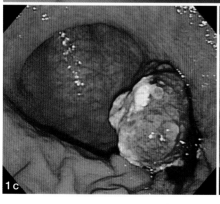
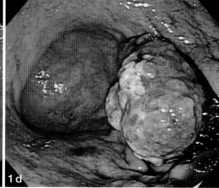

❶[病例 1]60 余岁男性，1 型进展期胃癌

a：X 线所见（背卧位双重造影） 胃体下部后壁可见大的隆起性病变。

b：X 线所见（背卧位双重造影） 充气后的双重造影。隆起的表面呈结节状，中央可见线状的钡斑。

c：常规内镜所见 溃疡发红，易出血，顶部覆着白苔。

d：色素内镜所见 表面呈结节状，表面见部分糜烂。

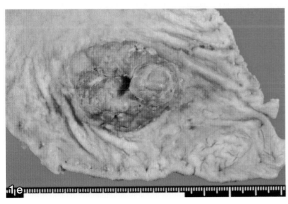 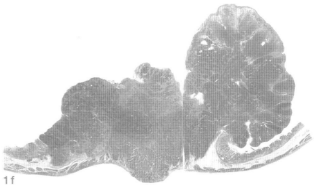

e：切除的标本肉眼所见（固定后） 肿瘤为局部的隆起性病变，可见顶部的凹陷。

f：中间部分的病理组织学所见 最终病理诊断为 Type1，45mm×30mm，por1 > tub2，pT3（SS），med，INFa，ly3，v1，pN3a（7/28），pPM0，pDM0。

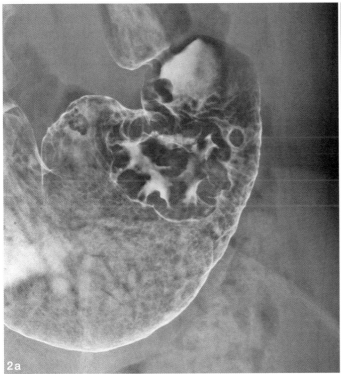 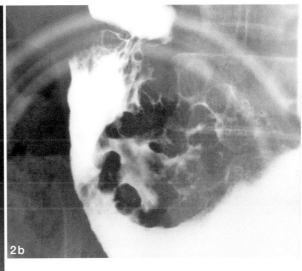

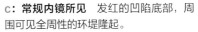

❷［病例 2］60 余岁女性，2 型进展期胃癌

a：X 线所见（腹卧位双重造影图像） 在胃前庭部的前壁可见不完整的凹陷和环堤隆起。

b：X 线所见（压迫的图像） 凹陷的底部凹凸不平，环堤隆起包围在溃疡的周围，竖直看比较陡峻且坚硬，表面呈现不完整的结节状。

c：常规内镜所见 发红的凹陷底部，周围可见全周性的环堤隆起。

d：色素内镜所见 凹陷底部，不完整的粗大颗粒明显，周围隆起的表面也呈现不完整的颗粒状和结节状。

e：切除标本的肉眼所见（固定后） 肿瘤的周围隆起，中央凹陷。

f：中央部的病理组织学所见 最终病理诊断为 Type 2，43mm×40 mm，tub2 > tub1 > por2，pT2（MP），int，INFb，ly2，v0，pN1。

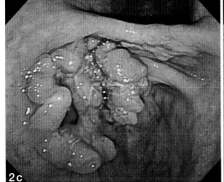 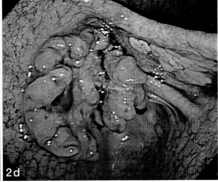

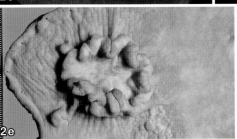 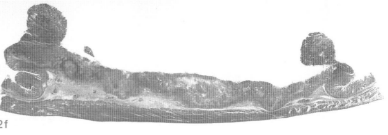

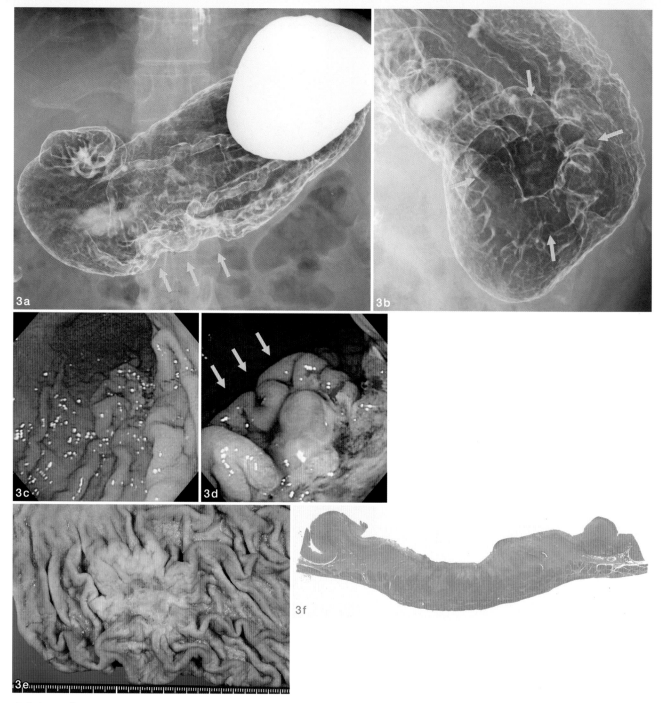

❸ [病例 3] 40 余岁男性，3 型进展期胃癌

a：X 线所见（背卧位双重造影图像） 可见胃体下部大弯处的伸展不良（箭头）。

b：X 线所见（左侧卧位双重造影图像） 体位变换到左侧卧位后，显示胃体下部大弯处不完整的凹陷，凹陷周围显示不明显的环堤样隆起（箭头）。

c：常规内镜所见 胃体下部大弯侧近后壁可见发红的溃疡，溃疡周围的黏膜皱襞肿大，可见蛇形弯曲。

d：色素内镜所见 形成周围堤样隆起，肿大的黏膜皱襞表面平滑，未见糜烂、溃疡形成（箭头）。另一方面，右下方的溃疡容易出血，表面附着坏死性渗出物和白苔。

e：切除标本的肉眼所见（固定后） 围绕病变中央溃疡的环堤样隆起，一部分已经崩塌，与周围黏膜的分界不明显。

f：中央部的病理组织学所见 最终病理诊断为 Type 3, 80mm × 75mm, por2 > sig, pT3（SS），sci, INFc, ly0, v1, pN2。

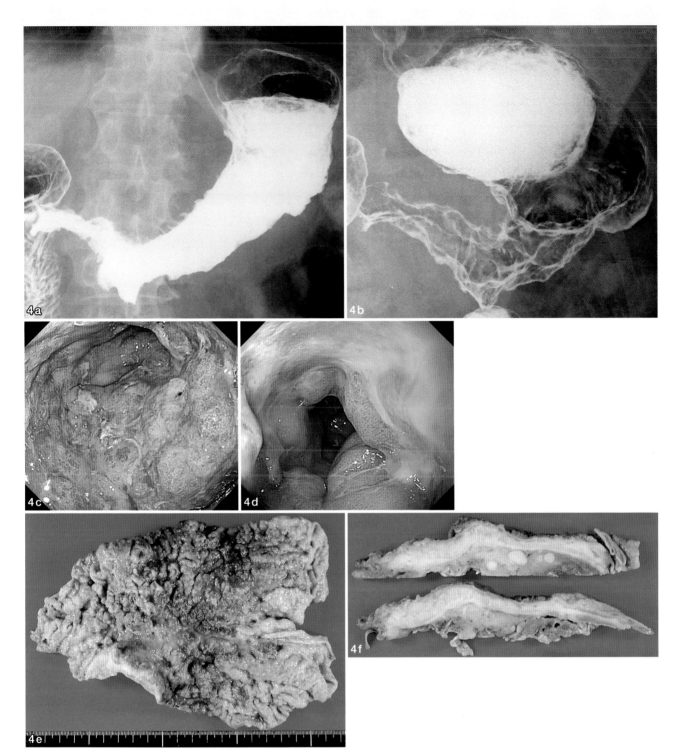

❹ [病例 4] 50 余岁女性，4 型进展期胃癌

a：X 线所见（立位充盈图像） 胃体部到前庭部的广泛范围内，可见明显的伸展不良。

b：X 线所见（背卧位双重造影图像） 胃壁硬且肥厚，充气后显示胃腔没有扩张。

c：常规内镜所见（胃体部） 胃壁硬且肥厚，瘀血的黏膜表面容易出血。

d：常规内镜所见（前庭部） 可见管腔明显的狭窄化。

e：切除标本的肉眼所见（固定后） 癌已经弥漫浸润。肿大的黏膜皱襞有明显的蛇形弯曲，皱襞间伸展不良。

f：切除标本的肉眼所见（断面） 中间部的断面图像可见明显的胃壁增厚。最终病理诊断为 Type 4，150mm×80mm，por2 > sig，pT4a (SE)，sci，INFc，ly3，v2，pN3b。

参考文献

[1] 日本胃癌学会（编）：胃癌取扱い規約，14 版. 金原出版，pp7-8，2010.

（中岛宽隆，长滨隆司）

胃

6 特殊胃癌　**a** 超高分化型癌

超高分化型癌的概念是接近于正常上皮，或是表示与肿瘤区别困难的分化型癌。

这类病变根据活检组织很难确诊为癌，病理组织学上一般都会有异常表现。

并且诊断超高分化型癌的存在或范围，困难的病例很多。据报道称，即使到了深度浸润，也不一定会溃烂，是临床上应该留意的病变。

诊断这样的病变，可以实施精度很高的胃 X 线检查以及内镜检查（色素内镜，放大内镜）。

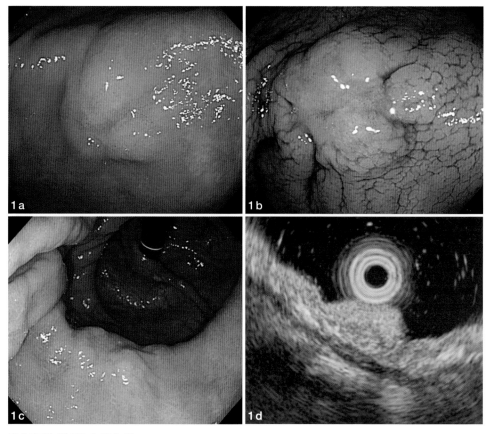

❶ [病例 1] 70 余岁女性

a：常规内镜所见　胃体中部前壁可见孤立且平坦的隆起型病变，边缘呈不规则隆起，隆起的表面伴有微细的发红颗粒，可见褪色调的凹陷。

b：色素内镜所见　隆起部位和背景黏膜相同。在隆起的表面可见模糊的胃小区样结构和微细颗粒。

c：常规内镜所见　在充气状态下，从病变的斜方位观察，病变整体呈台状。

d：EUS 所见　可见病变部分的第 3 层有不均一的低回声表现。

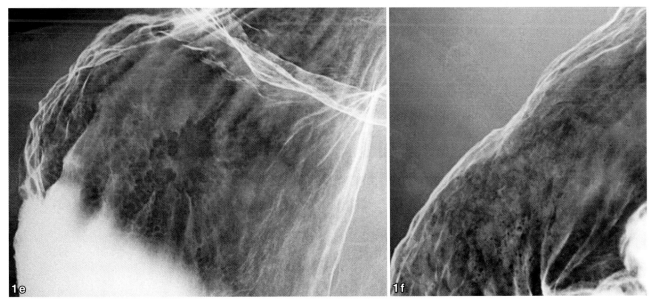

1e

1f

e，f：**X 线所见**　可见胃体中部前壁有不完整轮廓的透亮图像（e），表面伴有浓淡差别的不完整的钡阴影。病变的侧面图像（f）可见伴有直线化的伸展不良。

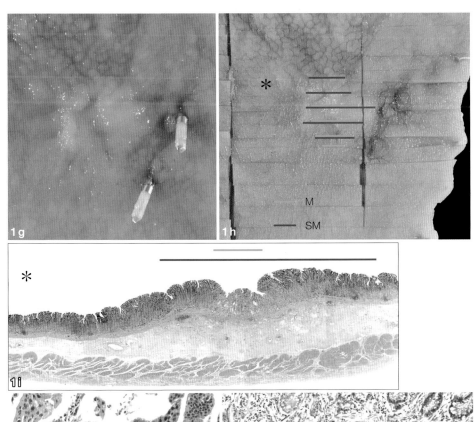

1g

1h

* M SM

1i

*

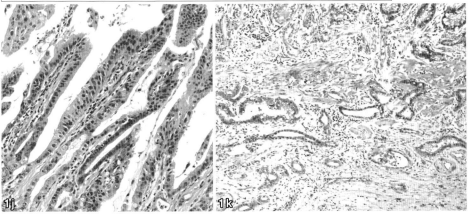

1j

1k

g：**新鲜切除标本的肉眼所见**

h：**病变的再构建图**

i：**再构建图 * 放大图像**　癌已经浸润到黏膜下层的深部，黏膜内的病灶相对维持得较好（蓝色线是黏膜内病变，红色线是黏膜下浸润的范围）。

j，k：**病理组织学所见**　是类似于腺窝上皮的异型度差的管状腺癌。

最终病理组织诊断： type 0- Ⅱ a + Ⅱ c, 18 mm × 16 mm, tub1, pT1b (SM)。

胃

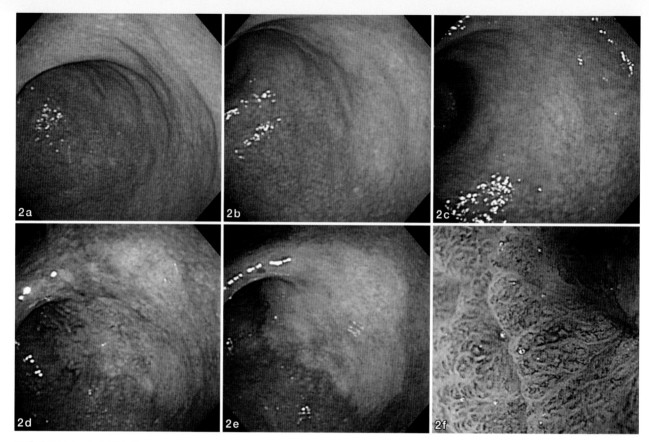

❷ [病例 2]60 余岁女性

a ~ c：胃角部~前庭部后壁的常规内镜所见　这一区域内存在平坦的几乎无色调变化的病变。确认病变很困难。

d，e：色素内镜所见　即使喷洒了靛胭脂，病变的边界也不明显。醋酸合并靛胭脂（d），然后实施水洗，洗掉色素后，病变的边界更加明显（e）。

f：NBI 放大内镜所见　可见病变内部有不整齐的、弧状的腺窝边缘上皮，窝间可见形状不均一的微小血管。

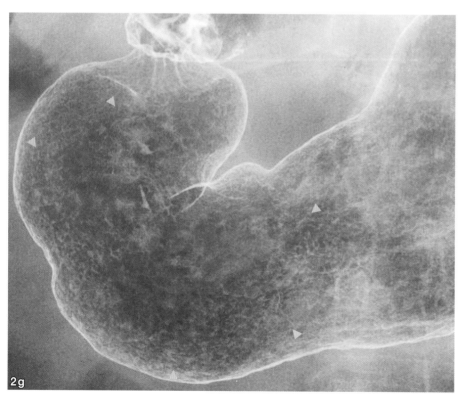

g：X 线所见　胃角部到前庭部后壁的箭头范围内，胃小部分区域散乱，可见钡附着异常。

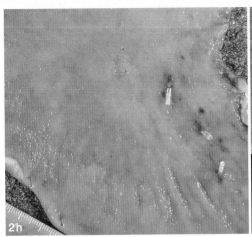
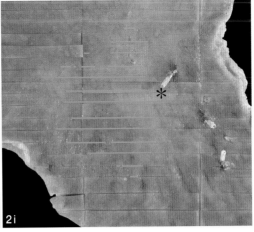

＊

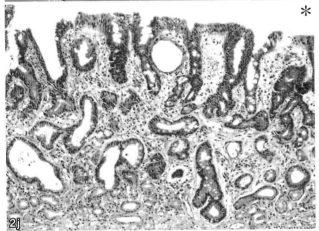

h： 新鲜切除标本的肉眼所见

i： 病变的再构建图

j：病理组织学所见（再构建图＊组织图像） 可见异型度低的管状腺癌，癌症从黏膜表层向中间浸润。

最终病理组织诊断： type 0-Ⅱc，45mm×65mm，tub1 > tub2，pT1a（M）。

参考文献

[1] 西倉　健，他：低異型度分化型胃癌の病理的特徴—肉眼像を含めて．胃と腸 45：1061–1072, 2010.

[2] 九嶋亮治，他：低異型度分化型胃癌の病理学的特徴—腺腫との鑑別を含めて．胃と腸 45：1086–1096, 2010.

[3] 入口洋介，他：低異型度分化型胃癌の X 線像の検討．胃と腸 45：1097–1113, 2010.

[4] 八尾建史，他：低異型度分化型胃癌（超高分化腺癌）の拡大内視鏡診断．胃と腸 45：1159–1171, 2010.

[5] 松田彰郎，他：低異型度胃型腺癌．胃と腸 46：1562–1565, 2011.

（松田彰郎，西俣嘉人）

胃

6 特殊胃癌 b 内分泌细胞癌

★ 食管 ➡ I.92 页

　　胃内分泌细胞癌由高度异型性的肿瘤性内分泌细胞构成，是快速生长而早期即可引起转移的、预后不良的高度恶性癌。在《胃癌使用规约（第 14 版）》中，作为特殊类型之一曾记载此病。发生频率约占所有胃癌的 0.6%，男性多见。发生部位多为胃中部到胃下部。肉眼表现为：早期癌虽较稀少，但与分化型类似的Ⅱc 型、Ⅱc+Ⅱa 型较多；一般以进展癌状态被发现，以 2 型最多，常伴发坏死或出血。大部分内分泌细胞癌的发生机制被认为是由于高分化腺癌的脱分化而发生，由于肿瘤性内分泌细胞是从黏膜深层向深部发展，多具有黏膜下肿瘤样特征。

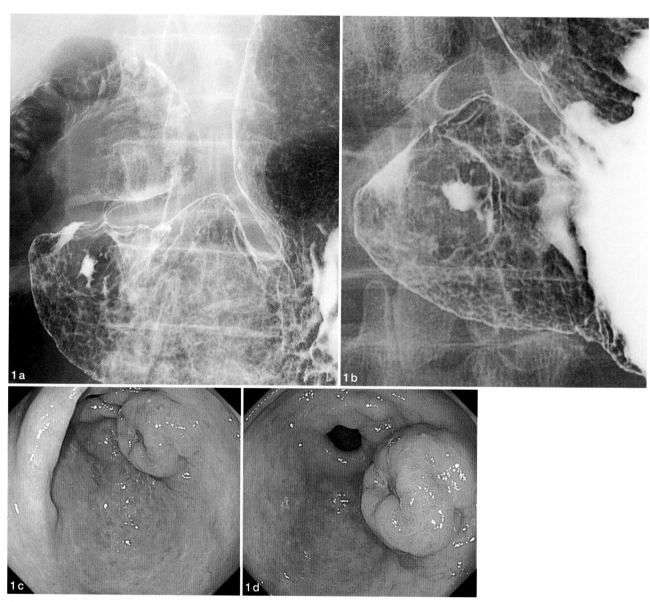

❶ [病例 1] 70 余岁男性

a，b：X 线所见　幽门环前部后壁可见直径为 2cm 的隆起型病变，中央有深凹陷。隆起表面结构细微，伴有由中央不整齐凹陷伸出的数条沟。

c，d：胃镜所见　中央伴有较深的不整齐凹陷，隆起陡峭，被带光泽的似乎非肿瘤性的黏膜覆盖，凹陷部具有尖锐的突出沟槽。隆起部分有轻微凹陷，部分向外突出，呈黏膜下肿瘤样形态。

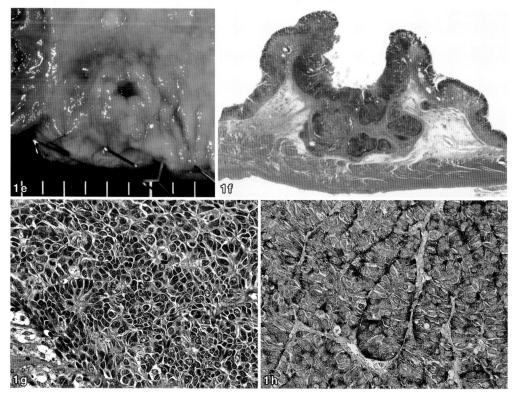

e ~ h：切除标本的肉眼所见及病理组织学所见 幽门环前部后壁可见 2.2cm×1.8cm 大小的呈黏膜下肿瘤样的 2 型小型肿瘤（**e**）。肿瘤的大部分浸润到黏膜下层深部（**f**），部分肌层脉管受浸润。从组织学角度看，肿瘤表层伴有约 10% 的中分化型管状腺癌成分，但在深部见较整齐的细胞的实质增长，也见花瓣样结构（**g**）。同部位的免疫染色显示嗜铬素 A（**h**）、突触素呈阳性，诊断为内分泌细胞癌。

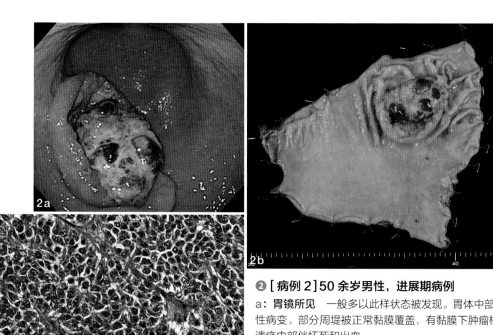

❷ **［病例 2］50 余岁男性，进展期病例**

a：胃镜所见 一般多以此样状态被发现。胃体中部前壁伴有周堤的较大溃疡性病变。部分周堤被正常黏膜覆盖，有黏膜下肿瘤样形态进一步增大的印象，溃疡内部伴坏死和出血。

b：切除标本的肉眼所见 胃体中部大弯可见伴有不整齐结节隆起的溃疡，病变呈局限型（6.6cm×5.4cm）。

c：病理组织学所见 低分化型管状腺癌髓样增殖，浸润达固有肌层。

参考文献

[1] 西倉　健，他：胃内分泌細胞癌の病態・診断・治療．臨消内科 21：1399–1408, 2006.

[2] 岩渕三哉：胃の内分泌細胞癌の特性．病理と臨 23：966–973, 2005.

（宫永太门，海崎泰治）

6 特殊胃癌 c 淋巴结浸润癌

　　淋巴结浸润癌是指向周围淋巴结高度浸润的胃癌。淋巴结浸润没有以黏膜下层为中心，造成髓样增殖的、黏膜内癌的病例占胃癌的 1% ~ 4%。在组织学上的定义更推荐为"癌细胞数量相比浸润的淋巴结数量更多"。据报道称 EBV（Epstein-Barr virus）的感染病例占 70% ~ 90%，几乎所有的癌细胞核都检测出了 EBV。EBV 感染都是发生在癌早期，不发生在癌前期。淋巴结浸润的免疫学意义、EBV 感染与发癌的关系尚不明确。男性居多，大部分存在于胃的近端部分。图像上所见的牵拉较少，缺乏纤维成分，大量的淋巴结浸润很深，感觉较柔软，显示髓样增殖的、黏膜深层的肿瘤被正常黏膜覆盖，是黏膜下层肿瘤样胃癌的代表。进展期胃癌竖直的环堤被正常上皮覆盖，溃疡表面缺乏白色调的纤维性坏死物质，即使处于"肿瘤同一分期"，比通常的胃癌预后好。

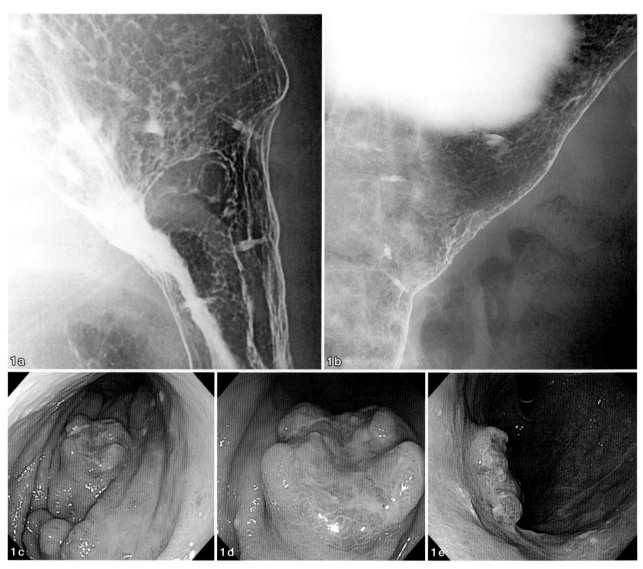

❶[病例1]70 余岁男性

a，b：**胃 X 线所见**　少量充分的胃体上部立位 X 线图像。竖直的后壁侧非常陡峭，可见直径 2cm 的隆起病变（a），侧面图像上，隆起部分的胃壁变形很小，伸展性好（b）。

c~e：**胃镜所见**　在充气少的远景图像上，皱襞集中，周围未见胃壁硬化（c），竖直部分被正常上皮覆盖的环堤呈现 8 个结节状隆起，中央为缺乏白色坏死物质的发红凹陷溃疡（d）。空气量多的反转观察下，伸展性好（e）。

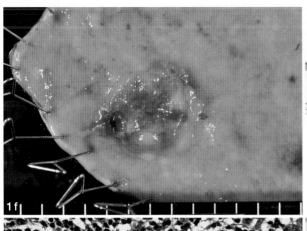
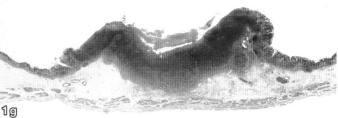
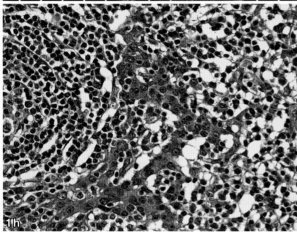
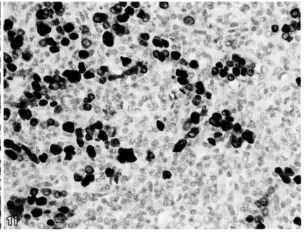

f：贲门侧胃切除后切除标本的肉眼所见　无Ⅱa＋Ⅱc的形态，直径为2.2cm的肿瘤。

g：病理组织学所见（放大内镜图像）　黏膜下层有髓样增殖的肿瘤。

h：病理组织学所见（HE染色）　缺乏腺管构造的癌细胞病灶，伴有高度的淋巴结浸润。

i：病理组织学所见（免疫染色）　EBV呈现阳性图像，可见肿瘤细胞核。

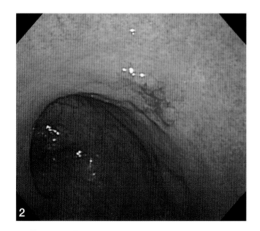

❷ [病例2]病例1的早期内镜所见

在隆起病变的中央可见发红的凹陷部分。

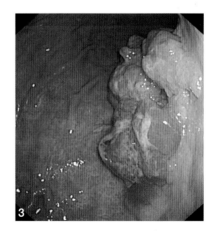

❸ [病例3]病例1的进展期内镜所见

覆盖隆起部分的上皮已经剥离，是肿瘤剥离的病变。

参考文献

[1] 海崎泰治，他：リンパ球浸潤胃癌—病理の立場から．胃と腸 45：1916–1925, 2010.

[2] 宮永太門，他：特殊型胃癌の臨床的特徴—胃癌取扱い規約第14版を受けて．胃と腸 45：1882–1893, 2010.

（细川　治，海崎泰治）

6 特殊胃癌　**d** 黏液癌

胃黏液癌是罕见的组织型癌，占全部胃癌的 2.9% ~ 6.2%，据报道称占早期胃癌的 1% 左右。内镜下观察，胃黏液癌在早期癌（病例1）中，肿瘤表面覆盖厚的黏液状白苔，肿瘤边缘可见黏膜下肿瘤状隆起以及发红，肉眼分类的 0-Ⅱa + Ⅱc 型居多。在进展期癌（病例2）中，有地图状边缘（可见白苔状的黏液像地图样覆盖在溃疡底部）和结节性泡沫状黏液（可见泡沫状的黏液样白苔覆盖在溃疡表面），据报道称肉眼分类的 3 型居多。EUS 观察的特征是肿瘤的回声水平比非黏液癌的回声要高，肿瘤上部很清晰地描出第 1 层和第 2 层，有网状的高回声存在。

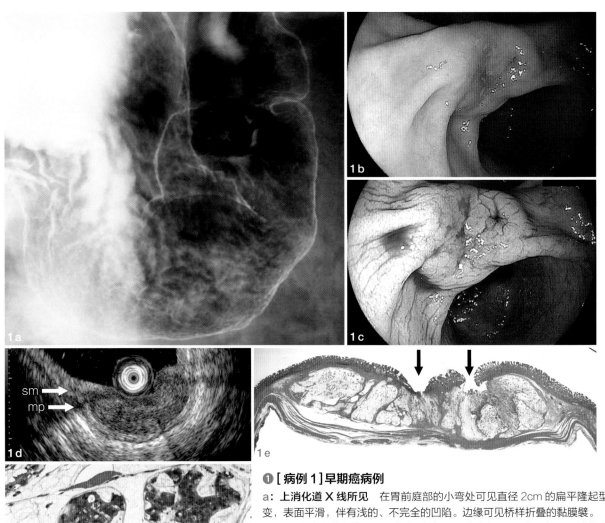

❶[病例1]早期癌病例

a：上消化道 X 线所见　在胃前庭部的小弯处可见直径 2cm 的扁平隆起型病变，表面平滑，伴有浅的、不完全的凹陷。边缘可见桥样折叠的黏膜襞。

b，c：上消化道内镜所见　白光（b）下，在直径 2cm 的顶部可见浅的发红状不完全凹陷的扁平隆起型病变（0-Ⅱa + Ⅱc）。覆盖隆起表面的黏膜平滑，前壁侧可见桥样折叠的黏膜皱襞。喷洒靛胭脂后（c），病变顶部可见发红的、小而浅的不完全凹陷。隆起边缘部的黏膜表面光滑，表现与周围正常的部分相同。

d：EUS 所见　（病变中央部的扫描可见第 1 层不明确化和第 2 层到第 3 层深层存在的内部回声水平略高的低回声实体肿瘤。）由于内部的黏液内散在的癌细胞和炎症细胞，散布着小斑状的高回声。是深度达 SM2 的肿瘤性病变。

e：切除标本断面的放大镜图像　肿瘤竖直，形成平坦的隆起，局限在黏膜下层内，由薄的纤维性覆膜覆盖，呈膨胀性生长（箭头状的凹陷是术前的活检所见）。

f：病理组织学所见　肿瘤形成丰富的黏液结节，可见形成中分化程度的腺管，癌细胞浮游。诊断为黏液腺癌，pType 0-Ⅱa + Ⅱc，pT1（SM），med，INFa，ly0，v0，pN0。

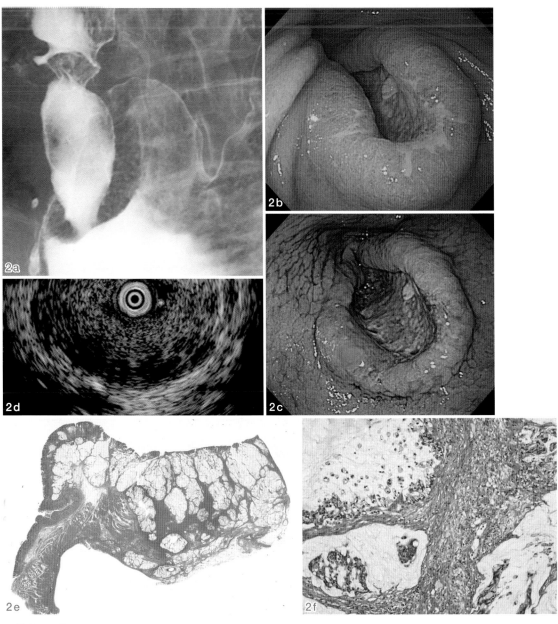

❷ [病例 2] 进展期癌病例

a：上消化道 X 线所见 胃前庭部大弯处可见直径 5cm 的环堤，深度凹陷型病变。

b，c：上消化道内镜所见 在白光观察下（b），可见直径 5cm 的环堤深度凹陷型病变（2 型）。凹陷底部附着泡沫状的白色黏液，环堤口侧可见地图状的、推到前方的白色黏液。散布靛胭脂后（c），比白光所见更加明显。

d：EUS 所见 在病变中央部的扫描下，胃壁的 5 层结构完全消失，内部回声不均一，回声水平略高，替换为低回声充实性肿瘤。由于内部癌细胞和炎症细胞散在黏液内，可见散布小斑状的高回声。相当于深度达黏膜下的肿瘤性病变。

e：切除标本断面的放大图像 肿瘤形成丰富的黏液结节，具有全层性，被很薄的纤维性被膜覆盖，膨胀发育。

f：病理组织学所见 在黏液结节内可见大量的癌细胞。诊断为黏液腺癌，pType 2，pT3（SE），med，INFa，ly2，v0，pN1。

参考文献

[1] 赤星和也，他：内視鏡の読み方—早期胃粘液癌. 臨消内科 23：911–915, 2008.

[2] Wu CY, et al. : A clinicopathologic study of mucinous gastric carcinoma including multivariate analysis. Cancer 83 : 1312–1318, 1998.

[3] 石川　勉，他：膠様腺癌を示した早期胃癌の臨床病理学的

検討. Prog Dig Endosc 20 : 133–137, 1982.

[4] 阿部誠司，他：胃粘液癌の内視鏡像の検討. Gastroenterol Endosc 41 : 1066–1074, 1999.

[5] Hirasawa D, et al. : Diagnosis of gastric mucinous carcinoma by endoscopic ultrasonography. Dig Endosc 16 : 315–321, 2004.

（赤星和也）

7 类癌

食管 ➡ Ⅰ.90页　　十二 ➡ Ⅰ.331页　　小肠 ➡ Ⅱ.92页　　大肠 ➡ Ⅱ.276页

　　类癌是具有癌样组织形态，但是在临床上表现为低度恶性的一群肿瘤。近年由于基因学、组织生化学研究的进步，带来胃类癌分类上的很大变化，2010年WHO分类将此称为神经内分泌肿瘤（neuroendocrine tumour，NET）。

　　NET（类癌）来源于具有分泌组胺的嗜铬性颗粒即enterochromaffin-like cell（ECL细胞），可分为3个亚型：TypeⅠ具有A型萎缩型胃炎的背景，TypeⅡ并发于Zollinger-Ellison综合征，TypeⅢ与TypeⅠ、TypeⅡ不同，不受高胃泌素血症的trophic action（营养作用），恶性程度比较高。TypeⅠ相对于幽门腺区域的非萎缩黏膜而言，多发生在高度萎缩的胃底腺黏膜区域，多数情况下表现为多发的大小约为1cm以下的隆起。TypeⅡ是诊断于具有高胃酸分泌能力的增生黏膜上，与TypeⅠ类似，病变不大，易多发。不伴高胃泌素血症的TypeⅢ大部分为单发，背景黏膜缺乏特征性表现，大小不等，报道提示转移病例可具有类癌症状。

　　3个类型的肿瘤肉眼形态除了背景黏膜以外缺乏差异。由黏膜深层的ECL细胞的肿瘤化而发生，隆起被非肿瘤性黏膜覆盖，较小的肿瘤顶部也被同样黏膜覆盖。较大肿瘤顶部发生糜烂，糜烂修复后也可被再生黏膜覆盖。进一步增大后，黏膜长久性缺损而显露肿瘤。缺损部和非肿瘤性黏膜的界线平滑，缺乏侵蚀表现。将内镜活检组织以嗜铬素A或者突触素免疫组织化学染色后可明确诊断。关于TypeⅠ、TypeⅡ，肿瘤周围的平坦黏膜的活检也能查出增殖性的内分泌细胞微巢。

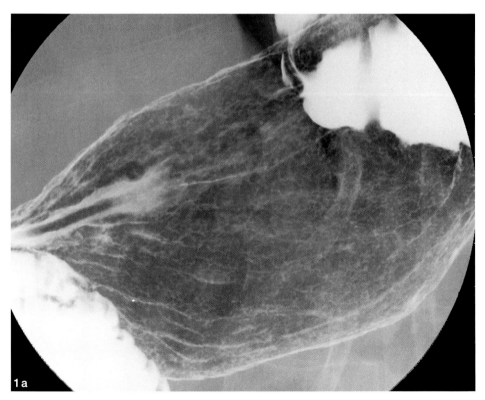

1a

❶ [病例1]40余岁男性，TypeⅠ肿瘤

血清胃泌素：2 300pg/mL，抗胃壁细胞抗体阳性，抗内因子抗体阳性。

a：X线所见　胃体上部黏膜显示高度萎缩。顶部除了有伴糜烂的隆起以外，也有微细隆起。

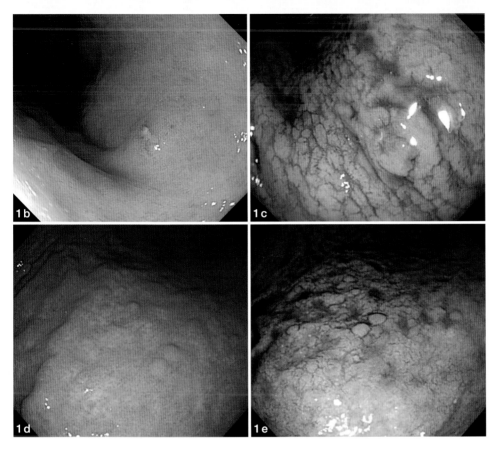

b：普通内镜所见 可见围绕糜烂的顶部具有红晕再生黏膜的隆起。

c：结晶紫染色所见 隆起起始部覆盖黏膜与周围黏膜相同。

d：普通内镜所见 胃体部大弯也有糜烂，存在不呈红晕的小肿瘤。

e：结晶紫染色表现 可见无数小隆起。

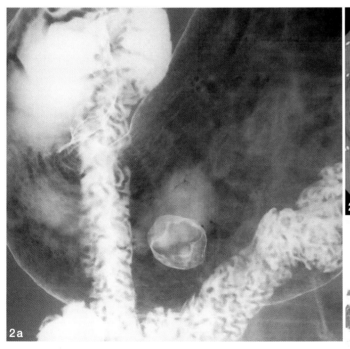

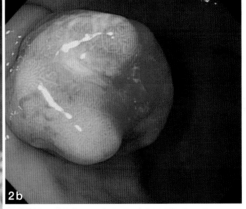

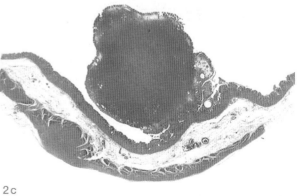

❷ [病例2]40余岁女性，比较大的 Type I 肿瘤

血清胃泌素：5 634pg/mL，抗胃壁细胞抗体阳性，抗内因子抗体阳性。

a：X线所见 胃体下部后壁存在周围平滑、中央具有凹陷的隆起病变。小弯近端也有多枚小隆起

b：内镜所见 起始部被非肿瘤性上皮覆盖，可透见粗血管。顶部无侵蚀表现的红晕凹陷。

c：病理组织学所见（放大镜观察）

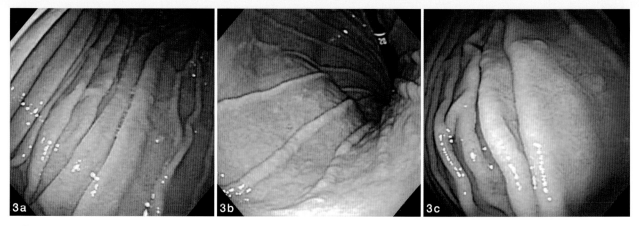

❸ **［病例 3］50 余岁女性，Type II 肿瘤**

血清胃泌素：1 820pg/mL，抗胃壁细胞抗体阴性，抗内因子抗体阴性。

a ~ c：内镜所见 无萎缩的胃体部大弯的黏膜皱襞上或皱襞之间散在的小隆起（a）。反转观察可见皱襞有变粗的部位，为增生性表现（b）。由于覆盖肿瘤的上皮比较厚，小隆起无糜烂、红晕（c）。

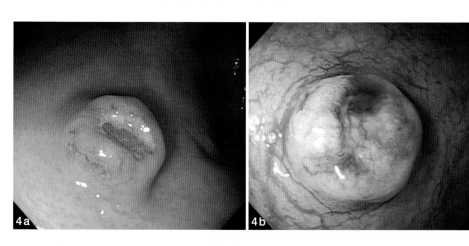

❹ **［病例 4］30 余岁女性，比较大的 TypeIII 肿瘤**

血清胃泌素：正常，抗胃壁细胞抗体阴性。

a，b：内镜所见 被非萎缩黏膜围绕，起始部被具有血管透见表现的上皮覆盖，顶部凹陷分界平滑（a）。不同时期的表现是顶部凹陷进一步上皮化，黏膜缺损缩小（b）。

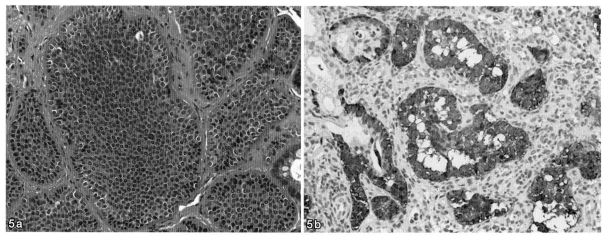

❺ **胃类癌的病理组织学所见**

a：呈索状结构，具有比较均一的、圆形核的肿瘤细胞呈实质泡状增生。

b：嗜铬素 A 阳性，诊断为类癌。

参考文献

[1] Solcia E, et al. : Neuroendocrine neoplasms of the stomach. In Bosman T, et al. (eds) : WHO classification of tumours of the digestive system. IARC, Lyon, pp64-68, 2010.

[2] Rindi G, et al. : Three subtypes of gastric argyrophil carcinoid and the gastric neuroendocrine carcinoma : A clinicopathologic study. Gastroenterology 104 : 994-1006, 1993.

[3] 岩润三哉，他：消化管のカルチノイドと内分泌細胞癌の病理—その特徴と組織発生．臨消内科 5：1669-1681, 1990.

[4] Hosokawa O, et al. : Long-term follow up of patients with multiple gastric carcinoids associated with type A gastritis. Gastric Cancer 8 : 42-46, 2005.

（细川 治，臧原晃一）

1 胰腺异位

十二 → I.320 页　小肠 → II.78 页

　　胃的胰腺异位（迷走胰腺）是被认为在胚胎时期，十二指肠背侧原基异位迷走进入胃壁内并肿瘤性地增大所造成的。Heinrich 按照组织结构分为以下 3 型：I 型为具有 Langerhans 岛、腺泡细胞、导管的完整胰腺组织；II 型只缺乏 Langerhans 岛；III 型为只有平滑肌组织增生和导管。好发部位在胃下部 1/3，多见于幽门前庭部大弯，3cm 以下者多见。肉眼观察一般呈黏膜下肿瘤样形态，但也有呈息肉状、浸润性存在于黏膜下的报道。隆起顶部有从胰腺组织通向胃内腔的导管开口，能够看到"脐窝的凹陷"为其明显特征。EUS 可见黏膜下存在的低回声肿瘤，散见相当于导管的线状回声。虽然很少发生，但也有病例报道称迷走胰腺可以发生癌变。

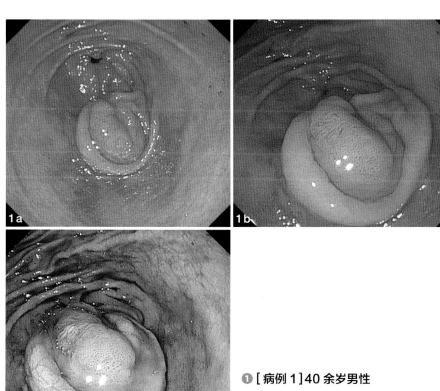

❶ [病例 1] 40 余岁男性

a ~ c：内镜所见　前庭部大弯侧可见缓坡并表面光滑的半球状黏膜下肿瘤（a）。周围伴有 Kerckring 皱襞，隆起顶部可见凹陷的脐窝（b，c）。从病变取活体组织行病理检查，但未能诊断。

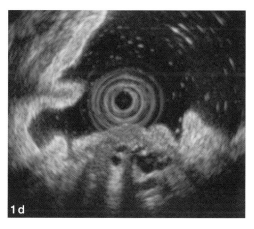

d：EUS 所见　内部可见不均一低回声的肿瘤，以第 3 层为主。病变内部散在相当于导管的线状回声。

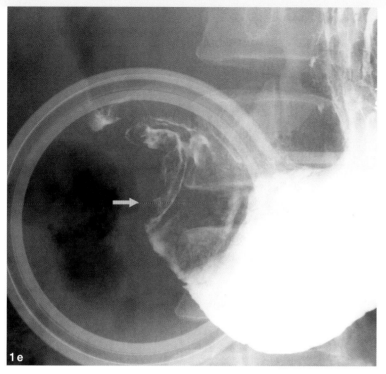

e：胃 X 线所见　仰卧位压迫像可见病变中央部有纤细的线状突出（箭头）。

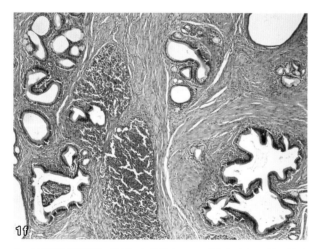

f：病理组织学所见　黏膜下层到肌层可见腺泡细胞与导管，故诊断为迷走胰腺。因未见 Langerhans 岛，考虑为 Heinrich Ⅱ型。

参考文献

[1] Heinrich H：Ein Beitrag zur Histologie des sogen. akzessorischen Pankreas. Virchows Arch 198：392–401, 1909.

[2] 山際裕史：胃壁内迷入膵 65 例の臨床病理学的検討. 臨病理 38：1387–1391, 1990.

[3] 早川敏文，他：内視鏡の読み方—胃迷入膵. 臨消器内科 20：1841–1844, 2005.

[4] 中根恭司，他：胃迷入膵. 別冊日臨 11 消化管症候群，第 2 版（上）：437–440, 2009.

（青见贤明，松井敏幸）

2 脉管性肿瘤　a 血管瘤

| 咽喉 ➡ I.4页 | 食管 ➡ I.96页 | 小肠 ➡ II.94页 | 大肠 ➡ II.280页 |

　　胃血管瘤是极其罕见的，其大部分为海绵状血管瘤。由于海绵状血管瘤以固有肌层为中心增生，内镜下观察有时缺乏黏膜色调变化，呈现黏膜下肿瘤形态，需要与其他黏膜下肿瘤相鉴别。EUS 检查呈低回声，经常伴有多发性静脉结石为其特征。由于有此特征，可通过腹部单纯 X 线、CT 检查等，查出钙化表现。

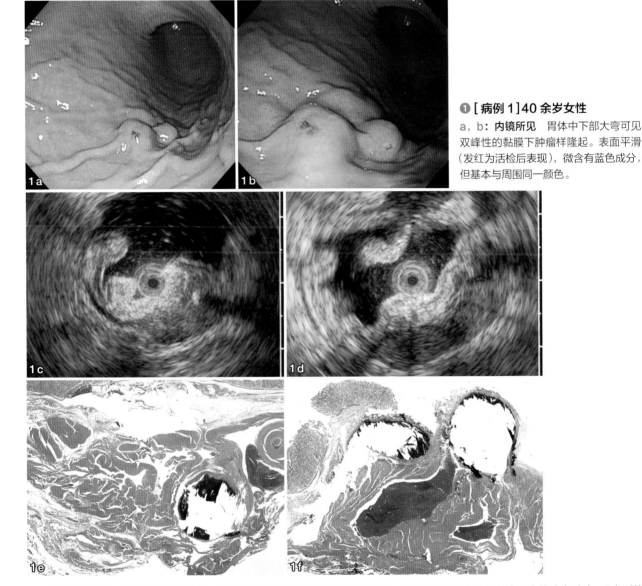

❶ [病例 1]40 余岁女性

a，b：内镜所见　胃体中下部大弯可见双峰性的黏膜下肿瘤样隆起。表面平滑（发红为活检后表现），微含有蓝色成分，但基本与周围同一颜色。

c，d：EUS 所见　可见连接于第 4 层，从第 4 层起高回声、比等回声更低的、具有声影的伴有小斑状高回声的肿瘤（c）。观察到数个声影，在其声影之间肿瘤部分，有少量散在的、无回声的小点（d）。内镜下观察呈现双峰性，EUS 则呈连续性。

e，f：病理组织学所见　反映 c 的组织表现（e），固有肌层肥厚，其平滑肌之间可见洞状、海绵状增生的血管群与内含钙化物质的扩大血管。反映 d 的组织表现（f），黏膜下层可见 2 处内含钙化物质的扩张血管，固有筋膜内有大型海绵状血管。

参考文献

[1] 小島信博，他：胃海綿状血管腫の 1 例. Gastroenterol Endosc 32：892–899, 905, 1990.

[2] Yamaguchi K, et al. : Cavernous hemangioma of the stomach : a case report and review of the literature. Gastroenterol Jpn 25 : 489–493, 1990.

[3] Chen XZ, et al. : Uncommon giant submucosal tumor of stomach. Dig Surg 25 : 333–334, 2008.

（堀　和敏，冈田敏弘）

231

2 脉管性肿瘤 **b** **化脓性肉芽肿**

食管 ➡ Ⅰ.99页　　十二 ➡ Ⅰ.337页　　小肠 ➡ Ⅱ.96页　　大肠 ➡ Ⅱ.284页

　　化脓性肉芽肿很少发生于消化道，但往往是慢性贫血的原因。

　　内镜下呈有蒂型或亚蒂型形态，表面平滑、红晕较强为其特征。病理组织学显示与毛细血管瘤表现相同，但出现分叶状结构，表层形成糜烂或溃疡，同时可见伴有中性粒细胞等在内的炎性细胞浸润的肉芽形成。

　　虽然内镜下可以治疗，但由于不完全切除而引起残留复发时有出血风险，所以必须进行完全切除。

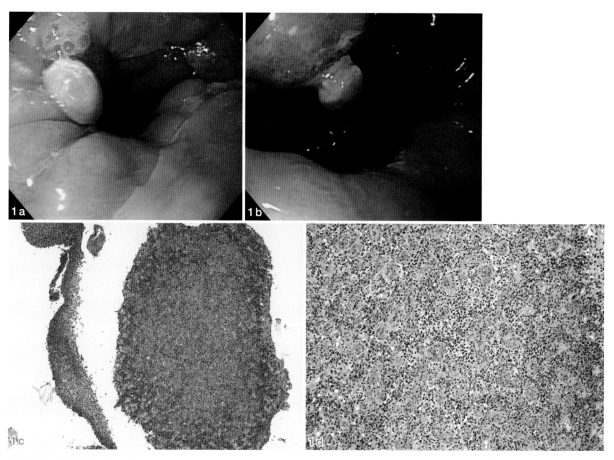

❶ [病例1] 70 余岁男性

a，b：内镜所见　食管胃接合部的胃侧可见表面平滑，伴有红晕的隆起性病变，表面可见白苔附着（a）。反转观察可见亚蒂型息肉，根据表面结构平滑的特征，可与增生性息肉相鉴别（b）。

c，d：胃活检标本的病理组织学所见　低倍放大（c）可见表面伴有糜烂的肉芽组织。中倍放大（d）可见由细胞核肿大的内皮细胞组成的血管增生，中性粒细胞、嗜酸粒细胞、浆细胞等高度浸润。未见增生性脉管，考虑为化脓性肉芽肿。

参考文献

[1] Yao T, et al.：An intestinal counterpart of pyogenic granuloma of the skin. A newly proposed entity. Am J Surg Pathol 19：1054–1060, 1995.

[2] van Eeden S, et al.：Pyogenic granuloma: an unrecognized cause of gastrointestinal bleeding. Virchow Arch 444：590–593, 2004.

[3] Antonio Quiros J, et al.：Gastric pyogenic granuloma. Gastroenterol Hepatol 3：850–853, 2007.

（小西　润，星　百合）

2 脉管性肿瘤　c 血管瘤

　　血管瘤（glomus tumor）是位于毛细血管先端的动静脉吻合丛的神经肌肉部来源的良性肿瘤。通常发生于四肢末端的皮下。在消化道有时发生于食管、大肠，但大部分发生于胃。发生部位以幽门前庭部居多，为黏膜下肿瘤，需要与GIST、平滑肌瘤、类癌、脂肪瘤等相鉴别。肿瘤内部结构有特征性表现，EUS 表现为第 3～第 4 层为主的分界明确的肿瘤，多数为高低回声混在的不均一表现，这是因为本病血管丰富而且存在出血、血栓、玻璃样变等病理改变。随其程度变化，不均一性也不同。CT 表现为平扫显示低密度肿瘤，动脉期即可明显强化，静脉期也持续强化。多数病例术前诊断困难，也有黏膜切开后活检或 EUS 下穿刺而得以诊断的病例。

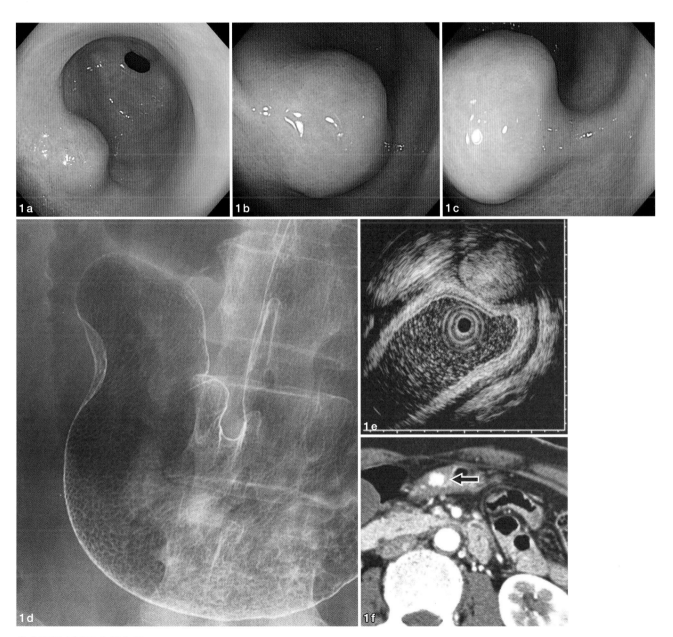

❶ [病例 1] 60 余岁女性

a ~ c：内镜所见　前庭部大弯可见缓坡形的隆起型病变。表面平滑，色调稍呈蓝。

d：X 线所见　胃前庭部大弯可见缓坡形肿瘤。

e：EUS 所见　第 4 层肌层内存在较周围高回声的、分界清楚的类圆形肿瘤。内部散在不均一的高低回声区域，第 4 层肌层之外回声无改变。

f：腹部 CT 所见　位于胃前庭部胃壁内，平扫下不明确，造影早期即明显显影（箭头），静脉期也持续其造影效果，呈分界清楚的肿瘤。

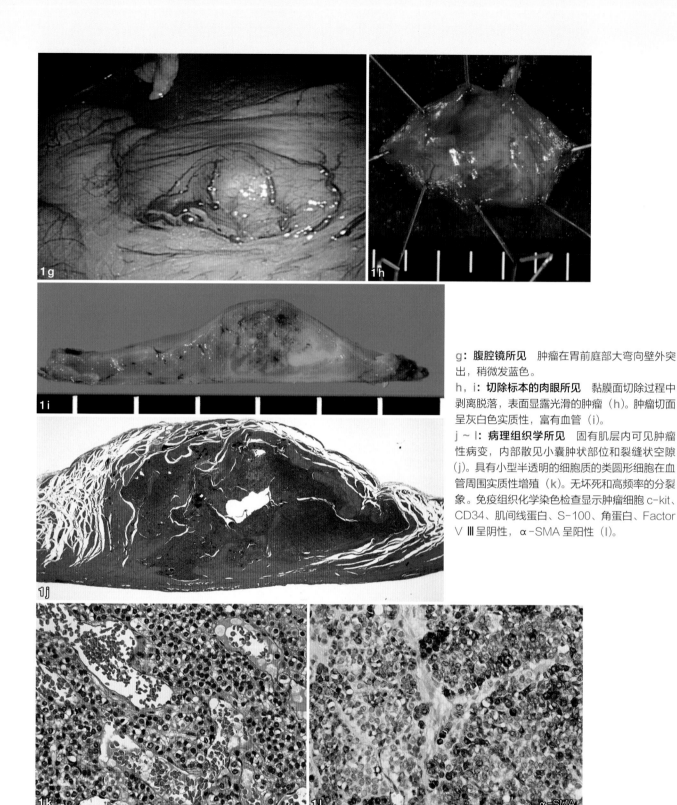

g：**腹腔镜所见** 肿瘤在胃前庭部大弯向壁外突出，稍微发蓝色。

h，i：**切除标本的肉眼所见** 黏膜面切除过程中剥离脱落，表面显露光滑的肿瘤（h）。肿瘤切面呈灰白色实质性，富有血管（i）。

j～l：**病理组织学所见** 固有肌层内可见肿瘤性病变，内部散见小囊肿状部位和裂缝状空隙（j）。具有小型半透明的细胞质的类圆形细胞在血管周围实质性增殖（k）。无坏死和高频率的分裂象。免疫组织化学染色检查显示肿瘤细胞 c-kit、CD34、肌间线蛋白、S-100、角蛋白、Factor Ⅷ 呈阴性，α-SMA 呈阳性（l）。

参考文献

[1] 北村祥貴，他：胃 glomus 腫瘍の 1 例．胃と腸 46：1397-1402, 2011.

[2] 佐藤　治，他：術前診断ができた胃 glomus 腫瘍の 1 例．胃と腸 22：91-97, 1987.

[3] 鈴木厚人，他：超音波内視鏡下穿刺により術前診断しえた胃グロームス腫瘍の 1 例．Gastroenterol Endosc 41：952-956, 1999.

（宮永太門，海崎泰治）

3 脂肪瘤

食管 ➡ Ⅰ.103页　　十二 ➡ Ⅰ.339页　　小肠 ➡ Ⅱ.97页　　大肠 ➡ Ⅱ.285页

　　胃脂肪瘤的发生率占胃良性肿瘤的0.6%~4.8%。对胃黏膜下肿瘤而言，临床上该病发生率较GIST、异位胰腺少。好发年龄为50~70岁，女性稍多见。发生部位以幽门部到前庭部较多，胃内发育型多见。大小以直径2~5cm的最多，直径2cm以下的脂肪瘤几乎无症状，但是当直径在3cm以上时，肿瘤表面可有糜烂、溃疡形成而引起出血，也可引起消化道梗阻（包括ball valve syndrome）。反复出血或消化道梗阻时，成为ESD、息肉切除等内镜下治疗或者外科治疗的适应证。脂肪瘤多数为单发性，由柔软的脂肪细胞构成。根据Mayo等外科切除标本的研究，脂肪瘤在消化道各部位的发生频率分别为大肠64%、十二指肠/小肠31.2%、胃3.2%、食管1.6%。

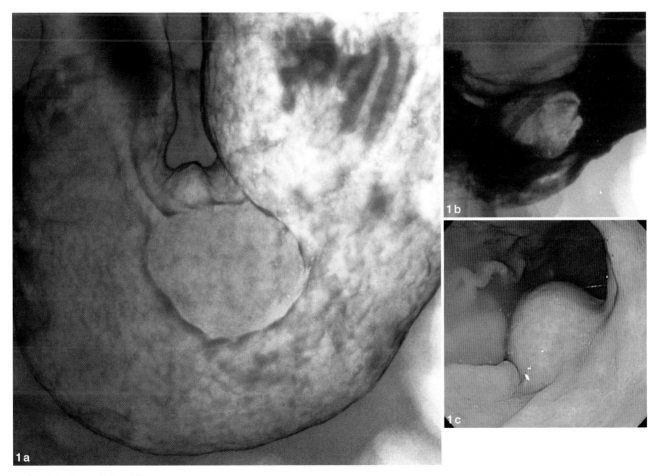

❶ [病例1] 60余岁男性

a，b：胃X线所见　胃角部后壁可见伴有桥样折叠的大小为35mm×30mm的无蒂、表面光滑的黏膜下肿瘤（a）。压迫肿瘤可见变形，为柔软的肿瘤（b）。

c：内镜所见　胃角部后壁有半球状、表面光滑的肿瘤，呈淡红色。

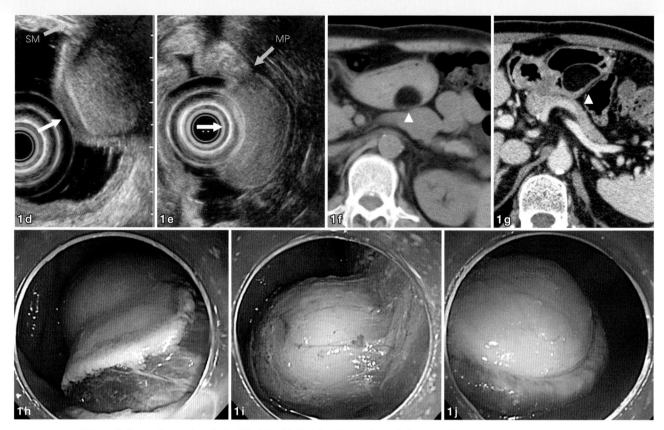

d, e: EUS 所见 黏膜下层内可见高回声实质性肿瘤（白箭头），伴回声衰减（d）。肿瘤（白箭头）局限于黏膜下层内，压之容易变形（e）。

f, g: CT 所见 同样定义为在胃管腔内保持脂肪吸收值在 −30~100HU 之间的低密度肿瘤（白色箭头）（f）。经过 3 年的观察，可见肿瘤增大（g）。

h ~ j: ESD 所见 因为肿瘤增大，经患者同意后施行 ESD。切除时肿瘤切面呈黄色的实质性肿瘤。

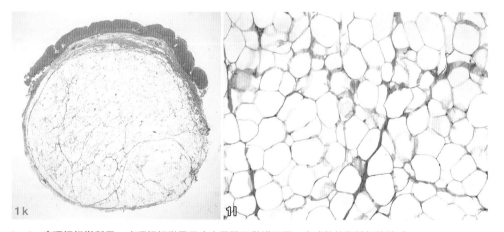

k, l: 病理组织学所见 病理组织学显示病变局限于黏膜下层，由成熟的脂肪细胞构成。

参考文献

[1] Dargan P, et al. : Bleeding gastric lipoma : Case report and review of the literature. Trop Gastroenterol 24 : 213–214, 2003.

[2] Mouës CM, et al. : Jejunal intussusception of a gastric lipoma : A review of literature. Dig Surg19 : 418–420, 2002.

[3] Yu HG, et al. : A safe and efficient strategy for endoscopic resection of large gastrointestinal lipoma. Surg Endosc 21 : 265–269, 2007.

[4] Mayo CW, et al. : Lipoma of the alimentary tract. Surg 53 : 598–603, 1963.

（大桥信治，北畠秀介）

4 炎性纤维样息肉

食管 ➡ Ⅰ.104页　　小肠 ➡ Ⅱ.98页　　大肠 ➡ Ⅱ.287页

　　炎性纤维样息肉（inflammatory fibroid polyp，IFP）在1937年由Kaijser首次以胃嗜酸粒细胞肉芽肿提出，其后Helwig等提倡该病为一独立疾病。在消化道中，胃的发生率最高，其次为小肠、大肠，食管的发生较少。IFP是发生于黏膜深层到黏膜下层的良性疾病。关于诱因，有过敏学说、肿瘤学说、炎症学说等几种学说。因为以下4点，炎症学说具有权威性：①末梢血中无嗜酸粒细胞的增加；②组织中也无嗜酸粒细胞浸润的病例；③无免疫球蛋白组分异常；④组织学显示以炎性细胞浸润，伴有毛细血管增生的结缔组织增生为主。

　　阴茎龟头状形态为特征性的内镜下表现，但呈现典型的形态较少，普通内镜下难以诊断。

　　EUS下显示病变分界不明确，肿瘤内部回声程度由于间质与细胞成分过多等原因呈现不均一性，回声程度虽有差异，但该检查有助于诊断和指导治疗方案。

　　因为它是良性疾病且很少复发，因此若技术上允许，首选治疗是内镜下切除。

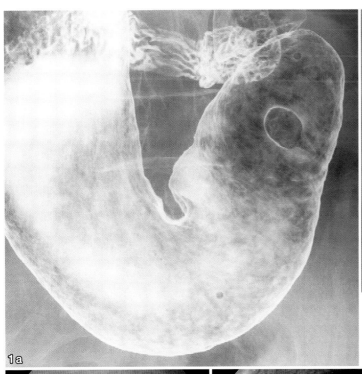

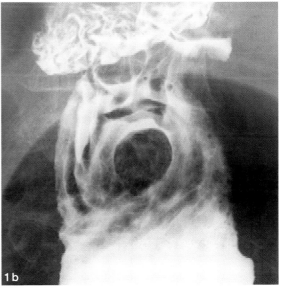

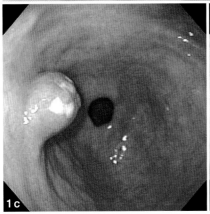

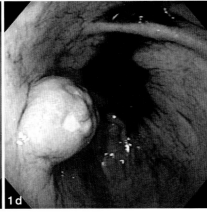

❶ [病例1] 70余岁女性

a，b：X线所见（a：俯卧位双重造影，b：压迫下表现） 胃前庭部前壁可见有明确起始部的直径20mm的半球状隆起型病变，具有桥样折叠。部分黏膜表面可见糜烂。

c，d：内镜所见（c：白光观察，d：结晶紫染色） 可见起始部相对明确的被正常黏膜覆盖的黏膜下肿瘤样隆起型病变。糜烂面虽取活检，未取到肿瘤部位组织。

237

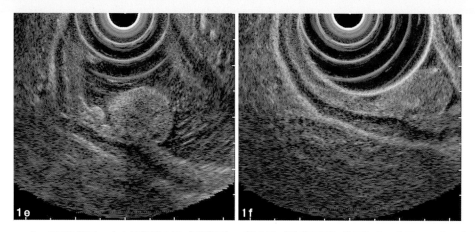

e，f：EUS 所见 病变是以第 2 层（黏膜层）～第 3 层（黏膜下层）浅层为主，分界不明确，内部轻度不均一。与第 3 层（黏膜下层）比较，显示为低回声的肿瘤。第 3 层未见断裂，第 4 层走形完整。是存在于黏膜层至黏膜下层的浅层肿瘤，怀疑 IFP。

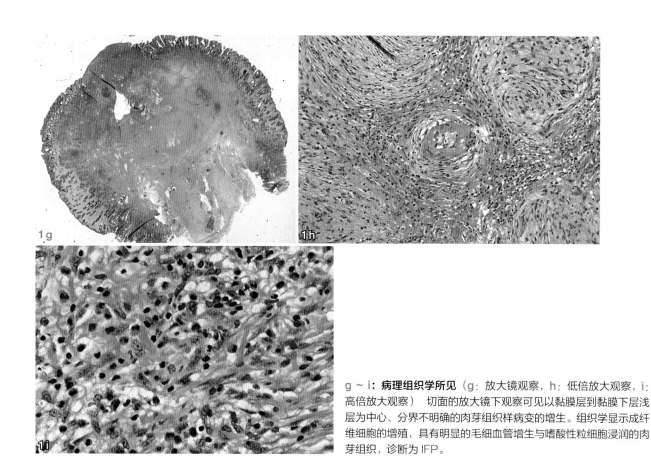

g～i：病理组织学所见（g：放大镜观察，h：低倍放大观察，i：高倍放大观察） 切面的放大镜下观察可见以黏膜层到黏膜下层浅层为中心、分界不明确的肉芽组织样病变的增生。组织学显示成纤维细胞的增殖，具有明显的毛细血管增生与嗜酸性粒细胞浸润的肉芽组织，诊断为 IFP。

参考文献

[1] Kaijser R : Zur Kenntnis der allergischen Affektionen des Verdauungskanals vom Standpunkt des Chirurgen aus. Arch Klin Chir 188 : 36–64, 1937.

[2] Helwig EB, et al. : Inflammatory fibroid polyps of the stomach. Surg Gynec Obset 96 : 355–357, 1953.

[3] Moran T : Granuloma of stomach. Am J Clin Pathol Oncol 24 : 422–433, 1954.

[4] Konjetzny GE : Uber Magenfibroma. Beitr Klin Chir 119 : 53–61, 1920.

[5] Vanek J : Gastric submucosal granuloma with eosinophilic infiltration. Am J Pathol 25 : 397–407, 1949.

（梅垣英次）

5 浆细胞瘤

十二 → I .341 页　　大肠 → II .288 页

　　髓外性浆细胞瘤是除了肿瘤性浆细胞以外无淋巴细胞系肿瘤细胞的肿瘤。原发于胃的占髓外性浆细胞瘤中的 5%，较少见。

　　浆细胞瘤发生单克隆性的浆细胞增殖，密集于较广范围的黏膜，之后黏膜呈水肿状变化，成为凹凸颗粒状的黏膜。病例报告中的内镜下表现为白色的凹凸不平或者颗粒状，病变边界不明确。由于存在于黏膜固有层的免疫球蛋白，内镜下呈白色，白色强度反映免疫球蛋白量。另一方面，胃 MALT 淋巴瘤的 40% 左右显示向浆细胞分化，往往能明确其单克隆性（monoclonality），因此在肿瘤整体确认不具有 CCL 细胞或病灶内的反应性淋巴滤泡残存、淋巴上皮病灶（LEL）等表现后，方可诊断浆细胞瘤。浆细胞瘤腺体破坏较少，缺乏肿瘤表层的糜烂，且红晕也少，这些表现也为其特征。

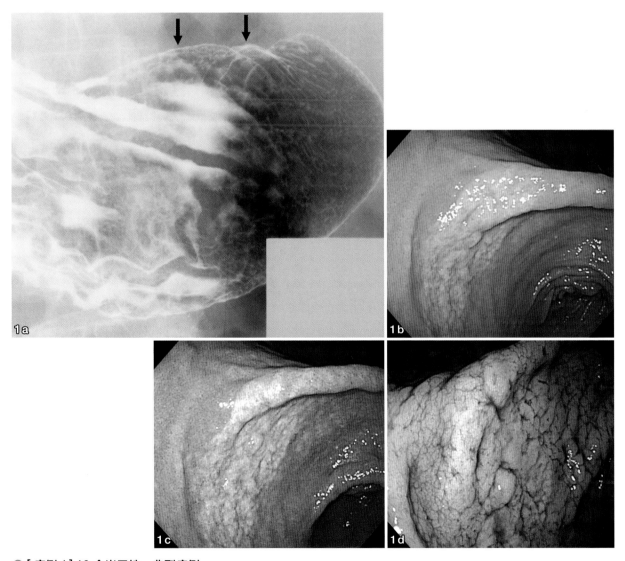

● [病例 1] 40 余岁男性，典型病例

a：**胃 X 线所见**　俯卧位双重造影可见胃角部小弯存在淡色排斥钡剂的颗粒（箭头）。

b ～ d：**胃内镜所见**　从胃角部进入的前庭部前壁可见黄白色的区域（b）。接近观察可见稍微隆起的黄白色颗粒集合，无糜烂、出血（c）。结晶紫染色显示病灶中央部的颗粒结构粗糙，网状的狭小沟槽不整齐（d）。

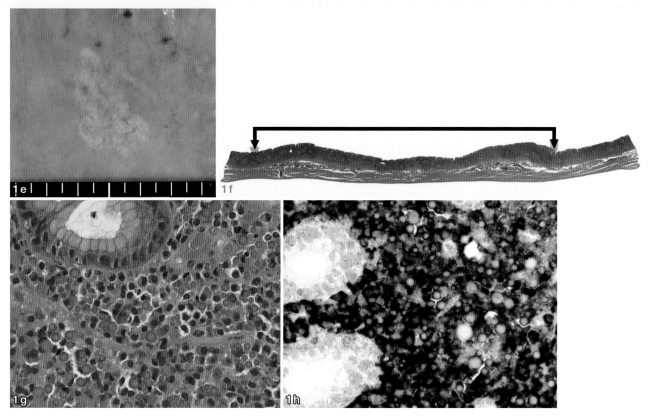

e：切除标本的肉眼所见　被萎缩型胃黏膜围绕的直径为 4.0cm 的淡白色隆起，边界不整齐。

f：病理组织学所见（放大镜）　箭头部显示肿瘤范围。

g，h：病理组织学所见　经 HE 染色（g）后，黏膜固有层内可见具有大型 Russell 小体的浆细胞呈弥漫性增生，几乎未见腺管破坏表现。免疫球蛋白轻链的原位杂交（*in situ* hybridization）（h）表示具有 κ 链阳性的单克隆。

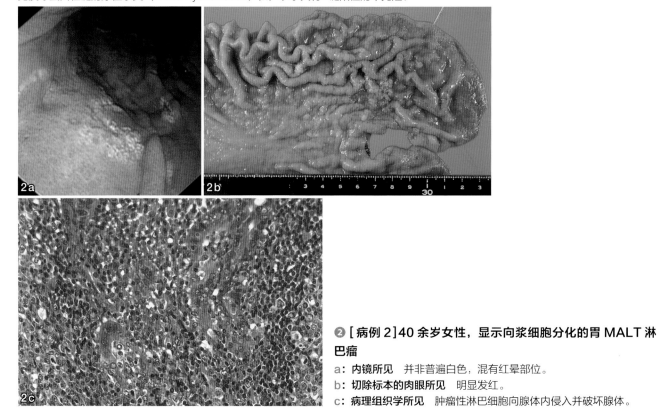

❷ [病例 2] 40 余岁女性，显示向浆细胞分化的胃 MALT 淋巴瘤

a：内镜所见　并非普遍白色，混有红晕部位。

b：切除标本的肉眼所见　明显发红。

c：病理组织学所见　肿瘤性淋巴细胞向腺体内侵入并破坏腺体。

参考文献

[1] 海崎泰治，他：低悪性度胃 MALT リンパ腫から高度の分化を示したいわゆる "胃形質細胞腫" の 1 例. 胃と腸 34：91-98，1999.

[2] 奥田俊之，他：早期胃形質細胞腫の 1 例. 胃と腸 42：1921-1928，2007.

（细川　治，海崎泰治）

6 GIST，平滑肌瘤

食管 ➡ I.106页　　十二 ➡ I.342页　　小肠 ➡ II.99页　　大肠 ➡ II.289页

　　胃肠道间质瘤（GIST）以及平滑肌瘤是由间叶组织发生的黏膜下肿瘤。间叶组织来源的肿瘤当中，GIST 表达 KIT（*c-kit* 基因产物）和 CD34，且与平滑肌瘤和神经鞘瘤表现型不同。平滑肌瘤多见于贲门部、胃体上部，GIST 则多见于胃体上部、中部，另外两者一般均从固有肌层发生。

　　上消化道造影检查显示缓坡形且表面光滑的隆起型病变，往往伴有桥样折叠。内镜检查也表现为缓坡形且被正常黏膜覆盖的黏膜下肿瘤，往往伴有桥样折叠。触之较硬，由于多为固有肌层来源，活动度不佳。普通内镜下观察可疑恶性病变的表现有：①直径在 3cm 以上；②表面不齐或呈结节状；③形成凹陷或溃疡的病变；④迅速增大的病变等。EUS 检查表现为与胃壁第 4 层连接的低回声肿瘤。EUS 表现上，平滑肌瘤呈球形且内部为均一低回声。反之，多数情况下 GIST 呈结节状，肿瘤内部因出血坏死表现为内部混有高低回声，或者伴有无回声区域。

　　因为表面被正常黏膜覆盖，普通活检的组织诊断较为困难，但是如果有可疑恶性病变，建议治疗或积极进行组织学诊断。EUS 引导下穿刺吸引活检（EUS-FNAB）和直视下黏膜切开活检法（直视下活检）也有助于诊断。

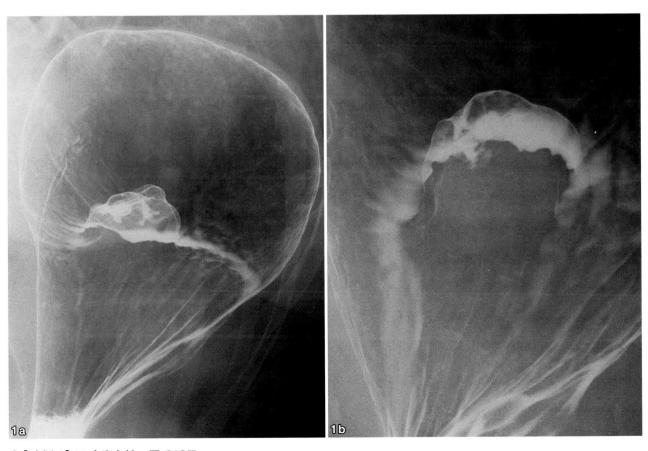

1a　　1b

❶ [病例 1]40 余岁女性，胃 GIST

a，b：上消化道造影所见　胃体上部大弯后壁侧可见顶部伴有不整齐凹陷的黏膜下肿瘤（a）。起始部呈缓坡形，伴有桥样折叠（b）。

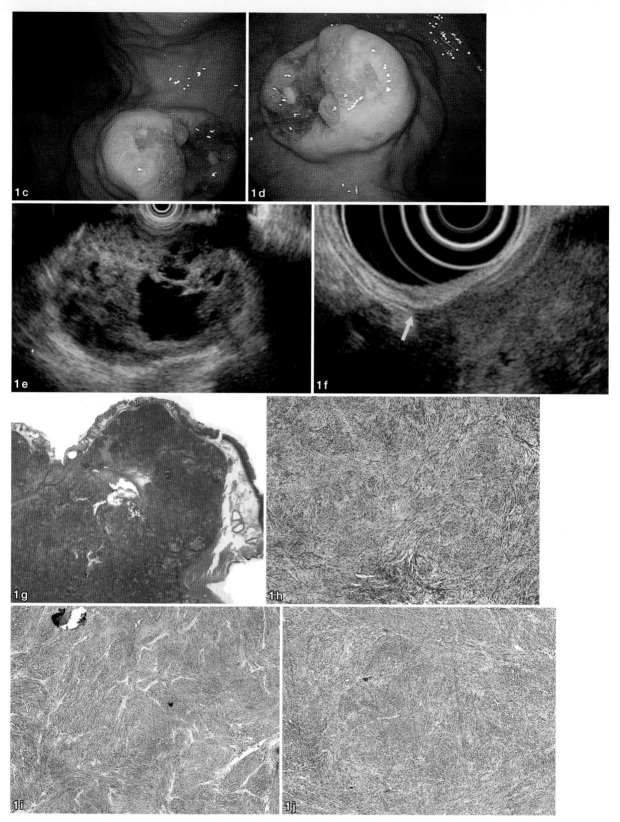

c，d：上消化道内镜所见 胃体上部大弯可见不整齐且呈结节状的黏膜下肿瘤。表面被正常黏膜覆盖，顶部伴有多发性大小不等的溃疡。

e，f：EUS 所见 以第 4 层为主的混有高低回声的肿瘤，内部可见多发性不整齐无回声区域（e）。病变边缘扫描后发现与第 4 层连接（箭头），怀疑是 GIST（f）。

从溃疡部的活检，诊断为 GIST，行胃部分切除术。

g～j：病理组织学所见 表层伴有溃疡，内部伴有液化变性的多结节愈合状的肿瘤性病变（g）。纺锤形的细胞呈带状栅栏状排列，核密度较高（h）。c-kit 阳性（i），CD34 阳性（j）。

最终诊断为 GIST，肿瘤直径为 87mm，核分裂数＜5，为中风险。

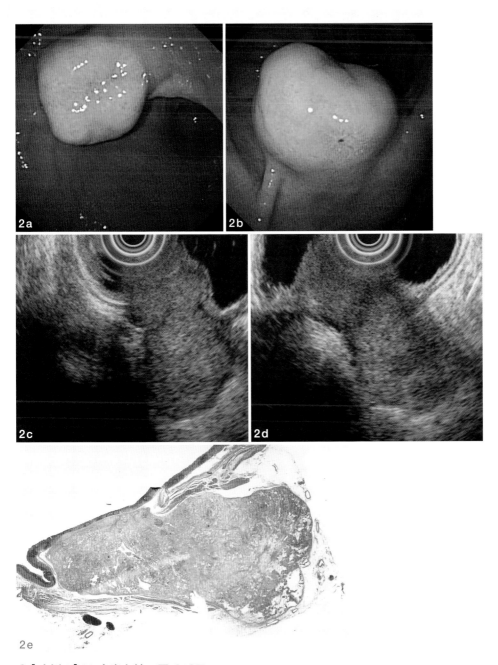

2a 2b 2c 2d 2e

❷[病例2]40余岁女性，胃 GIST

a，b：上消化道内镜所见　可见胃角小弯前壁伴有轻微凹陷，在基底部有缩窄的黏膜下肿瘤。

c，d：EUS 所见　可见与第 4 层连接的哑铃形肿瘤（c）。内部为几乎均一的回声，但在中心部为高回声（d），而且部分伴有低回声区域，拟诊 GIST。

直视下活检后明确诊断为 GIST，行胃部分切除术。

e：病理组织学所见（放大镜）　最终诊断为 GIST，肿瘤直径 47mm，核分裂数 < 5，为低风险。

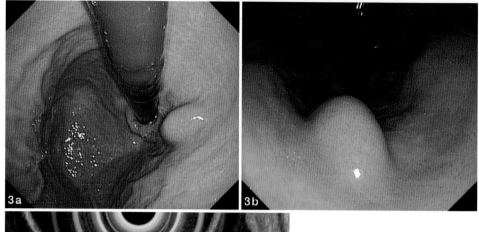

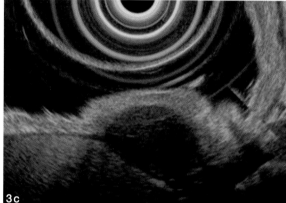

❸ [病例3] 40余岁女性，胃平滑肌瘤

a，b：上消化道内镜所见　胃体上部小弯可见起始部呈缓坡形的被正常黏膜覆盖的黏膜下肿瘤。

c：EUS所见　表现为与第4层连接，且内部均一的低回声肿瘤，拟诊为平滑肌瘤。

d ~ g：直视下活检病理组织学所见　纺锤形细胞呈栅样交错排列，混有密度高低不等的细胞（d）。αSMA阳性（e），c-kit阴性（f），CD34阴性（g）。

由以上表现，诊断为平滑肌瘤，目前随访定期观察。

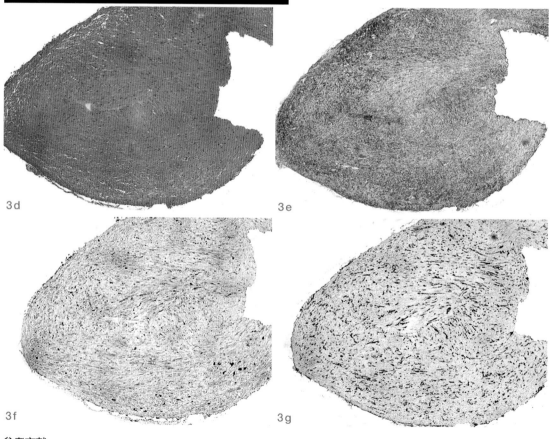

参考文献

[1] 小澤　広，他：消化管黏膜下腫瘍の内視鏡診断：通常内視鏡所見からみた鑑別診断—1）上部消化管. 胃と腸 39：446-456, 2004.

[2] 三島利之，他：消化管の平滑筋性腫瘍，神経性腫瘍，GIST の診断と治療—2）胃・十二指腸. 胃と腸 39：552-559, 2004.

[3] 大嶋隆夫，他：胃黏膜下腫瘍に対する黏膜切開直視下生検法の有用性について. Prog Dig Endosc 71：28-33, 2007.

（奥園　彻，三宅直人）

7 神经系统肿瘤 ▌a 神经鞘瘤

食管 ➡ Ⅰ.108 页　小肠 ➡ Ⅱ.103 页　★ 大肠 ➡ Ⅱ.291 页

　　神经鞘瘤是好发于脊髓或脑的神经来源肿瘤。较少发生于消化道，占全胃肿瘤的 0.1% ~ 0.2%。胃壁肌层的 Auerbach 神经丛为主要的发生源，虽然少见，但也可从 Meissner 神经丛发生。好发年龄为 60 余岁，男女比率为 2∶3，女性稍多见于男性。呈黏膜下肿瘤样发育，胃内型发育较胃外型、胃内外型发育稍多。内镜检查或 EUS、CT 检查等影像学表现，需要与其他黏膜下肿瘤相鉴别，但是难以确诊胃神经来源肿瘤。术前确诊需要活检，但活检阳性率低，因此目前除了传统的钻孔活检和 EUS 下穿刺吸引活检（EUS-FNAB）以外，还可应用 ESD 技术的黏膜切开直视下活检法等。

　　免疫组织化学检查有助于病理诊断，神经系统标记物中的 S-100 蛋白呈强阳性的情况较多。直径 2 ~ 5cm 以上的大病变和有快速增大倾向、出血、狭窄病例等为外科手术切除的适应证。

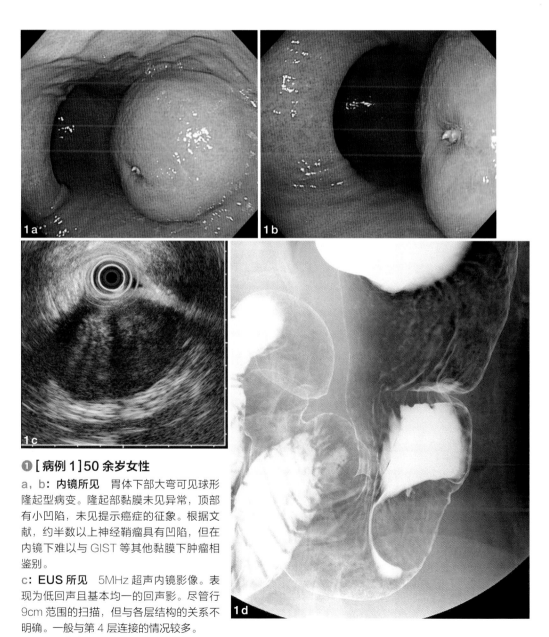

❶ [病例 1] 50 余岁女性

a，b：内镜所见　胃体下部大弯可见球形隆起型病变。隆起部黏膜未见异常，顶部有小凹陷，未见提示癌症的征象。根据文献，约半数以上神经鞘瘤具有凹陷，但在内镜下难以与 GIST 等其他黏膜下肿瘤相鉴别。

c：EUS 所见　5MHz 超声内镜影像。表现为低回声且基本均一的回声影。尽管行 9cm 范围的扫描，但与各层结构的关系不明确。一般与第 4 层连接的情况较多。

d：胃 X 线造影所见　双重造影可见直径 60mm 的大隆起，顶部有凹陷。

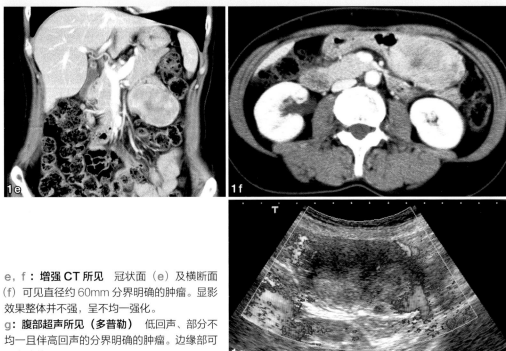

e, f：增强 CT 所见 冠状面（e）及横断面（f）可见直径约 60mm 分界明确的肿瘤。显影效果整体并不强，呈不均一强化。

g：腹部超声所见（多普勒） 低回声、部分不均一且伴高回声的分界明确的肿瘤。边缘部可见血流信号。

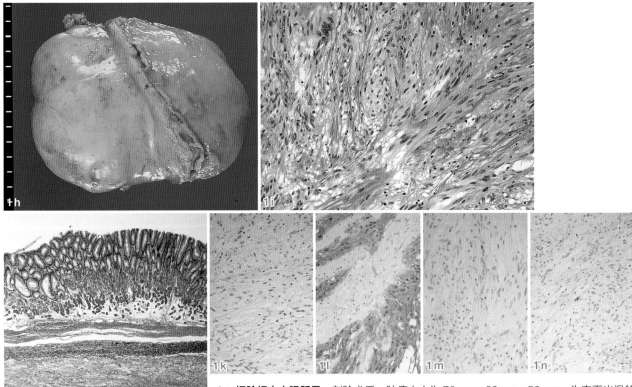

h：切除标本肉眼所见 剜除术后，肿瘤大小为 70mm×60mm×50mm，为表面光滑的肿瘤。

i～n：病理组织学所见 在 HE 染色下纺锤形细胞呈索状，交错排列并密集增殖（i）。缺乏细胞异型性，基本没有核分裂象。肿瘤周围见淋巴细胞成簇（lymphoid cuff）（j）。免疫染色显示 c-kit 呈阴性（k），神经系统标记物 S-100（l）呈阳性，平滑肌标志物 SMA 呈阴性（m）。ki-67 labeling index 少于 1%（n）。

参考文献

[1] Ranson HK, et al. : Abdominal neoplasms of neurogenic origin. Ann Surg 112 : 70, 1940.

[2] 牧野知紀，他：広胃神経鞘腫の 1 例―自験例を含む本邦報告例 287 例の検討 日臨外会誌 65：1813–1817，2004.

（平泽　大，藤岛史喜）

7 神经系统肿瘤　b 颗粒细胞瘤

食管 ➡ Ⅰ.110 页　　大肠 ➡ Ⅱ.295 页

　　颗粒细胞瘤（granular cell tumor，GCT）是好发于舌、皮肤、乳腺的 Schwann 细胞来源的肿瘤。GCT 中 2.7% ~ 8.1% 发生于消化道，各部位发生率依次为食管 > 大肠 > 胃。日本基于胃 GCT 的论文报告有 35 例，发生部位多见于胃体部至穹隆部。直径为 10mm 左右。

　　关于内镜表现，"伴中心凹陷的 SMT" 或 "伴小凹与桥样折叠的 SMT"、"大磨牙样" 的记载较多，色调无特征性。EUS 典型表现是局限于第 3 层内的均一、低回声肿瘤，类圆形，边缘整齐，分界清楚。

　　病理组织学可见具有嗜酸颗粒状胞体的纺锤形细胞，PAS 染色和 S-100 蛋白免疫染色呈阳性。另外因不具有被膜，因此容易发生局部浸润（local infiltration），属于有向周围组织浸润倾向的肿瘤。大部分局限于黏膜下层和部分黏膜固有层，但约 20% 病例向固有肌层浸润。

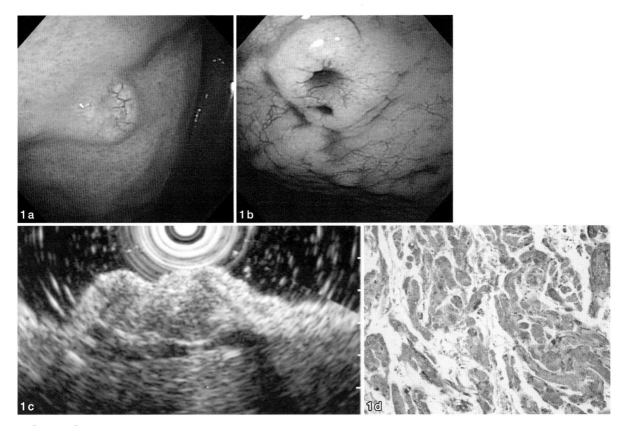

❶[病例1]30 余岁女性
a：白光所见　胃体上部后壁可见白色黏膜下肿瘤，表面有扩张血管。
b：色素内镜所见　隆起中央可见表浅凹陷。
c：EUS 所见　局限于第 3 层的稍不均一的低回声肿瘤。
d：活检组织所见　S-100 蛋白免疫染色呈强阳性的纺锤形或多棱形肿瘤细胞，诊断为颗粒细胞瘤。

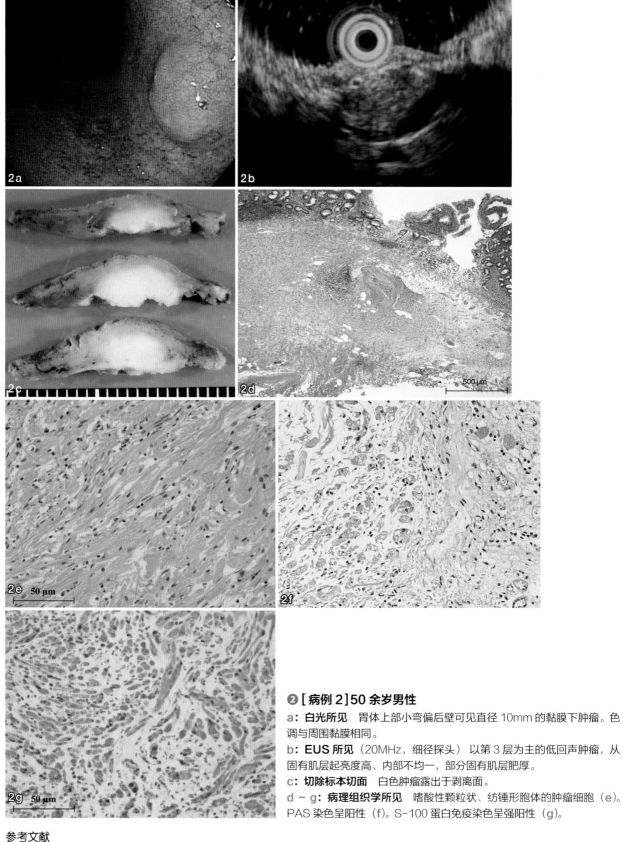

❷ [病例 2] 50 余岁男性

a：白光所见 胃体上部小弯偏后壁可见直径 10mm 的黏膜下肿瘤。色调与周围黏膜相同。

b：EUS 所见（20MHz，细径探头） 以第 3 层为主的低回声肿瘤，从固有肌层起亮度高、内部不均一，部分固有肌层肥厚。

c：切除标本切面 白色肿瘤露出于剥离面。

d ～ g：病理组织学所见 嗜酸性颗粒状、纺锤形胞体的肿瘤细胞（e）。PAS 染色呈阳性（f）。S-100 蛋白免疫染色呈强阳性（g）。

参考文献

[1] 高木靖寛，他：消化管顆粒細胞腫の診断と治療. 胃と腸 39：628-639, 2004.
[2] 小澤俊文，他：非典型的な EUS 像を呈し，固有筋層に浸潤した小型の胃顆粒細胞腫の 1 例. Gastroenterol Endosc 53：3286-3294, 2011.
[3] 豊原時秋，他：胃 granular cell tumor（顆粒細胞腫）の 1 例. Gastroenterol Endosc 33：1151-1157, 1991.

（小泽俊文，和知荣子）

8 恶性淋巴瘤　a MALT 淋巴瘤

食管 ➡ Ⅰ.113 页（恶性淋巴瘤）　十二 ➡ Ⅰ.349 页　小肠 ➡ Ⅱ.106 页　大肠 ➡ Ⅱ.303 页

MALT（mucosa-associated lymphoid tissue）淋巴瘤是以慢性炎症为背景，在淋巴结外脏器的黏膜相关淋巴组织的边缘带形成的淋巴瘤，其为 B 细胞来源的低度恶性淋巴瘤。WHO 分类的正式名称是 extranodal marginal zone lymphoma of mucosa-associated lymphoid tissue（MALT lymphoma）。

胃是 MALT 淋巴瘤最常发生的器官，约 90% 的胃 MALT 淋巴瘤是在幽门螺杆菌（H.pylori）感染引起的慢性胃炎基础上发生的。

胃 MALT 淋巴瘤的肉眼、内镜表现多种多样，可表现为与 0-Ⅱc 型早期胃癌相似的凹陷、凹凸颗粒状或鹅卵石样黏膜，类似于胃炎的糜烂、消化性溃疡、褪色变化、黏膜下肿瘤样隆起与皱襞肿大等。在笔者单位的恶性淋巴瘤的肉眼分类（表层型、溃疡型、肿瘤型、弥漫浸润型及其他）当中，表层型最多。从组织学来看，在反应性滤泡外侧的边缘带领域，弥漫性浸润的中心细胞样细胞（centrocyte-like cell）与淋巴上皮性病变（lymphoepithelial lesion，腺管上皮的破坏）为其特征性表现。首选治疗是根除幽门螺杆菌，60%~80% 病例能够得到完全缓解，远期预后也极其良好。

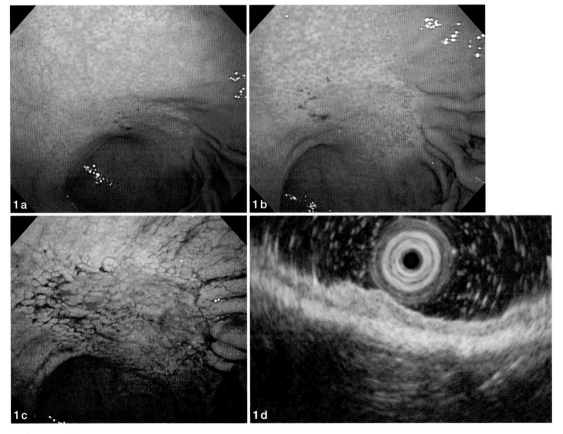

❶ [病例 1] 50 余岁女性，表层型

a~c: 内镜所见　胃体下部后壁可见褪色的凹陷型病变。凹陷内伴有凹凸颗粒状黏膜，近端小弯侧界限不清。

d: EUS 所见　显示第 2 层肥厚，考虑黏膜内病变。

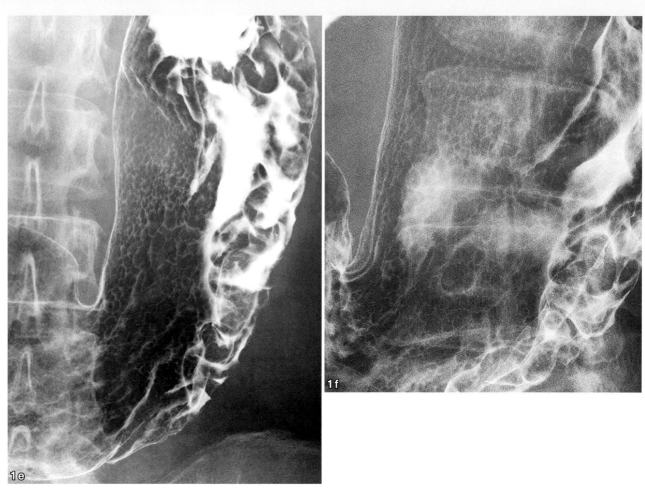

e, f: **胃 X 线所见**　胃体下部后壁可见伴有大弯近端、远端皱襞断裂、由粗大颗粒状黏膜构成的浅凹陷，凹陷内小弯以及近端边缘有隆起。其近端也有到达胃体上部的粗大颗粒状黏膜，病变界线不清楚。

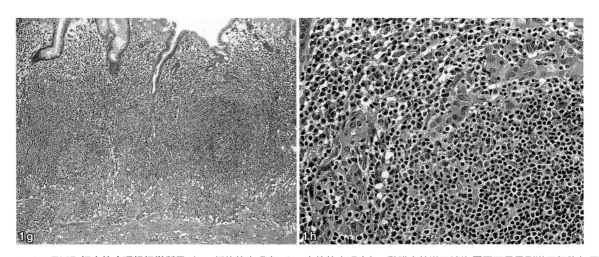

g, h: **EMR 标本的病理组织学所见**（g：低倍放大观察，h：高倍放大观察）　黏膜内的淋巴滤泡周围可见异型淋巴细胞与巨噬细胞弥漫性浸润（g）。可见伴有腺管破裂（淋巴上皮性病变）的中心细胞样细胞的浸润（h）。

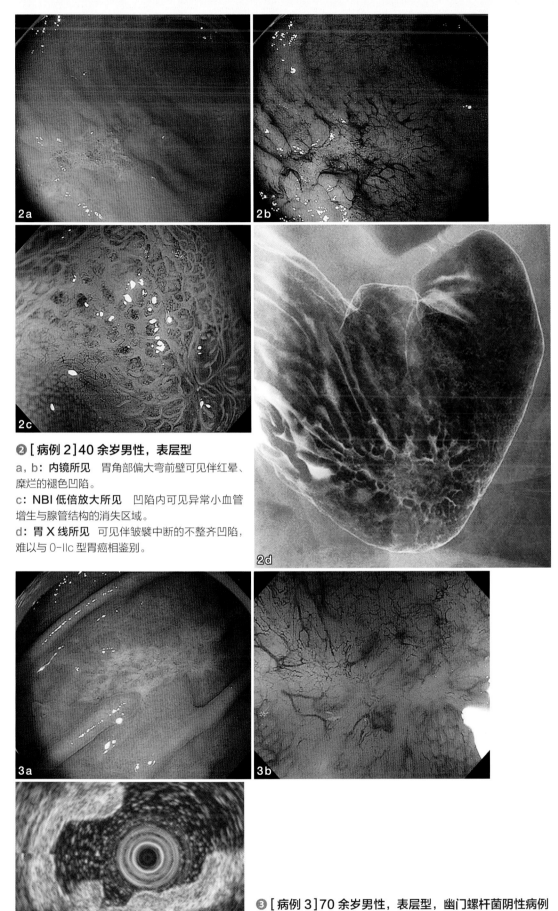

❷ [病例 2] 40 余岁男性，表层型

a，b: **内镜所见** 胃角部偏大弯前壁可见伴红晕、糜烂的褪色凹陷。

c: **NBI 低倍放大所见** 凹陷内可见异常小血管增生与腺管结构的消失区域。

d: **胃 X 线所见** 可见伴皱襞中断的不整齐凹陷，难以与 0-Ⅱc 型胃癌相鉴别。

❸ [病例 3] 70 余岁男性，表层型，幽门螺杆菌阴性病例

a: **内镜所见** 胃体上部大弯可见界线清楚的褪色凹陷。

b: **NBI 放大所见** 凹陷内能观察到异常树枝状小血管增生与白色无结构区域。

c: **EUS 所见** 表现为第 2 层肥厚，考虑为黏膜内病变。

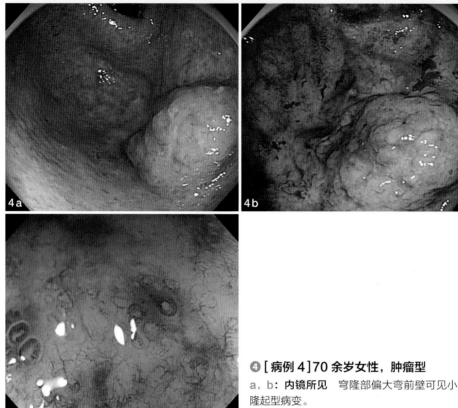

❹ [病例 4] 70 余岁女性，肿瘤型
a，b：内镜所见 穹隆部偏大弯前壁可见小结节或被颗粒状黏膜覆盖的较高的隆起型病变。
c：NBI 放大所见 可见异常树枝状小血管增生与白色无结构区域。

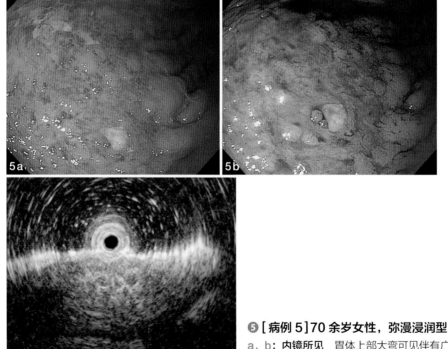

❺ [病例 5] 70 余岁女性，弥漫浸润型
a，b：内镜所见 胃体上部大弯可见伴有广泛红晕、糜烂的肥厚皱襞。
c：EUS 所见 胃壁全层肥厚，层结构不清。考虑向固有肌层以下浸润。

参考文献

[1] 中村昌太郎，他：胃 MALT リンパ腫除菌治療後の長期予後．日消誌 109：47–53, 2012.

[2] 中村昌太郎，他：7–6）胃リンパ腫．小山恒男（編）：早期胃癌内視鏡診断の Modality と Strategy．日本メディカルセンター，pp269–274, 2011.

[3] 中村昌太郎，他：Helicobacter pylori 陽性胃 MALT リンパ腫の内視鏡診断．Helicobacter Res 14：84–88, 2010.

[4] 中村昌太郎，他：消化管悪性リンパ腫の臨床．日消誌 98：624–635, 2001.

[5] Nakamura S, et al.：Long–term clinical outcome of gastric MALT lymphoma after eradication of Helicobacter pylori：a multicentre cohort follow–up study of 420 patients in Japan. Gut 61：507–513, 2012.

（中村昌太郎，松本主之）

8 恶性淋巴瘤　b 套细胞淋巴瘤，弥漫大 B 细胞性淋巴瘤，T 细胞淋巴瘤

食管 ➡ I.113 页（恶性淋巴瘤）　十二 ➡ I.353 页　小肠 ➡ II.110 页　大肠 ➡ II.303 页

非霍奇金恶性淋巴瘤可分为小细胞型恶性淋巴瘤（恶性度低）与侵袭性淋巴瘤（aggressive lymphoma）两大类。前者包括 MALT 淋巴瘤、滤泡性淋巴瘤、套细胞淋巴瘤，后者主要有弥漫大 B 细胞性淋巴瘤（diffuse large B-cell lymphoma，DLBCL）和 T 细胞淋巴瘤等。MALT 淋巴瘤和滤泡性淋巴瘤的临床病程缓慢，一般预后良好；套细胞淋巴瘤的预后则不良，因此并不能说"低恶性度"。诊断取决于免疫组织化学染色，且需要正确鉴别。表 1 显示小细胞型恶性淋巴瘤的免疫组织化学染色的区别。

胃原发恶性淋巴瘤的肉眼分类一般采用与胃癌肉眼表现相对比的佐野分类（表 2）或"胃肠"恶性淋巴瘤编辑委员会分类（八尾分类）。大部分 MALT 淋巴瘤呈现类似于早期胃癌或胃炎的表层型形态，套细胞淋巴瘤往往呈现多发性淋巴瘤性息肉病（MLP）表现。另一方面，侵袭性淋巴瘤（aggressive lymphoma）多表现为类似于进展期胃癌的形态。恶性淋巴瘤的特征与胃癌比较，有以下特征：①病变范围稍微不明显；②一般无侵蚀表现，如果有也仅限于边缘的一部分；③病变常多发；④如有大病变，胃壁伸展性仍然良好；⑤具有黏膜下肿瘤的性质；⑥溃疡型多具有厚白苔，白苔与边缘黏膜界线清楚等。

表1 小细胞型恶性淋巴瘤的基于免疫组织化学染色的鉴别

	MALT	MCL	FL
CD20	+	+	+
CD3	−	−	−
CD5	−	+	−
CD10	−	−	+
cyclin D1	−	+	−
bcl-2	±	±	+

MALT：黏膜层淋巴组织淋巴瘤
MCL：套细胞淋巴瘤；FL：滤泡性淋巴瘤

表2 胃恶性淋巴瘤与胃癌肉眼表现的对比

胃恶性淋巴瘤（佐野分类）	胃癌
1. 表层型	早期胃癌（0 型）
2. 隆起型	肿瘤型（1 型）
3. 溃疡型 ┐	溃疡局限型（2 型）或
4. 溃决型 ┘	溃疡浸润型（3 型）
5. 巨大皱襞型	弥漫浸润型（4 型）

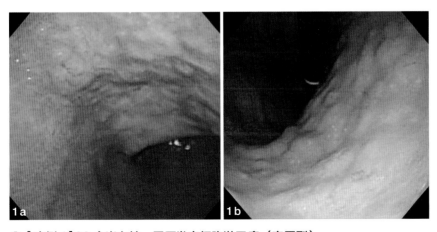

❶ [病例 1]60 余岁女性，胃原发套细胞淋巴瘤（表层型）

a：胃镜所见　外院诊断为胃 MALT 淋巴瘤，幽门螺杆菌根除后表现，胃体部小弯黏膜稍微褪色，可见轻度凹凸不平。

b：同部位的反转观（J 反转）　可见同样表现。

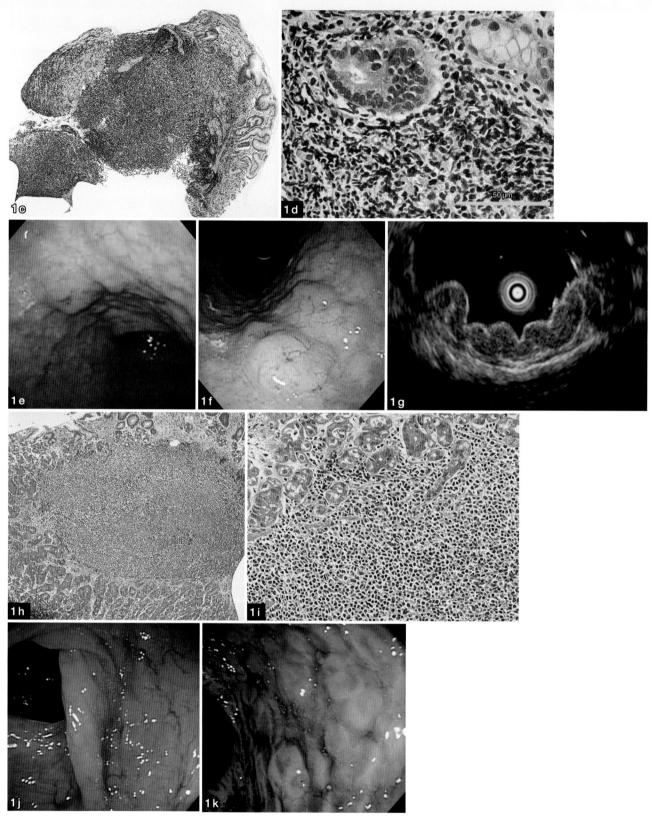

c，d：从隆起部位取标本的活检组织所见（c：低倍放大观察，d：高倍放大观察） 黏膜深部到黏膜下层可见缺乏异型性的淋巴细胞的显著浸润。此时诊断为根除疗法抵抗性胃 MALT 淋巴瘤，给予观察。

e：3 年后胃镜所见 和 3 年前比较，胃体部小弯的隆起型病变明显恶化。

f：同部位的反转观（J 反转） 隆起部位呈缓坡状，表面被正常上皮覆盖，可见扩张血管。

g：同部位的 EUS 所见 第 2～第 3 层可见低回声。第 4 层稍微被挤压，结构尚完整。

h，i：从隆起部位取标本的活检组织所见（h：低倍放大观察，i：高倍放大观察） 黏膜深部到黏膜下层可见小型异型淋巴细胞的浸润。黏膜表层脉管结构完整，间质几乎未见细胞浸润。

j：同时期的升结肠内镜所见

k：与 j 几乎同一部位的 0.2% 结晶紫染色所见 多发小隆起型病变，累及全结肠。

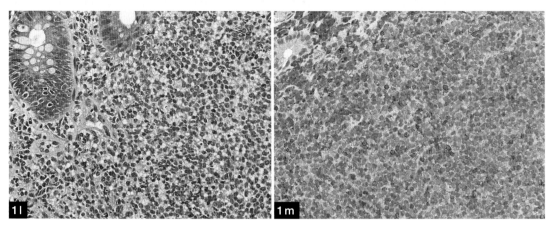

l：从结肠黏膜的隆起部位取标本的活检组织所见 与胃活检组织表现同样，可见小型异型淋巴细胞的浸润。

m：CD5 免疫组织染色所见（阳性） 免疫染色结果显示 CD20（+），CD3（−），CD5（+），CD10（−），cyclinD1（+），bcl-2（±），故诊断为套细胞淋巴瘤。

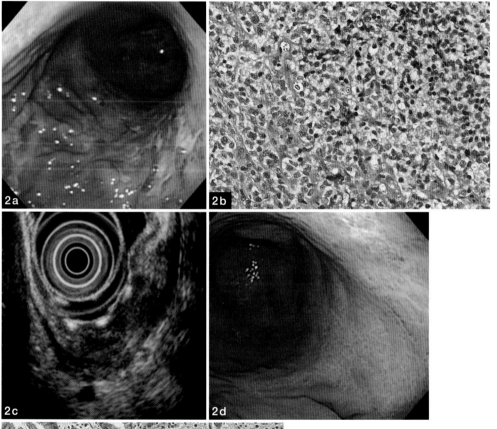

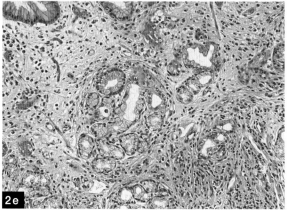

❷ **[病例2]40 余岁女性，伴有 MALT 淋巴瘤成分的胃原发弥漫大 B 细胞性淋巴瘤**

a：胃镜所见 在胃体下部到胃体上部，可见从后壁向大弯蔓延的广泛存在的表浅溃疡性病变。从大弯侧起可见皱襞纠集和中断，但无虫蚀样表现。显示向早期胃癌进展样形态。

b：同部位的活检组织所见 小型异型淋巴细胞的一部分呈稍微大型的异型淋巴细胞（所谓的 high grade 成分）。

c：病变部位的 EUS 所见 以第 2～第 3 层为中心可见低回声，第 4 层也可见肥厚，考虑浸润达固有肌层以下。

d：放化疗施行后的内镜所见 溃疡性病变瘢痕化，胃黏膜平滑并褪色。从内镜表现来看考虑为缓解状态。

e：同时施行的活检组织所见 异型淋巴细胞消失，间质疏松。结合内镜表现，判断为完全缓解。

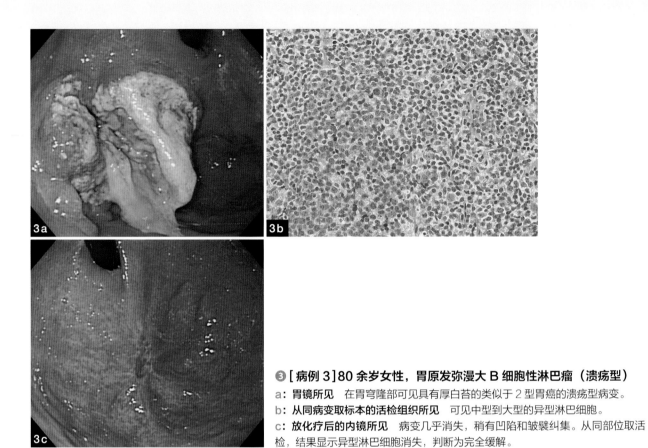

❸ [病例3] 80 余岁女性，胃原发弥漫大 B 细胞性淋巴瘤（溃疡型）

a：**胃镜所见**　在胃穹隆部可见具有厚白苔的类似于 2 型胃癌的溃疡型病变。

b：**从同病变取标本的活检组织所见**　可见中型到大型的异型淋巴细胞。

c：**放化疗后的内镜所见**　病变几乎消失，稍有凹陷和皱襞纠集。从同部位取活检，结果显示异型淋巴细胞消失，判断为完全缓解。

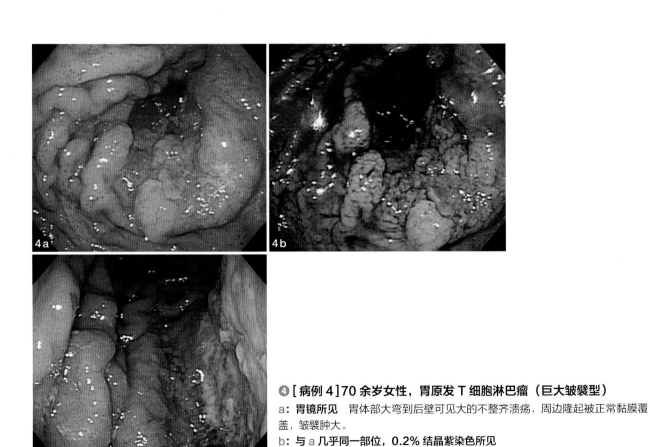

❹ [病例4] 70 余岁女性，胃原发 T 细胞淋巴瘤（巨大皱襞型）

a：**胃镜所见**　胃体部大弯到后壁可见大的不整齐溃疡，周边隆起被正常黏膜覆盖，皱襞肿大。

b：**与 a 几乎同一部位，0.2% 结晶紫染色所见**

c：**离 a 稍远端的内镜所见**　后壁可见不规则形溃疡，大弯皱襞显著肿大。

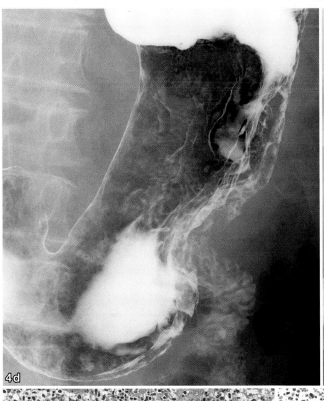

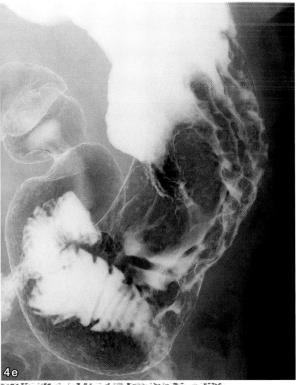

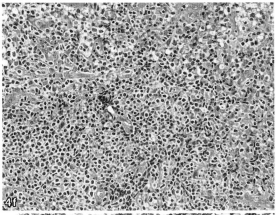

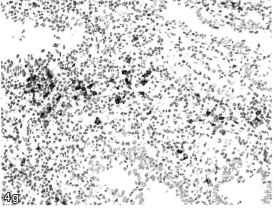

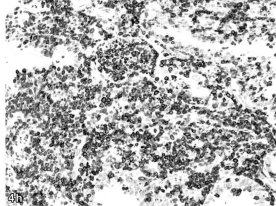

d：胃 X 线双重造影所见（正面观） 钡剂流入胃体大弯。送气后可了解胃壁伸展性较完整。

e：胃 X 线双重造影所见（第 1 斜位） 在胃体部大弯偏后壁有表面伴凹陷的肿瘤阴影，其周围可见肿大皱襞。

f：活检组织所见 可见异型淋巴细胞的浸润。

g，h：免疫组织染色所见 B 细胞标记的 CD20 呈阴性（g），T 细胞标记的 CD3 呈阳性（h）。由此诊断为 T 细胞淋巴瘤。

参考文献

[1] 佐野量造：胃の肉腫．胃疾患の臨床病理．医学書院，pp257–283, 1974.

[2] 八尾恒良，他：胃悪性リンパ腫の集計成績．胃と腸 15：905–908, 1980.

[3] 宮林秀晴，他：経過観察中胃 MALT リンパ腫との鑑別診断

および治療に苦慮した Mantle Cell Lymphoma の 1 例．消内視鏡 16：1454–1460, 2004.

[4] 赤松泰次：スキルス胃癌と鑑別を要する腫瘍性疾患—胃悪性リンパ腫．胃と腸 45：485–488, 2010.

（赤松泰次，宮林秀晴）

9 转移性肿瘤

食管 ➡ I.119页，121页　十二 ➡ I.358页　小肠 ➡ II.120页　大肠 ➡ II.309页

　　转移性胃肿瘤在尸体剖检中发现率为5%，但在临床上是比较少见的肿瘤。原发灶多为恶性黑色素瘤、肺癌、乳癌、食管癌等，主要经脉管的血行转移。好发于胃体部大弯，多发病变是其特征。

　　在内镜下，恶性黑色素瘤的胃转移表现为特征性的多发性黑色斑，但一般来说，约半数呈黏膜下肿瘤样形态，其中大部分伴有中心凹陷或溃疡。另一方面，乳癌的胃转移可有多发性0-IIc早期胃癌样表现与4型进展期胃癌样形态。

　　多发病变的诊断较容易，但单发的病灶有时难以与原发性胃癌相鉴别，因此经内镜检查后怀疑转移性胃肿瘤时，应进行免疫染色在内的活检病理组织学诊断。

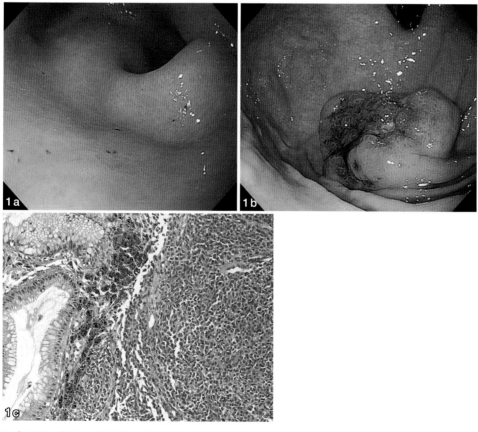

❶ [病例1] 70余岁男性，恶性黑色素瘤胃转移

a：普通内镜所见　前庭部大弯有多发性黑色斑。

b：普通内镜所见　穹隆部大弯可见黏膜下肿瘤样隆起，表面凹凸不平，部分呈黑色。

c：活检组织所见　具有微细的黑色素颗粒的圆形细胞增殖。在胃腺窝上皮下可见噬黑色素细胞。

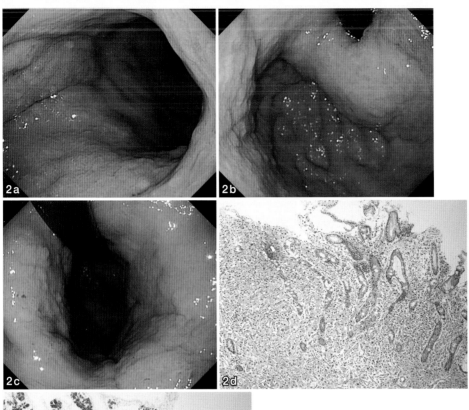

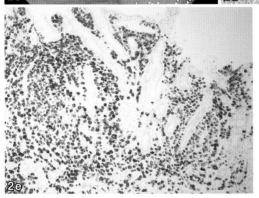

❷ [病例2]70余岁女性，乳癌（浸润性小叶癌）胃转移（单发病变）

a，b：**普通内镜所见** 胃体下部到上部可见全环周性胃壁肥厚，皱襞肿大。

c：**普通内镜所见** 体部整体呈伸展不良，呈4型进展期胃癌样表现。

d，e：**活检组织所见** 与印戒细胞癌类似的肿瘤增殖。免疫染色显示GCDFP-15阳性。

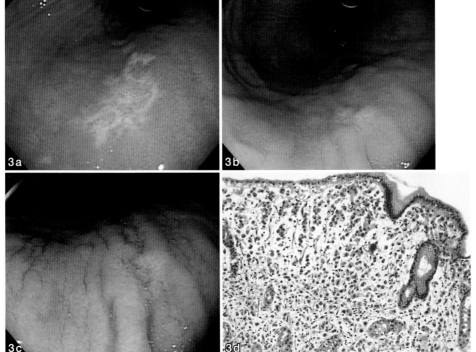

❸ [病例3]40余岁女性，乳癌（浸润性小叶癌）胃转移

a，b：**普通内镜所见** 胃体中下部偏小弯前壁可见多发褐色凹陷型病变。

c：**色素染色所见** 与普通内镜观察表现相同，内镜下与0-IIc型早期胃癌鉴别困难。

d：**活检组织所见** 印戒细胞癌样肿瘤增殖。

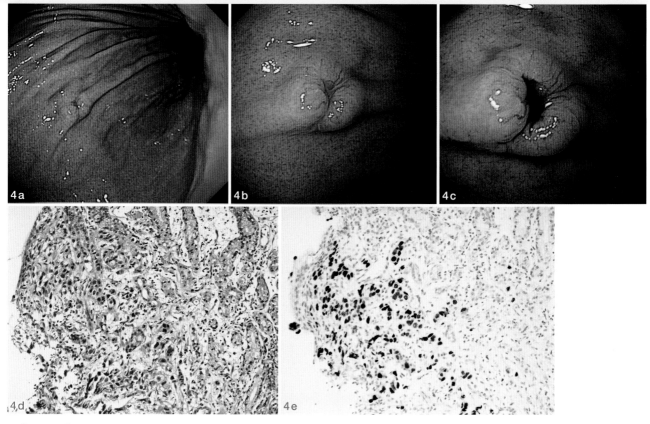

❹ [病例 4] 60 余岁女性，肺腺癌胃转移（单发病变）

a，b：普通内镜所见　胃体上部大弯可见黏膜下肿瘤样隆起，中心伴凹陷。

c：色素染色所见　凹陷边缘完整，未见侵蚀征象。

d，e：活检组织所见　可见形成小肺泡的低分化型腺癌（d），免疫染色显示 TTF-1 阳性（e）。

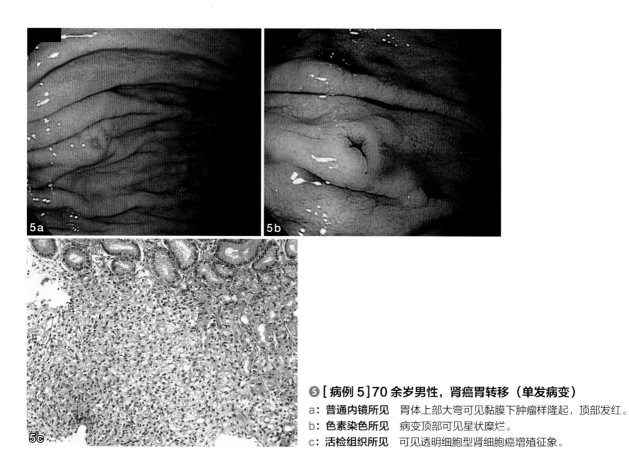

❺ [病例 5] 70 余岁男性，肾癌胃转移（单发病变）

a：普通内镜所见　胃体上部大弯可见黏膜下肿瘤样隆起，顶部发红。

b：色素染色所见　病变顶部可见星状糜烂。

c：活检组织所见　可见透明细胞型肾细胞癌增殖征象。

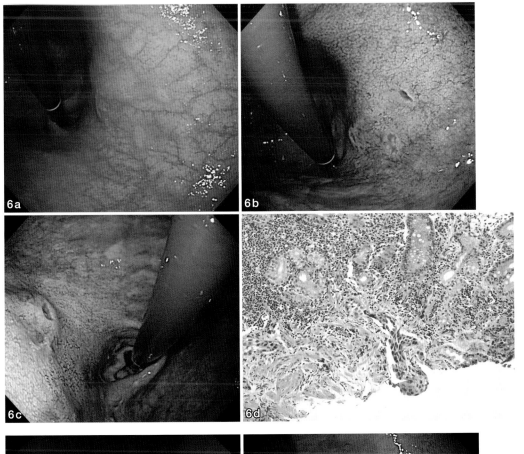

⑥ [病例6]60余岁男性，食管癌胃转移

a：普通内镜所见 胃体上部小弯可见多发性血管未透见的褐色粗糙黏膜。

b，c：色素染色所见 显示多发凹陷型病变，近端病变呈黏膜下肿瘤样表现。

d：活检组织所见 黏膜深部可见扁平上皮癌的浸润征象。

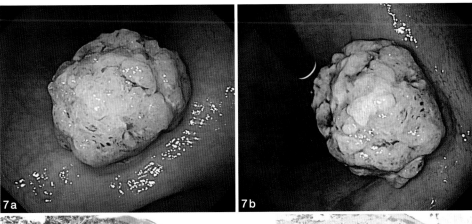

⑦ [病例7]60余岁男性，恶性间皮瘤胃转移（单发病变）

a：普通内镜所见 胃体下部小弯可见褐色结节状隆起型病变。

b：色素染色所见 病变表面凹凸不平，呈1型进展期胃癌样表现。

c，d：活检组织所见 纺锤形细胞交错排列并增殖，免疫染色显示钙视网膜蛋白阳性。

参考文献

[1] 濱中久尚，他：転移性胃腫瘍の形態的特徴—内視鏡像を中心に．胃と腸 38：1785–1789，2003.

[2] Oda I, et al.：Metastatic tumors to the stomach：Analysis of 54 patients diagnosed at endoscopy and 347 autopsy cases. Endoscopy 33：507–510, 2001.

（阿部清一郎，九嶋亮治）

胃

1 家族性腺瘤性息肉病

十二 ➡ Ⅰ.362 页　　小肠 ➡ Ⅱ.124 页　　★ 大肠 ➡ Ⅱ.314 页

　　家族性腺瘤性息肉病（familial adenomatous polyposis，FAP）的胃部病变包括胃底腺息肉病、胃腺瘤以及胃癌，发生率分别为 50%、35%、10%。这些病变的发生均与本病致病基因（APC 基因）的变异部位以及有无幽门螺杆菌（H.pylori）感染有关。胃癌与胃腺瘤以患有幽门螺杆菌感染的萎缩型黏膜为背景，好发于幽门前庭部；胃底腺息肉病则有好发于无感染的胃体部。

　　胃腺瘤一般可见伴有中心凹陷的扁平隆起，外观呈糜烂样形态，随着年龄增长，有变为隆起的趋向，胃体部也逐渐发生。另一方面，胃底腺息肉病则可见表面平滑的多发性小隆起，每个隆起的外观与非 FAP 相同，但相比较 FAP，其数目多，有密集趋势。胃底腺息肉病的癌变目前受到关注，但其频率较低，其发生的胃癌多为高分化型管状腺癌，胃内任何部位均可发生。和胃腺瘤的癌变相比，发现凹陷型早期胃癌的情况较多。

　　其他参照"大肠"章节。

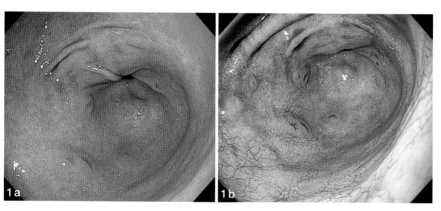

❶[病例 1]40 余岁女性
a: 普通内镜所见　幽门前庭部可见伴有中心凹陷的多发性小隆起。
b: 色素染色内镜所见　粗看有多发性糜烂样病变，但仔细观察可见凹陷边缘有胡须样伸出。

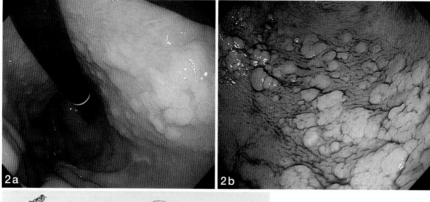

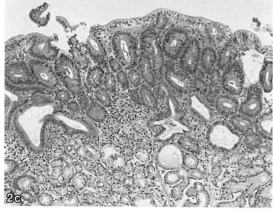

❷[病例 2]50 余岁男性，长期随诊病例
a: 普通内镜所见　胃体下部小弯可见褪色的扁平隆起。
b: 色素染色内镜所见　胃体下部大弯也可见成簇的褪色性隆起。
c: 活检组织所见　黏膜表层可见有轻度异型的腺瘤。

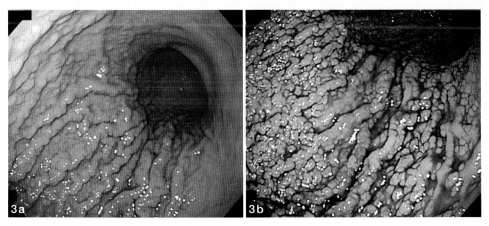

❸[病例3]20 余岁女性

a：普通内镜所见 胃体部可见密集的平滑微小隆起。

b：色素染色内镜所见 清楚地观察到密集的微小隆起。

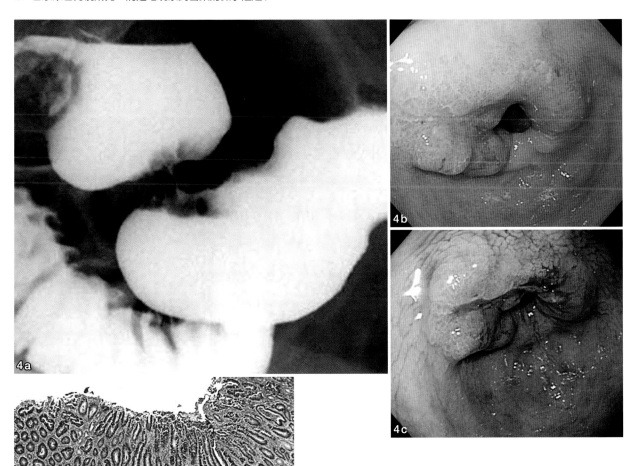

❹[病例4]60 余岁男性，胃癌病例

a：X线所见 在压迫像中，在幽门环小弯描出微小的钡剂斑与硬化像。

b：普通内镜所见 可见与幽门环相连且涉及小弯至前后壁的 IIa+IIc 样病变。

c：色素染色内镜所见 大弯侧稍微留有正常黏膜，但几乎累及全环周的 IIa+IIc。

d：病理组织学所见 仅限于黏膜内的高分化型管状腺癌。

参考文献

[1] 飯田三雄，他：家族性大腸腺腫症の大腸外腫瘍状病変. 胃と
腸 35：327-336，2000.

（松本主之，饭田三雄）

胃

2 Peutz-Jeghers 综合征

十二 ➡ I . 364 页　★ 小肠 ➡ II . 125 页　大肠 ➡ II . 319 页

　　Peutz-Jeghers 综合征（以下简称 PJS）的胃息肉发病率仅次于小肠、大肠，约 50% 的病例发生胃息肉，其数目和大小不等，但与肠道比较，小型者较多。对形态而言，多为无蒂型或亚蒂型，有蒂息肉比较少见，但是形态较大者多呈有蒂形态，头部呈分叶状。PJS 的胃癌发生率为 30% 左右。因此，建议 20 余岁开始定期检查，根据胃病变的程度推荐每 2 年到 5 年随访观察。

　　至于病理组织学，黏膜肌层的树枝状增生与腺窝上皮的增生为其特征。

　　其他细节参照"小肠"章节。

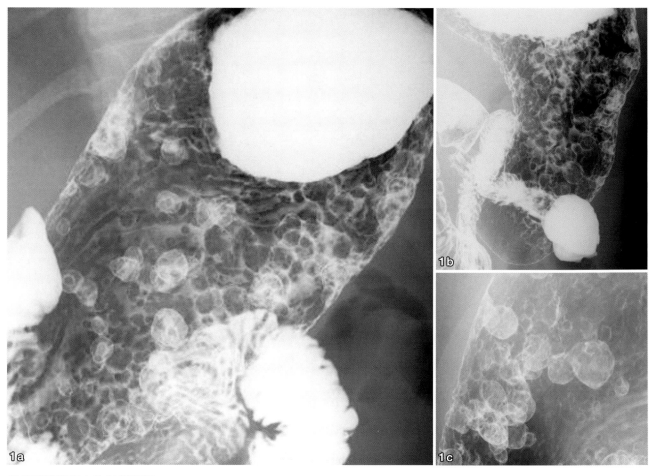

1a

1b

1c

❶ 胃多发性息肉的 X 线所见

[病例 1] 20 余岁男性

a，b：胃角部至体部可见数毫米至 20mm 大小的多发性息肉。

c：息肉多为亚蒂型，但形态较大的息肉往往呈带蒂型或头部呈分叶状。

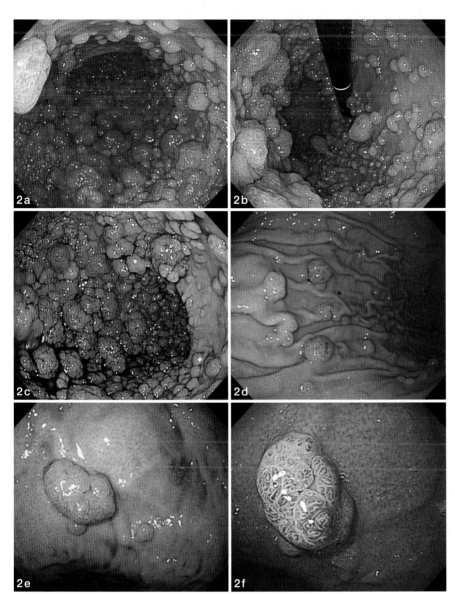

❷ **内镜所见**

[病例1]20 余岁男性

a ~ c：胃体部至胃角可见密集的亚蒂型息肉。

[病例2]15 岁男性

d：胃体部散在亚蒂型息肉。

e：可见头部呈分叶状的亚蒂型息肉。

f：经 NBI 观察更清楚地看到表面脑回沟样的构造。

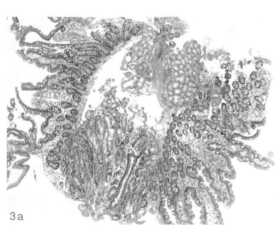
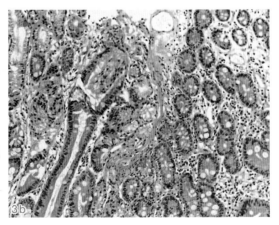

❸ **活检病理组织所见**

可见增生性腺窝上皮与来源于黏膜肌层的平滑肌纤维。

参考文献

[1] 権田　剛，他：Peutz-Jeghers 症候群. 临消内科 23：1309-1315, 2008.

[2] van Lier MG, et al. : High cancer risk in Peutz-Jeghers syndrome : a systematic review and surveillance recommendations. Am J Gastroenterol 105 : 1258-1264, 2010.

（浅野光一，松本主之）

胃

3 Cronkhite-Canada 综合征

十二 ➡ Ⅰ.367页　小肠 ➡ Ⅱ.131页　大肠 ➡ Ⅱ.323页

　　Cronkhite-Canada 综合征是发生于除食管以外的、全消化道的、原因不明的非遗传性息肉病。好发于中年以后，男性多见。日本的报道较多，占全世界 3/4。

　　由于消化道息肉形成和炎症性变化，容易发生蛋白漏出和营养吸收障碍。以腹泻为主诉，也可见脱毛、味觉障碍、指甲萎缩、皮肤色素沉着等外胚层的异常。

　　胃息肉病变大小为数毫米至 20mm，可见弥漫性、散在性的无蒂或亚蒂型隆起，多为地毯状密集。息肉表面平滑，红晕强，放大内镜可见表面腺窝结构较完整，与增生性息肉类似。息肉一般从前庭部到体部分布，息肉之间的黏膜也呈水肿状，并有炎性表现。也常见息肉分泌黏液。

　　病理组织学显示不伴异型性的腺管增生、腺管囊肿状扩张、黏膜固有层水肿、明显的炎性细胞浸润等。粗看正常的黏膜，从活检标本来看，能观察到黏膜固有层的明显水肿和炎性细胞浸润，在该病诊断上至关重要。

　　本病也有自愈的病例报道，激素治疗可消退，但复发也并不少见。虽然为非肿瘤性息肉病，但是最近也有并发癌的报道，需要随访。

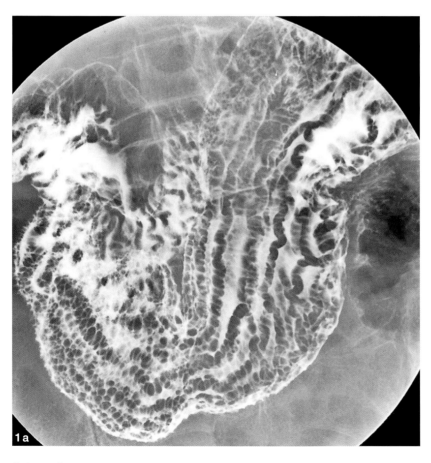

1a

[病例 1]80 余岁女性（与"十二指肠"、"小肠"章节 [病例 2] 及"大肠"章节 [病例 1] 为同一病例）
❶ 胃 X 线造影所见
a：胃前庭部到胃角部有密集、较均一的椭圆形透亮影，胃前庭部到体部，息肉密度逐渐减低。

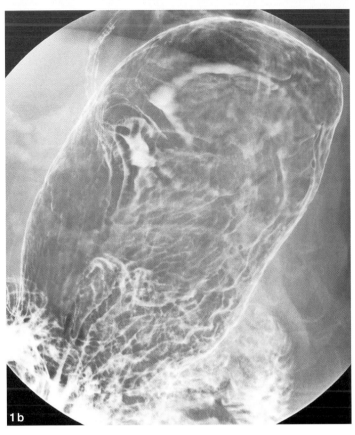

b：胃前庭部到体部，息肉高度逐渐低。胃体上部到底部未见息肉状隆起。

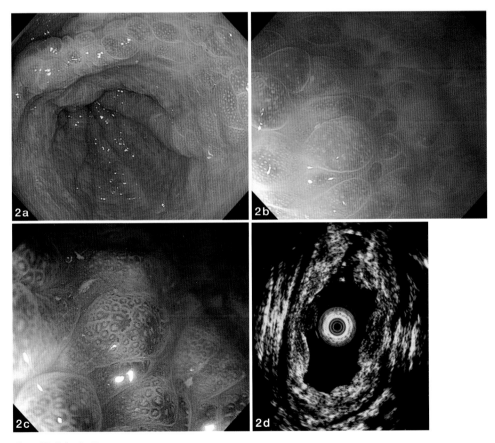

❷ 胃前庭部表现

a～c：**内镜所见**（a，b：普通内镜观察，c：NBI 观察） 可见多数密集发红的半球状息肉（a，b）。NBI 观察显示息肉表面的腺窝呈圆形或星形，广泛并可见规律性（c）。

d：**EUS 所见** 黏膜的第 1 层增厚，包括息肉之间的黏膜。

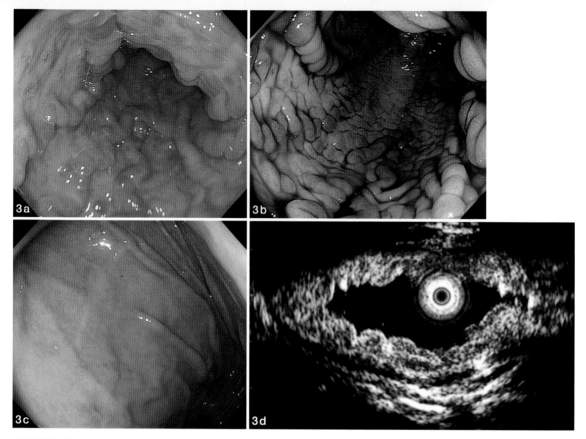

❸ 胃体部所见

a～c：内镜所见　胃体下部和前庭部比较，红晕息肉较少（a），结晶紫染色后可见虽然高度较低，但有成簇的息肉（b）。胃体上部几乎未见息肉（c）。

d：EUS所见　胃体下部和前庭部同样，可见第1层肥厚，但较前庭部表现（❷d）轻，符合X线、内镜表现。

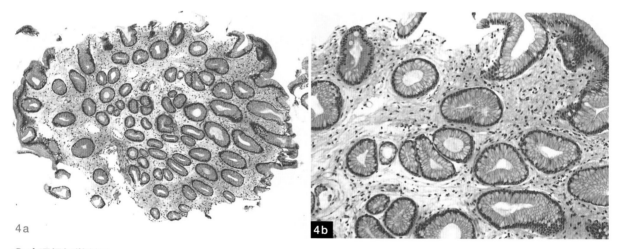

❹ 病理组织学所见

a，b：内镜下非病变部活检组织所见　表层可见轻度腺窝上皮增生性变化与黏膜固有层中度水肿。粗看呈正常黏膜，但仔细观察以后发现如上表现为该病特征。

参考文献

[1] Kao KT, et al. : Cronkhite-Canada Syndrome : A Case Report and Review of Literature. Gastroenterol Res Pract : 1-4, 2009.

[2] 後藤明彦：Cronkhite-Canada 症候群．領域別症候群シリーズ No.1 消化管症候群（下巻）．日臨（別冊）：23-26, 1994.

[3] 今村哲理，他：Cronkhite-Canada 症候群．胃と腸 35：361-366, 2000.

（富永素矢，齐藤裕辅）

4 幼年性息肉病

大肠 ➡ Ⅱ.321页

　　幼年性息肉病是在食管以外的消化道中发生的错构瘤性的多发幼年性息肉病、可分为病变局限于大肠的"幼年性大肠息肉病"、广泛分布于消化道的"幼年性胃肠道息肉病"、局限于胃的"胃局限性幼年性息肉病"三大类。

　　胃局限性幼年性息肉病是幼年性胃肠道息肉病的一个亚型，到目前为止已累积 34 病例。女性多见，平均年龄为 43.3 岁。贫血和低蛋白血症所致的倦怠感、水肿是其主要症状。致病基因尚未明确，但被认为在 MADH4 的 exon5 上插入一碱基的变异和该病有关，家族内发生一般在 5 个家系内。并发新生物者占 58.8%，其中 85% 是癌症，因此该病是癌症高危人群。另一方面，新生物术前诊断率仅达 55%，所以需要严格的定期复查或建议进行全胃切除术。

　　至于胃 X 线造影检查，由于隆起型病变密集，呈肥皂泡状。息肉呈细长棍棒状、拇指状的特征性形态，内镜下表现为大小不等的多发性红晕息肉，具有透明感，呈水肿状，形态为乳头状或舌状。当息肉增高并密集得无正常黏膜时，因为过度产生黏液，呈现钟乳岩洞的石柱样外观。从病理组织学看，可见腺窝上皮增生与无异型的腺管囊肿状扩张、间质宽且有水肿，故属于错构瘤范畴。

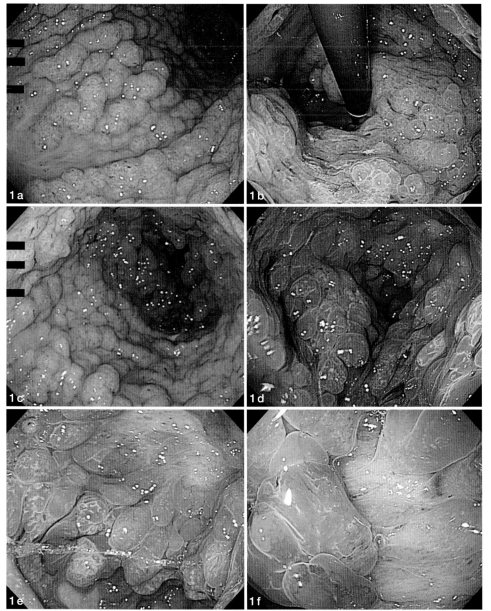

[病例 1]40 余岁女性

❶ 内镜所见

a：胃体部可见多发结节状隆起。

b：胃体部小弯也有多发隆起，表面为微细颗粒状。

c：胃角部的远端可见多发充血息肉。

d：因胃角部息肉密集而伸展不良，几乎没有正常黏膜。

e：前庭部可见过度产生黏液的乳头状、舌状息肉。

f：息肉具有透明感，呈水肿状（前庭部）。

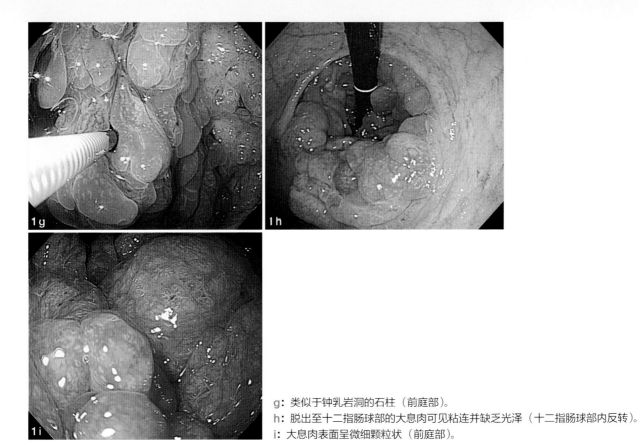

g：类似于钟乳岩洞的石柱（前庭部）。

h：脱出至十二指肠球部的大息肉可见粘连并缺乏光泽（十二指肠球部内反转）。

i：大息肉表面呈微细颗粒状（前庭部）。

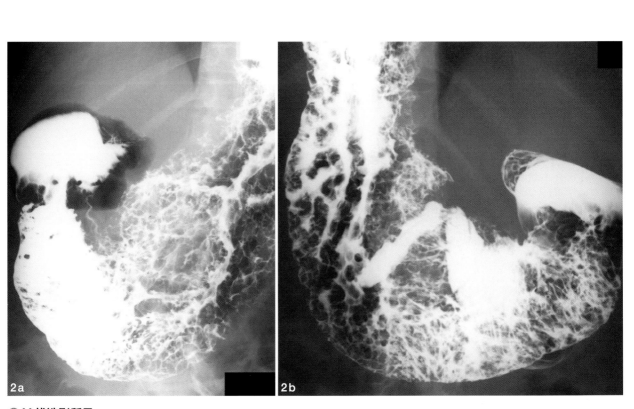

❷ X 线造影所见

a，b：胃穹隆部到前庭部有密集的隆起型病变，呈肥皂泡状。

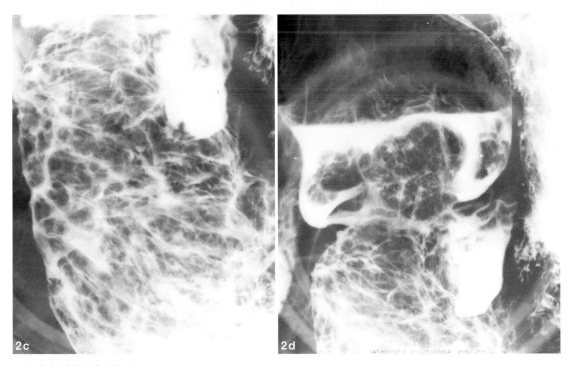

c：细长棍棒状的多发息肉。

d：脱出至十二指肠球部的大腺瘤。

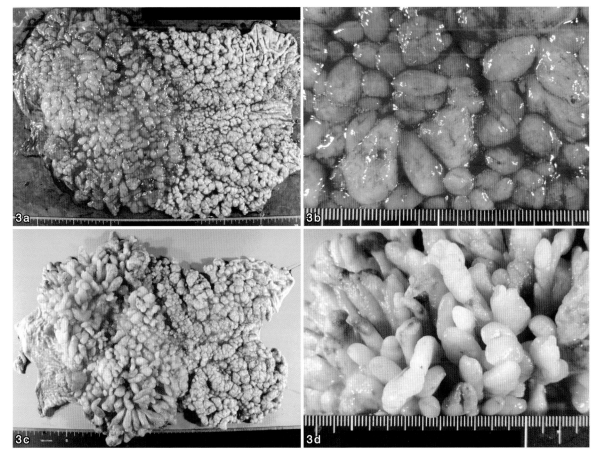

❸ 切除标本肉眼所见

a：新鲜切除胃（全胃切除标本），重量达 1 850g，前庭部为水肿状并可见大量黏液附着。

b：前庭部息肉群的扩大观。

c：固定标本，本病例在前庭部有密集的乳头状、指状息肉。胃体部有密集的结节状隆起，可见毛虫状、脑沟回状的巨大皱襞。

d：前庭部息肉群的扩大观。

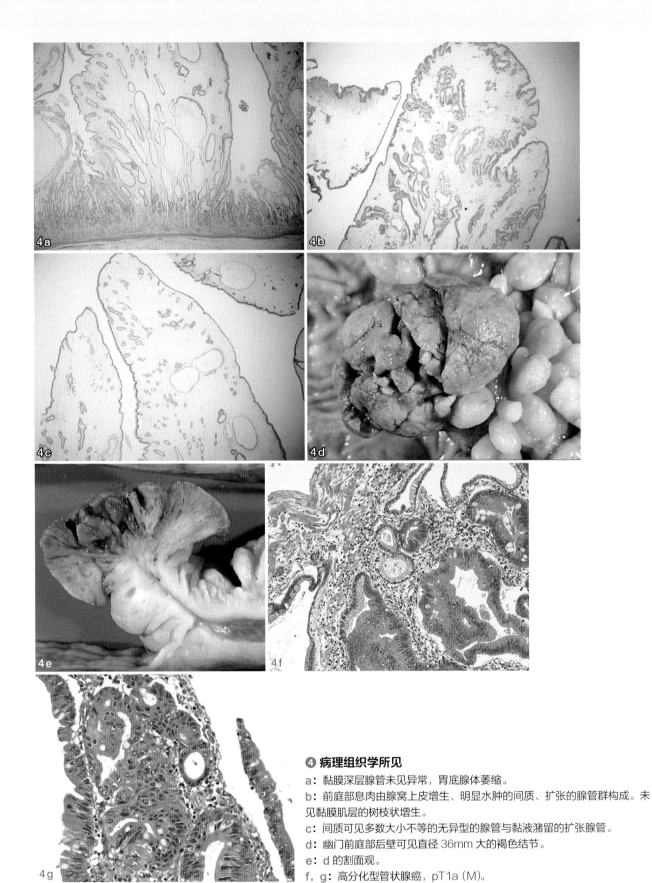

❹ 病理组织学所见

a：黏膜深层腺管未见异常，胃底腺体萎缩。

b：前庭部息肉由腺窝上皮增生、明显水肿的间质、扩张的腺管群构成。未见黏膜肌层的树枝状增生。

c：间质可见多数大小不等的无异型的腺管与黏液潴留的扩张腺管。

d：幽门前庭部后壁可见直径 36mm 大的褐色结节。

e：d 的割面观。

f，g：高分化型管状腺癌，pT1a（M）。

参考文献

[1] Stemper TJ, et al. : Juvenile polyposis and gastrointestinal carcinoma. Ann Intern Med 83 : 639–646, 1975.

[2] 小澤俊文，他：早期胃癌と Ménétrier 病を合併し，家系内発症した胃限局型若年性ポリポーシスの 1 例．日消誌 107：1641–1650, 2010.

[3] 古川敬一，他：胃癌を合併した若年性胃腸管ポリポーシスの 1 例．胃と腸 35：437–444, 2000.

[4] 田村和朗，他：過誤腫性ポリポーシス症候群．日臨 53：2728–2733, 1995.

（小泽俊文，和知荣子）

5 Cowden 病

★ 食管 ➡ I.55 页　　　十二 ➡ I.368 页　　　小肠 ➡ II.130 页　　　大肠 ➡ II.325 页

　　Cowden 病是以皮肤、口腔黏膜病变为特征的疾病。常并发消化道息肉病，呈现以全身各脏器的错构瘤为主的肿瘤性病变，可引起各种临床表现。本病的胃息肉是弥漫性、多发性的，一般与周围黏膜呈同一色调，但也可伴有表面红晕、糜烂，大小多数为数毫米，组织学表现为增生或错构瘤性的息肉病。

　　其他细节参照"食管"章节。

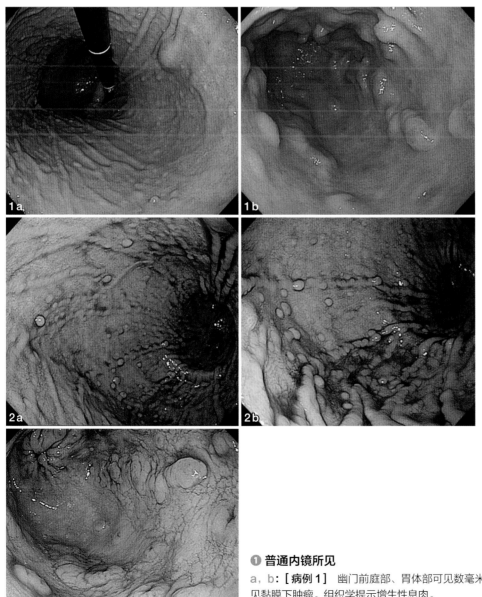

❶ **普通内镜所见**

a，b：[**病例 1**]　幽门前庭部、胃体部可见数毫米大小的多发息肉。体部小弯可见黏膜下肿瘤。组织学提示增生性息肉。

❷ **结晶紫染色所见**

a～c：[**病例 1**]　胃体部到幽门前庭部可见数毫米大小的多发息肉。

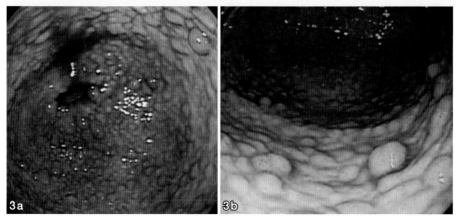

❸ 结晶紫染色所见

a，b：［病例2］ 以幽门前庭部为主的数毫米大小的、比较均一的密集息肉。

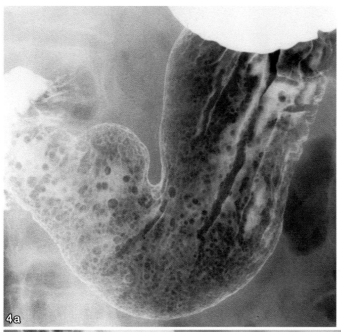

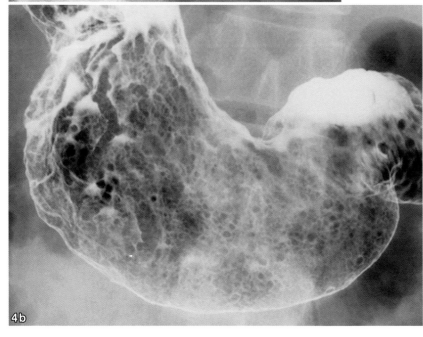

❹ X线所见

a，b：［病例2］ 以幽门前庭部为主的数毫米大小的多发息肉。

参考文献

[1] 廣瀬靖光，他：過誤腫性ポリポーシス—Cowden 病の長期経過．胃と腸 45：2085–2092, 2010. 　[2] 境　文孝，他：Cowden 病．胃と腸 35：354–360, 2000.

（广濑靖光，鱼住　淳）

十二指肠

1 十二指肠重复畸形

胃 ➡ I.132 页　　小肠 ➡ II.6 页　　大肠 ➡ II.138 页

　　十二指肠重复畸形是一种罕见的先天性疾病，其发病率约为出生婴儿的 1/10 0000。Ladd 等对消化道重复畸形定义如下：①由一层或数层平滑肌包绕；②内面有消化道上皮覆盖；③与正常消化道连接部位共有肠壁。

　　十二指肠重复畸形可出现腹痛、呕吐。如果伴有异位胃黏膜可引起消化性溃疡，导致出血和穿孔。有时还可发生急性胰腺炎和黄疸。儿童患者多出现呕吐、腹部肿块；成人患者多发生上腹痛。儿童期确诊的病例与成年后确诊的病例并无明显差异。在形态学方面，根据与十二指肠壁位置的关系分为腔内型、壁内型、腔外型、胰内型（图❶）。参见图❷病例需要鉴别的疾病包括：十二指肠憩室腔内型、胰腺囊肿、先天性胆管扩张症囊泡型等。

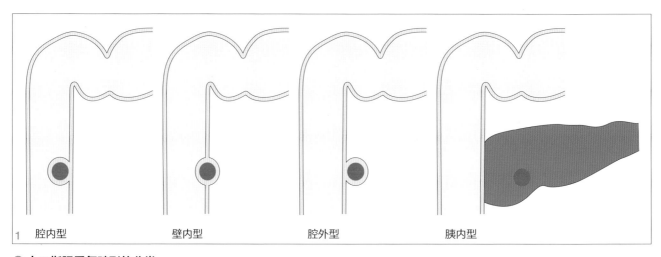

1　　腔内型　　　　　壁内型　　　　　腔外型　　　　　胰内型

❶ 十二指肠重复畸形的分类

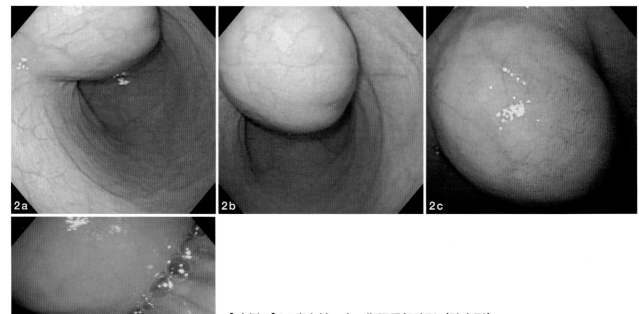

2a　　　2b　　　2c

2d

[病例 1] 15 岁女性，十二指肠重复畸形（腔内型）

❷ 内镜所见

a：十二指肠降段的乳头侧可见一黏膜下肿瘤。肿瘤的起始部缩窄，周围的十二指肠黏膜受牵拉，伴有皱襞集中，自正常黏膜逐渐移行并覆盖至病变黏膜表面。

b：肿瘤表面饱满有光泽感。

c：隆起为半球状，可见血管扩张。

d：侧视镜观察。十二指肠乳头在内镜观察下有时无法辨别。

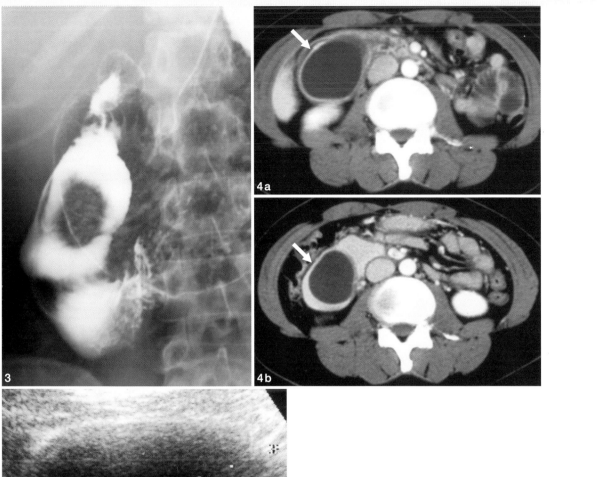

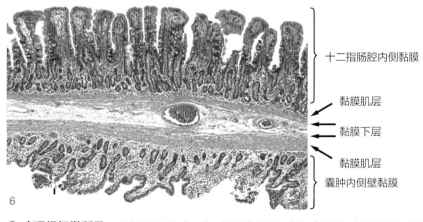

❸ **上消化道造影所见**　十二指肠降段可见球形透亮影像。

❹ **腹部 CT 所见**

a：十二指肠降段的 CT 造影所见。

b：根据 a 所见，口服泛影葡胺后 CT 图像。

无论哪种检查，均可见到十二指肠降段腔内类球形囊肿样病变。

❺ **US 所见**　可见高回声、低回声、高回声 3 层结构（绿色箭头：囊肿腔内侧；黑色箭头：十二指肠腔内侧）

十二指肠腔内侧黏膜

黏膜肌层

黏膜下层

黏膜肌层

囊肿内侧壁黏膜

❻ **病理组织学所见**　治疗采用开窗术，十二指肠腔内侧和肿物（囊肿）内侧壁均为非肿瘤性十二指肠黏膜。同时，两侧均有黏膜肌层（照片提供：新潟大学医学部分子诊断病理学部）。

参考文献

[1] Ladd WE, et al. : Surgical treatment of duplication of the alimentary tract. Surg Gynecol Obstet 70 : 295–307, 1940.

[2] 齋藤　崇，他：術前に診断し得た，十二指腸重複症の 1 例. 日消誌 107：1474–1481, 2010.

[3] 野口　剛，他：十二指腸重複症. 臨消内科 15：1237–1242, 2000.

（齐藤　崇，丰岛宗厚）

十二指肠

2 先天性十二指肠膜样狭窄

先天性十二指肠膜样狭窄占先天性小肠闭锁的40%，发生率约为出生婴儿的1/(9 000~40 000)。由于膜样物的存在，通常在出生后数天即可出现呕吐等梗阻症状，症状出现时间与膜样物上的小孔的大小有关，孔较大的多在成年后发病。另外，该病有时可合并环状胰腺、肠旋转异常、内脏全转位等畸形。

内镜检查时，可通过膜样物破孔进入十二指肠远端观察，吸气、送气时可见伞状开合现象。

治疗主要通过剖腹手术切开、切除膜样物，最近也有经内镜切除膜样物的报道。不论哪种方法，必须充分确认十二指肠乳头位置，切忌损伤十二指肠乳头。

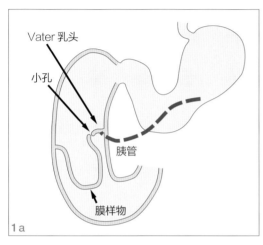

a：膜样物、小孔、Vater 乳头与胰管位置的关系

❶ [病例 1] 30 余岁女性。主诉：呕吐，右季肋部疼痛
出生时，由于幽门狭窄症行幽门成形术。儿童期，因生长发育障碍行激素治疗。以后经常出现右季肋部疼痛及呕吐。24 岁时因胆石症行胆囊切除术。

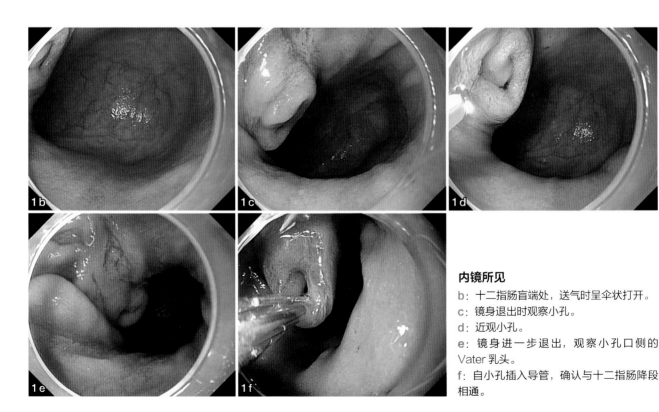

内镜所见
b：十二指肠盲端处，送气时呈伞状打开。
c：镜身退出时观察小孔。
d：近观小孔。
e：镜身进一步退出，观察小孔口侧的 Vater 乳头。
f：自小孔插入导管，确认与十二指肠降段相通。

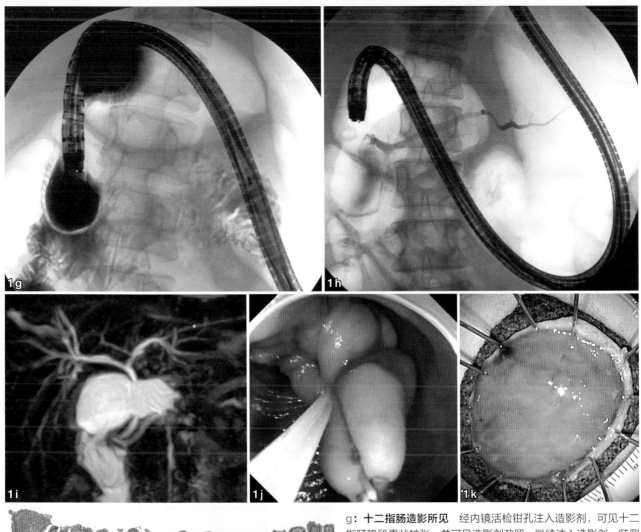

g：**十二指肠造影所见**　经内镜活检钳孔注入造影剂，可见十二指肠降段囊状扩张，并可见造影剂潴留。继续注入造影剂，肛侧肠管缓慢显影，可见有透明带的梨状囊性阴影。

h：**ERCP 所见**　胆管造影失败，仅胰管显影。

i：**MRCP 所见**　未见胰胆管走行异常，与 ERCP 对比，确认 Vater 乳头位置。

上述检查对于确认 Vater 乳头位置非常必要。

j：**经内镜膜样物切除术**　用持钳将膜样物的中央部位钳住，围绕其周围进行圈套电凝切除。

k：**切除标本所见**　41 mm×29 mm。

l：**病理组织学所见**（HE 染色，×200）　膜样物由黏膜固有层和黏膜肌层组成，呈镜面像，未见黏膜下层。

参考文献

[1] Krieg EG：Duodenal diaphragm. Ann Surg 106：33-41, 1937.

[2] Kay GA, et al.：Endoscopic laser ablation of obstructing congenital duodenal webs in the new born：A case report of limited success with criteria for patient selection. J Pediatr Surg 27：279-281, 1992.

[3] 赤松拓司，他：内視鏡的に治療した十二指腸膜樣狹窄症の1例．Gastroenterol Endosc 49：1136-1144, 2007.

[4] 國井　伸，他：内視鏡的の膜樣部切除術を施行した先天性十二指腸膜樣狹窄症の1成人例．Gastroenterol Endosc 52：1874-1880, 2010.

（国井　伸，奥村明彦）

3 肠系膜上动脉综合征

　　肠系膜上动脉综合征，肠系膜上动脉与膜主动脉之前形成夹角，如压迫通过该处的十二指肠水平部则会导致该部位通过障碍，为少见疾病。

　　该病诱因较多，例如肠系膜上动脉与主动脉的角度缩小，高位十二指肠，短 Treitz 韧带等解剖学变异，体重下降导致十二指肠周围脂肪组织减少，长期卧床和躯干石膏固定所致压迫，手术操作及粘连等致肠系膜牵拉引发该症。

　　肠系膜上动脉综合征的诊断：①胃・十二指肠降部的扩张；②十二指肠壁・黏膜并无梗阻造成异常改变；③十二指肠水平部的肠系膜上动脉与主动脉间的距离缩窄处可见肠管闭塞。上述 3 点影像学所见即可确诊。

　　关于治疗，首先经鼻胃管吸出胃内容，禁食，输液，症状稳定经口摄取少量流食，鼓励其进食后采取左侧卧位，胸膝卧位等体位变换，可给予改善消化道功能的药物。如果上述治疗无效，可考虑手术。

　　教科书上关于左侧卧位和肘膝位的记载很多，哪种体位有效因个体差异很大，不能一成不变。超声检查时取各种体位（包括坐位），对肠管内容物进行实时观察，可以有效地判定哪种体位有利于食物通过。

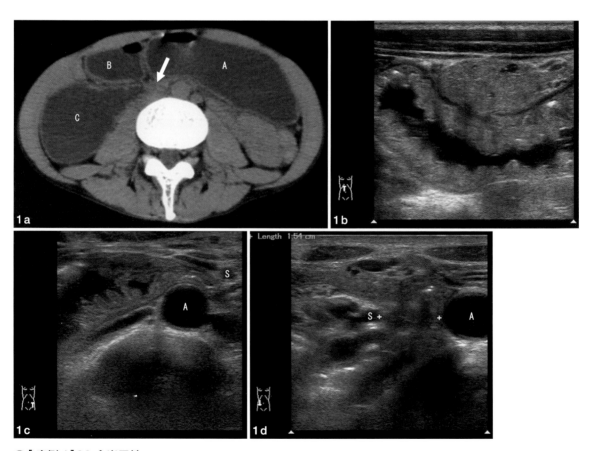

❶［病例 1］30 余岁男性

a：胸腹部 CT 所见　十二指肠水平部狭窄（箭头），其口侧的胃、十二指肠显著扩张。A：胃，B：十二指肠球部，C：十二指肠降段～水平部。

b ~ d：腹部超声所见（A：主动脉，S：肠系膜上动脉）　十二指肠球后至水平部内腔扩张，可见其内容物往复蠕动（b）。肠系膜上动脉与主动脉间距离缩窄，其间十二指肠水平部受压（斜位观察）（c）。本例患者右侧卧位时肠系膜上动脉与主动脉的距离拉开，肠内容物可以通过（d）。

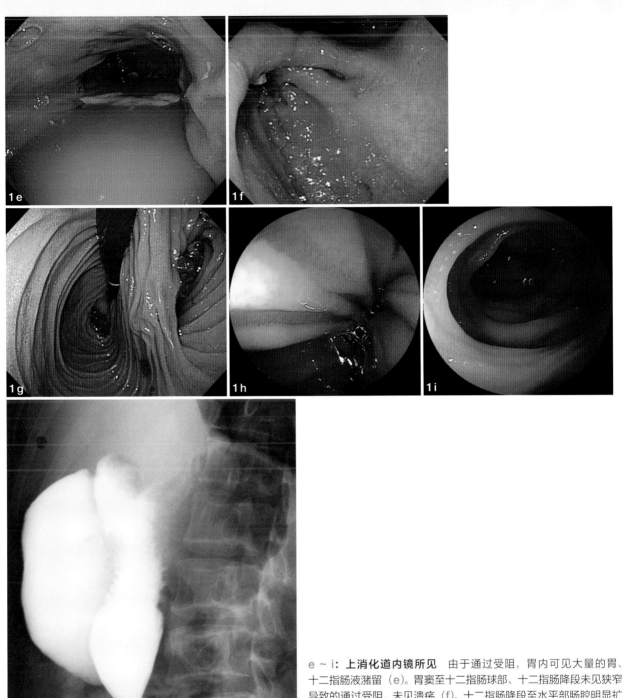

e～i：**上消化道内镜所见** 由于通过受阻，胃内可见大量的胃、十二指肠液潴留（e）。胃窦至十二指肠球部、十二指肠降段未见狭窄导致的通过受阻，未见溃疡（f）。十二指肠降段至水平部肠腔明显扩张（g）。至水平部肠腔狭窄处，未发现导致黏膜面狭窄的病变（h），越过狭窄至 Treitz 韧带观察（i）亦未见黏膜面异常黏膜。

j：**消化道 X 线造影所见** 造影剂在位于十二指肠水平部呈直线样终止，并呈现往复蠕动。

十二指肠

参考文献

[1] 境 雄大，他：下行結腸癌に対する左結腸切除術後に発症した上腸間膜動脈性十二指腸閉塞の1例．日消外会誌 39：660-665, 2006.

[2] 河内和宏，他：空腸癒着性イレウスによる上腸間膜動脈症候群の1例．日臨外会誌 56：375-378, 1995.

[3] 濱崎達憲，他：直腸癌手術後に上腸間膜動脈症候群をきたした1例．日消外会誌 32：2689-2693, 1999.

[4] 本田晴康，他：再発を繰り返した高齢者の上腸間膜動脈性十二指腸閉塞症の1例．日臨外会誌 66：842-847, 2005.

[5] 児玉美千世，他：腹部超音波検査が診断および治療方針決定に有用であった上腸間膜動脈症候群の一例．日消誌 107：1283-1289, 2010.

（儿玉美千世）

4 环状胰腺

　　胰腺在发生学上为腹侧与背侧的胰原基（胚芽）在胚胎发育 6~7 周融合。环状胰腺是十二指肠将胰腺组织完全或不完全包围的先天异常。Baldwin 假说认为：腹侧胰原基发生异常，或许是原本应该消失的腹侧胰原基左叶残留在左侧发育生长，亦或腹侧胰原基右叶过度生长形成；而 Lecco 假说认为：胎儿发育早期腹侧胰原基右叶顶端不明原因地与十二指肠壁粘连，而后十二指肠旋转使腹侧胰腺受到牵拉而形成环状。

　　十二指肠造影检查可见降段伸展不良，局限型单侧性狭窄。EUS 及 CT 造影检查显示十二指肠降段被胰腺环绕。行 ERCP 时如果见到围绕内镜的环状胰管，即可诊断环状胰腺。 环状胰腺的形态主要分为以下 3 种：①环状部胰管源自 Wirsung 管；②主胰管被十二指肠围绕型；③环状部胰管源自 Santorini 管。此外。环状部胰管源自胆总管末端型等。新生儿由于十二指肠狭窄导致频发性呕吐等，成人多见五联症。轻症者可优先考虑内科治疗，症状明显者可选择消化道的搭桥手术。

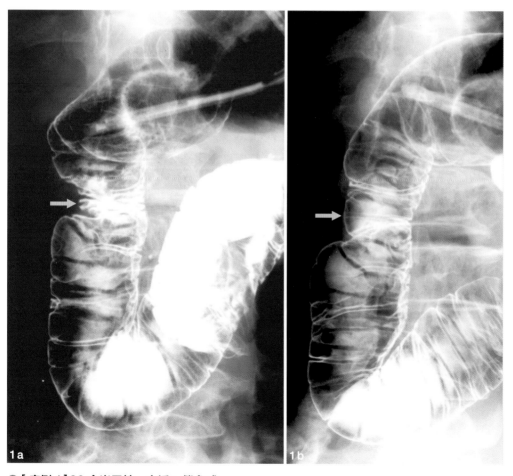

❶ [病例 1] 60 余岁男性。主诉：倦怠感
a，b：**十二指肠低张造影所见**　十二指肠降段可见局限型单侧性狭窄，伸展性良好，黏膜面无异常（箭头：十二指肠狭窄部）。

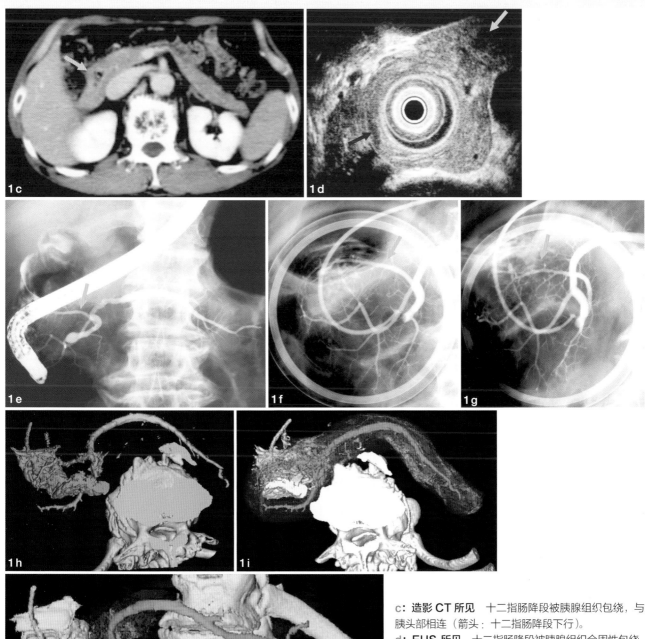

c：造影 CT 所见　十二指肠降段被胰腺组织包绕，与胰头部相连（箭头：十二指肠降段下行）。

d：EUS 所见　十二指肠降段被胰腺组织全周性包绕，十二指肠乳头对侧可见薄的胰腺组织（黄色箭头：胰头部；红色箭头：十二指肠乳头对侧）。

e：ERP 所见　腹侧胰管发出的异常分支（箭头）及下头支的分支延伸至十二指肠降段（环状部胰管）。

f，g：球囊 ERP 所见　将球囊导管留置在胰头部主胰管，以头部受压的图像，腹侧胰管发出的异常分支（箭头）与下头支分支包绕十二指降段。

h～j：3D-CT 胰腺造影（pancreatography）所见　胰管内留置球囊导管，注入少量造影剂进行胰 CT 检查，显示胰管与十二指肠立体结构（h：十二指肠与胰管显影条件，i，j：十二指肠，胰实质，胰管显影条件）。包绕十二指肠降段的胰管及胰腺实质立体显影，显示完全型环状胰腺。

十二指肠

参考文献

[1] Baldwin WM：A specimen of annular pancreas. Anat Rec 4：299-304, 1910.

[2] Lecco TM：Zur morphologie des pancreas annulare. Sitzungsb Wien Akad Wiss Math-Nat KL 119：391-406, 1910.

[3] 吉岡　一：膵臓外科現在の問題点．外科 23：443-455, 1961.

[4] Kamisawa T, et al.：A new embryologic hypothesis of annular pancreas. Hepatogastroenterology 48：277-278, 2001.

[5] Ueki T, et al.：Three-dimensional computed tomography pancreatography of an annular pancreas with special reference to embryogenesis. Pancreas 32：426-429, 2006.

（植木敏晴）

1 Whipple 病

小肠 ➡ Ⅱ.8 页

　　Whipple 病是惠普尔养障体（*Tropheryma whipplei*）感染引起的全身性疾患。临床症状主要为腹泻、体重下降、腹痛、关节痛等，也可出现吸收不良综合征。该疾病以十二指肠病变为主，是亚洲地区极为罕见的疾病。

　　内镜下所见的特征为：弥漫性、白色绒毛样改变。病理组织学检查可见：黏膜固有层颗粒样囊泡、PAS 染色阳性的巨噬细胞以及脂肪滴状脱落的空泡。但是，由于粪线虫感染、淋巴管扩张症等疾患亦可见到包括十二指肠在内的小肠黏膜白色绒毛样改变，因此，诊断应该以病理诊断为依据。上消化道内镜检查时应观察至十二指肠降部，如果发现上述内镜下表现应疑为本病，切记活检送病理。明确诊断还需要电镜及 PCR。

　　本病的病因可能与机体细胞免疫功能低下有关，HLA–B27 阳性者、HTLV–1 携带者可能为高危因素。发病的确切机制是今后需要探讨的课题。笔者曾经诊治的 2 例患者均为 HTLV–1 抗体阳性。

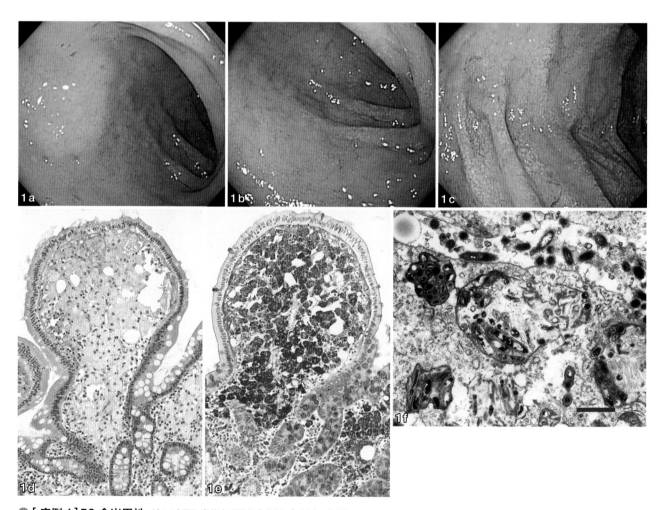

❶ [病例 1]50 余岁男性（与"小肠"章节中列举的 [病例 1] 为同一病例）

a ～ c：常规内镜所见　十二指肠球部黏膜未见明显异常（a）。十二指肠上角以下黏膜皱襞可见呈点状白色绒毛样改变（b）。十二指肠水平部黏膜皱襞水肿，黏膜弥漫性白色化改变（c）。

d，e：活检组织病理学所见　白色化绒毛的活检特征为：HE 染色后可见肥大的绒毛被泡沫细胞所包埋（d），连续切片 PAS 染色阳性（e）。

f：十二指肠黏膜电镜所见　巨噬细胞及许多杆菌。

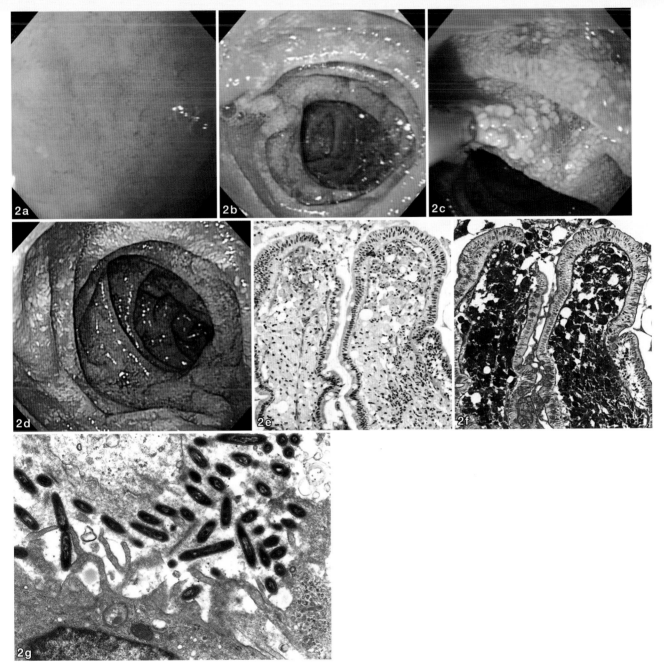

❷ [病例 2]50 余岁男性（与 "小肠" 章节中列举的 [病例 2] 为同一病例）

a ~ d：常规内镜所见　十二指肠黏膜与 [病例 1] 相同，黏膜未见明显异常（a）。十二指肠降段可见黏膜水肿，黏膜皱襞见弥漫性白色绒毛样改变（b）。近距离观察十二指肠黏膜可见疏松的白色绒毛（c）。十二指肠水平段黏膜皱襞水肿、弥漫性白色化绒毛更加醒目（d）。

e，f：活检组织病理学所见　白色化绒毛的活检组织 HE 染色可见肥大的绒毛被泡沫细胞所包埋（e）。连续切片 PAS 染色阳性（f）。与 [病例 1] 所见相同。

g：十二指肠黏膜电镜所见　巨噬细胞及许多杆菌。

参考文献

[1] 金城福则，他：小肠炎症性疾患—Whipple 病・粪线虫症．胃と肠 43：643-650，2008.

[2] 金城福则，他：免疫异常と消化管病变—Whipple 病の 1 例．胃と肠 40：1197-1201，2005.

[3] Moos V, et al.：The role of T cells in the pathogenesis of classical Whipple's disease. Expert Rev Anti Infect Ther 10：253-255, 2012.

（金城福则）

十二指肠

2 粪类圆线虫症

小肠 ➡ II.10页

　　粪类圆线虫病（Strongyloidiasis）是粪类圆线虫（*Strongyloides stercoralis*）感染所引起的疾病。粪类圆线虫经皮肤侵入人体，主要寄生于十二指肠和小肠上段。日本冲绳县和鹿儿岛县西南诸岛是该疾病高发地区。粪类圆线虫感染后多无症状，但有时可见由于消化道病变导致的低蛋白血症和麻痹性肠梗阻等症状。粪类圆线虫可移行到全身各器官，引起多器官性损伤，如细菌性肺炎、脑膜炎等，导致弥漫性粪类圆线虫病，病情危重者并不罕见。

　　内镜检查可见黏膜皱襞的水平、浑浊、糜烂、溃疡形成等。活检组织中可见虫体和虫卵（图❶），绝大部分为重症病例。本症的诊断主要依靠粪便琼脂平板培养基法找到虫体即可确诊。重症患者多为 HTLV-1 抗体阳性、酗酒、类固醇激素治疗者，为免疫功能低下的机会性感染的常见疾患。

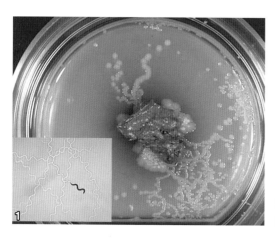

❶ **粪类圆线虫检查**
普通琼脂培养观察到粪类圆线虫 F 型幼虫（左下照片）。

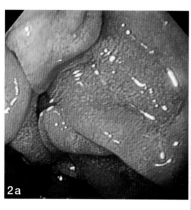

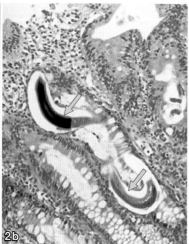

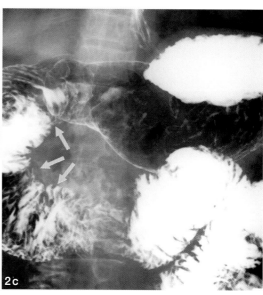

❷ [**病例 1**]**50 余岁男性**
患糖尿病在门诊治疗，因食欲不振、体重下降入院。HTLV-1 抗体阳性。
a：**内镜所见**　十二指肠降段黏膜显著水肿、可见白色绒毛。
b：**十二指肠黏膜活检组织所见**　可见隐窝内虫体（箭头）。
c：**胃·十二指肠 X 线造影所见**　可见十二指肠黏膜皱襞水肿。

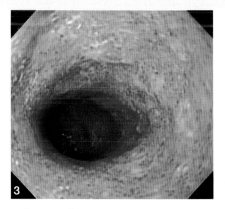

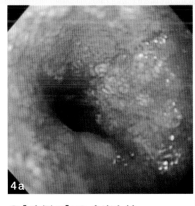

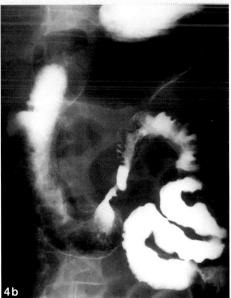

❸ [病例 2] 70 余岁女性

主因进食后呕吐、体重下降、下肢水肿，为进一步检查入院。

内镜所见 可见十二指肠降段黏膜皱襞消失、发红、糜烂。

❹ [病例 3] 50 余岁女性

主因腹痛、呕吐进一步检查入院。

a：内镜所见 可见十二指肠黏膜皱襞消失、白色绒毛、降段扩张及水平部狭窄。

b：胃·十二指肠 X 线造影所见 可见十二指肠降段皱襞消失，降段肠腔扩张，水平部狭窄。空肠黏膜皱襞也消失。

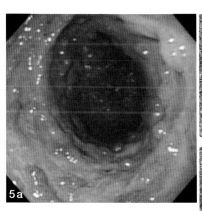

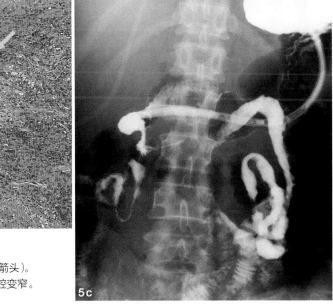

❺ [病例 4] 40 余岁男性

恶性淋巴瘤治疗中，因消化道出血及肠梗阻症状进一步检查。

a：内镜所见 可见十二指肠降段弥漫性溃疡伴炎性息肉。

b：十二指肠黏膜活检组织所见 溃疡部位可见粪类圆线虫虫体（箭头）。

c：胃·十二指肠 X 线造影所见 可见十二指肠黏膜皱襞消失，管腔变窄。

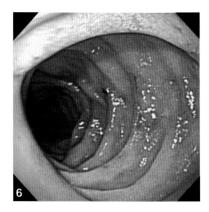

❻ [病例 5] 80 余岁男性

脑血管病变，糖尿病，便秘等疾患门诊治疗，因下肢水肿、腹部膨隆、贫血来院进行内镜检查。内镜检查发现十二指肠降段黏膜白色绒毛、糜烂、出血等，怀疑粪类圆线虫症。低蛋白血症，腹部平片可见小肠内气体。虽然十二指肠液检查未能发现粪类圆线虫，给予驱虫药治疗后症状及低蛋白血症均改善。

参考文献

[1] 金城福则，他：小腸炎症性疾患—Whipple 病·糞線虫症. 胃と腸 43：643-650, 2008.

[2] 金城福则，他：非腫瘍性びまん性十二指腸の診断—糞線虫症の X 線，内視鏡所見を中心に. 胃と腸 37：819-828, 2002.

（金城福则）

十二指肠

3 贾第鞭毛虫病

　　贾第鞭毛虫病是由蓝氏贾第鞭毛虫（*Giardia lamblia*）引起的一种原虫病，现通称为贾第虫病。通过食物、水、性行为、动物介导等感染。是旅游者腹泻、机会性感染的病原体。虫体有滋养型和孢子两种形态。孢子经口摄入后，在十二指肠、上部小肠成为滋养型，依靠吸附圆盘在上皮表面寄生。滋养型至下部消化管再次成为孢子，粪便中有感染力的成熟型孢子被排出体外。

　　临床表现有无症状性、急性、慢性；可见腹泻，腹痛，恶心、呕吐、黄疸、发热等症状。最简单的诊断方法是采集新鲜粪便涂抹镜检证明虫体的存在。粪便不能检出虫体时，可采集十二指肠液或十二指肠黏膜活检。

　　X线检查可见自十二指肠至空肠上段 Kerckring 皱襞肿大、痉挛、肠液过度分泌；内镜检查可见由于十二指肠淋巴滤泡过形成所致的黄白色小隆起、厚厚的黏液附着、口疮样溃疡、粗糙黏膜等。无异常所见的情况并不少见，治疗首选甲硝唑。

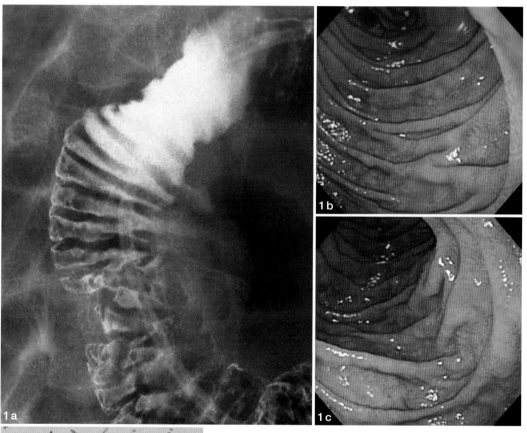

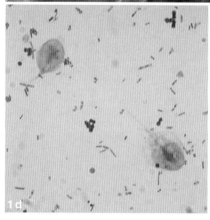

❶ [病例 1] 20 余岁男性

频繁水样泻、高热就诊。

a：低张力十二指肠 X 线所见　肠蠕动明显亢进，造影剂在黏膜附着不良，Kerckring 皱襞的轮廓不规则，并可见散在小圆形透亮影像。

b，c：上消化道内镜所见　食管、胃未见异常。十二指肠降段 Kerckring 皱襞轻度肿大，黄色、多发的平缓小隆起。

d：腹泻粪便直接涂片所见（吉母萨染色）　可见多个 "猫头鹰脸" 样的贾第鞭毛虫滋养体。内服甲硝唑后症状改善。

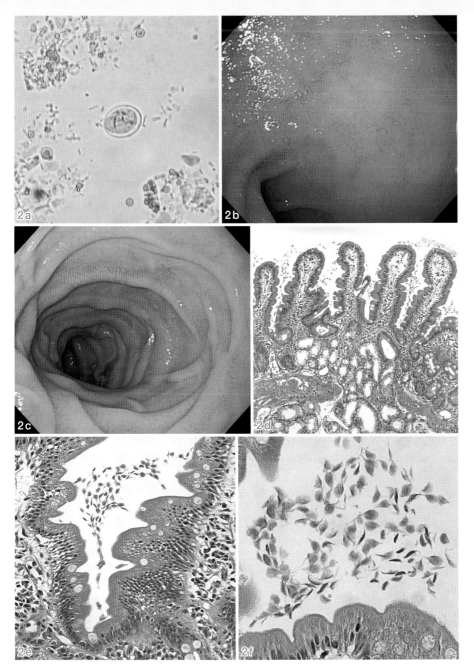

❷ [病例2]80余岁女性

因腹痛，软便就诊。

a：粪便涂片所见　可见贾第鞭毛虫孢子。

b，c：十二指肠内镜所见（b：十二指肠上段，c：降段）可见 Kerckring 皱襞轻度肿大及迂曲。

d~f：活检组织所见（d：轻度放大像，e：中度放大像，f：高度放大像）可见十二指肠黏膜表面附着大量滋养体，未见炎症改变。

参考文献

[1] 松本主之，他：ランブル鞭毛虫症. 胃と腸 37：405–408，2002.

[2] 清水诚治：ランブル鞭毛虫症. 大川清孝，他（编）：感染性肠炎 A to Z，第 2 版. 医学書院，pp222–223，2012.

（清水诚治）

十二指肠

二、炎症（感染性）

4 蛔虫病

小肠 ➡ Ⅱ . 13 页

　　蛔虫（*ascaris lumbricoides*）是生活于温带和热带的寄生线虫的一种。随着环境卫生和公共卫生的改善，蛔虫病的发病率大幅降低。但是饮食倾向和国外传入性感染病例使其感染率有轻微上升趋势。 蛔虫在小肠内寄生时基本上无症状，如有症状也仅为轻度腹痛、腹泻、偶有哮喘等。蛔虫误入胆管、胰管和阑尾时，则可导致胆石症发作、急性胰腺炎和急腹症。特别是胆道蛔虫病患者，除腹痛外，还可出现发热、呕吐，与胆囊炎和胆管炎的鉴别诊断有一定困难。血液学检验无特殊，22% ~ 32% 的病例末梢血嗜酸粒细胞增高。约 30% 的胆道蛔虫病患者胆系酶类升高，约 20% 出现黄疸。该病主要通过药物驱虫治疗，如鲲触击磷。

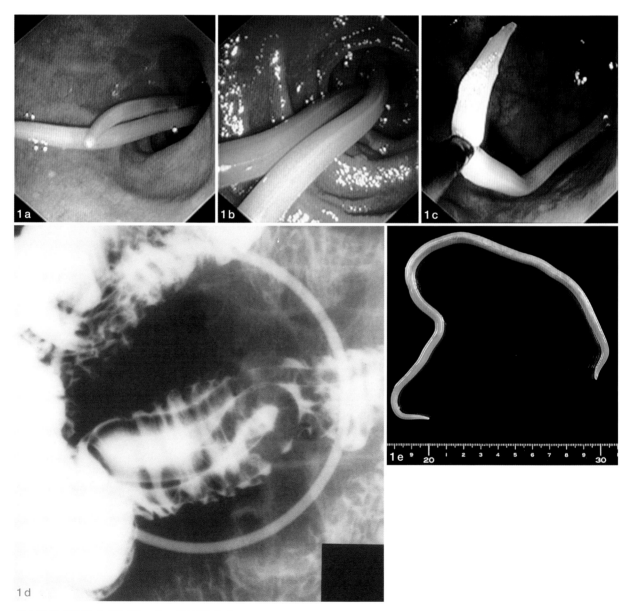

❶ [病例 1] 50 余岁男性，十二指肠蛔虫病

a ~ c：内镜所见 十二指肠球部可见白色索状虫体（**a**）。水平段可见同样虫体（**b**）。活检钳取出虫体（**c**）。
d：小肠 X 线所见 空肠可见索状透亮影像。
e：取出标本所见 人类蛔虫，长约 25 cm 的雌性成虫。

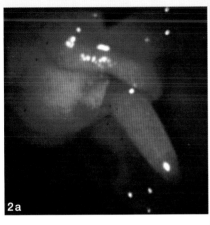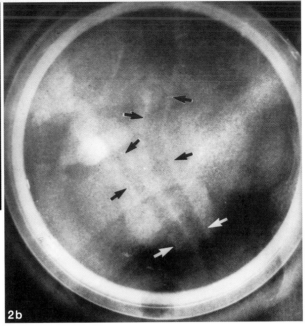

❷ [病例 2] 70 余岁女性，胆道内蛔虫病

4 个月前开始心前区疼痛。其后出现持续性背部疼痛、呕吐而就诊。11 年前患胆囊结石、胆总管结石行手术治疗。血液学检验仅发现轻度贫血，肝胆系、胰酶均未见异常。

a：内镜所见 十二指肠乳头部可见黄白色虫体。

b：经静脉胆道造影（DIC）所见 扩张的胆总管内可见索条状透亮影像，累及左右肝管。

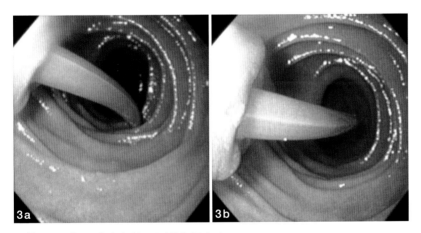

❸ [病例 3] 50 余岁女性，胆道内蛔虫病

主因晚餐后突发心前区疼痛、右季肋部疼痛、呕吐而就诊。血液学检查提示末梢血白细胞 13 500 /mm³（嗜酸细胞 3%），Hb 11.8 g/dL，肝、胆系及胰腺酶系未见异常，无炎症所见。

a，b：内镜所见 十二指肠乳头部可见黄白色虫体。

十二指肠

参考文献

[1] 土岐文武，他：胆道・膵と蛔虫．胆と膵 10：1123-1131，1989.

[2] 中村真一，他：回虫症．消内視鏡 5：1679-1682，1993.

[3] 中村真一，他：胃アニサキス症が疑われた胆道内蛔虫迷入症の 1 例．Prog Dig Endosc 50：312-313，1997.

（中村真一，土岐文武）

1 十二指肠溃疡

★　胃 ➡ I . 156 页

　　溃疡是消化道管壁内腔面连续的组织缺损。胃溃疡、十二指肠溃疡统称为消化性溃疡。病因主要有幽门螺杆菌（*Helicobacter pylori*）感染，除此之外还与非甾体类抗炎药（NSAIDs）或胃酸、胃蛋白酶的消化作用等有关。溃疡好发于十二指肠球部，降段也可发生。十二指肠溃疡与胃溃疡相同，采用崎田·大森·三轮法进行分期：活动期（A_1, A）（图❶）、愈合期（H_1, H_2）（图❷）、瘢痕期（S_1, S_2）（图❸）。此外，还可见到种各样的特征性形态（图❹～图❻）.

　　严重并发症包括出血、狭窄（图❼）、穿孔（图❽）等。最常见的并发症是出血，采用 Forrest 标准进行分类如下：活动性出血 I a（喷射样出血）、I b（泉涌样出血）、出血痕迹 II a（可见血管暴露）（图❾）、II b（凝血块附着，溃疡底部变黑）（图❿），无出血痕迹的归为 III 类。

　　急性发病的十二指肠溃疡（图⓫）多为浅表性、多发性，与 NSAIDs 有关。

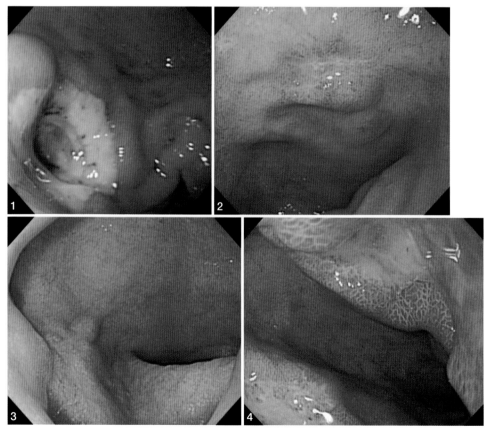

❶ **活动期（A_1 期）十二指肠溃疡**　十二指肠球部下壁厚白苔，周边显著水肿。
❷ **愈合期（H_2 期）十二指肠溃疡**　十二指肠球部上壁轻微白苔，周边可见上皮再生。
❸ **瘢痕期（S_2 期）十二指肠溃疡**　十二指肠球部下壁牵拉感. 表面完全被覆再生上皮。
❹ **接吻溃疡**　十二指肠球部上壁与下壁对称性溃疡。

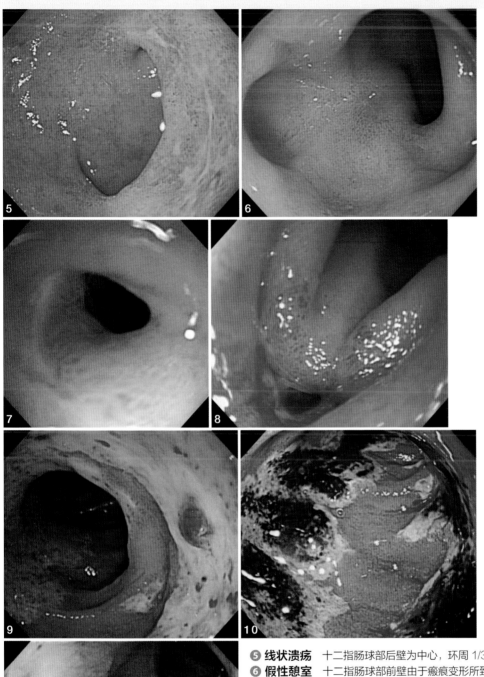

⑤ 线状溃疡 十二指肠球部后壁为中心，环周 1/3 的线状溃疡。

⑥ 假性憩室 十二指肠球部前壁由于瘢痕变形所致憩室样改变。

⑦ 狭窄 十二指肠降段高度狭窄，呈轮状溃疡，外径 5.5 mm 的内镜不能通过。

⑧ 穿孔 十二指肠球部下壁穿孔处，大网膜填充术后 1 个月的内镜下所见。

⑨ Forrest Ⅱa 十二指肠溃疡 十二指肠降段外侧壁的溃疡内可见血管暴露。

⑩ Forrest Ⅱb 十二指肠溃疡 十二指肠降段多发溃疡，溃疡底部有黑色斑块覆盖。

⑪ 急性十二指肠溃疡 十二指肠球部至降段多发环状溃疡，周围黏膜明显充血、水肿。患者为 90 余岁女性，主诉心口痛，发病时正在服用 NSAIDs 类药物。

参考文献

[1] 白川勝朗，他：消化性潰瘍. 財団法人日本消化器病学会（監）：消化器病診療. 医学書院，pp81–85，2004.

[2] 崎田隆夫，他：悪性潰瘍の内視鏡診断—早期診断のために. 日消誌 67：984–989，1970.

[3] Heldwein W, et al.：Is the Forrest classification a useful tool for planning endoscopic therapy of bleeding peptic ulcers? Endoscopy 21：258–262，1989.

[4] 堀 和敏，他：胃十二指腸潰瘍の診断と病型分類. 棟方昭博，他（編）：消化器疾患の診断基準病型分類重症度の用い方. 日本メディカルセンター，pp39–45，2006. （赵 荣济）

十二指肠

2 乳糜泻

小肠 ➡ Ⅱ.33页

　　乳糜泻是食物中的麦胶引起的肠道自身免疫性疾病，以小肠黏膜绒毛萎缩、炎症细胞浸润导致腹泻等小肠吸收不良为主要症状的疾病。文献报道乳糜泻发病与 HLA‐DQ 2/8 遗传因素有关。欧美国家发病率高，是一种常见病，而在日本是非常罕见的疾病。

　　欧美国家以慢性腹泻为主诉的患者，均要进行 AGA‐IgA（抗麦胶蛋白 IgA 抗体）、EMA‐IgA（抗‐endomysial IgA 抗体）、TTG‐IgA（anti‐组织转谷氨酰胺酶 IgA 抗体）等的血清学筛查。对于抗体阳性者或乳糜泻家族史阳性者的高危群体病因不明的患者，进行上消化道内镜检查。在十二指肠盲取 4~6 块活检进行病理组织学检查以明确诊断，如果无麦胶饮食症状改善，即可确定诊断。

　　文献报道，内镜下所见食管、胃、结直肠均正常，自十二指肠至小肠可见异常改变，越近口侧越明显。普通内镜下可见十二指肠黏膜马赛克样改变，沟状凹陷，扇贝样外观（scalloping），十二指肠皱襞消失，平坦部位的黏膜下血管透见，多发性糜烂等。本例所示放大内镜观察像，绒毛变钝、低平，可作为一种辅助诊断方法。

　　病理组织学所见与是否摄入麦胶有关。典型所见：绒毛低平、变钝、消失，隐窝过形成，肠上皮变性，上皮内淋巴细胞浸润，黏膜固有层的慢性炎细胞、嗜酸细胞浸润等。然而，上述病理组织学所见并非该病的特异性改变，推荐采用 Marsh 分类，对隐窝过形成、绒毛萎缩、上皮内淋巴细胞浸润程度书写病理报告。文献报道乳糜泻常合并非霍奇金恶性淋巴瘤等恶性肿瘤，特别是肠型 T 细胞淋巴瘤（ETCL）。因此，在乳糜泻的诊疗过程中，临床及病理组织学方面必须注意排除 ETCL。

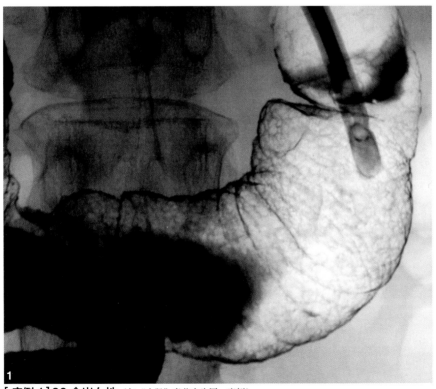

[病例1]60余岁女性（与"小肠"章节中为同一病例）

❶ 十二指肠双重对比造影 X 线所见

十二指肠皱襞消失，黏膜表面呈大小不等的颗粒样弥漫性改变。

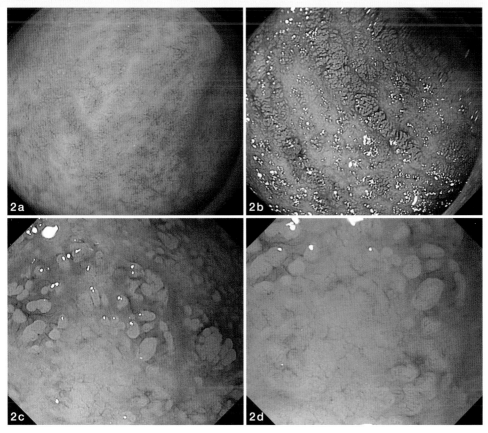

❷ **上消化道内镜所见（十二指肠球部）** 食管·胃异常所见

a：白光内镜所见 与正常十二指肠黏膜不同，血管透见显著，黏膜平滑。

b：靛胭脂染色喷洒后，白光内镜所见 与正常十二指肠黏膜不同，绒毛消失，平坦部位与微细颗粒状隆起的黏膜部位呈现斑块状改变。

c：同低度放大所见 绒毛结构萎缩、消失，平坦的黏膜中稀疏可见的变钝、低平的绒毛。

d：同中度放大所见 低平的绒毛处聚焦观察看不到腺管开口部，平坦的黏膜处上皮下微小血管明显透见。

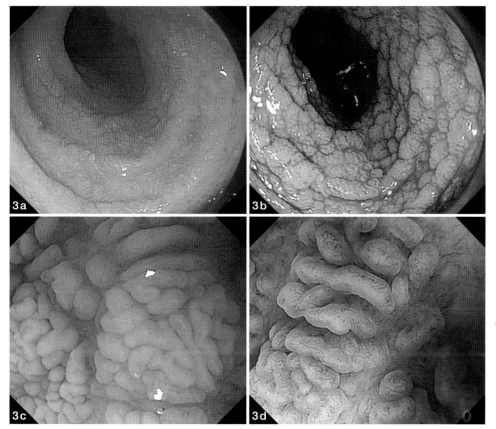

❸ **上消化道内镜所见（十二指肠降段）**

a：白光普通内镜所见 与正常的十二指肠降部黏膜不同，十二指肠皱襞低平或消失，黏膜表面呈粗糙、微细颗粒状。部分可见白色改变。

b：靛胭脂染色喷洒后白光内镜所见 色素潴留呈网格状，相对隆起的黏膜呈扇贝样改变。

c：同高度放大所见 放大观察时可见沟状陷凹周围弥漫性变钝、低平的多角形～类圆形的萎缩绒毛结构。

d：NBI 放大所见 NBI 结合最大倍率的放大观察表面微细结构（S），绒毛边缘上皮呈多角形～类圆形，边缘伴有发亮的蓝冠。观察上皮下的微小血管（V），看不到正常绒毛内毛细血管结构，可见闭锁状及开放性襻状血管网。完全平坦部位，绒毛整体结构显著变钝、低平，绒毛间隙扩大。

十二指肠

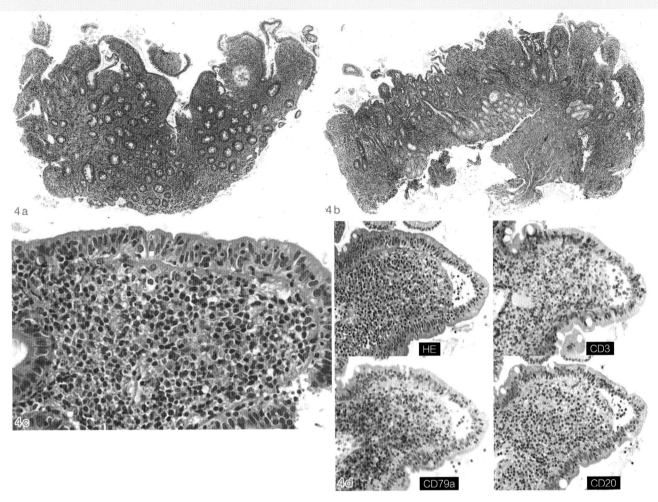

❹ 在十二指肠降段取活检标本的病理组织学所见

a：低度放大像 该标本可见萎缩、低平的十二指肠绒毛结构，上皮杯状细胞减少，新生细胞形成。绒毛与腺窝的黏膜固有层伴有显著的炎性细胞浸润。

b：低度放大像（与 a 部位不同） 该标本可见绒毛结构几乎完全消失，呈现腺窝的水平结构。

c：高度放大像 黏膜固有层炎性细胞浸润，主要是无异型的淋巴细胞和浆细胞。上皮内可见异型的小淋巴细胞浸润，100 个上皮细胞中有 35 个。上皮内浸润的淋巴细胞为 CD3 阳性、CD8 阳性、CD4 阴性。

d：免疫组化染色像 间质浸润的 CD3 阳性 T 淋巴细胞与 CD79a 阳性，CD20 阳性的 B 淋巴细胞、浆细胞，均为多克隆。

参考文献

[1] 岸　昌廣，他：拡大内視鏡が診断に有用であつた celiac 病の 1 例．胃と腸 49：395−404，2014.

[2] 中澤英之，他：小腸炎症性疾患―セリアック病．胃と腸 43：651−655，2008.

[3] Badreldin R, et al. : How good is zoom endoscopy for assessment of villous atrophy in coeliac disease? Endoscopy 37 : 994−998, 2005.

[4] Yao K, et al. : Comprehensive atlas of HRE and NBI. In Cohen J（ed）: Comprehensive atlas of high resolution endoscopy and narrowband imaging. Wiley−Blackwell, New York, pp83−103, 2007.

[5] Singh R, et al. : Narrow−band imaging in the evaluation of villous morphology : a feasibility study assessing a simplified classification and observer agreement. Endoscopy Endoscopy 42 : 889−894, 2010.

（八尾建史，岩下明德）

三、炎症（非感染性）

3 Crohn 病

食管 → I.35页　　胃 → I.152页　　小肠 → II.36页　　★ 大肠 → II.181页，183页

　　Crohn 病合并上消化道病变时，依据 Crohn 病诊断标准，如果发现十二指肠病变时有助于诊断困难的肠道病变，也是选择治疗方法、预测预后的重要所见。这些重要所见包括：口疮样溃疡（阿弗他样病变）（图❶），不规则溃疡、沟槽样凹陷（图❷），竹节状外观（图❸），铺路石样外观，纵行溃疡、幽门、十二指肠狭窄（图❹）。尤其是十二指肠球部竹节状外观及降段纵行口疮样溃疡是本病特征性十二指肠病变。由于进展期病例可发生梗阻性病变（图❹ c），应给予适当治疗及定期观察。

　　有症状的、伴有上消化道病变的 Crohn 病例仅为 Crohn 病的 4%，其病情与 CDAI 无关，提示需要查找下消化道病变或其他病变。

　　治疗可以给予美沙拉嗪粉末剂、质子泵抑制剂、泼尼松内服等。最近可应用抗 TNF 抗体，文献报道有效。对于狭窄症状可给予内镜下球囊扩张术（图❹ d）或外科手术治疗，如果发生十二指肠-结肠瘘（图❺）等瘘孔形成，需要适当、准确诊断病情变化，早期、谨慎地选择恰当的治疗方法。

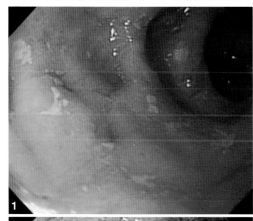

❶ 多发性口疮样溃疡

[病例 1] 60 余岁女性（CD 病史 15 年，小肠结肠型）十二指肠球部可见病变。

❷ 沟槽样凹陷

a：[病例 2] 60 余岁女性（CD 病史 15 年，小肠结肠型）十二指肠降段可见病变。

b：[病例 3] 15 岁余男性（CD 病史 5 年，小肠结肠型）十二指肠降段可见病变。

❸ 竹节样外观

a，b：[病例 4] 30 余岁男性（CD 病史 12 年，小肠结肠型），十二指肠球部可见病变。

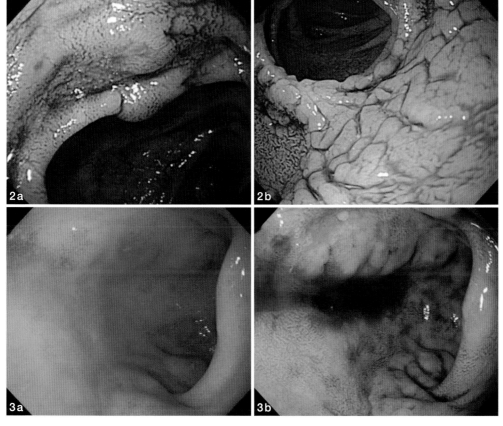

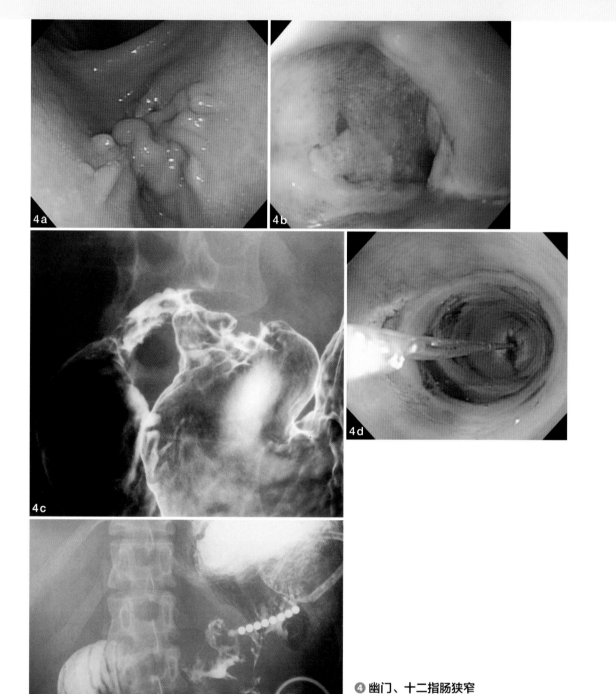

④ 幽门、十二指肠狭窄

[病例 5]40 余岁男性（CD 病史 24 年，小肠结肠型）

a：幽门部内镜所见 幽门部变形，狭窄。

b：十二指肠球部内镜所见 球部溃疡形成，内镜不能通过。

c：胃·十二指肠造影所见 可见幽门部至十二指肠球部管腔狭窄。

d：内镜下球囊扩张术

⑤ 十二指肠 – 结肠瘘

[病例 6]30 余岁男性（小肠结肠型） 十二指肠与横结肠之间形成瘘

参考文献

[1] クローン病診断基準. 潰瘍性大腸炎・クローン病診断基準・治療指針 厚生労働科学研究費補助金 難治性疾患克服研究事業「難治性炎症性腸管障害に関する調査研究」班（渡辺班）平成 23 年度分担研究報告書別冊（平成 24 年 7 月），pp15-16, 2012.

[2] 平田一郎，他：Crohn 病の上部消化管病変の臨床的検討─経過を含めて. 胃と腸 42：429-440, 2007.

[3] 古賀秀樹，他：Crohn 病における十二指腸球部竹の節状外観の臨床像. 臨消内科 19：283-287, 2004.

[4] 松井敏之，他：Crohn 病の胃・十二指腸狭窄性病変に対する内視鏡的拡張術の有用性. 胃と腸 42：461-476, 2007.

[5] 古賀秀樹，他：抗 TNF 抗体療法により胃アフタ様病変が著明改善した Crohn 病の 1 例. 胃と腸 39：221-227, 2004.

（村野实之，平田一郎）

4 溃疡性结肠炎

胃 ➡ I. 155 页　　★ 大肠 ➡ II. 188 页

溃疡性结肠炎活动期全结肠炎型或大肠全切除术后，上消化道可出现类似大肠病变的表现，如黏膜呈颗粒状改变、质脆、易出血，伴糜烂及溃疡形成。病理组织学所见：弥漫性炎性细胞浸润、隐窝炎、隐窝脓肿、杯状细胞减少等。此类病变对 H_2 受体阻滞剂及 PPI 治疗抵抗，需要给予类固醇激素或美沙拉嗪等，与溃疡性结肠炎同样的治疗可改善病情。

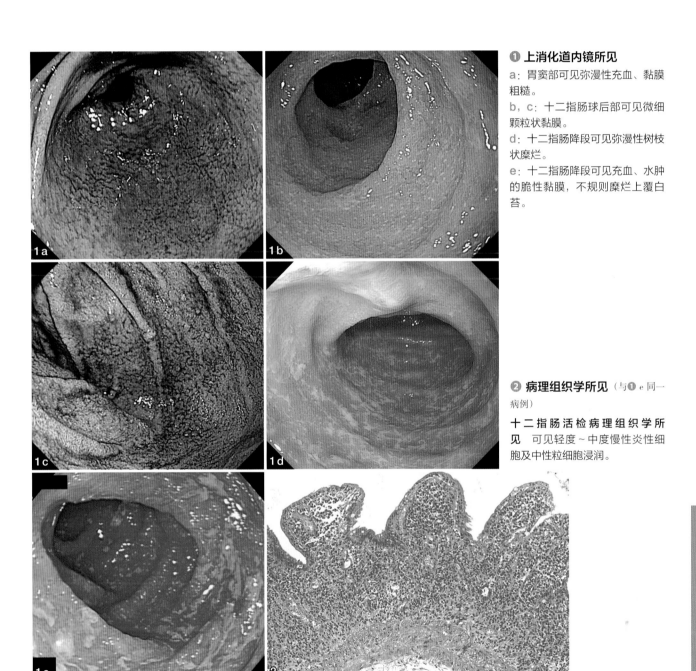

❶ 上消化道内镜所见

a：胃窦部可见弥漫性充血、黏膜粗糙。

b，c：十二指肠球后部可见微细颗粒状黏膜。

d：十二指肠降段可见弥漫性树枝状糜烂。

e：十二指肠降段可见充血、水肿的脆性黏膜，不规则糜烂上覆白苔。

❷ 病理组织学所见（与❶ e 同一病例）

十二指肠活检病理组织学所见　可见轻度～中度慢性炎性细胞及中性粒细胞浸润。

参考文献

[1] 久部高司，他：潰瘍性大腸炎の上部消化管病変の臨床と経過．頻度と経過を中心に．胃と腸 42：449-460, 2007.

[2] Hisabe T, et al. : Diagnosis and clinical course of ulcerative gastroduodenal lesion associated with ulcerative colitis : possible relationship with pouchitis. Dig Endosc 22 : 268-274, 2010.

（久部高司）

1 Osler-Weber-Rendu 综合征

咽喉 ➡ I.3页　★ 胃 ➡ I.173页　小肠 ➡ II.52页

　　遗传性出血性毛细血管扩张症（Osler - Weber - Rendu 综合征），是一种遗传性、皮肤黏膜毛细血管扩张、其部位反复出血的常染色体显性遗传性疾患。毛细血管扩张可发生于全身各处皮肤、黏膜，尤其是鼻黏膜、胃黏膜及口腔黏膜，而且伴随反复鼻出血、消化道出血而就诊。消化道病变多见于胃，半数位于结直肠。本病不仅毛细血管扩张，常合并肺动静脉瘘、脑血管畸形、肝血管畸形等多发性动静脉畸形，与预后有关。详情参照"胃"相关章节。

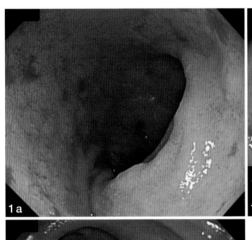
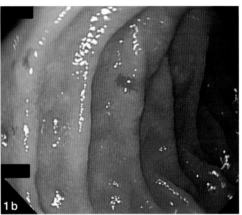
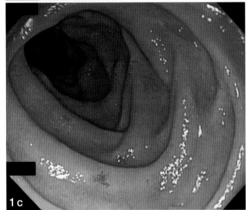

❶ [病例1] 50 余岁男性（与"咽喉"、"胃"有关章节同一病例）
主诉：贫血。母亲有贫血，长女也有鼻出血倾向，诊断为遗传性出血性血管扩张症。
a ~ c：十二指肠内镜所见　十二指肠球部可见大小不等、多发、平坦的红斑（a）。十二指肠球后可见毛细血管扩张（b）。十二指肠降段也可见毛细血管扩张导致的多发性红斑（c）。

❷ [病例2] 70 余岁男性
（与"小肠"有关章节为同一病例）

十二指肠内镜所见

a：十二指肠乳头附近可见数个结节性血管瘤，稍有隆起，明显发红，可见散在水母状毛细血管扩张聚集。
b：蜘蛛巢状毛细血管扩张，可见一处渗血。

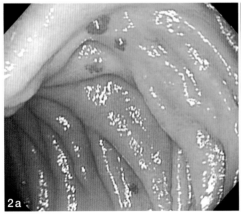
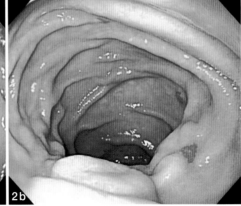

参考文献

[1] Carette MF, et al. : Imaging of hereditary hemorrhagic telangiectasia. Cardiovasc Intervent Radiol 32 : 745-757, 2009.

[2] Guttmacher AE, et al. : Hereditary hemorrhagic telangiectasia. N Engl J Med 333 : 918-924, 1995.

[3] 内藤美紀，他：拡大観察を行った Rendu-Osler-Weber 病の1例. 胃と腸 39：128-131, 2004.

（长滨　孝）

2 蓝色橡皮疱痣综合征

★ 胃 ➡ Ⅰ.175页　小肠 ➡ Ⅱ.53页　大肠 ➡ Ⅱ.207页

　　本病为静脉畸形（venous malformation）所致的全身性多发性病灶形成的疾患，消化道病变频率高。Fishman 等对消化道病变（10 例）进行了详细描述，其中大肠 10 例、小肠 10 例、胃 7 例、十二指肠 7 例、直肠 5 例、食管 3 例。

　　本例十二指肠病变大部分被覆正常黏膜，部分可见暗红色的血管性变化，而小肠病变自空肠至肛门可见类圆形、青色、多囊性的静脉瘤样外观，类似大肠病变的倾向。

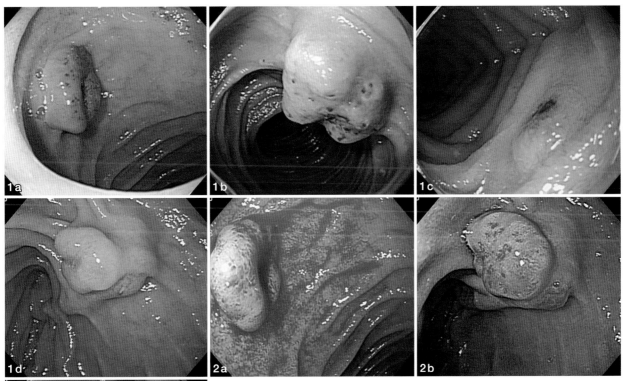

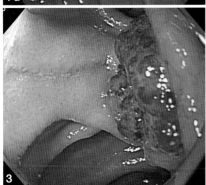

[病例 1]10 余岁男性（与"胃"的相关章节为同一病例）

❶ 十二指肠内镜所见（非出血时）

a: 十二指肠上段可见中心部凹陷的面包圈样圆形隆起。隆起的大部分被覆正常黏膜，顶部可见移行的点状血管性变化。

b: 十二指肠降段可见 2 个黑发带样细的、类圆形隆起，混合性病变。大部分被覆正常黏膜，可见点状暗红色血管性变化。

c: 十二指肠水平部可见伴有中心部点状血管性变化的小扁平隆起。

d: Vater 乳头部口侧可见表面被覆平滑上皮的亚蒂型隆起。

❷ 十二指肠内镜所见（出血时）

a:（与❶ a 同一病变）面包圈样圆形隆起，病变整体紧满感，表层可见点状血管性变化的部位有鲜红色血液渗出。

b:（与❶ d 同一病变）Vater 乳头部口侧可见亚蒂型隆起，病变整体紧满感，表层可见点状血管性变化。

❸ 空肠内镜所见

空肠内表面血管性变化为亚蒂型的静脉瘤样圆形隆起所取代。向肛侧继续观察可见同样病变数量增加。

参考文献

[1] 鎌田智有，他：Blue rubber bleb nevus syndrome の 1 例 – 本邦報告 67 例の文献の考察を含めて．消内視鏡 8：995–1001，1996.

[2] 浅田由樹，他：blue rubber bleb nevus syndrome の 1 例．胃と腸 41：125–131, 2006.

[3] Fishman SJ, et at.：Blue rubber bleb nevus syndrome : surgical erad-ication of gastrointestinal bleeding. Ann Surg 241 : 523–528, 2005.

（矢鳴弘之，宿轮三郎）

十二指肠

3 动静脉畸形

食管 ➡ I.41页　　小肠 ➡ II.54页　　大肠 ➡ II.208页

　　日本国内报道的病例极少，十二指肠发病病例约占消化道动静脉畸形的 7.1%。多由于消化道出血而被发现。主要内镜所见：平坦或轻度隆起的红色病变、扩张的血管、病变处出血。诊断必须通过血管造影。血管造影的主要所见：流入动脉扩张，异常小动脉的集簇，扩张的流出静脉早期显影，毛细血管相的浓染显像，造影剂血管外漏。

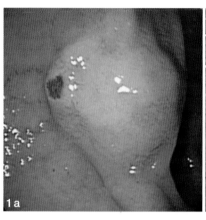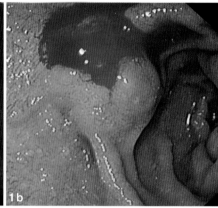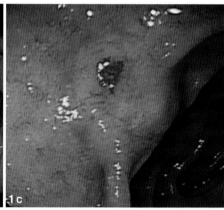

❶ [病例 1] 80 余岁女性

上消化道内镜所见

a：治疗前十二指肠动静脉畸形（AVM）　十二指肠降段隆起型病变伴红色斑。

b：出血时的十二指肠 AVM　可见十二指肠降段隆起性病变处的出血。

c：动脉栓塞术后的十二指肠 AVM　与动脉栓塞术前比较，隆起缩小。

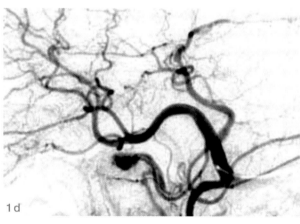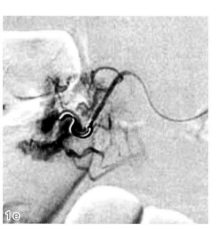

腹部血管造影所见

d：动脉栓塞术前　十二指肠上静脉末梢可见异常血管聚集、浓染像，流出静脉早期显影。

e：动脉栓塞术后　畸形的动静脉前方的动脉螺旋状栓塞影像。

参考文献

[1] 古賀秀樹，他：最近 10 年間（1990～1999）の本邦報告例の集計からみた消化管の血管性病変．胃と腸 35：743-752，2000．

[2] 藤井健一郎，他：術前に内視鏡にて観察しえた大腸動静脈

奇形の 1 例．Gastroenterol Endosc 24：1740-1743, 1982．

[3] 影井兼司，他：十二指腸動静脈奇形の 1 例．画像診断 13：947-951, 1993．

（小坂俊仁，芳野纯治）

4 血管炎　<small>a</small> IgA 血管炎

小肠 ➡ Ⅱ.57页　　大肠 ➡ Ⅱ.211页

　　在血管炎的国际分类 Chapel Hill（通称 CHCC1994）中，2012 年修订版 CHCC2012 将以人名命名的疾病名称全部取消。本病原名为 Schönlein-Henoch 紫斑病，现更名为 IgA 血管炎。

　　本病是毛细血管以及细动脉内皮细胞中的抗原抗体反应导致的急性过敏性小血管炎，可引起皮肤症状、消化系统症状、关节症状以及肾症状。皮肤症状发生率几乎为 100%，小腿前面、小腿后面出现紫斑、红斑。消化系统症状发生率达 70% ~ 80%，腹痛尤为多见。腹痛先于紫斑发生的概率为 10% ~ 20%，诊断较为困难。肾损害程度决定了本病预后。

　　内镜检查可见黏膜充血、紫斑样病变、血肿、水肿、糜烂、溃疡等改变。由于血管炎导致血管通透性增高引发渗出、出血，可见黏膜充血和紫斑，血管重度损害时可引致血栓而产生缺血性改变、水肿、糜烂、溃疡。病变多呈环状、横行分布。包括十二指肠在内的小肠，几乎 100% 可以见到这些病变，往往即可做出诊断。

　　活检时仅在病变表层取材，很少能找到血管炎存在的证据，因此，虽然没有黏膜破损，只要黏膜至黏膜下层可见嗜中性粒细胞浸润和出血，应怀疑本病。

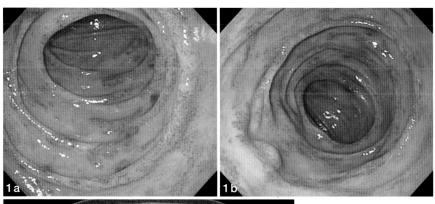

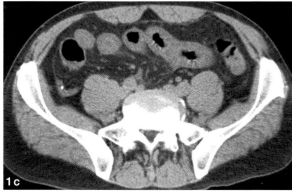

❶[病例 1]50 余岁男性

a，b：十二指肠内镜所见　降段近侧（a）及远侧（b）皱襞均匀性环状充血。

c：腹部 CT 所见　小肠大范围肠壁显著肥厚。

d：十二指肠活检组织病理所见　黏膜固有层出血及嗜中性粒细胞浸润。

e：皮肤活检组织所见　真皮浅表层小血管可见特征性的白细胞破坏性血管炎。

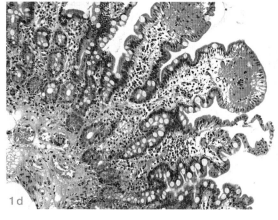

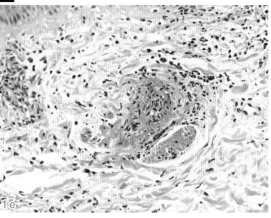

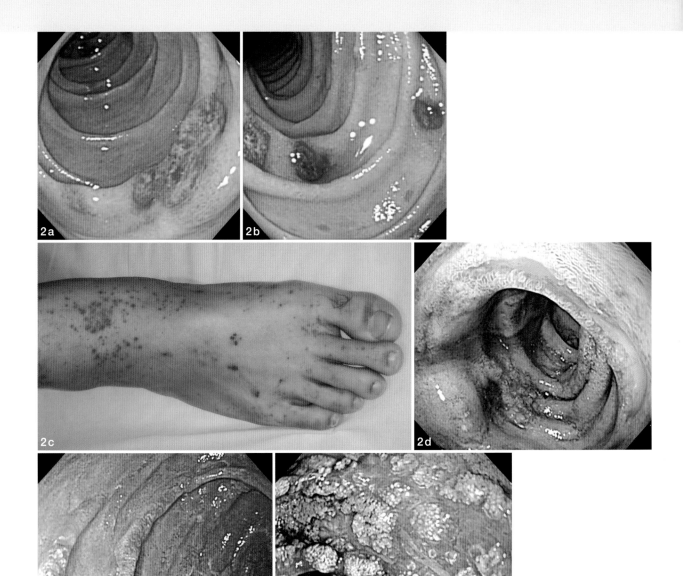

❷ IgA 血管炎特征性内镜所见及皮肤所见

a，b：[病例 2]50 余岁女性　十二指肠降段可见横行溃疡（a）。十二指肠降段可见圆形血肿（b）。

c，d：[病例 3]20 余岁男性　可见皮肤紫斑（c）。十二指肠降段可见横行溃疡（d）。

e，f：[病例 4]70 余岁男性　十二指肠降段近侧可见横行糜烂（e）。十二指肠降段可见浅表、大范围的溃疡，其中可见残存的岛状黏膜（f）。

参考文献

[1] 大川清孝，他：Schönlein-Henoch 紫斑病．胃と腸 38：559-565，2003.

[2] 八尾隆史，他：病理学的側面からみた全身性疾患と消化管病変．胃と腸 38：458-464，2003.

（大川清孝，青木哲哉）

4 血管炎　b 嗜酸粒细胞性多发血管炎性肉芽肿症

大肠 ➡ Ⅱ.212页

嗜酸粒细胞性多发血管炎性肉芽肿症（原名：Churg-Strauss 综合征）是以支气管哮喘、嗜酸粒细胞增高、血管炎伴全身症状为主要表现的过敏性疾病。病理学所见：活化的嗜酸粒细胞，向中、小动脉至细动静脉的血管壁浸润导致肉芽肿性血管炎。全身症状包括发热、体重减轻，多发性发热、多发性神经炎、紫斑及皮下出血等皮肤症状。约半数出现消化系统症状，剧烈腹痛、腹泻、消化道出血、穿孔等。

消化道检查可见胃、十二指肠、小肠、大肠水肿、糜烂及溃疡形成，临床检查可见嗜酸粒细胞及血清 IgE 显著升高，髓过氧化物酶-抗中性粒细胞胞浆抗体（MPO-ANCA）阳性率约 70％，与疾病的活动程度相平行。诊断需要进行深达黏膜下层的活检取材，消化道活检取材较为困难，皮疹出现时迅速进行皮肤活检，是确诊血管炎的重要途径。

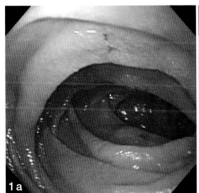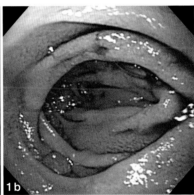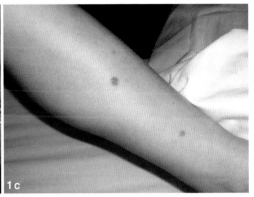

❶ [病例 1] 50 余岁女性

a：普通内镜所见　十二指肠水平段 Kerckring 皱襞可见多发的糜烂及小溃疡，病变之间的黏膜未见异常。

b：色素喷洒后内镜所见　色素喷洒后 Kerckring 皱襞上可见小溃疡及环状的线性溃疡，活检可见血管炎。

c：皮肤所见　两侧大腿至小腿均可见紫斑。

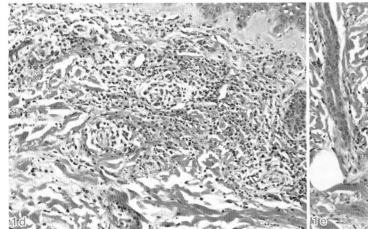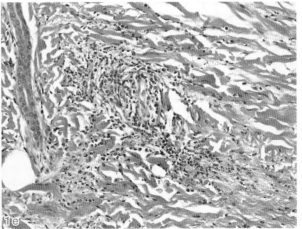

d，e：病理组织学所见（皮肤活检）　皮肤活检可见真皮内血管周围明显的嗜酸粒细胞浸润和肉芽肿性血管炎。此外，血管外可见散在、小的类上皮肉芽肿。

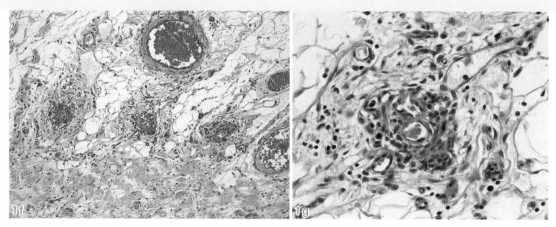

f，g：病理组织学所见（空肠标本） 治疗过程中空肠穿孔的标本可见黏膜下层血管周围有包括嗜酸粒细胞在内的炎性细胞弥漫性浸润，部分可见伴有纤维变性的坏死性血管炎。

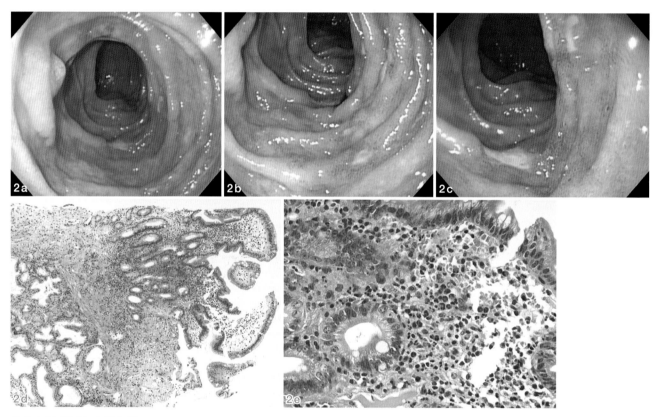

❷ [病例 2]50 余岁女性

a～c：内镜所见 十二指肠降段 Kerckring 皱襞为中心，可见多发性发红、糜烂及小溃疡形成，病变之间的黏膜水肿（a，b）。部分可见不规则地图状白苔覆盖的溃疡（c）。

d，e：病理组织学所见（十二指肠活检） 同部位的活检组织可见绒毛糜烂，黏膜固有层水肿及炎性细胞浸润（d）。由于活检的原因，未能见到黏膜下层血管炎，黏膜固有层可见显著的嗜酸粒细胞浸润（e）。根据支气管哮喘和血液中显著的嗜酸粒细胞增高，诊断为 Churg-Strauss 综合征（原名）。

参考文献

[1] 青柳邦彦，他：全身性疾患と消化管病変— Churg-Strauss 症候群．胃と腸 38：567-572, 2003.

[2] Solans R, et al.：Churg-Strauss syndrome：outcome and long-term follow-up of 32 patients. Rheumatology 40：763-771, 2001.

[3] 近藤英樹，他：消化管穿孔を来した Churg-Strauss 症候群（アレルギー性肉芽腫性血管炎）の 1 例．胃と腸 32：1257-1264, 1997.

[4] 吉田雅治：膠原病検査の進歩と診断・治療への応用—抗好中球細胞質抗体（ANCA）．日本内科学会誌 92：41-47, 2003.

[5] 吉田建一，他：血管炎症候群（Schönlein-Henoch 紫斑病，Churg-Strauss 症候群，結節性多発動脈炎）．胃と腸 43：699-706, 2008.

（多田修治，神尾多喜浩）

四、脉管性病变

4 血管炎 c 结节性多动脉炎

小肠 ➡ Ⅱ.60页

　　结节性多动脉炎（polyarteritis nodosa：PAN）是累及全身各脏器的主要动脉及其分支血管的纤维蛋白坏死性血管炎。此外，受累的小血管在显微镜下可以见到坏死性血管炎的病例称之为显微镜下多血管炎（microscopic polyangiitis，MPA），可以与 PAN 相区别。PAN 发病的平均年龄早于 MPA，为 55 岁，男女之比 2：1～3：1。

　　临床可出现发热、体重减轻、高血压、肾功能损害、脑血管障碍、心肌缺血、多发性神经炎、皮肤紫斑、肌肉痛及关节痛等症状。消化道可见小肠、大肠由于血管炎导致的缺血性病变。消化道出血时往往病情较重，皮疹的活检或血管造影应快速进行、尽可能早期诊断、快速进行干预治疗。

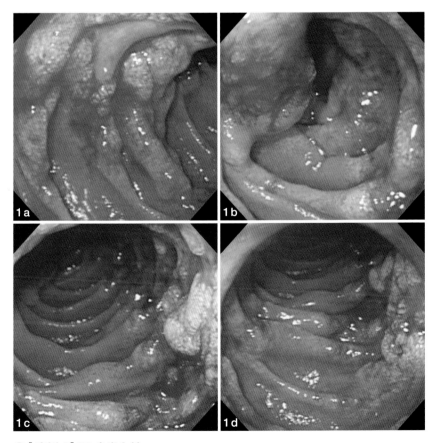

❶ [病例1]60 余岁女性

a～d：内镜所见　十二指肠降段至水平部 Kerckring 皱襞水肿并可见糜烂、出血（a）。部分重度水肿样隆起、溃疡伴出血（b）。可见易出血性的纵行排列的溃疡，周围可见轻度水肿的正常黏膜（c，d）。

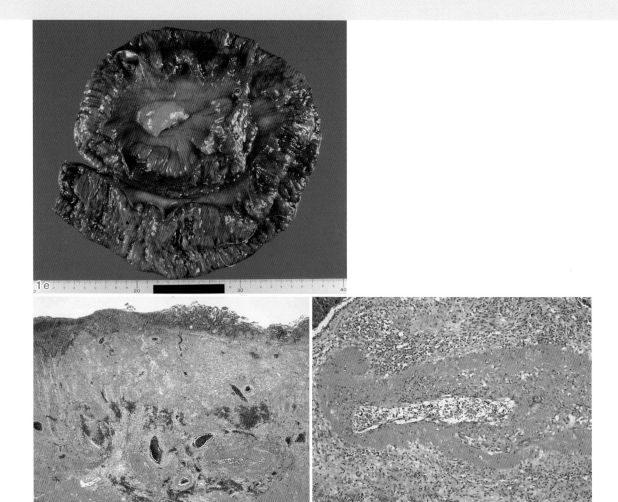

e：空肠切除标本的肉眼所见 　重度充血及水肿、出血，可见跳跃状（skip）不规则形溃疡。溃疡多位于肠系膜对侧为其特征性所见。

f，g：病理组织学所见 　黏膜下层可见显著水肿及出血，浆膜部可见伴有纤维素样坏死的中型动脉血管炎。

参考文献

[1] Pagnoux C, et al. : Presentation and outcome of gastrointestinal involvement in systemic necrotizing vasculitides. Medicine 84：115–128, 2005.

[2] 村田育夫，他：経過観察しえた結節性動脈周囲炎による虚血性大腸炎の1例．胃と腸 27：475–482, 1992.

[3] 黒岩重和，他：結節性動脈周囲炎における腸潰瘍の病理学的

特徴．胃と腸 26：1257–1265, 1991.

[4] 吉田建一，他：血管炎症候群（Schönlein–Henoch 紫斑病，Churg–Strauss 症候群，結節性多発動脈炎）．胃と腸 43：699–706, 2008.

[5] 采田憲昭，他：大量の消化管出血を繰り返した結節性多発動脈炎の1剖検例．Gastroenterol Endosc 54：2022–2031, 2012.

（多田修治，神尾多喜浩）

四、脉管性病变

5 淋巴管扩张症

★ 小肠 ➡ II . 63 页

　　肠淋巴管扩张症（intestinal lymphangiectasia）是由于小肠淋巴液回流障碍导致肠淋巴管内压力上升和扩张，造成蛋白漏出的疾病。近端小肠（特别是上部空肠）病变最为显著，因此，多数可以通过上消化道内镜检查时十二指肠黏膜的所见、活检组织病理所见进行诊断。形态所见为多发、白色绒毛样颗粒状隆起。但是，由于高脂饮食等进食影响，正常人十二指肠黏膜亦可见到白色绒毛，因此见到白色绒毛时应确认是否有低蛋白血症和蛋白漏出。对于源自肠道的蛋白漏出的诊断，可通过检测粪便中 α_1 抗胰蛋白酶和 ^{99m}Tc 闪烁扫描法检测人血白蛋白（HSA）。此外可参照"小肠"章节中的相关部分。

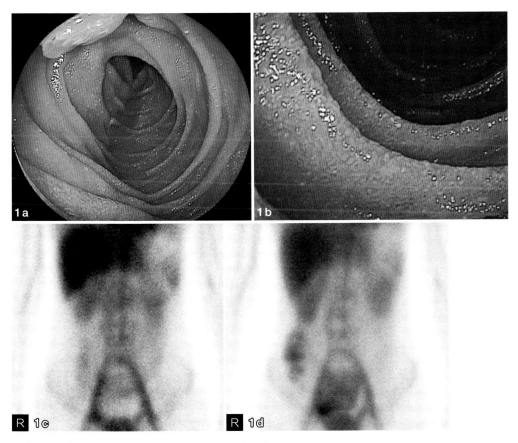

❶ [病例 1] 10 余岁女性，原发性肠淋巴管扩张症

因双下肢指压性水肿、颜面水肿就诊。低蛋白血症：血清总蛋白 3.3g/dL，白蛋白 1.8g/dL；粪便中 α_1 抗胰蛋白酶 289mL/d（< 13 mL/d）。

a，b：十二指肠降段内镜所见　散在白色绒毛。

c，d：^{99m}Tc-HSA 闪烁扫描（c：2 小时后像，d：6 小时后像）可见向小肠的聚集增强（c）。可见向回肠末端、升结肠的移动聚集（d）。

参考文献

[1] Waldmann TA, et al. : The role of the gastrointestinal system in "idiopathic hypoproteinemia". Gastroenterology 41 : 197–207, 1961.

[2] Rubin DC. : Small intestine : anatomy and structural anomalies. In Yamada T（ed）. : Textbook of Gastroenterology. Oxford, Wiley-Blackwell, pp1093–1096, 2009.

[3] Asakura H, et al. : Endoscopic and histopathological study on primary and secondary intestinal lymphangiectasia. Dig Dis Sci 26 : 312–320, 1981.

[4] Aoyagi K, et al. : Characteristic endoscopic features of intestinal lymphangiectasia : correlation with histological findings. Hepatogastroenterology 44 : 133–138, 1997.

[5] Takenaka H, et al. : Endoscopic and imaging findings in protein-losing enteropathy. J Clin Gastroenterol 46 : 575–580, 2012.

（大宫直木，后藤秀实）

1 淀粉样变性

胃 ➡ I.179页　　小肠 ➡ II.66页　　大肠 ➡ II.215页

淀粉样变性是一种以 β 结构的纤维蛋白为主的淀粉样物质在器官组织细胞外沉积而引起的疾病，心、肾以及消化道均为好发部位。淀粉样蛋白包括，与消化道亲和性高的免疫球蛋白 L 链组成的 AL 型和作为炎症急性期血清淀粉样蛋白 A（serum amyloid A protein，SAA）的前驱物质的 AA 型。除此以外，慢性肾衰竭时显著增加的 Aβ_2M 型和立体结构的 ATTR 型也可发白沉积。这些蛋白在消化道中的十二指肠、小肠沉积明显。因此，十二指肠是淀粉样变性诊断的活检阳性率最高的部位。另外，出现蛋白尿和心力衰竭时，有助于诊断。

原发性淀粉样变性、多发性骨髓瘤、巨球蛋白血症中 AL 型蛋白可在消化管的黏膜下层和固有肌层中呈块状沉积。因此，X 线及内镜检查时可见多发黏膜下肿瘤样隆起及皱襞肿大。另外，当合并结核杆菌感染、类风湿关节炎以及 Crohn 病等慢性炎症性疾病时，也可见 AA 型淀粉样蛋白在黏膜固有层和黏膜下层的血管壁沉积。但是，X 线、内镜表现因沉积量不同而不同。大量沉积时，可见黏膜呈微小颗粒样改变，或出现糜烂、溃疡，伴周边黏膜充血。沉积较少时，X 线、内镜检查时可无异常发现，排除本病必须依靠活检。

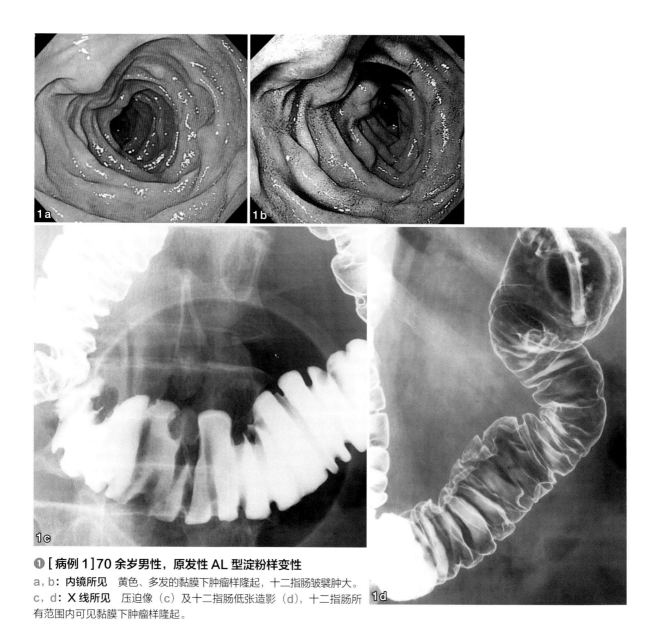

❶ [病例 1] 70 余岁男性，原发性 AL 型淀粉样变性

a，b：内镜所见　黄色、多发的黏膜下肿瘤样隆起，十二指肠皱襞肿大。
c，d：X 线所见　压迫像（c）及十二指肠低张造影（d），十二指肠所有范围内可见黏膜下肿瘤样隆起。

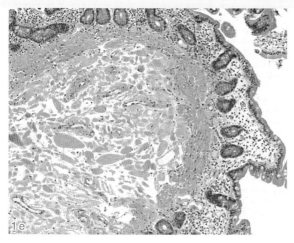

e：活检标本病理组织学所见 黏膜下层可见淀粉样蛋白呈块状沉积。

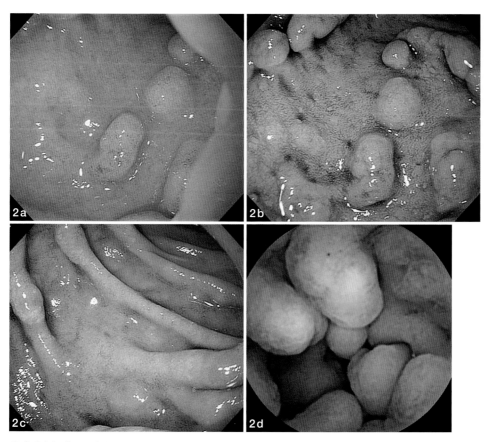

❷[病例2]60 余岁女性，骨髓瘤继发性 AL 型淀粉样变性

a ~ c：**内镜所见** 十二指肠球部至球后部多发红色小隆起，十二指肠皱襞肿大。

d：**胶囊内镜所见** 球部密集的红色隆起。

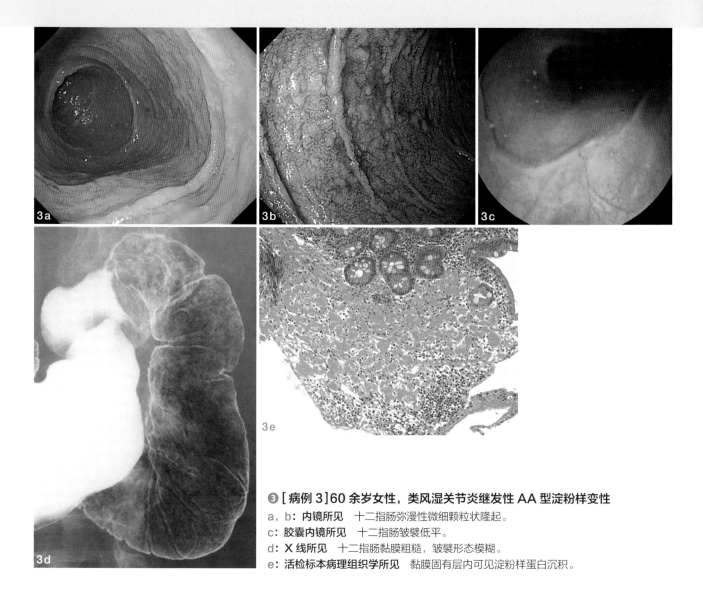

❸ [病例3] 60余岁女性，类风湿关节炎继发性AA型淀粉样变性

a, b: **内镜所见** 十二指肠弥漫性微细颗粒状隆起。

c: **胶囊内镜所见** 十二指肠皱襞低平。

d: **X线所见** 十二指肠黏膜粗糙，皱襞形态模糊。

e: **活检标本病理组织学所见** 黏膜固有层内可见淀粉样蛋白沉积。

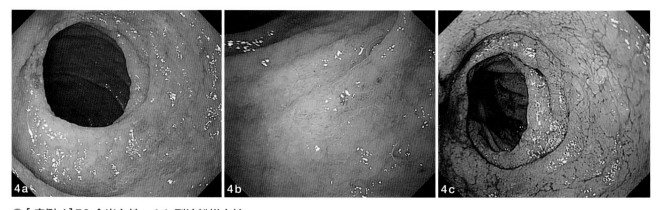

❹ [病例4] 50余岁女性，AA型淀粉样变性

a ~ c: **内镜所见** 十二指肠黏膜呈颗粒症状，伴出血。

参考文献

[1] Tada S, et al. : Endoscopic and biopsy findings of the upper digestive tract in patients with amyloidosis. Gastrointest Endosc 36 : 10–14, 1990.

[2] Kobayashi H, et al. : Secondary amyloidosis in patients with rheumatoid arthritis: diagnostic and prognostic valve of gastrointestinal biopsy. Br J Rheumatol 35 : 44–49, 1996.

[3] 多田修治，他：アミロイドーシスの十二指腸病変. 胃と腸 37：809–817, 2002.

（前畠裕司，松本主之）

2 系统性硬化症

★ 食管 ➡ Ⅰ.44 页　　小肠 ➡ Ⅱ.68 页

　　系统性硬化症（systemic scleroderma，SSc）是黏膜下层和固有肌层的胶原纤维沉积、肌肉组织断裂及萎缩所致，其结果导致消化道蠕动减弱、肠管扩张。症状可表现为腹部膨隆、食欲不振、恶心、呕吐等。

　　十二指肠降段和水平段肠管显著扩张，黏膜正常。X 线检查可见该部分有大量造影剂滞留呈环状征（loop sign），管腔扩张伴 Kerckring 皱襞间距变窄（coiled-spring like appearance）。

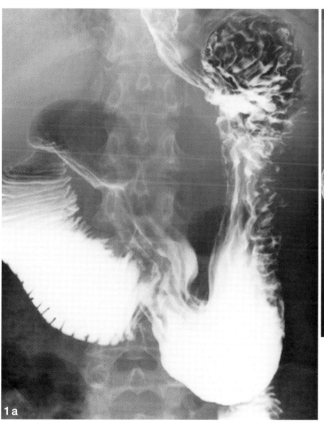

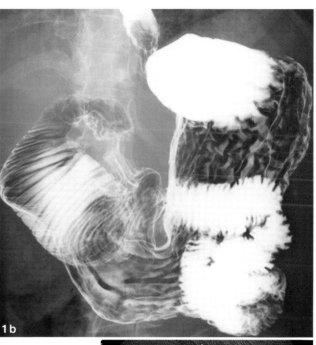

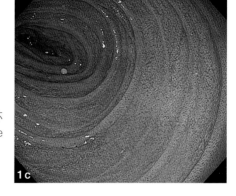

❶ [病例 1] 50 余岁女性

a，b：**十二指肠造影所见**　充盈像可见十二指肠降段及水平段显著扩张且钡剂滞留呈环状征（loop sign）（a）。双重对比造影可见螺旋 - 弹簧样外观（coiled-spring like appearance ）及 Kerckring 皱襞间距变窄（b）。

c：**内镜所见**　十二指肠降段及水平段可见管腔显著扩张，黏膜正常，未见糜烂或溃疡。

参考文献

[1] 川久保啓司，他：進行性全身性硬化症（PSS）の消化管病変 —小腸病変を中心に．胃と腸 26：1223-1233，1991.

[2] 青見　仁，他：進行性全身硬化症．八尾恒良（編）：胃と腸アトラス，第 1 版．医学書院，pp326-329，2001.

[3] 梅野淳嗣，他：膠原病の消化管病変．胃と腸 47：818，2012

[4] Reinhardt JF, et al. : Scleroderma of the small bowel. Am J Roentgenol 88 : 687-692, 1962.

[5] 中村昌太郎，他：強皮症（全身性硬化症）—全身性疾患と消化管病変．胃と腸 38：535-541，2003.

（森山智彦，松本主之）

3 成人 T 细胞白血病/淋巴瘤（ATLL）

胃 ➡ I.184页　小肠 ➡ II.74页　大肠 ➡ II.218页

成人 T 细胞白血病/淋巴瘤（adult T-cell leukemia/lymphoma，ATLL）十二指肠浸润虽然常见，但是关于其影像学所见的文献报道较少。其 X 线为颗粒状阴影、黏膜皱襞肥厚、MLP 样的多发结节等。内镜所见为发红的扁平隆起，伴有不规则凹陷以及溃疡等。十二指肠降段可见白色、颗粒状黏膜以及多发的扁平隆起为其特征，不易与 MALT 淋巴瘤、淋巴管扩张症等相鉴别。此外，十二指肠、小肠广泛的、弥漫性病变时，需要与寄生虫病、鸟形结核菌（*Mycobacterium avium* comple）感染症、淀粉样变性等疾病进行鉴别诊断。

其他详情参见"胃"、"小肠"、"大肠"相关章节内容。

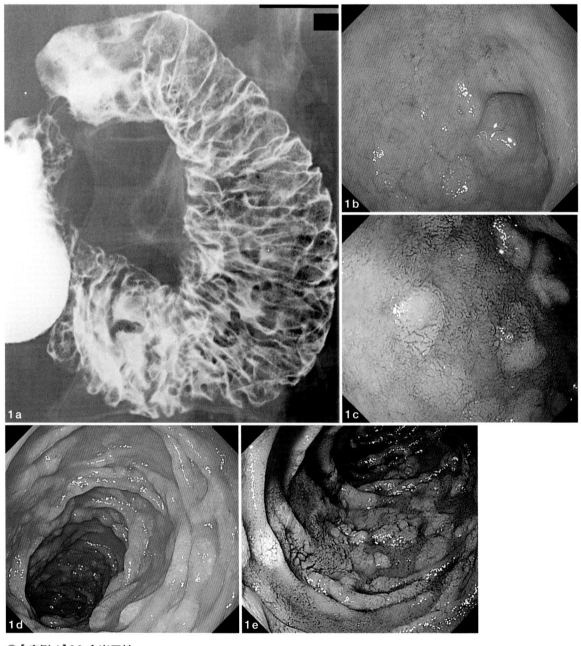

❶ [病例 1] 60 余岁男性
a：十二指肠 X 线所见　十二指肠球部至降段可见弥漫性皱襞水肿及黏膜呈颗粒状。
b ~ e：十二指肠内镜所见　球部可见发红、褪色的黏膜下小隆起（b，c）。降段可见多发性白色颗粒状黏膜及扁平隆起（d，e）。

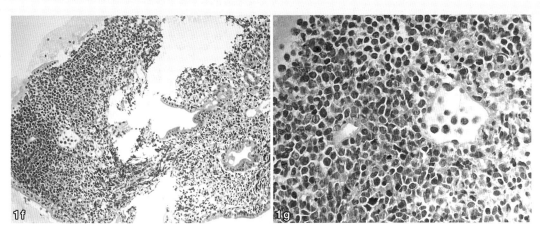

f，g：活检标本病理组织学所见 十二指肠黏膜中型异型淋巴细胞弥漫性浸润。

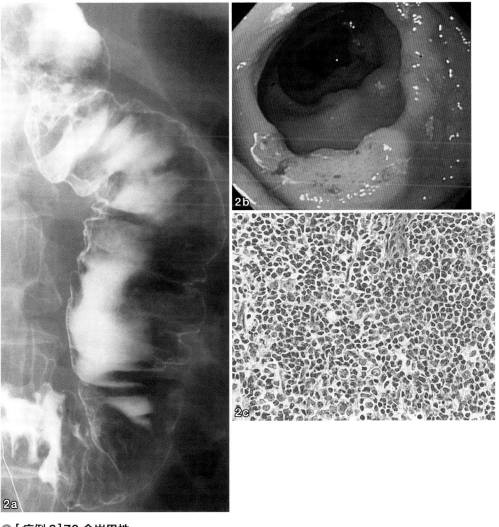

❷ [病例 2] 70 余岁男性

a：X 线所见 十二指肠降段皱襞不明确，可见水肿状黏膜及散在钡斑。

b：内镜所见 十二指肠降段皱襞肥厚，可见多发性糜烂及小溃疡。

c：活检标本病理组织学所见 可见中型至部分大型的异型淋巴细胞弥漫性浸润。

参考文献

[1] 梁井俊一，他：炎症性腸疾患との鑑別を要した成人 T 細胞白血病リンパ腫の 1 例．胃と腸 46：492-499, 2011.

[2] 岩下生久子，他：代表的な免疫異常における消化管病変の特徴：ATL/L．胃と腸 40：1155-1171, 2005.

[3] 菊池陽介，他：成人 T 細胞白血病（ATL）．八尾恒良，他（編）：小腸疾患の臨床．医学書院，pp293-298, 2004.

[4] Isomoto H, et al. : Clinical and endoscopic features of adult T-cell leukemia/lymphoma with duodenal involvement. J Clin Gastroenterol 33 : 241-246, 2001.

[5] 青崎真一郎，他：ATL の消化管病変の臨床像．胃と腸 34：857-872, 1999.

（梁井俊一，中村昌太郎）

4 HIV 感染/AIDS

食管 ➡ Ⅰ. 45 页　　胃 ➡ Ⅰ. 186 页　　小肠 ➡ Ⅱ. 76 页　　★ 大肠 ➡ Ⅱ. 221 页

　　HIV（human immunodeficiency virus）感染者除了巨细胞病毒感染（cytomegalovirus，CMV）、鸟结核杆菌（*Mycobacterium avium* complex，MAC）、贾第虫、隐孢子虫病等机会性感染及性传播感染外，还可合并 Kaposi 肉瘤，恶性淋巴瘤等肿瘤性病变，并引起十二指肠相应的改变。

　　CD4 值低于 100 个细胞/μL 的 HIV 感染者常可见到 CMV 感染伴十二指肠病变，其形态多为发红的小糜烂，食管病变可见同样的大溃疡性改变。多合并食管病变。

　　隐孢子虫病是通过污染的水及食物经口感染，HIV 感染者多为性传播感染。正常健康人可自愈，但是由于没有特效药物，HIV 感染的 AIDS 患者一旦感染隐孢子虫病可致死亡。通常无法检出虫卵、原虫等，怀疑隐孢子虫病时可采用离心浮游法、离心沉淀法、直接荧光抗体法、抗酸染色法等找到卵囊。

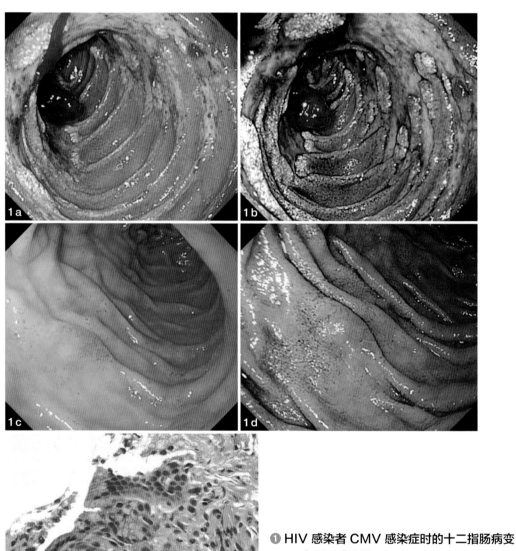

❶ HIV 感染者 CMV 感染症时的十二指肠病变

a，b：[病例 1] 内镜所见（40 余岁男性。a：白光观察，b：靛胭脂喷洒后观察）　十二指肠降段可见环 3/4 周、大的地图状溃疡。溃疡底部可见血凝块附着。

c，d：[病例 2] 内镜所见（40 余岁男性。c：白光观察，d：靛胭脂喷洒后观察）　十二指肠降段可见散在、发红的小糜烂，糜烂的周围呈水肿状。

e：病例 1 的病理组织学所见　间质细胞内可见核内封入体（箭头）。

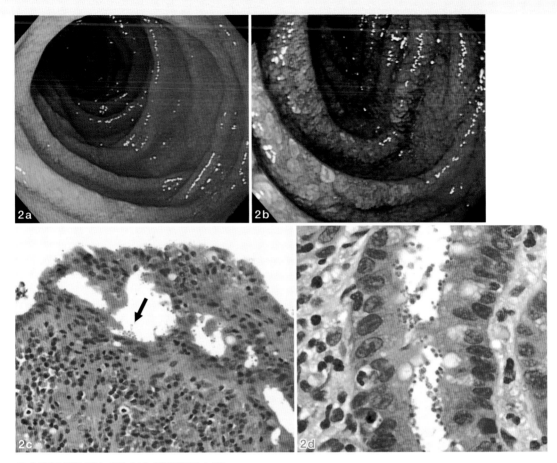

❷ [病例3] HIV 感染者合并隐孢子虫病

a，b：**内镜所见**（a：普通内镜　b：靛胭脂喷洒后）　十二指肠降段黏膜发红、水肿状，绒毛肿大。

c，d：**病理组织学所见**　活检组织标本黏膜表面可见多个嗜碱性、2～3 μm 大小的隐孢子虫病原虫（箭头部分为多个圆形的原虫）。

参考文献

[1] 清水誠治：クリプトスポリジウム症・イソスポーラ症・サイ　　　　第 2 版．医学書院，pp226-229, 2012.
　　クロスポーラ症．大川清孝，他（編）：感染性腸炎 A to Z,

（藤原　崇，堀口慎一郎）

十二指肠

5 移植物抗宿主病（GVHD）

胃 ➡ I．188页　小肠 ➡ II．77页　大肠 ➡ II．223页

　　与胃相比，十二指肠对于移植物抗宿主病（graft‐versus‐host disease，GVHD）的检出率并不高，但是通过十二指肠确诊的病例却并不少见。其内镜下特点是：水肿、糜烂及绒毛萎缩，亦可见绒毛上皮脱落。另外，约半数的十二指肠GVHD内镜检查时并无异常所见，因此在进行十二指肠检查时取病理是必需的。除此之外，详情请参照"结直肠"相关章节。

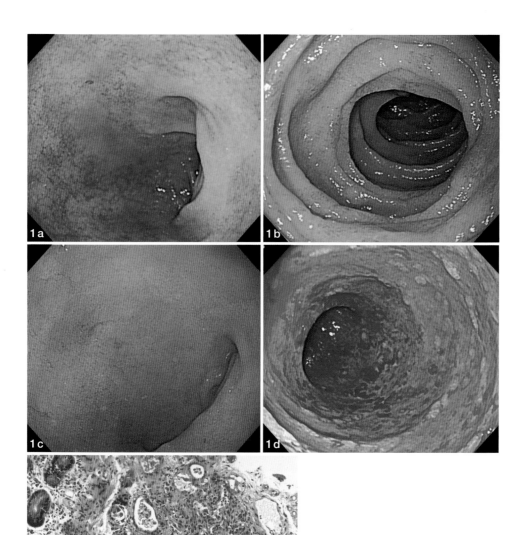

❶ 十二指肠 GVHD 内镜所见

a：十二指肠球部绒毛结构萎缩变平，（a、d 引自文献 1）明显发红。

b：十二指肠降段多发的明显红斑。

c：十二指肠球部大致正常，活检诊断为 GVHD。

d：十二指肠降段糜烂性水肿，明显的发红、糜烂性改变。

❷ 十二指肠 GVHD 病理组织学所见（与❶ d 为同一病例）

可见显著的炎性细胞浸润、腺管减少及隐窝脓肿。

参考文献

[1] 岩男　泰，他：消化管 GVHD. 胃と肠 40：1172-1184, 2005.

[2] Wakui M, et al. : Prospective evaluation for upper gastrointestinal tract acute graft‐versus‐host disease after hematopoietic stem cell transplantation. Bone Marrow Transplant 23 : 573-578, 1999.

（岩男　泰）

1 胃黏膜异位

食管 ➡ I.15页

　　胃黏膜异位是在十二指肠球部经常见到的轻微隆起型病变，属于先天性病变。组织学上是以含主细胞、壁细胞的胃底腺构成的胃型上皮覆盖，内镜下表现为：①散在球形隆起型；②集簇隆起型；③隆起糜烂型；④颗粒样隆起型。与胃上皮化生类似，但胃上皮化生是机体在炎症和溃疡时的防御反应，在组织学上表现为只有胃型上皮覆盖，而无胃底腺组织。异位胃黏膜表现为①②型，胃上皮化生可表现为①③④型。

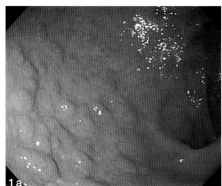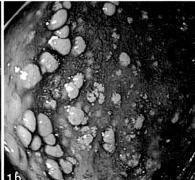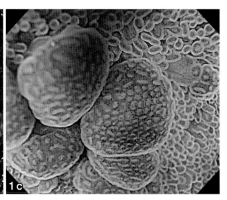

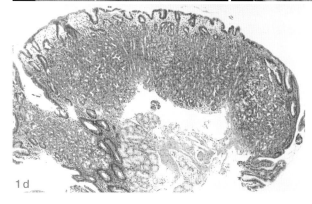

❶[病例1]60余岁男性，胃黏膜异位

a：**白光内镜所见**　十二指肠球部可见散在轻度球状隆起。
b：**美蓝染色所见**　隆起部位不着色。
c：**NBI放大内镜所见**　与周围十二指肠的绒毛结构相比，隆起部位可见胃底腺的小圆形腺管开口。
d：**病理组织学所见**　胃型被覆上皮下可见成熟的胃底腺，其下方可见Brunner腺。

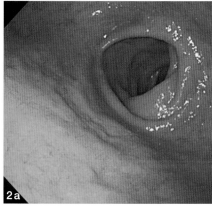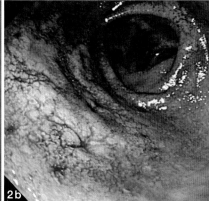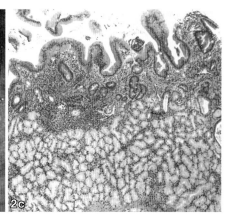

❷[病例2]50余岁男性，胃上皮化生

a：**普通内镜所见**　十二指肠球部前壁可见较淡色的低平盘状病变，其间混有微细颗粒状隆起。
b：**美蓝染色所见**　病变部位淡染。
c：**病理组织学所见**　虽然表层被覆胃型上皮，Brunner腺之间存在未成熟的胃底腺组织。

参考文献

[1] 中井久雄，他：胃型被覆上皮を伴った十二指肠隆起性病变の诊断．胃と肠36：1499-1506，2001.

[2] 小林广幸，他：十二指肠肿瘤との鑑别が必要な非肿瘤性病变．胃と肠46：1657-1887，2011.

（丸山保彦）

2 胰腺异位

胃 →I.229 页　　小肠 →II.78 页

十二指肠的胰腺异位（迷路胰腺）好发于球部、降段（主乳头部口侧），多无症状，有时可见出血，罕有癌变。病变位于黏膜下层以深，内镜检查时可见黏膜下肿瘤形态的硬性肿物，其隆起顶部多伴凹陷。普通的活检诊断率低，明确诊断可行"保龄球"样活检或 EUS 引导下穿刺细胞学诊断。

组织学按照 Heinrich 分类，可分为 3 种：①Ⅰ型：胰腺 Langerhans 岛、腺泡细胞、导管完整；②Ⅱ型：无 Langerhans 岛；③Ⅲ型：仅见导管和平滑肌纤维增生。Ⅱ型最为多见，约占 50%。类癌、GIST 等具有同样形态，EUS 有助于鉴别诊断。

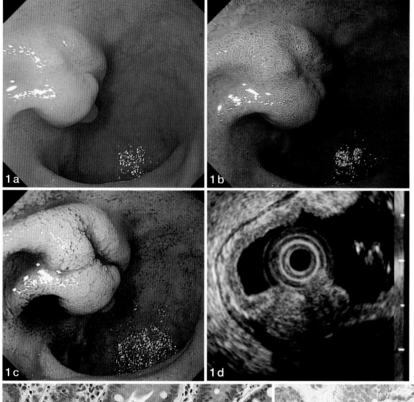

❶ [病例 1] 50 余岁

a ~ c: 内镜所见　十二指肠球后部可见顶部表浅凹陷的隆起型病变（a）。NBI 观察（b）与色素喷洒像（c），可见隆起表面被覆正常十二指肠黏膜。

d: EUS 所见　消化道异位胰腺的 EUS 像，病变多位于第 3 ~ 第 4 层，境界不清、内部不均一的低回声肿瘤。此外，肿瘤内部脉管样回声及边缘部小叶样结构为本病特征。

e, f: "保龄球"样活检组织所见（e：HE 染色，f：CAM5.2 染色）可见黏膜下胰腺组织（腺泡细胞和导管），诊断为异位胰腺。

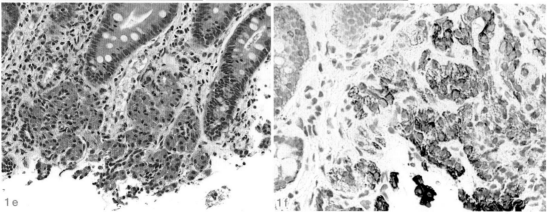

参考文献

[1] 小林広幸，他：十二指腸腫瘍との鑑別が必要な非腫瘍性病変．胃と腸 46：1657-1667, 2011.

[2] 金子和弘，他：消化管出血を契機に発見された異所性膵癌の1例．日消外会誌 39：583-588, 2006.

[3] 長谷部修，他：十二指腸隆起性病変をみたら一異所性膵．消

内視鏡 21：1586-1587, 2009.

[4] 長谷　智，他：胃または小腸にみられた迷入膵の超音波内視鏡的検討—病理所見との対比を中心に．日消誌 86：1684-1691, 1989.

（小林広幸）

1 乳头部以外的肿瘤　**a** 管状腺瘤/癌

胃 ➡ Ⅰ.194 页　　小肠 ➡ Ⅱ.87 页（小肠腺瘤）　　大肠 ➡ Ⅱ 231 页（大肠腺瘤）

　　随着内镜检查的增加，十二指肠肿瘤性病变检出率也在增加。但是除乳头部以外，十二指肠腺瘤及癌的发生率非常低。而且绝大部分为男性，50～60 岁，球部及降段近端十二指肠为好发部位。腺瘤根据肉眼所见可分为隆起型、凹陷型及平坦型。癌多为隆起型，平坦型少见。 腺瘤色泽多样，从白色到红色多种变化，一般表现为绒毛白色化。癌多为红色～淡红色。

　　病理组织学几乎都为分化型，与腺瘤鉴别较为困难的多为边界性恶性病变或黏膜内癌。单纯活检难以确定诊断的情况较多，建议进行诊断性切除。由于内镜切除的并发症，尤其是穿孔发生时容易导致病情加重，必须严格掌握适应证。

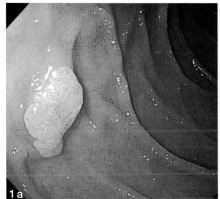 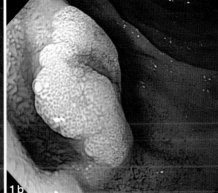 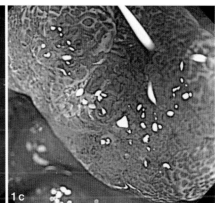

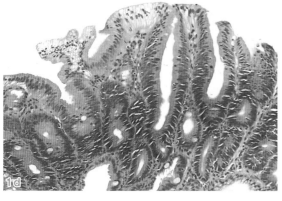

❶[病例 1]60 余岁男性，Ⅱa 型腺瘤
a：普通内镜所见　十二指肠降段可见白色的扁平隆起型病变。
b：靛胭脂喷洒后所见　可见绒毛白色化，表面结构较为均一。
c：NBI 放大内镜所见　中心部稍许凹陷，可见轻度扩张的血管。
d：活检组织所见　核浓染延长，但保留了细胞极性，诊断为管状腺瘤。

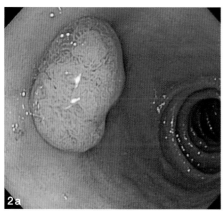 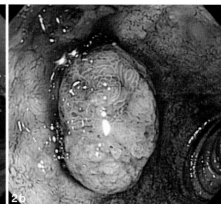 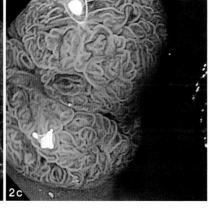

❷[病例 2]60 余岁男性，Ⅰs 型腺瘤
a：普通内镜所见　十二指肠降段可见表面充血的隆起型病变。
b：靛胭脂喷洒后所见　充血部位可见不均匀的绒毛样结构。
c：NBI 放大内镜所见　表面呈较为粗大的绒毛样结构。

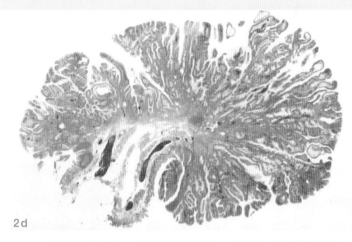
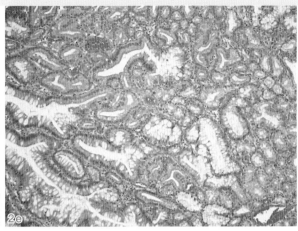

d，e：病理组织学所见　可见腺管乳头状增生，核浓染，细胞轻度异型，未见结构异型性改变，诊断为管状腺瘤。

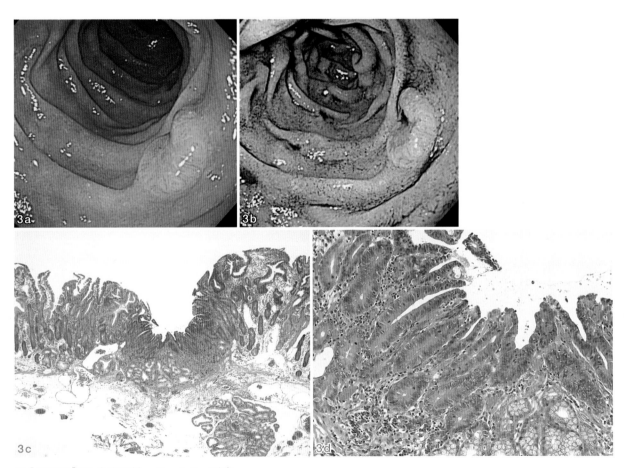

❸ [病例3] 60余岁男性，Ⅱa + Ⅱc 型癌

a：普通内镜所见　十二指肠降段可见充血、伴有凹陷的隆起型病变。

b：靛胭脂喷洒后所见　凹陷部不规整，呈直立样的绒毛结构。

c，d：病理组织学所见　腺管细胞肿大，腺管密集排列，高分化型管状腺癌。

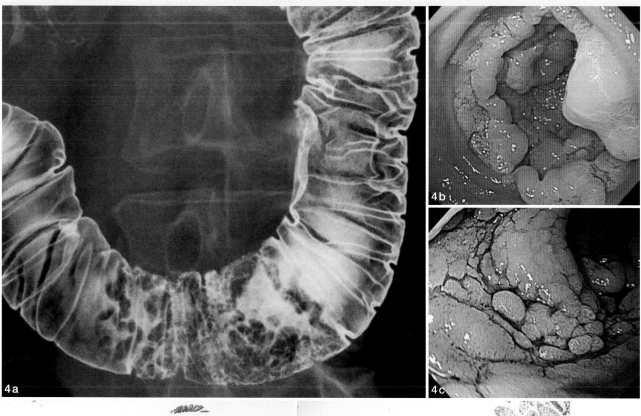

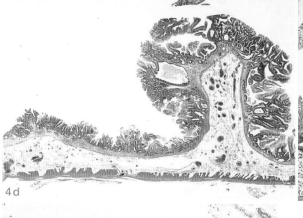

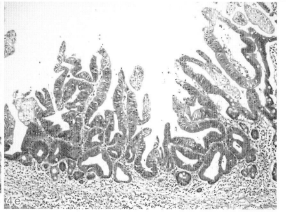

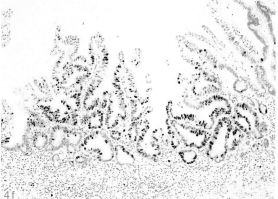

❹ [病例 4] 50 余岁女性，结节集簇样癌

a：十二指肠低张造影所见（腹卧位双重对比造影） 可见十二指肠降段下方至水平段全周性结节集簇样病变，病变由大小不等的结节组成，肠壁的伸展性良好。

b，c：内镜所见 病变的大部分由白色、较高隆起的结节构成，其中部分为充血、低度扁平的结节，未见明显的糜烂或溃疡。

d ~ f：病理组织学所见（**d，e**：HE 染色，**f**：MIB-1 染色）病变呈现绒毛状结构的上皮性肿瘤，局限于黏膜内。腺管排列不规则，核的极性明显丧失，诊断为高分化型管状腺癌。

参考文献

[1] 熊井浩一郎，他：乳頭部以外の十二指腸腫瘍性病変の内視鏡的摘除．消内視鏡 10：1157–1161, 1998.

[2] 戶倉夏木，他：十二指腸下行腺管腺腫の 1 例．日臨外会誌 61：2060–2062, 2000.

[3] 稲土修嗣，他：十二指腸上皮性腫瘍性の臨床診断と治療．胃

と腸 46：1604–1617, 2011.

[4] 田邉　寬，他：十二指腸の腫瘍・腫瘍性病変の病理診断．胃と腸 46：1587–1595, 2011.

[5] 三井慎也，他：結節集簇様十二指腸癌の 1 例．胃と腸 43：1716–1718, 2008.

（三井慎也，野村昌史）

十二指肠

1 乳头部以外的肿瘤　b Brunner 腺瘤/癌

胃 ➡ I . 196 页

　　Brunner 腺瘤好发于十二指肠球部，多表现为无蒂型～亚蒂型的隆起型病变。以往认为是 Brunner 不典型增殖形成的肿瘤，但是目前认为是 Brunner 腺所致。真性腺瘤病变是与正常 Brunner 腺完全不同的组织形态学增生性改变，根据其病理特征及细胞内黏液特性推断其是否来源于 Brunner 腺。

　　原发性十二指肠癌的组织发生来源：①原位发生；②十二指肠腺瘤癌变；③源于 Brunner 腺；④源于异位胃黏膜；⑤源于异位（迷走）胰腺；源于 Brunner 腺的癌变较为少见。十二指肠球部 - 降段为好发部位，呈黏膜下肿瘤样的广基性隆起，多见 Borrmann Ⅱ型 。此外，黏膜下肿瘤样隆起多伴有凹陷，此乃源于 Brunner 腺癌的较为特征性所见。

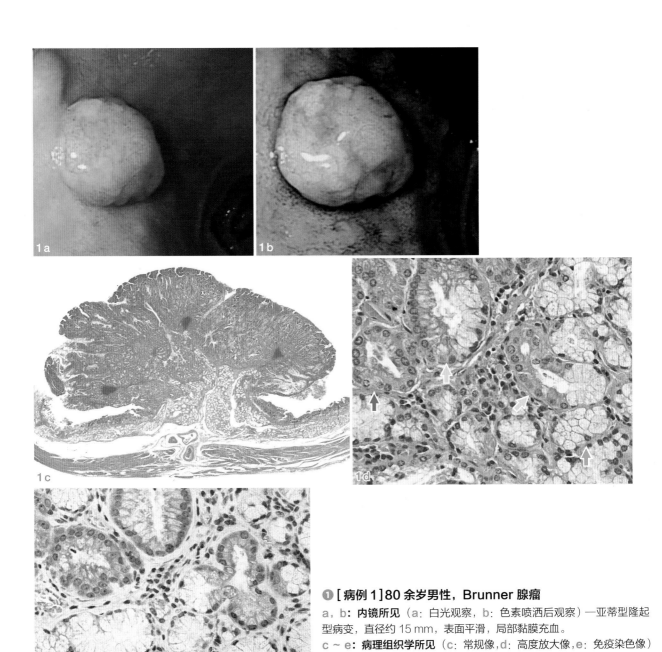

❶ [病例1]80 余岁男性，Brunner 腺瘤

a，b：内镜所见（a：白光观察，b：色素喷洒后观察）—亚蒂型隆起型病变，直径约 15 mm，表面平滑，局部黏膜充血。

c ~ e：病理组织学所见（c：常规像，d：高度放大像，e：免疫染色像）隆起部可见中度核异型的类 Brunner 腺的腺管增殖，基底部可见 Brunner 腺过形成（c）。肿瘤腺管呈管状结构，核圆形、浓染及嗜酸性胞浆，源于增生的 Brunner 腺（d）（红色箭头：腺瘤性区域，黄色箭头：移行部，蓝色箭头：过形成区域）。腺瘤部 MUC6 阳性（e）。

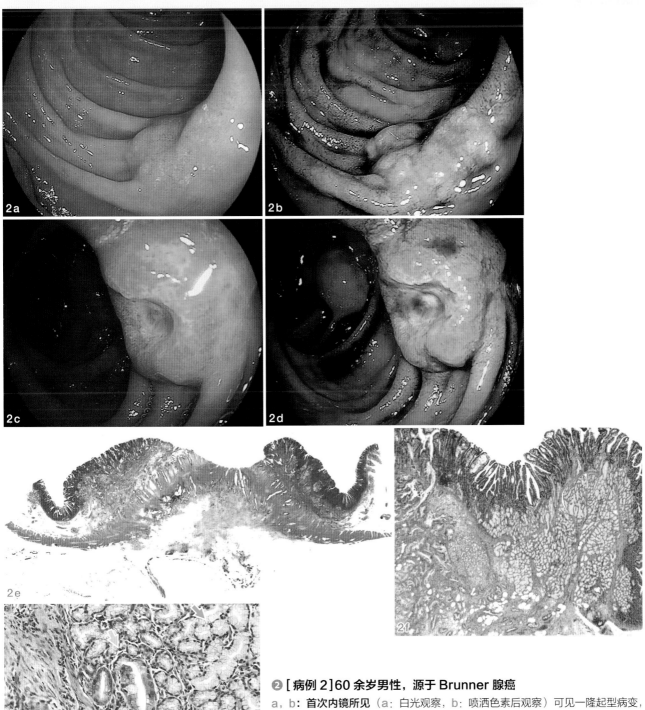

2a 2b 2c 2d 2e 2f 2g

❷ [病例 2]60 余岁男性，源于 Brunner 腺癌

a，b：首次内镜所见（a：白光观察，b：喷洒色素后观察）可见一隆起型病变，直径约 10 mm，中心轻微凹陷。

c，d：3 个月后内镜所见（c：白光观察，d：喷洒色素后观察）肿瘤增大（18 mm），顶部溃疡形成，溃疡周围可见红色的堤状隆起。

e～g：病理组织学所见（e：常规像，f：轻度放大像，g：高度放大像）十二指肠黏膜下肿瘤腺管增殖，隆起顶部可见溃疡（e）。可见 Brunner 腺过形成与邻近的分化型肿瘤腺管，其中可见癌性腺管和 Brunner 腺向癌移行过渡的结构（f，g）（红色箭头：癌腺管区域，黄色箭头：移行部，蓝色箭头：过形成区域）。

参考文献

[1] 高橋　誠，他：十二指腸の上皮性腫瘍の臨床診断と治療
— Brunner 腺由来の腺腫・癌の特徴. 胃と腸 46：1619–1625,
2011.

[2] 味岡洋一，他：十二指腸の腫瘍・腫瘍様病変の病理. 胃と腸
28：627–638, 1993.

[3] 原岡誠二，他：十二指腸黏膜の特異性と小病変の病理. 胃と

腸 36：1469–1479, 2001.

[4] 川元健二，他：腫瘍性・腫瘍様十二指腸小病変の診断. 胃と
腸 36：1507–1527, 2001.

[5] 荒井正彦，他：Brunner 腺由来と考えられた早期十二指腸癌
の 1 例. Gastroenterol Endosc 40：1872–1878, 1998.

（高桥　诚，中村和彦）

十二指肠

1 乳头部以外的肿瘤　**c** 十二指肠黏膜-黏膜下拉长型息肉

小肠 ➡ Ⅱ.88 页　　大肠 ➡ Ⅱ.246 页

　　黏膜-黏膜下拉长型息肉（muco-submucosal elongated polyp）是真武等人提出的无法分类的结直肠息肉样疾病的概念，其形态学上为被覆正常黏膜的细长、有蒂型息肉；组织学上为伴有黏膜下层静脉和淋巴管扩张、肿胀疏松的结缔组织为特征。该息肉多误诊为结肠 CMSEP，两者具有几乎同样的内镜及病理所见，因消化管的蠕动造成突出、隆起，慢慢受到牵拉而形成。在十二指肠中可能是 Brunner 腺过形成的原因，推测由于牵拉形成息肉。稻本等曾报道同样特征的腔内十二指肠突出物（intraluminal duodenal protrusion）所形成的息肉，Ezoe 等曾报道细长非肿瘤性十二指肠息肉（elongated non-neoplastic duodenal polyp）。由于报道的病例名称不统一，但是根据息肉的形态及组织学特征，考虑发病机制相同，可以作为首次报道发生部位比较合适。该病无自觉症状，多为健康体检时对高龄者进行十二指肠球部至降段观察时偶然发现。

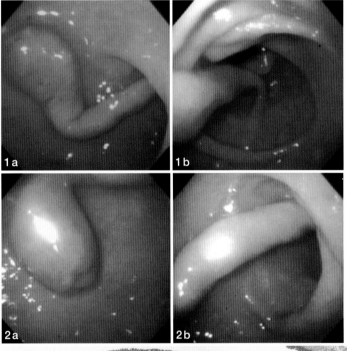

❶ 内镜所见

a，b：十二指肠降段可见与周围同一色泽的勺状、有头的细长息肉（a）。息肉的根部呈旋涡状（b）。

❷ 内镜所见

a，b：十二指肠降段可见问荆草样突起的头部（a），表面平滑、细长的蒂（b）。

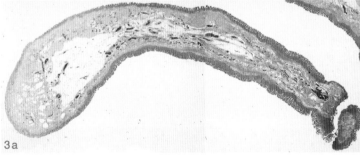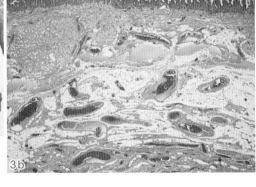

❸ 病理组织学所见（与❶同一病例）

a，b：表面被覆正常黏膜（a），黏膜下层可见大小不等的血管、脂肪组织以及粗大的结缔组织增生，部分可见 Brunner 腺（b）。

参考文献

[1] 真武弘明，他：黏膜と黏膜下層から成る長い有茎性ポリープの 4 例— colonic muco-submucosal elongated polyp（CMSEP）の提唱．胃と腸 29：1330-1334，1994.

[2] 岡本耕一，他：Elongated non-neoplastic duodenal polyp の 1 例．Gastroenterol Endosc 54：260-265，2012.

[3] 稻本善人，他：Intraluminal duodenal protrusion（IDP）の 1 例．

Gastroenterol Endosc 30：1549-1555，1988.

[4] Ezoe Y, et al.：Elongated non-neoplastic duodenal polyp：endoscopic features. Gastrointest Endosc 57：128-131, 2003.

[5] 荒井吉則，他：十二指肠隆起病変をみたら— muco-submucosal elongated polyp. 消化器内視鏡 21：1598-1599, 2009.

（多田修治，神尾多喜浩）

2 乳头部腺瘤/癌

　　乳头部被 Oddi 括约肌包围，胆管进入十二指肠壁（十二指肠固有肌层）至十二指肠乳头开口部。根据日本胆道外科研究会制定的《胆道癌处置常规（第 5 版）》，乳头部（A）分为乳头部胆管（Ab）、乳头部胰管（Ap）、共通管部（Ac）、大十二指肠乳头（Ad）。上述部位发生的癌定义为十二指肠乳头部癌。活检病例中可发现 0.2%，男性稍多，50 岁以上多发。

　　临床症状以黄疸最为多见，血液检查多发现肝胆系异常；无症状者上消化道内镜检查时也会偶然发现病变。

　　肿瘤的肉眼分型：肿瘤型（非露出肿瘤型，露出肿瘤型）、混合型（肿瘤溃疡型，溃疡肿瘤型）、溃疡型、其他类型（正常型，息肉型）（图❶）。乳头部癌的溃疡：周边隆起但与溃疡边缘紧邻的仍为正常黏膜的称为溃疡型（图❷ⅲ），癌浸润越过溃疡边缘的称为溃疡肿瘤型（图❷ⅳ）。病理组织学浸润深度：癌浸润止于 Oddi 肌内，不论有无淋巴结转移均定义为早期癌，预后较好。影响预后的其他主要因素包括淋巴结转移、胰腺浸润及周围神经浸润等。

　　十二指肠乳头腺瘤散在发生，多合并家族性大肠腺瘤病（参照 ➡ Ⅰ.362 页）。此外鉴于腺瘤～癌演变过程（adenomacarcinoma sequence）的存在，有可能发生腺瘤内癌。管腔内超声波检查可对腺瘤进展程度进行评估，治疗可选择内镜下乳头切除术或外科手术切除。

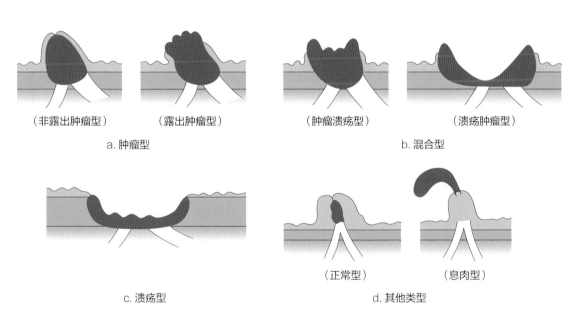

（非露出肿瘤型）　　（露出肿瘤型）　　　（肿瘤溃疡型）　　　（溃疡肿瘤型）

a. 肿瘤型　　　　　　　　　　　　　　　b. 混合型

c. 溃疡型

（正常型）　　（息肉型）

d. 其他类型

❶ 乳头部癌肉眼型

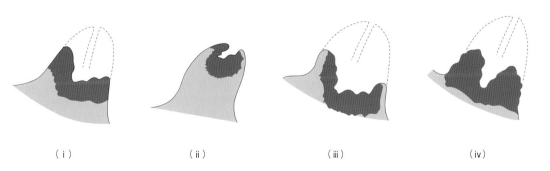

（ⅰ）　　　　　　　（ⅱ）　　　　　　　（ⅲ）　　　　　　　（ⅳ）

❷ 乳头部癌「溃疡」的概念：溃疡肿瘤型，溃疡型

（ⅰ）溃疡；（ⅱ）无溃疡；（ⅲ）周边隆起但与溃疡边缘紧邻的仍为正常黏膜的称为溃疡型；（ⅳ）癌浸润越过溃疡边缘的为溃疡肿瘤型。

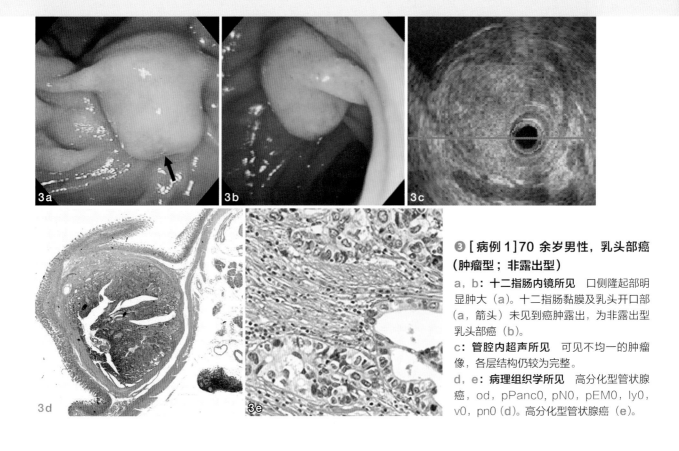

❸ [病例 1] 70 余岁男性，乳头部癌（肿瘤型；非露出型）

a，b：十二指肠内镜所见　口侧隆起部明显肿大（**a**）。十二指肠黏膜及乳头开口部（**a**，箭头）未见到癌肿露出，为非露出型乳头部癌（**b**）。

c：管腔内超声所见　可见不均一的肿瘤像，各层结构仍较为完整。

d，e：病理组织学所见　高分化型管状腺癌，od，pPanc0，pN0，pEM0，ly0，v0，pn0（**d**）。高分化型管状腺癌（**e**）。

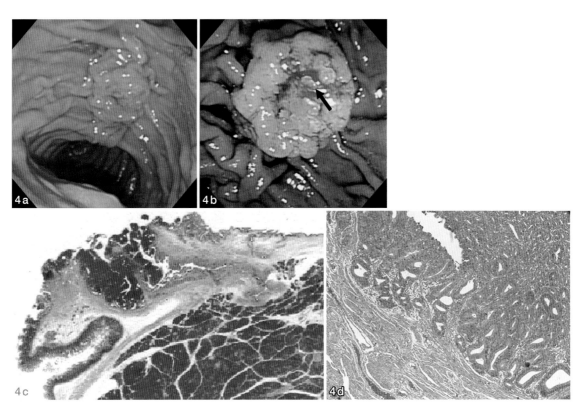

❹ [病例 2] 50 余岁女性，乳头部癌（肿瘤型；露出肿瘤型）

a，b：十二指肠内镜所见　乳头部开口处（**b**，箭头）为中心的口侧隆起，可见十二指肠黏膜粗大颗粒状隆起（**a**）。色素喷洒后粗大颗粒明晰可见，十二指肠侧癌肿露出，诊断为露出肿瘤型乳头部癌（**b**）。

c，d：病理组织学所见　病变止于 Oddi 肌层内（**c**）。高分化型腺癌，od，pPanc0，pN0，pEM0，ly0，v0，pn0。诊断为中分化型管状腺癌（**d**）。

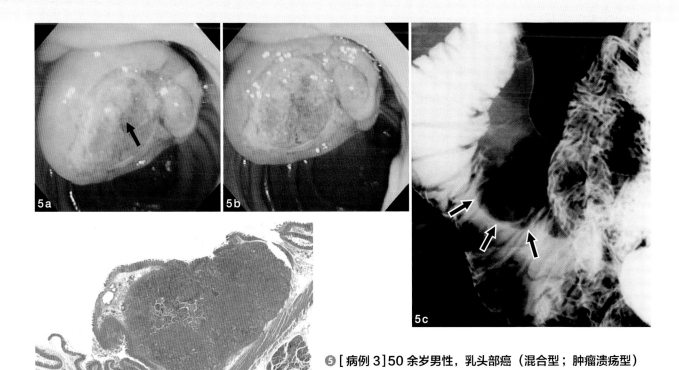

⑤ [病例 3] 50 余岁男性，乳头部癌（混合型；肿瘤溃疡型）

a，b：十二指肠内镜所见　乳头部显著肿大（a）。乳头开口处（a，箭头）为中心，十二指肠黏膜缺损，可见表浅溃疡、癌肿露出（b）。诊断为肿瘤型为主的肿瘤溃疡型乳头部癌。

c：十二指肠低张造影所见　显示主乳头侧面像（箭头），表面较平滑，可见陡峭的隆起型病变。

d：病理组织学所见　中分化型管状腺癌，INFβ，pPanc0，pDu1，pN1，pEM0，ly1，v0，pn0.

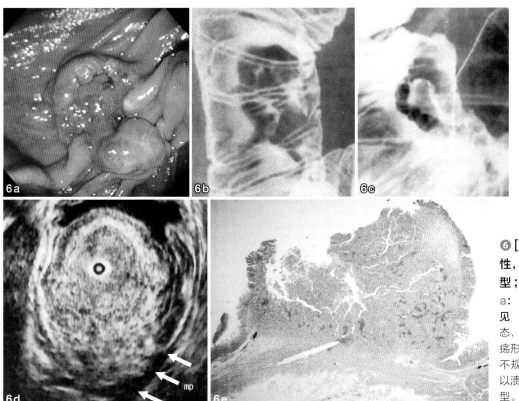

⑥ [病例 4] 50 余岁男性，乳头部癌（混合型；溃疡肿瘤型）

a：十二指肠内镜所见　乳头部见不到正常形态，可见边缘不规则的溃疡形成，周围可见陡峭的不规则隆起，形成堤状。以溃疡型为主的溃疡肿瘤型。

b，c：十二指肠低张造影所见　正面像可见陡峭向上的隆起型病变（b）。稍稍侧位像观察可见周堤形成，显示中心不规则凹陷型病变（c）。

d：管腔内超声波检查所见　乳头部可见不均一性、低回声肿瘤影像。低回声肿瘤像表明肿瘤位于十二指肠固有肌层形成低回声带。诊断为十二指肠浸润（箭头）。

e：病理组织学所见　中分化型管状腺癌，INFβ，pPanc0，pDu3，pN0，pEM0，ly2，v0，pn0。

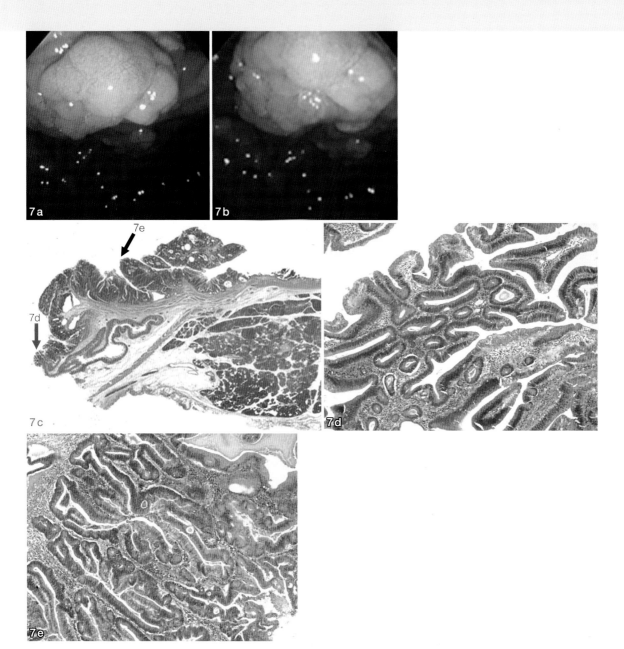

⑦ [病例 5] 60 余岁女性，家族性大肠腺瘤病合并腺瘤内癌

a，b：十二指肠内镜所见　口侧隆起呈分叶状，轻度白色调（a）。开口部可见不规则颗粒状改变，轻度发红（b）。

c：病理组织学所见　高分化型管状腺癌伴管状腺瘤，od，pPanc0，pDu0，pN0，ly0，v0，pn0。

d：病理组织学所见（c 图红色箭头部位的放大图像）　管状腺瘤，低级别和高级别。

e：病理组织学所见（c 图黑色箭头部位的放大图像）　高分化型管状腺癌。

参考文献

[1] 日本胆道外科研究会（編）：胆道癌取扱い規約，第 5 版．金原出版，2003.

[2] 木村　理，他：病理からみた乳頭部癌の発生母地—剖検例における検討．胆と膵 8：1501–1509, 1987.

[3] 高田忠敬（編）：エビデンスに基づいた胆道診療ガイドライン．医学図書出版株式会社，pp82–84, 2007.

[4] Baczako K, et al.：Morphogenesis and possible precursor lesion of invasive carcinoma of the papilla of Vater：epithelial dysplasia and adenoma. Human Pathol 16：305–310, 1985.

[5] 三好広尚，他：細径超音波プローブによる乳頭部癌の進展度診断．胆と膵 24：15–20, 2003.

（三好广尚，乾　和郎）

3 类癌

食管 ➡ Ⅰ.90 页　　胃 ➡ Ⅰ.226 页　　小肠 ➡ Ⅱ.92 页　　★ 大肠 ➡ Ⅱ.276 页

　　类癌是消化道来自黏膜深层的神经内分泌细胞向黏膜下浸润形成的黏膜下肿瘤。根据 2010 年 WHO 关于神经内分泌肿瘤（neuroendocrine tumors，NETs）分类定义，类癌属于 NET G1。日本的消化道类癌的发生率：直肠为 35.3%，胃为 27.9%，十二指肠为 13.8%，位居第三。临床症状可见便血，多为偶然发现。 根据文献报道的 897 例十二指肠类癌，男：女 = 1.39：1，平均年龄：55.9 岁（9 ~ 91 岁），发生部位：球部为 45.6%，降部为 44.1%，其中乳头部为 25.2%，水平部为 1.7%。肿瘤平均直径 17.7mm，浸润深度：M 为 3.6%，SM 为 62.9%，MP 为 16.3%，穿过肌层的比例为 8.7%。总体转移率为 27.4%，其中淋巴结转移 20.0%，肝转移 9.9%。肿瘤大小与转移的相关性：655 例中 5mm 以下为 10.6%；6 ~ 10mm 为 14.3%，11 ~ 20mm 为 26.3%，21 ~ 50mm 为 48.1%，50mm 以上为 66.7%。此外，出现类癌综合征的比例较低，仅为 3.1%。

　　十二指肠类癌是被覆正常黏膜的肿瘤像，源自黏膜深层向上突出的病变。肿瘤有时可见明确的溃疡（脐凹），隆起的顶部不规则浅表凹陷等。山田 Ⅰ ~ Ⅲ 型各种形状均可见到，有时呈黄色稍隆起的改变。多依靠活检诊断类癌。

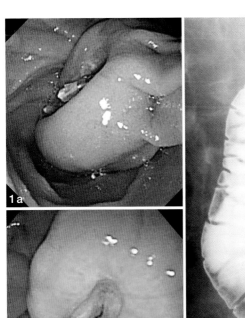

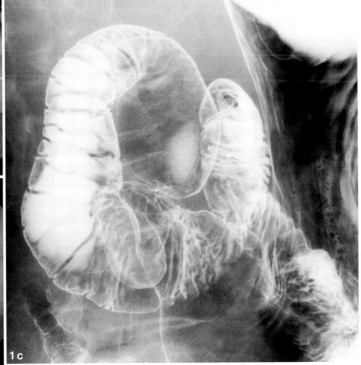

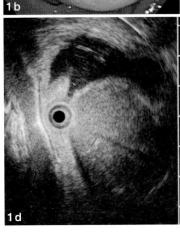

❶ [病例 1]70 余岁女性

a：内镜所见　十二指肠 Vater 乳头部肛侧可见脐凹样溃疡的 4cm 大小的隆起型病变。溃疡位于肿瘤中央，界线分明。因黑便来医院就诊，为止血在溃疡内使用钛夹止血。

b：内镜所见　肿瘤表面被覆正常黏膜，可见伴桥样皱褶（bridging fold）的黏膜下肿瘤。

c：十二指肠低张造影所见　十二指肠降段内侧，可见表面平滑的 4cm 大小的肿瘤。

d：EUS 所见　显示以第 3 层为主、均一的低回声肿瘤，其内部未见无回声区。细径超声波探头探查肿瘤基底部，由于肿瘤太大、十二指肠深部的肠壁结构及其与周围的关系难以探查。

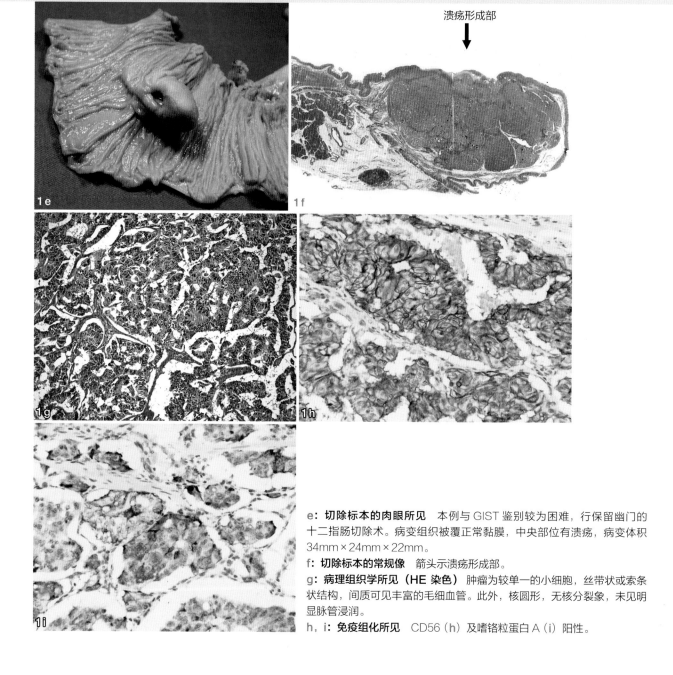

溃疡形成部

e: 切除标本的肉眼所见 本例与 GIST 鉴别较为困难，行保留幽门的十二指肠切除术。病变组织被覆正常黏膜，中央部位有溃疡，病变体积 34mm×24mm×22mm。

f: 切除标本的常规像 箭头示溃疡形成部。

g: 病理组织学所见（HE 染色） 肿瘤为较单一的小细胞，丝带状或索条状结构，间质可见丰富的毛细血管。此外，核圆形，无核分裂象，未见明显脉管浸润。

h，i: 免疫组化所见 CD56（h）及嗜铬粒蛋白 A（i）阳性。

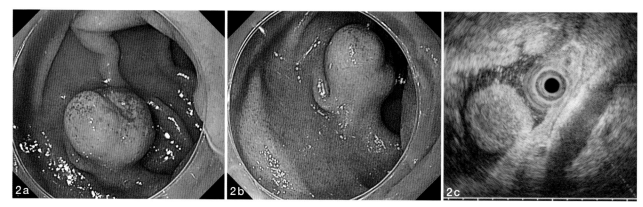

❷［病例 2］70 余岁女性

a，b: 内镜所见 十二指肠球部可见直径约 10mm 大小、表面平滑、顶部浅凹陷的隆起型病变。隆起的基底部有亚蒂。

c: EUS 所见 肿瘤的第 3 层可见连续性低回声肿瘤。

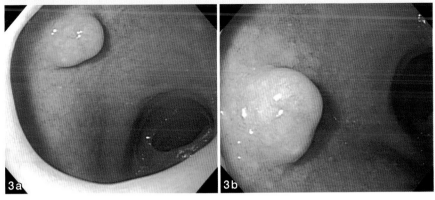

❸ [病例 3] 60 余岁男性

a，b：内镜所见 十二指肠球部可见被覆正常黏膜，顶部有浅凹陷的隆起型病变。

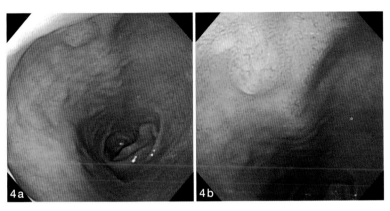

❹ [病例 4] 70 余岁女性

a，b：内镜所见 十二指肠球部可见表面平滑、隆起型病变。

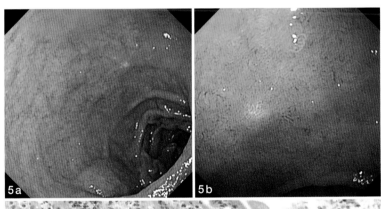

❺ [病例 5] 70 余岁女性

a，b：内镜所见 十二指肠球部可见黄色、稍隆起的病变。
c：活检标本病理组织学所见（HE 染色）
d：免疫组化染色（嗜铬粒蛋白 A）阳性。

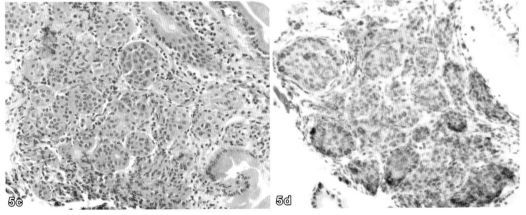

参考文献

[1] 山本智文，他：内視鏡的に切除した十二指腸カルチノイドの
　　1 例．胃と腸 29：1325–1329，1994．

[2] Soga J：Endocrinocarcinomas（carcinoids and their variants）of the
　　duodenum. an evaluation of 927 cases. J Exp Cancer Res 22：349–
363, 2003.

[3] 芳野純治，他：十二指腸カルチノイド．胃と腸 46：96–98，
2011.

（芳野純治，沟口良顺）

十二指肠

1 胃泌素瘤

　　胃泌素瘤是 Zollinger-Ellison 于 1955 年首次报道的、非 β 胰岛肿瘤，常伴有胃酸分泌过多及难治性消化性溃疡。通常认为胃泌素瘤多发生于胰腺，但是胃泌素瘤切除病例中发现 50%～80% 源于十二指肠。文献报道的十二指肠胃泌素瘤多为 1cm 以下的黏膜下肿瘤，随着体积增大，顶部糜烂、溃疡形成。此外，多发性内分泌肿瘤（multiple endocrine neoplasia, MEN）中胰腺内分泌肿瘤，甲状腺旁腺肿瘤，下垂体肿瘤等为主要病变的称之为 MEN – 1 型；甲状腺髓样癌，褐色细胞瘤为主的称之为 MEN – 2。遗传方式多为常染色体显性遗传。胃泌素瘤合并 MEN – 1 的频率为 20%～38%，因此，需要进行其他脏器的内分泌肿瘤以及 MEN-1 基因突变的检测。 胃泌素瘤多为微小肿瘤、多发、易转移，选择性动脉内给予胰泌素刺激试验、生长抑素受体闪烁扫描进行定位诊断后，手术根治性切除是标准的治疗方法。

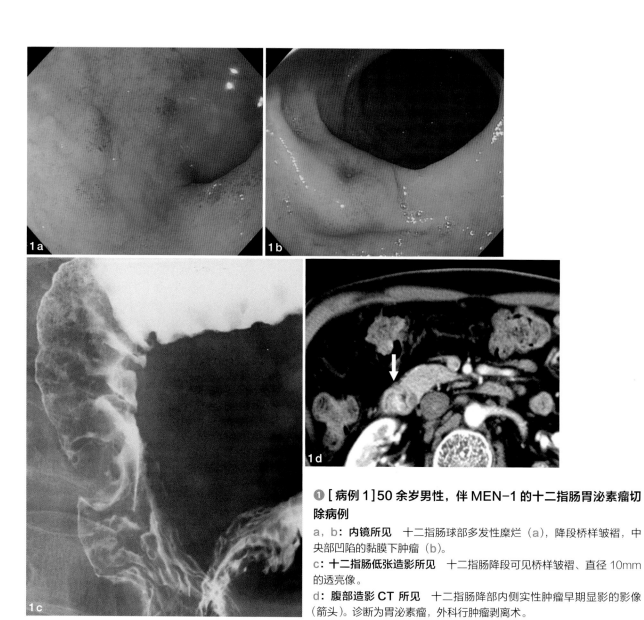

❶［病例 1］50 余岁男性，伴 MEN-1 的十二指肠胃泌素瘤切除病例

a，b：内镜所见　十二指肠球部多发性糜烂（a），降段桥样皱褶，中央部凹陷的黏膜下肿瘤（b）。

c：十二指肠低张造影所见　十二指肠降段可见桥样皱褶、直径 10mm 的透亮像。

d：腹部造影 CT 所见　十二指肠降部内侧实性肿瘤早期显影的影像（箭头）。诊断为胃泌素瘤，外科行肿瘤剥离术。

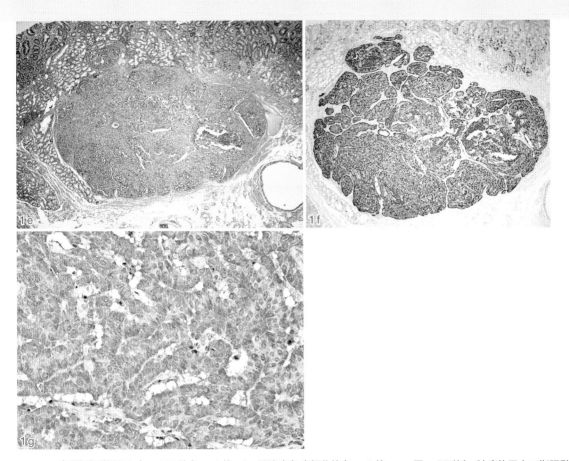

e ～ g：病理组织学所见（**e**：HE 染色 ×4 倍，**f**：胃泌素免疫组化染色 ×4 倍，**g**：同 ×20 倍） 肿瘤位于十二指肠黏膜固有层～黏膜下层，肿瘤细胞内含有腺管结构（**e**）。肿瘤局限性切除，其断端阴性。免疫组织化学染色，神经内分泌肿瘤标志物嗜铬粒蛋白 A、CD56，突触素阳性，肿瘤细胞弥漫性胃泌素染色阳性（**f，g**）。

参考文献

[1] 今村正之，他：Zollinger–Ellison 症候群の診断と治療の現況．癌と化療 32：147–151, 2005.

[2] Takasu A, et al. : Duodenal gastrinoma–clinical features and usefulness of selective arterial secretin injection test. J Gastroenterol 33 : 728–733, 1998.

[3] 庄司広和，他：選択的動脈内カルシウム注入試験で局在診断し核出術を施行した MEN–1 型にともなう十二指腸ガストリノーマの 1 例．日消誌 108：80–87, 2011.

[4] Akerstrom G, et al. : Timing and extent of surgery in symptomatic and asymptomatic neuroendocrine tumors of the pancreas in MEN 1. Langenbecks Arch Surg 386 : 558–569, 2002.

[5] 今村正之，他：ガストリノーマの診断と治療．日消誌 101：367–372, 2004.

（黑木实智雄）

2 脉管性肿瘤　a 淋巴管瘤

| 食管 ➡ I.97页 | 小肠 ➡ II.95页 | ★ 大肠 ➡ II.282页 |

　　十二指肠淋巴管瘤是由淋巴管增殖形成的良性非上皮性肿瘤，包括海绵状淋巴管瘤、囊性淋巴管瘤、毛细淋巴管瘤，其中大部分为海绵状淋巴管瘤。对49例的统计结果显示，发病年龄为24~82岁，男女比例为1：2，女性多见，常为单发。发病部位以十二指肠降部最多，其次为水平部、球部、升部。表现为黄色或黄白色，伴有颗粒状白斑的、平滑的黏膜下肿瘤样形态。有的病例活检可见乳糜样液体流出。该疾病常在内镜检查时偶然发现。

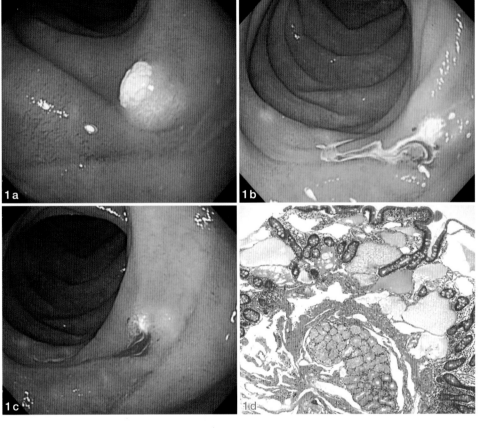

❶ [病例1]80余岁男性

a ~ c：**内镜所见**　无痛，内镜检查发现十二指肠降部见一伴有密集的、颗粒样白斑的白色隆起型病变（a）。活检时见有乳糜样液体流出（b）。活检后病变的高度变低（c）。

d：**病理组织学所见**　黏膜内见扩张的淋巴管聚集和淋巴液潴留。

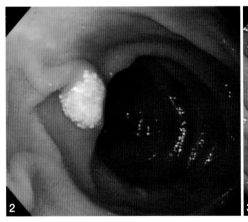
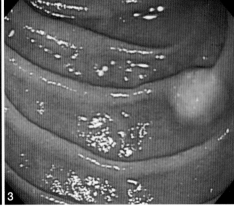

❷ [病例2]60余岁男性

十二指肠降部，见一伴有密集的颗粒样白斑，被覆与周围相同的黏膜的扁平隆起型病变。

❸ [病例3]70余岁男性

十二指肠降部见一白色，表面光滑的、平坦的隆起型肿瘤，其表面见散在的颗粒状白斑。

参考文献

[1] 古賀秀樹，他：消化管脈管系腫瘍（血管腫·リンパ管腫）の診断と治療. 胃と腸39：612–627，2004.

[2] 光永眞人，他：十二指肠リンパ管腫の4例. Prog Dig Endosc 61：94–95，2002.

（芳野纯治，成田贤生）

2 脉管性肿瘤　b 化脓性肉芽肿

食管 ➡ Ⅰ.99 页　　胃 ➡ Ⅰ.232 页　　小肠 ➡ Ⅱ.96 页　　★ 大肠 ➡ Ⅱ.284 页

　　化脓性肉芽肿（pyogenic granuloma）好发于皮肤和口腔，是一种小血管增殖性病变，常表现为有蒂型或亚蒂型息肉的形式，有的也称为小叶毛细血管血管瘤（lobular capillary hemangioma）。组织学上可见毛细血管水平的小血管呈分叶状增生，病变表层附近间质炎性细胞浸润非常明显。发病情况不详，系肿瘤性或非肿瘤性反应性病变也尚不明了。发生于消化管的病变罕见，文献报道食管、胃、小肠、结直肠均有发生，病变表面糜烂、溃疡形成，多为消化道出血的病灶。可通过内镜下治疗根治。

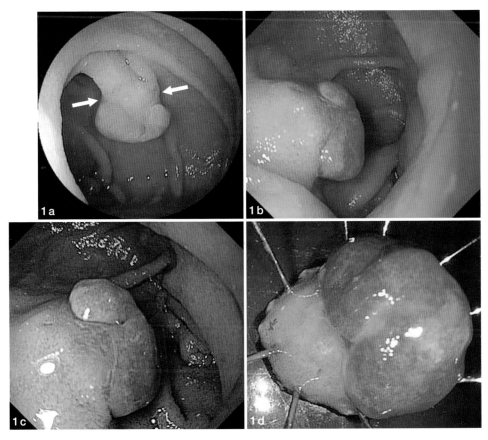

❶ [病例 1] 90 余岁女性。主诉：便血，贫血待查
a：双气囊小肠镜所见　十二指肠降段深部可见直径 1cm 的隆起。
b：普通内镜所见　蒂粗大，顶部明显充血伴糜烂。
c：靛胭脂喷洒所见　顶部分叶，感觉较硬。顶部与蒂部的界线略显不明。
d：切除标本的肉眼所见　表面有白色的表浅凹陷，考虑系糜烂所致的改变。

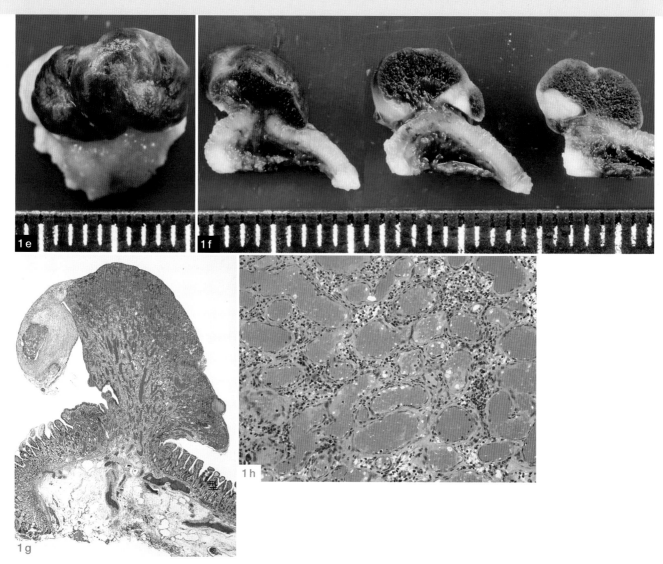

e：内镜切除标本福尔马林固定后肉眼所见　病变呈隆起型病变。

f：不同切面像　隆起型病变呈黑色，表面可见糜烂形成。

g：病理组织学所见（轻度放大像）　隆起型病变部分小血管明显增生，黏膜内至黏膜下层连续性血管明显增生，息肉表层可见糜烂形成。

h：同一病变（高度放大像）　隆起型病变部位毛细血管水平的小血管增生，间质可见炎性细胞浸润。

参考文献

[1] Yao T, et al. : An intestinal counterpart of pyogenic granuloma of the skin. A newly proposed entity. Am J Surg Pathol 19 : 1054–1060, 1995.

[2] van Eeden S, et al. : Pyogenic granuloma : an unrecognized cause of gastrointestinal bleeding. Virchow Arch 444 : 590–593, 2004.

[3] Moffatt DC, et al. : Pyogenic granuloma: An unusual cause of massive gastrointestinal bleeding from the small bowel. Can J Gastroenterol 23 : 261–264, 2009.

[4] Park SY, et al. : Pyogenic granuloma of the duodenum treated successfully by endoscopic mucosal resection. Gut and Liver 3 : 48–51, 2009.

[5] 五十嵐誠治，他：悪性と鑑別を要する良性疾患．青笹克之，他（編）：大腸癌—癌診療指針のための病理診断プラクティス．中山書店，pp230–242, 2012.

（星　畅夫，小林　望）

3 脂肪瘤

食管 ➡ Ⅰ.103页　　胃 ➡ Ⅰ.235页　　小肠 ➡ Ⅱ.97页　　★ 大肠 ➡ Ⅱ.285页

　　十二指肠脂肪瘤是较为少见的良性非上皮性肿瘤，是具有弹性的、柔软的黏膜下肿瘤。以十二指肠降部最为多见，其次为球部，肿物多带蒂型或亚蒂型。文献报道，在日本其发病率：占十二指肠肿瘤・肿瘤样病变的 1.5% ~ 1.7%，占十二指肠良性肿瘤的 3.5%。临床可见以出血、狭窄为症状的病例，但是多为无症状，偶然发现。几乎全部来源于黏膜下层，也有源于浆膜下层的报道。未见恶变的报道，但是病变增大可形成糜烂或溃疡分段形态学上需要与 Brunner 腺过形成以及腺瘤、淋巴管瘤、囊肿等相鉴别。本病 EUS 检查可见病变内部呈均一、高回声信号，CT、MRI 检查可见界线分明的呈现脂肪密度的肿瘤影像，对于本病的性质诊断非常有用。对于有症状的病例，有增大倾向的病例，可以考虑内镜、外科切除。

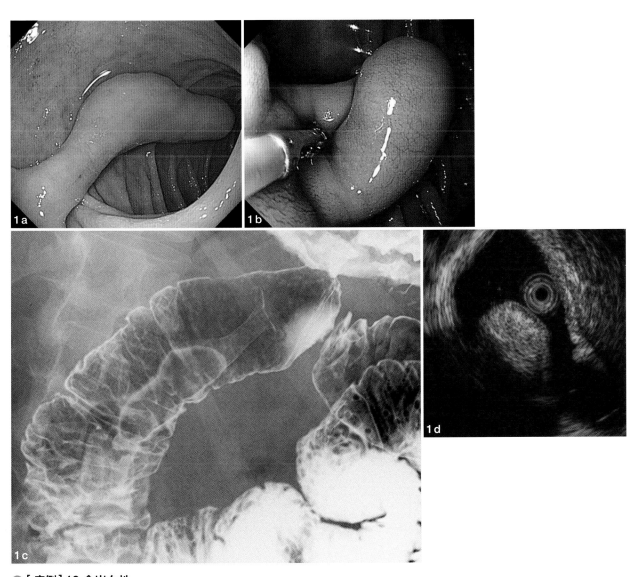

❶[**病例**]40 余岁女性

a，b：内镜所见　十二指肠上段起始部至降段可见一长蒂、顶部稍显饱满的黏膜下肿物（**a**）。肿物表面被覆平滑的正常黏膜，未见糜烂或溃疡。可滑动，软垫征（cushion sign）阳性、具有弹性（**b**）。
c：十二指肠低张 X 线造影所见　十二指肠上部可见一有蒂、表面平滑的直径 4 cm 黏膜下肿物。
d：EUS 所见　以第 2 层为主体，伴侧方回声、深部回声衰减，内部呈均一的高回声。肿物内未见囊样无回声区域。

十二指肠

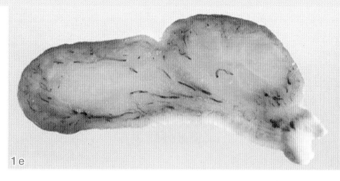

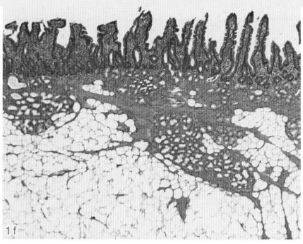

e：切除标本的肉眼所见　可见被覆正常黏膜的黏膜下肿物，切面可见黏膜下层黄白色成分。

f：病理组织学所见　肿物内部的黏膜肌层不清晰，以黏膜下层为主，可见成熟的脂肪组织增生。

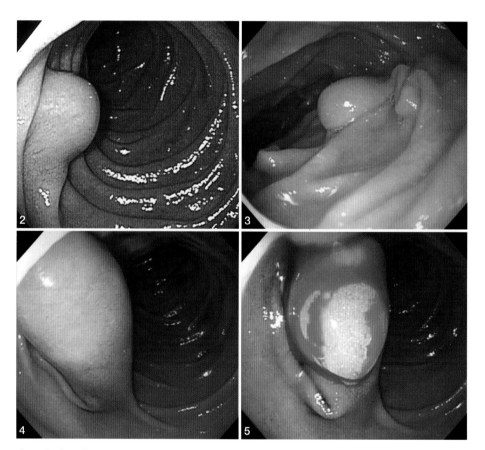

❷～❺十二指肠脂肪瘤内镜所见

多为有蒂、亚蒂型，表面呈黄白色（❷～❹）。有些病例活检时可见病变内部脂肪成分漏出（❺）。

参考文献

[1] 日野春秋，他：消化管出血にて発見された十二指腸脂肪腫の1例．日臨外会誌68：2237-2241，2007.

[2] 味岡洋一，他：十二指腸の腫瘍・腫瘍様病変の病理．胃と腸28：627-638，1993.

[3] 川元健二，他：腫瘍性・腫瘍様十二指腸小病変の診断．胃と腸36：1507-1527，2001.

[4] 田中公朗，他：十二指腸腫瘍．臨と研61：1136-1144，1984.

[5] 河内修司，他：十二指腸脂肪腫．胃と腸46：336-339，2011.

（河内修司，小林广幸）

4 浆细胞瘤

胃 ➡ I.239页　★ 大肠 ➡ II.288页

　　消化道的髓外浆细胞瘤较为少见，而十二指肠浆细胞瘤的病例更是罕见。临床上可出现出血、肠梗阻、黄疸等症状。X线、内镜检查可见颗粒状黏膜、皱襞肿大、黏膜下肿瘤样隆起、溃疡性肿瘤等，与其他恶性淋巴瘤不易鉴别。局限型病例可以外科切除、放射治疗，进展期病例与多发性骨髓瘤的化疗方法相同。

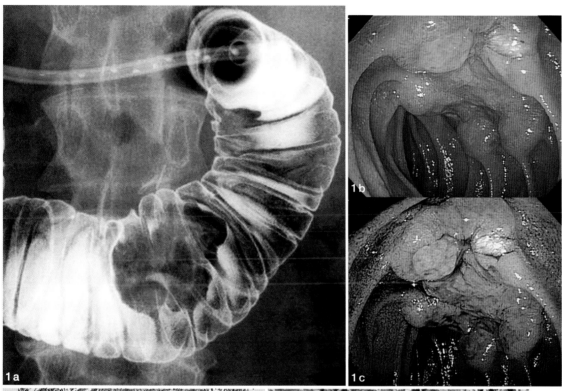

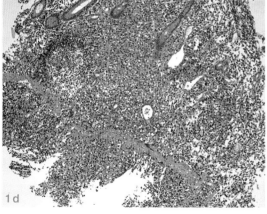
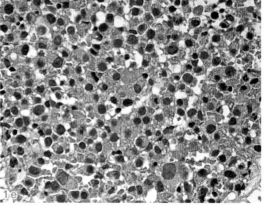

❶ [病例1]50 余岁男性

a：十二指肠低张造影所见　十二指肠降段前壁可见直径约3 cm、边缘平滑、界线分明的隆起型病变，表面可见表浅的钡斑附着。

b，c：内镜所见　轻度充血的黏膜下肿物，中央凹陷。表面伴有溃疡形成。

d，e：活检标本病理组织学所见（**d**：HE 染色轻度放大像，**e**：同一部位高度放大像）黏膜及黏膜下层 HE 染色可见胞浆异型的浆细胞弥漫性浸润。免疫染色：异型细胞 CD20 (−)，CD79a (＋)，CD138 (＋)，κ (−)，λ (＋)，IgG (−)，IgA (＋)，IgM (−)，Ki-67 标识率 25%，诊断为髓外浆细胞瘤。

参考文献

[1] 柳澤善計，他：IPSID との鑑別に苦慮した十二指腸球後部の髄外性形質細胞腫の1例. 胃と腸 24：575-580, 1989.

[2] Ammar T, et al. : Primary antral duodenal extramedullary plasmacytoma presenting with melena. Clin Gastroenterol Hepatol 8 : A32, 2010.

[3] Karam AR, et al. : Extramedullary duodenal plasmacytoma presenting with gastric outlet obstruction and painless jaundice. J Radiol Case Rep 4 : 22-28, 2010.

（中村昌太郎，松本主之）

十二指肠

5 GIST

食管 ➡ I.106 页　　胃 ➡ I.241 页　　小肠 ➡ II.99 页　　★ 大肠 ➡ II.289 页

　　消化道的间叶性肿瘤中包括 GIST（gastrointestinal stromal tumor）、平滑肌瘤、平滑肌肉瘤、神经鞘瘤等，GIST 约占 80%。全消化道均可发生。其中十二指肠约占 5%，发病率较低。发生部位以 Vater 乳头前后的十二指肠降段最为多见，其次为水平部、球部、升段。十二指肠 GIST 在病理学及基因学方面与小肠 GIST 特征相同。与胃 GIST 相比，多见腔外发育型，临床多见肿瘤体积较大的进展期病例。除球部病变外，几乎所有病例均有症状（消化道出血、贫血、腹痛、触及肿块），组织学多为恶性度较高，预后不良。十二指肠 GIST 内镜所见，与胃 GIST 同样为紧满感的单发结节或多发结节性黏膜下肿瘤，有时可见中心凹陷型（Delle）溃疡（central deep ulceration）。术前性质诊断较为困难，恶性所见包括：①肿瘤直径 5cm 以上；②边缘不规则；③溃疡形成；④肿瘤进行性增大；⑤超声检查提示内部结构不均匀；⑥周围淋巴结肿大。

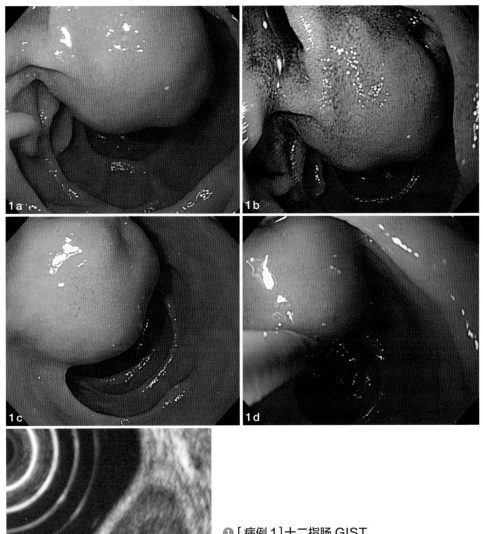

❶ [病例 1] 十二指肠 GIST

a ~ d：内镜所见　十二指肠降段前壁见一直径 30mm，被覆非肿瘤黏膜的隆起型病变，诊断为黏膜下肿瘤（a）。靛胭脂喷洒后观察，未见明确溃疡形成（b）。顶部可见中心凹陷（c）。活检钳触压较硬（d）。

e：EUS 所见　界线分明、边缘规整的低回声肿瘤，内部回声不均一，未见提示坏死的低回声区域。

EUS-FNA 后诊断为 GIST，符合相对手术适应证，行十二指肠部分切除。

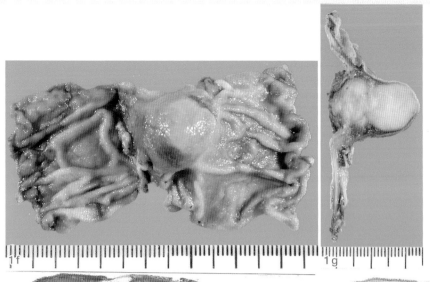

f，g：切除标本的肉眼所见 表面平滑、明显隆起的肿瘤（f），切面像可见固有自肌层连续的白色肿瘤(g)。

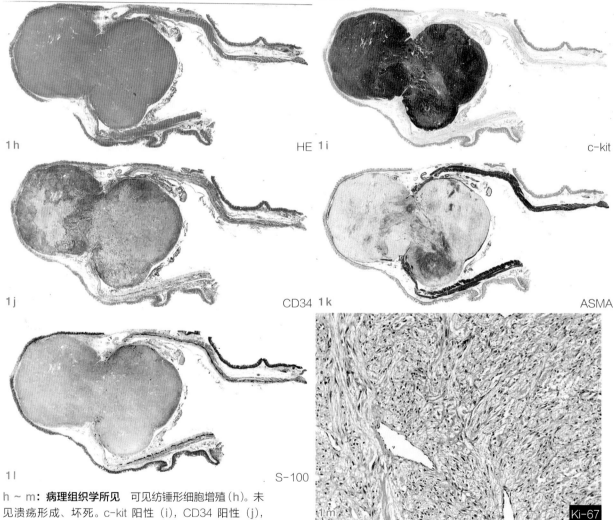

1h　　　　　　　　　　　　　　HE

1i　　　　　　　　　　　　　　c-kit

1j　　　　　　　　　　　　　　CD34

1k　　　　　　　　　　　　　　ASMA

1l　　　　　　　　　　　　　　S-100

1m　　　　　　　　　　　　　　Ki-67

h ~ m：病理组织学所见 可见纺锤形细胞增殖（h）。未见溃疡形成、坏死。c-kit 阳性（i），CD34 阳性（j），ASMA 阴性（k），S-100 阴性（l），ki-67 标识率＜ 5%（m），诊断为低度恶性 GIST。

十二指肠

参考文献

[1] Demetri GD, et al. : NCCN Task Force Report: Update on the Management of Patients with Gastrointestinal Stromal Tumors. Journal of the National Comprehensive Cancer Network 8 : S1-S41, 2010.

[2] Casali PG, et al. : Gastrointestinal stromal tumors: ESMO clinical recommendations for diagnosis, treatment and follow-up. Ann Oncol 19 Suppl 2 : ii35-38, 2008.

[3] 三島 利：消化管の平滑筋性腫瘍，神経性腫瘍，GIST の診断と治療―胃・十二指腸．胃と腸 39 : 552, 2004.

[4] Nishida T, et al. : Clinical practice guidelines for gastrointestinal stromal tumor（GIST）in Japan: English version. Int J Clin Oncol 13 : 416-430, 2008.

（今井健一郎，小野裕之）

6 节细胞性副神经节瘤

十二指肠的节细胞性副神经节瘤（gangliocytic paraganglioma）好发于十二指肠的壶腹部区域，由于多位于降段，通常上消化道内镜检查时容易漏诊。1957 年 Dahl 等首次报道神经节瘤（ganglioneuroma），日本迄今为止仅报告 50 例。EUS 检查有助于诊断，可见肿瘤内部实性和囊性成分的混合影像。组织学特征：上皮样细胞、纺锤形细胞以及神经节细胞 3 种成分在组织中混合存在；根据肿瘤的结构组成成分，提示有可能与胰腺发生有关。多数为良性肿瘤，尽可能进行内镜下微创摘除。

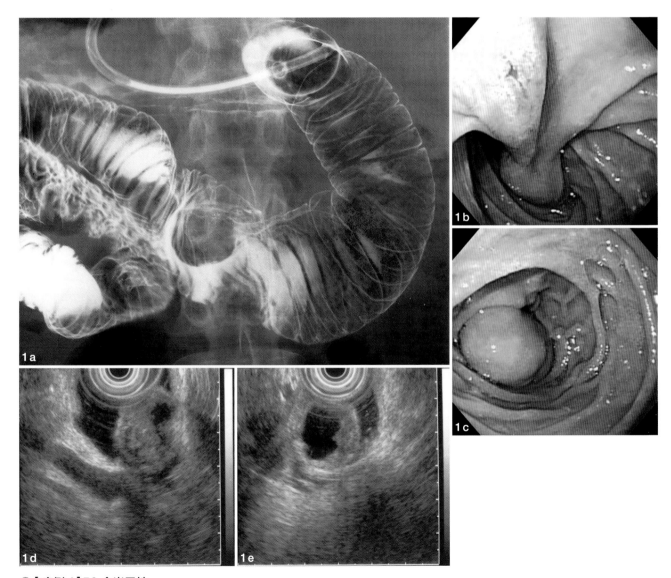

❶ [病例 1] 50 余岁男性

a：十二指肠低张造影所见　十二指肠壶腹部区域至肛侧可见陡峭隆起、直径 30mm 的有蒂隆起型病变。蒂长，附着位于壶腹部区域，肿瘤表面平滑。

b，c：上消化道内镜所见　十二指肠乳头部至水平段可见表面平滑、有蒂、直径 30mm 的黏膜下肿瘤。

d，e：EUS 所见　黏膜下层内可见直径 27mm 低回声肿瘤，内部可见界线分明的囊肿成分。

在尽可能远离 Vater 乳头的位置，将肿瘤基底部圈套，一次性切除，无并发症。

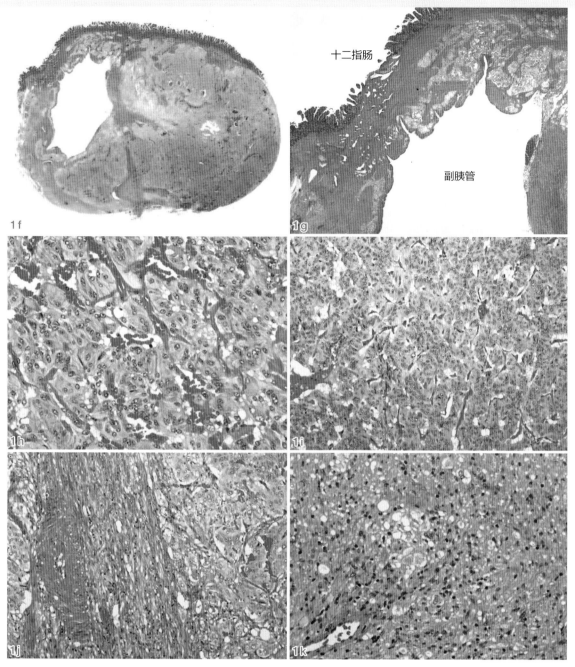

十二指肠

副胰管

f ~ k：病理组织学所见　肿瘤自十二指肠黏膜下至固有肌层累及副胰管，为局限型肿瘤（f，g）。胞浆丰富的类圆形细胞，血管间质被小囊胞包绕（h）。此外，肿瘤细胞条索状排列，与类癌相似（i）。上皮样细胞巢间可见纺锤形细胞增殖，类似于神经纤维瘤（neurofibroma）（j）。圆形肿瘤细胞的一部分上皮样排列不清晰，其中可见大的、胞浆丰富的细胞，可见伴有明确核小体的神经节细胞（ganglion cell），类似于节神经瘤（ganglioneuroma）（k）。

参考文献

[1] Dahl EV, et al. : Gastrointestinal ganglioneuromas ; brief review with report of a duodenal ganglioneuroma．Am J Pathol 33：953-965, 1957.

[2] 菅井　有，他：術前診断できた十二指腸の gangliocytic paraganglioma の1例．胃と腸 25：1461-1468, 1990.

[3] 宮池次郎，他：内視鏡的に切除しえた十二指腸 gangliocytic paraganglioma の1例．胃と腸 35：1443-1447, 2000.

[4] 中嶋駿介，他：内視鏡切除を施行した gangliocytic paraganglioma の1例．胃と腸 46：1685-1692, 2011.

（齐藤裕辅，中嶋骏介）

十二指肠

7 恶性淋巴瘤　a 滤泡性淋巴瘤

食管 ➡ I.113 页　　小肠 ➡ II.104 页　　大肠 ➡ II.303 页

　　消化道滤泡性淋巴瘤（follicular lymphoma）属于低度恶性淋巴瘤，发病率占消化道原发恶性淋巴瘤的 1%～3%，较为少见。好发部位在 Vater 乳头附近的十二指肠降段及小肠。本病特征为：①十二指肠发生病变多见，早期即可发生淋巴结浸润的频率高；②多发性病变的频率高，多并发空、回肠病变。

　　X 线造影检查可见十二指肠降段的隆起型病变，Kerckring 皱襞肿大及细颗粒状隆起。内镜检查可见伴有凹陷的隆起型病变，Kerckring 皱襞肿大及白色颗粒状隆起，集簇样或散在发生为其特征，有时可见 MLP（multiple lymphomatous polyposis）样的形态改变。放大观察可见白色颗粒状隆起，提示小肠绒毛淋巴细胞浸润导致的肿大。淋巴瘤细胞髓样浸润的 EUS 影像学特点为第 1～第 3 层黏膜、黏膜下层超低回声的肥厚，而白色颗粒状部位可显示以 1～2 层为主的小圆形低回声肿瘤。

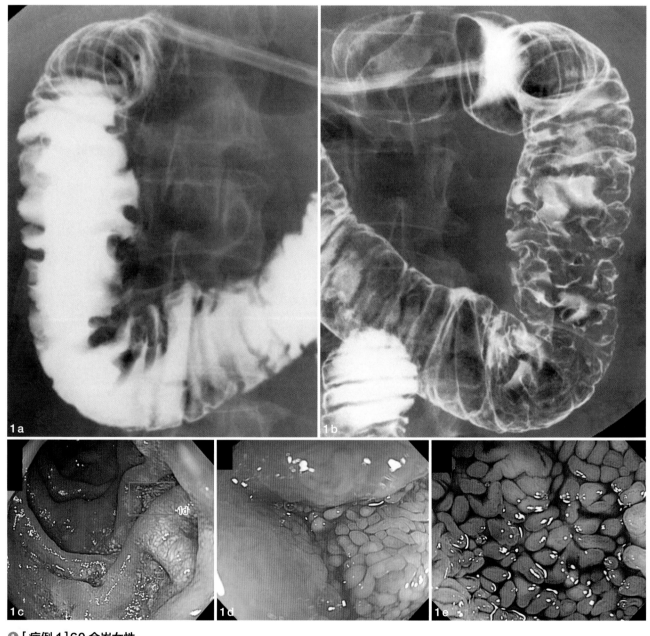

❶ [病例 1] 60 余岁女性
a，b：十二指肠低张造影所见　可见十二指肠降段 Kerckring 皱襞肿大。
c～e：内镜所见（十二指肠水平段）　可见 Kerckring 皱襞肿大及十二指肠绒毛肿大。

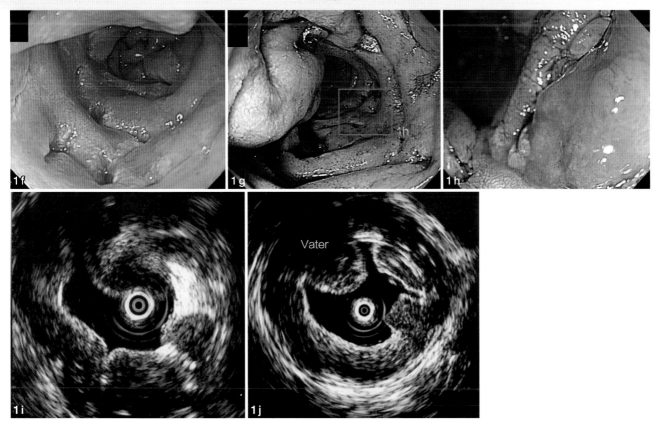

f~h：**内镜所见（十二指肠降段）** 可见 Kerckring 皱襞肿大及十二指肠绒毛消失。

i，j：**EUS 所见（十二指肠降段）** 可见 Kerckring 皱襞肿大部位 EUS 提示第 1～第 3 层低回声肥厚。

为检查消化道其他部位有无病变，行气囊小肠镜检查（上、下消化道），未发现小肠其他部位的微细病变。给予 R-CHOP 6 疗程的化疗后，十二指肠降段水肿及十二指肠绒毛肿大消失。

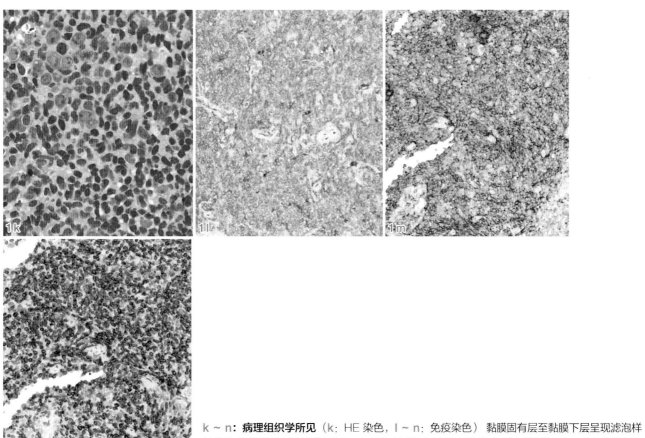

k～n：**病理组织学所见**（k：HE 染色，l～n：免疫染色） 黏膜固有层至黏膜下层呈现滤泡样结构的异型淋巴细胞密集浸润，免疫染色 CD10（l），CD20（m），CD79，bcl-2（n）阳性，CD5 及细胞周期蛋白 D1 阴性。

十二指肠

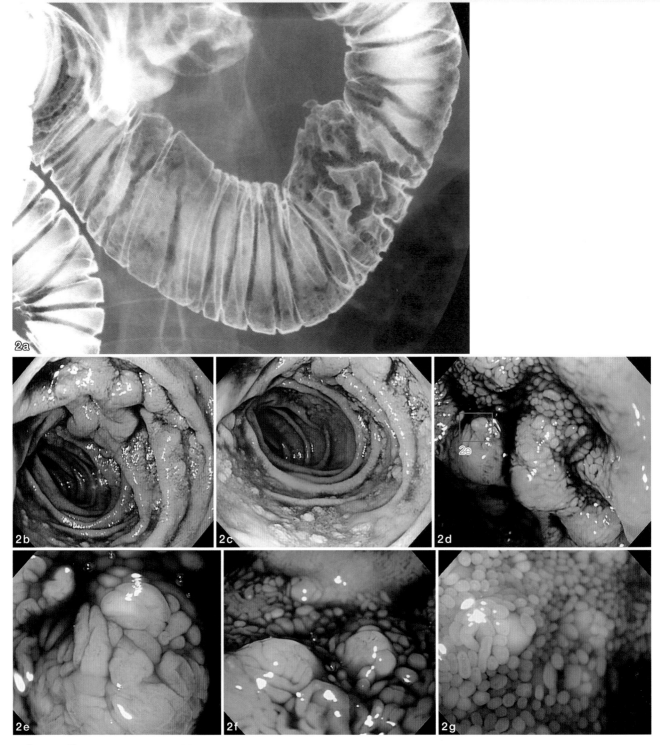

❷[病例2]60余岁女性，早期病例

a：十二指肠低张造影所见　可见十二指肠降段及水平段 Kerckring 皱襞肿大。

b～g：内镜所见（十二指肠降段）可见 Kerckring 皱襞肿大及周围黏膜呈颗粒状变化（b，c）。放大内镜下观察，可见颗粒状变化，系肿大的十二指肠绒毛集簇形成，白色肿大的十二指肠绒毛(d～g)。

参考文献

[1] David PL, et al. : Follicular lymphomas of the gastrointestinal tract : Pathologic features in 31 cases and bcl 2 oncogenic protein expression. Am J Pathol 140 : 1327–1335, 1992.

[2] 盛一健太郎，他：消化管 follicular lymphoma の特徴：臨床的立場から―X 線を中心に．胃と腸 43：1047–1057, 2008.

[3] 金子靖典，他：消化管 follicular lymphoma の特徴：臨床的立場から―内視鏡を中心に．胃と腸 43：1059–1066, 2008.

[4] 齐藤裕辅，他：十二指肠 follicular lymphoma．胃と腸 47：272–276, 2012.

（齐藤裕辅）

7 恶性淋巴瘤　b MALT 淋巴瘤

食管 ➡ Ⅰ.113页（恶性淋巴瘤）　　胃 ➡ Ⅰ.249页　　小肠 ➡ Ⅱ.106页　　★ 大肠 ➡ Ⅱ.303页

　　消化道恶性淋巴瘤多发于胃及小肠，十二指肠病变比例较低，仅占 5% ～ 16%。黏膜相关淋巴组织（mucosa-associated lymphoid tissue，MALT）淋巴瘤占十二指肠淋巴瘤的 15% ～ 20%，次于滤泡性淋巴瘤和 T 细胞淋巴瘤，发病率较高。根据笔者提出的肠淋巴瘤肉眼分类（①隆起型；②溃疡型；③ MLP 型；④弥漫型型；⑤其他），十二指肠 MALT 淋巴瘤多为弥漫型。好发于球部，而特殊类型的免疫增生性小肠病（immunoproliferative small intestinal disease，IPSID）可表现为自十二指肠降部至全小肠连续性病变（参见"小肠"相关章节内容）。影像学所见需要与 T 细胞淋巴瘤（ATLL，包括肠道相关 T 细胞淋巴瘤）相鉴别。确定诊断必须进行免疫组化染色。治疗方面，病变局限于球部的病例根除幽门螺杆菌可能有效，病变范围广或进展期病例，应选择化疗、抗 CD20 抗体利妥昔单抗，或两者并用（R-CHOP 疗法等）。

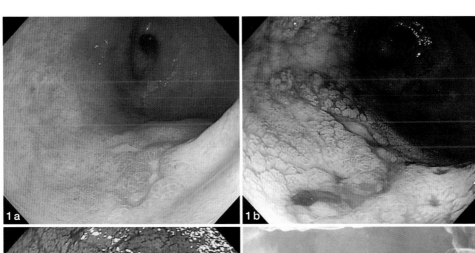

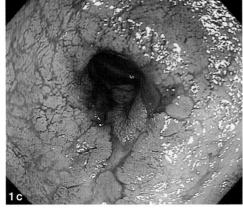

❶ [病例 1] 80 余岁女性

a ～ c：内镜所见　十二指肠球部可见小溃疡、黏膜呈颗粒状，伴糜烂、充血（a，b）。球后部可见全周性狭窄，其口侧可见溃疡（c）。

d：X 线所见　十二指肠球部可见颗粒状黏膜，球后部全周性狭窄。

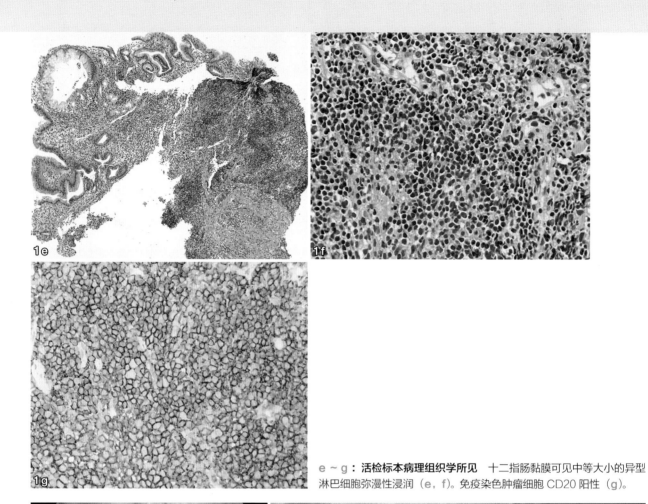

e ~ g：**活检标本病理组织学所见**　十二指肠黏膜可见中等大小的异型淋巴细胞弥漫性浸润（e，f）。免疫染色肿瘤细胞 CD20 阳性（g）。

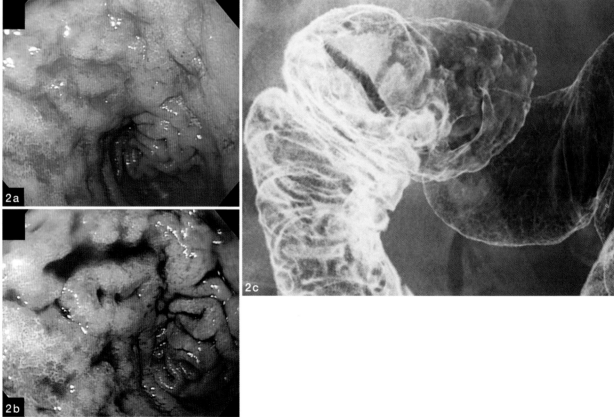

❷ [病例 2] 50 余岁男性

a，b：**内镜所见**　十二指肠球部黏膜可见白斑充血、糜烂、水肿。

c：**X 线所见**　十二指肠球部黏膜粗糙，可见小的钡斑。

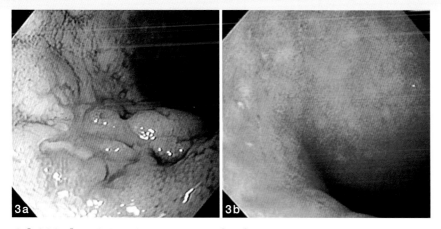

❸ [病例3]60 余岁女性，幽门螺杆菌（*HP*）根除有效病例

a：治疗前内镜所见 十二指肠球部黏膜呈颗粒样，伴多发糜烂。

b：根除 *HP* 6 周后内镜所见 病变处形成瘢痕。

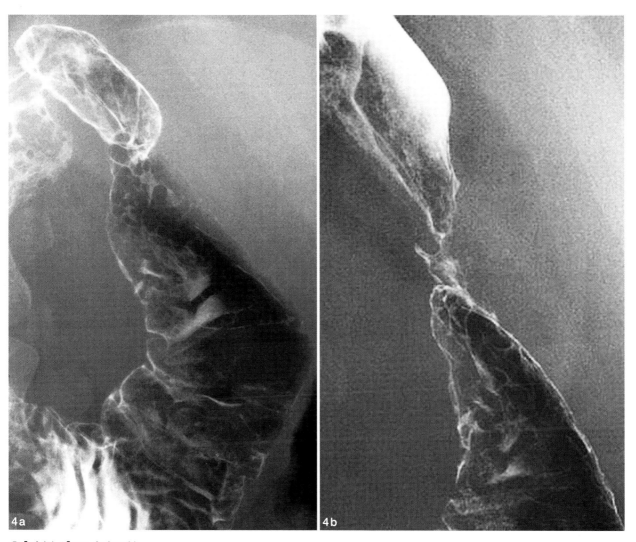

❹ [病例4]50 余岁男性

a，b：X 线所见 十二指肠球后部可见龛影，同部位高度狭窄。狭窄部口侧及肛侧黏膜粗糙。

十二指肠

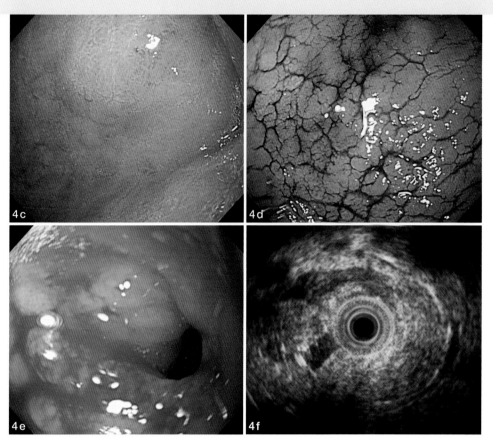

c～e：内镜所见 球部黏膜粗糙，轻度充血（c，d）。球后部高度狭窄，镜身无法通过（e）。

f：EUS 所见 图像右侧可见占据管腔 2/3 周的十二指肠壁全层性肥厚。

参考文献

[1] Nakamura S, et al. : A clinicopathologic study of primary small intestine lymphoma : prognostic significance of mu cosa-associated lymphoid tissue-derived lymphoma. Cancer 88 : 286-294, 2000.

[2] 中村昌太郎，他：十二指腸リンパ腫．浅香正博（編）：別冊日本臨床 新領域別症候群シリーズ No.11，消化管症候群，第2版（上）．日本臨床社，pp636-639, 2009.

[3] 中村昌太郎，他：悪性リンパ腫．八尾恒良，他（編）：小腸疾患の臨床．医学書院，pp340-351, 2004.

[4] Nakamura S, et al. : Duodenal mucosa-associated lymphoid tissue lymphoma treated by eradication of Helicobacter pylori : report of 2 cases including EUS findings. Gastrointest Endosc 54 : 772-775, 2001.

[5] Lepicard A, et al. : Duodenal mucosa-associated lymphoid tissue lymphoma : treatment with oral cyclophosphamide. Am J Gastroenterol 95 : 536-539, 2000.

（中村昌太郎，松本圭之）

7 恶性淋巴瘤　C 套细胞淋巴瘤，弥漫大 B 细胞性淋巴瘤

食管 ➡ I.113 页（恶性淋巴瘤）　胃 ➡ I.253 页　小肠 ➡ II.110 页　★ 大肠 ➡ II.303 页

　　十二指肠淋巴瘤包括滤泡性淋巴瘤、MALT 淋巴瘤之外的弥漫大 B 细胞性淋巴瘤（diffuse large B-cell lymphoma，DLBCL）、套细胞淋巴瘤（mantle cell lymphoma，MCL）、浆细胞瘤、Burkitt 淋巴瘤、NK/T 细胞淋巴瘤等。笔者将肠道淋巴瘤肉眼分型所见归纳为：① 隆起型；② 溃疡型；③ MLP 型；④ 弥漫型；⑤ 其他。其中 MLP 型、弥漫型多见。

　　MLP 型为大范围、弥漫性隆起型病变，组织型以滤泡性淋巴瘤和 MCL 发生率较高。其中，滤泡性淋巴瘤为白色颗粒状、较为均一的多发性小隆起。而 MCL 则为大小不均一的多发黏膜下肿瘤样隆起，有时形成较大肿瘤（图❶）。MCL 与滤泡性淋巴瘤的预后明显不同，因此鉴别诊断非常重要，必须进行免疫染色。MCL 确诊依据为免疫染色细胞核内找到细胞周期蛋白 D1。

　　此外，弥漫型的诊断依据是弥漫性皱襞肿大及颗粒状黏膜，也是 T 细胞淋巴瘤（ATLL，包括肠关联 T 细胞淋巴瘤）与 MALT 淋巴瘤（包括免疫增生性小肠疾病 immunoproliferative small intestinal disease，IPSID）的特征。

　　DLBCL 是消化道淋巴瘤中最多见的组织类型，十二指肠较为少见。肉眼多见溃疡型或隆起型（图❷）。

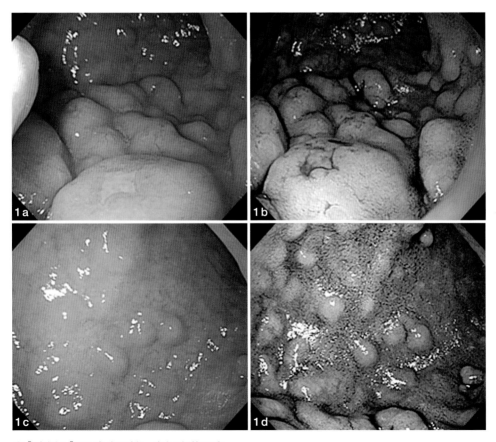

❶ [病例 1] 70 余岁男性，套细胞淋巴瘤

a ~ d：十二指肠内镜所见　十二指肠球部可见多发、大的黏膜下肿瘤样隆起（a,b）。球后部可见较小、散在的黏膜下肿瘤样隆起（c,d）。

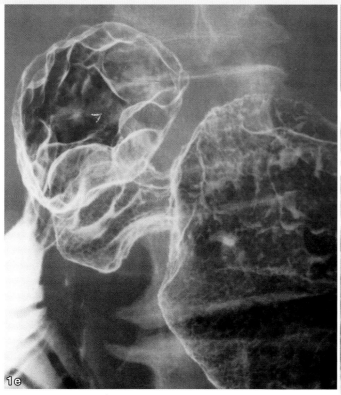

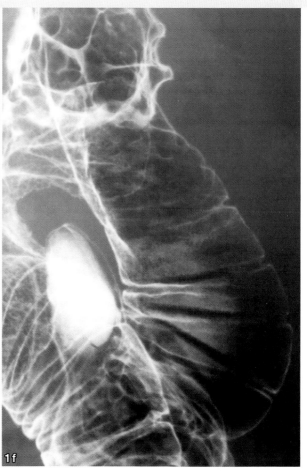

e：十二指肠 X 线所见（仰卧位双重对比造影） 十二指肠球部可见多发、大的黏膜下肿瘤样隆起。

f：十二指肠 X 线所见（俯卧位双重对比造影） 十二指肠球部病变及降部近端可见的小透亮影像及粗糙黏膜像。

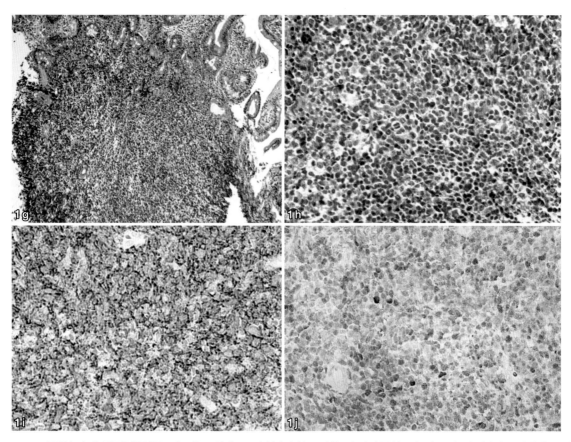

g ~ j：活检标本病理组织学所见 十二指肠黏膜可见中等大小的异型淋巴细胞弥漫性浸润（g，h）。免疫组织化学染色：肿瘤细胞 CD20(i)及细胞周期蛋白 D1（j）阳性。

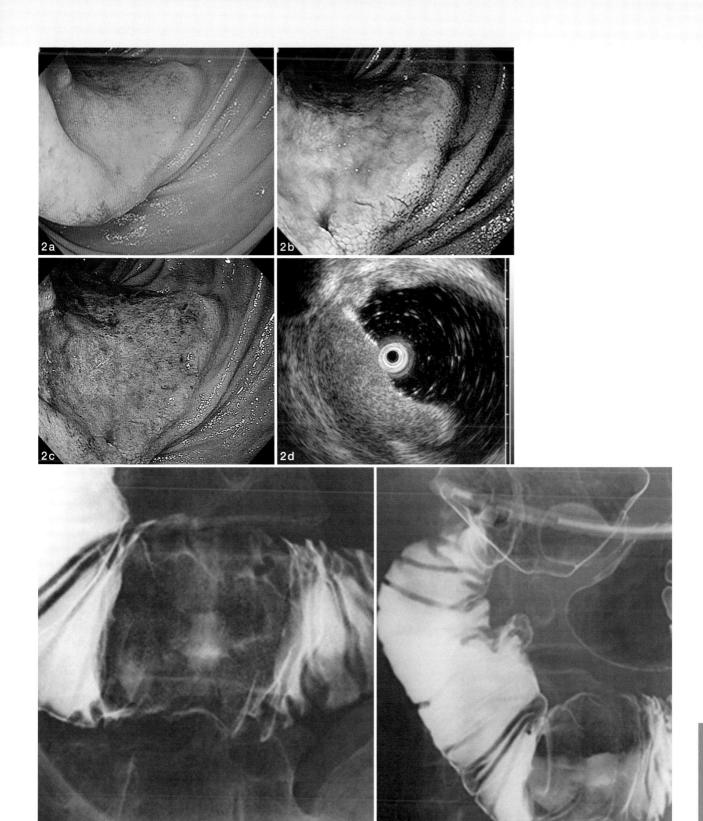

❷ [病例 2] 60 余岁女性，弥漫大 B 细胞性淋巴瘤

a ~ c: 十二指肠内镜所见　十二指肠水平部可见一盘状隆起型病变（a）。色素喷洒后（b）及 NBI 观察（c）顶部可见浅表凹陷、边缘被覆正常黏膜。

d: EUS 所见　病变位于第 2 ~ 第 3 层，表现为均一的低回声。

e，f: 十二指低张造影所见　十二指肠水平部可见中心伴有钡斑的透亮影像。

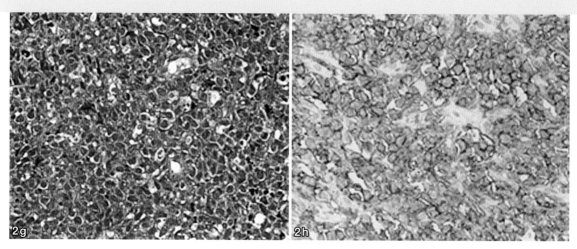

g，h：活检标本病理组织学所见　可见大的异型淋巴细胞弥漫性浸润（g）。肿瘤细胞免疫学染色 CD20 阳性（h）。

参考文献

[1] 中村昌太郎，他：悪性リンパ腫．八尾恒良，他（編）：小腸疾患の臨床．医学書院，pp340–351, 2004.

[2] 中村昌太郎，他：十二指腸リンパ腫．浅香正博（編）：別冊日本臨床 新領域別症候群シリーズ No.11，消化管症候群，第2版（上）．日本臨床社，pp636–639, 2009.

[3] 岩室雅也，他：消化管浸潤をきたした mantle cell lymphomaの9例．日消誌 106：1168–1176, 2009.

[4] Iwamuro M, et al. : Endoscopic features and prognoses of mantle cell lymphoma with gastrointestinal involvement. World J Gastroenterol 16 : 4661–4669, 2010.

[5] Tamura M, et al. : Germinal center B-cell-like diffuse large B-cell lymphoma of the duodenum is associated with t（14;18）translocation. Pathol Int 61 : 742–748, 2011.

（池上幸治，中村昌太郎）

8 恶性黑色素瘤

| 胃 ➡ Ⅰ.117页 | 小肠 ➡ Ⅱ.118页 | 大肠 ➡ Ⅱ.330页 |

　　消化道原发的恶性黑色素瘤多见于肛管、直肠和食管，包括十二指肠在内的小肠原发性病变仅为 2.3%，非常少见。此外，无色素性恶性黑色素瘤（amelanotic malignant melanoma, AMM）约占所有恶性黑色素瘤的 2%，发病率低，预后差。AMM 肉眼所见为白色、灰白色，因 HE 染色无法辨识黑色素颗粒或黑色素颗粒非常少，此时与恶性淋巴瘤或未分化癌等其他恶性肿瘤鉴别困难，无法快速诊断。确诊主要根据 AMM 阳性率较高的 S-100 蛋白、黑色素 A 和 HMB-45 的免疫组织化学检测。

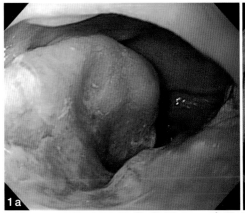
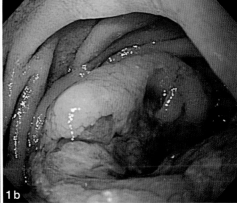

❶[病例 1]60 余岁男性

a：普通内镜所见　十二指肠上段可见 1/2 环周性溃疡型病变。由于内镜操作不熟练，未能捕捉道恶性病变的全貌。

b：靛胭脂喷洒后所见　可见隆起的黏膜下肿瘤样病变，被覆非肿瘤性上皮。

全身检查未见其他部位有原发性病变，诊断为十二指肠原发恶性黑色素瘤。

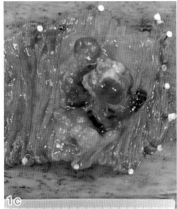
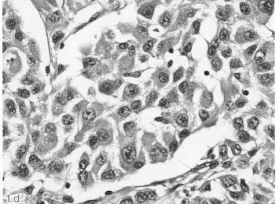

c：切除标本的肉眼所见　十二指肠升段可见大小 62 mm×46 mm、周边呈堤状的溃疡型病变，局部呈粗大结节状，伴出血、坏死。

d~f：病理组织学所见　可见梭形～纺锤形肿瘤细胞，呈条索状增生（d）。胞浆为嗜酸性，核异型性。黑变病黑色素瘤（melanotic melanoma）的黑褐色颗粒沉积，S-100 蛋白阳性（e），黑色素 A 阳性（f）。

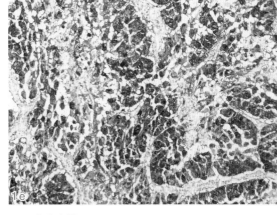
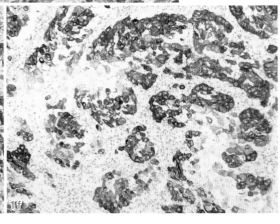

参考文献

[1] Cheung MC, et al. : Defining the Role of Surgery for Primary Gastrointestinal Tract Melanoma. J Gastrointest Surg 12 : 731-738, 2008.

[2] Huvos AC, et al. : A clinicopathologic study of amelanotic melanoma. Surg Gynecol Obstet 135 : 917-920, 1972.

[3] Ariel IM : Amelanotic melanomas : an analysis of 77 patients. Curr Surg 38 : 151-155, 1981.

[4] Bhawan J : Amelanotic melanoma or poorly differentiated melanoma? J Cutan Pathol 7 : 55-56, 1980.

（平泽俊明）

9 转移性肿瘤·直接浸润

食管 ➡ Ⅰ.119页，121页　　胃 ➡ Ⅰ.258页　　小肠 ➡ Ⅱ.120页　　★ 大肠 ➡ Ⅱ.309页

　　其他脏器的原发肿瘤可向十二指肠转移、播散，多为胰腺、胃等邻近脏器的直接浸润及远隔脏器的脉管转移，其中脉管转移较少，而直接浸润占绝大部分。脉管转移性病变原发灶部位依次为肺、肾脏、黑色素瘤等。邻近脏器直接浸润时，肿瘤细胞经肠系膜 → 固有肌层→ 黏膜下组织层→ 黏膜层浸润生长，X 线检查时边缘范围较大的黏膜皱襞可见风琴状平行汇集影像（黏膜汇集像）。但是，该影像在伴有明显纤维化的腺癌也可见到，肉瘤时见不到。远隔脏器的转移经脉管向固有肌层、黏膜下层转移，近浆膜侧形成转移灶时，可以表现为腔外肿瘤或黏膜下肿瘤的形态。近黏膜部分形成的转移灶时，容易形成溃疡，此时也可见到黏膜下肿瘤的形态。尽管转移频度低，转移性肿瘤向内腔侧生长发育时，可形成束颈样隆起型肿瘤形态。对邻近脏器的直接浸润无法判别时，特别是结合 X 线所见把握整体影像困难时，见到上述内镜所见时，可以确认由于皱襞收紧伴全周性狭窄或由于肿瘤压迫导致的单侧狭窄。

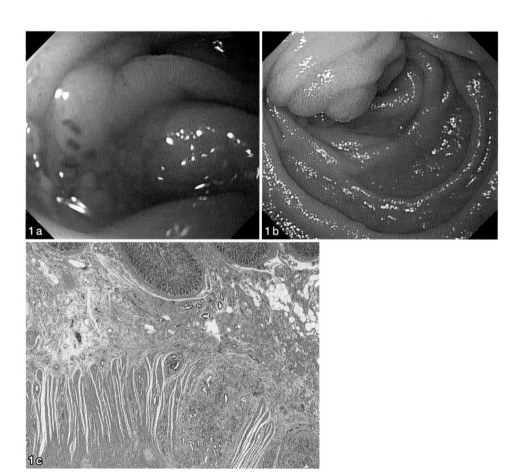

❶ [病例 1] 60 余岁男性，胰腺癌直接浸润

伴十二指肠狭窄的胰腺钩突部癌，转诊入院。

a，b：内镜所见　主乳头肛侧可见全周性狭窄（a）。狭窄口侧黏膜可见束颈像（b）。仔细观察该病变范围内未见上皮性改变。

c：病理组织学所见　切除标本中可见腺癌细胞伴结缔组织增生，从浆膜侧向内腔浸润。膜下肿瘤。

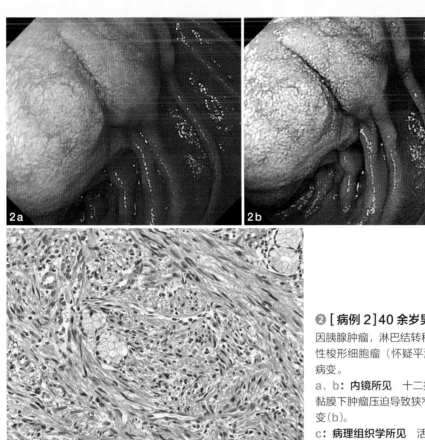

❷[病例2]40余岁男性，腹膜后原发肉瘤直接浸润

因胰腺肿瘤，淋巴结转移，多发肝转移转诊入院。肝活检诊断为恶性梭形细胞瘤（怀疑平滑肌肉瘤），根据图像诊断为腹膜后原发性病变。

a，b：内镜所见 十二指肠乳头侧 Kerckring 皱襞消失，管腔由于黏膜下肿瘤压迫导致狭窄（a）。靛胭脂喷洒后可见明显的上皮性改变（b）。

c：病理组织学所见 活检病理标本可见黏膜固有层内染色体浓染、核呈棍棒状的纺锤形细胞增生。

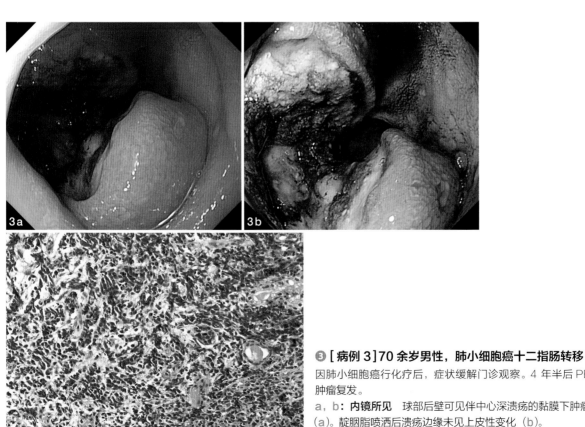

❸[病例3]70余岁男性，肺小细胞癌十二指肠转移

因肺小细胞癌行化疗后，症状缓解门诊观察。4 年半后 PET 发现肿瘤复发。

a，b：内镜所见 球部后壁可见伴中心深溃疡的黏膜下肿瘤样隆起（a）。靛胭脂喷洒后溃疡边缘未见上皮性变化（b）。

c：病理组织学所见 活检病理标本可见黏膜固有层内 N/C 比升高的肿瘤细胞多处浸润。

十二指肠

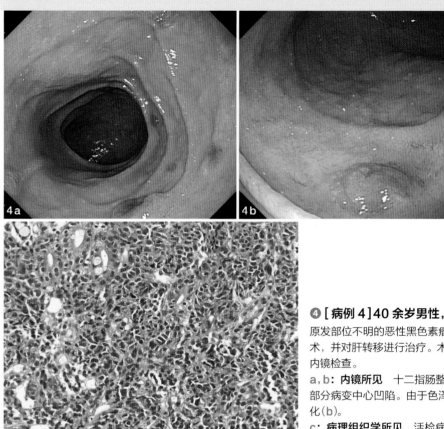

❹ [病例4] 40余岁男性，恶性黑色素瘤十二指肠转移

原发部位不明的恶性黑色素瘤颈部淋巴结转移，行颈部淋巴结廓清术，并对肝转移进行治疗。术后2年9个月出现呕气，行上消化道内镜检查。

a, b：内镜所见 十二指肠整体可见散在褐色扁平隆起型病变（a）。部分病变中心凹陷。由于色泽改变，病变界线分明，未见上皮性变化（b）。

c：病理组织学所见 活检病理标本可见残存的腺管，大的核异型肿瘤细胞在黏膜固有层弥漫性浸润。部分细胞浆有黑色素颗粒。

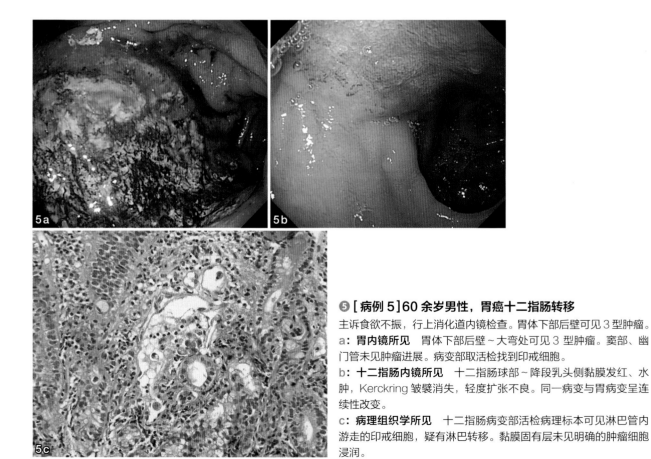

❺ [病例5] 60余岁男性，胃癌十二指肠转移

主诉食欲不振，行上消化道内镜检查。胃体下部后壁可见3型肿瘤。

a：胃内镜所见 胃体下部后壁～大弯处可见3型肿瘤。窦部、幽门管未见肿瘤进展。病变部取活检找到印戒细胞。

b：十二指肠内镜所见 十二指肠球部～降段乳头侧黏膜发红、水肿，Kerckring 皱襞消失，轻度扩张不良。同一病变与胃病变呈连续性改变。

c：病理组织学所见 十二指肠病变部活检病理标本可见淋巴管内游走的印戒细胞，疑有淋巴转移。黏膜固有层未见明确的肿瘤细胞浸润。

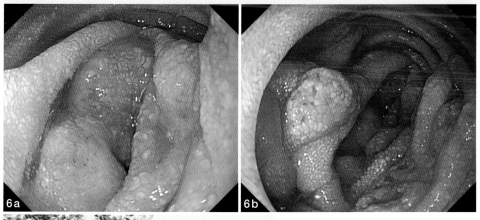

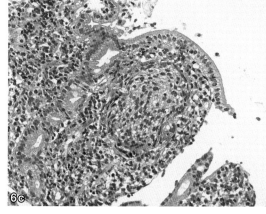

❻ [病例 6] 60 余岁女性，子宫颈癌十二指肠转移

Ⅳb期子宫颈癌术后，主动脉旁淋巴结转移复发行化疗，缓解后随诊观察。术后 8 年淋巴结转移，肝转移行化疗，因胸闷、呕气行上消化道内镜检查。

a，b：内镜所见 主乳头肛侧管腔狭窄（a）。狭窄部色泽发红，未见明确溃疡，狭窄口侧见到白色绒毛考虑淋巴管扩张，散在伴有凹陷的扁平小隆起（b）。

c：病理组织学所见 活检病理标本可见黏膜固有层内癌细胞灶。

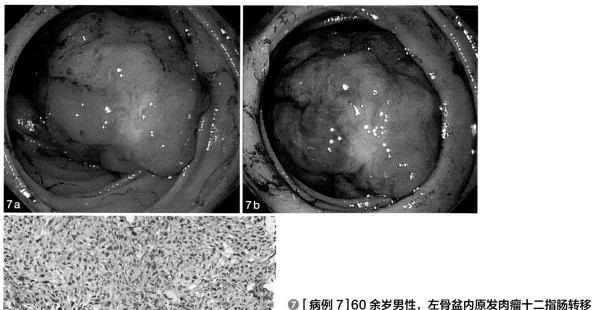

❼ [病例 7] 60 余岁男性，左骨盆内原发肉瘤十二指肠转移

左骨盆内原发多形细胞肉瘤行化疗后手术，术后 2 年因呕吐、黑便行上消化道内镜检查。黑便原因为出血性胃溃疡。

a，b：内镜所见 十二指肠降段主乳头对侧可见红色、隆起型病变（a）。靛胭脂喷洒后显示凹凸不平，顶部可见沟状凹陷，表面无结构，平滑（b）。

c：病理组织学所见 活检病理标本可见纺锤形及梭形肿瘤细胞，N/C 比高，染色质粗糙。活检组织内未见明确的非肿瘤上皮。

参考文献

[1] 上田真信，他：原発性十二指腸癌との鑑別に苦慮した前立腺癌からの転移性十二指腸腫瘍の 1 例. 胃と腸 38：1845–1849, 2003.

[2] 牛尾恭輔，他：転移小腸腫瘍の X 線診断. 胃と腸 27：793–804, 1992.

（吉永繁高，小田一郎）

十二指肠

1 家族性腺瘤性息肉病

| 胃 ➡ Ⅰ.262页 | 小肠 ➡ Ⅱ.124页 | 大肠 ➡ Ⅱ.314页 |

　　家族性腺瘤性息肉病（familial adenomatous polyposis，FAP）在十二指肠发病率高，其中大部分为腺瘤。该病尤其好发于乳头附近，乳头也可检出腺瘤。乳头附近的腺瘤发生率约80%，乳头部为50%。亦可发生十二指肠癌，其发生频率低于全FAP（全FAP癌变率3%）。

　　FAP中十二指肠腺瘤是由于APC基因突变导致的。普通内镜下表现为：十二指肠腺瘤呈褪色的微小隆起，或轻度凹陷型病变，而3′端APC基因突变的十二指肠腺瘤则表现得最为显著，呈大体积、亚蒂型隆起或结节集簇样病变。其他详情参见"大肠"相关章节。

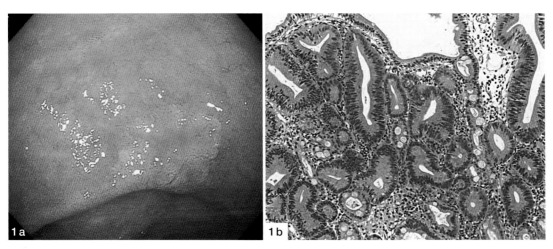

❶ [病例1]30 余岁男性

a: 普通内镜所见　十二指肠上段附近可见褪色调的扁平隆起。
b: 活检组织所见　可见中度异型的腺管。

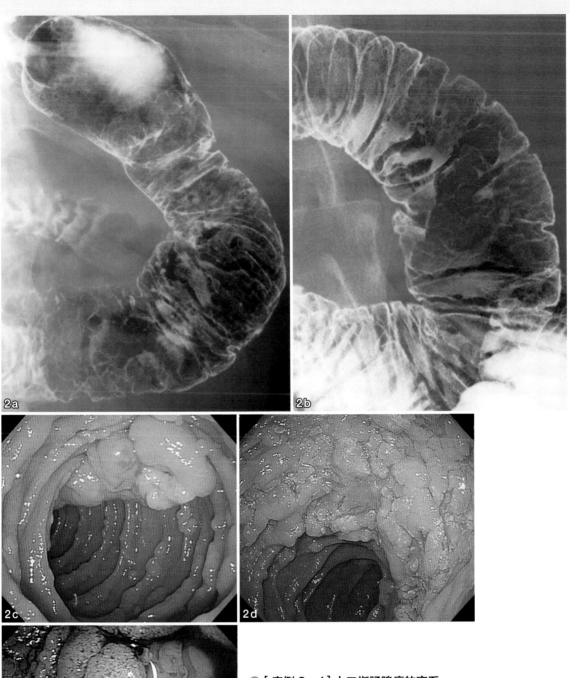

❷ [病例2~4] 十二指肠腺瘤的家系

a: [病例2] X 线所见　十二指肠降段可见多发透亮影像，十二指肠下角处，可见一集簇样、结节状隆起。

b: [病例3（病例2长子）] X 线所见　十二指肠降段可见结节状阴影，此外可见多个透亮影像。

c: [病例3] 普通内镜所见　十二指肠可见广基性结节状隆起。周围可见多个小隆起。

d: [病例4（病例2的同胞）] 普通内镜所见　可见环绕十二指肠乳头的低平结节集簇样病变。

e: [病例4] 色素内镜所见　表面呈绒毛状结构，自其中心部有胆汁排出而确诊。

十二指肠

参考文献

[1] 饭田三雄，他：家族性大腸腺腫症の大腸外腫瘍状病変. 胃と
　　腸 35：327-336, 2000.

（松本主之，饭田三雄）

2 Peutz-Jeghers 综合征

| 胃 →Ⅰ.264页 | 小肠 →Ⅱ.125页 | 大肠 →Ⅱ.319页 |

　　Peutz-Jeghers 综合征息肉好发部位依次为十二指肠、空肠、回肠、大肠，本综合征约60%发生十二指肠息肉。形态、大小与空肠、回肠息肉基本相同，有蒂或无蒂、为大小不等的多发息肉。1 cm 以上的息肉头部有分叶倾向，多呈"八头怪"形状。其他详情参见"小肠"相关章节。

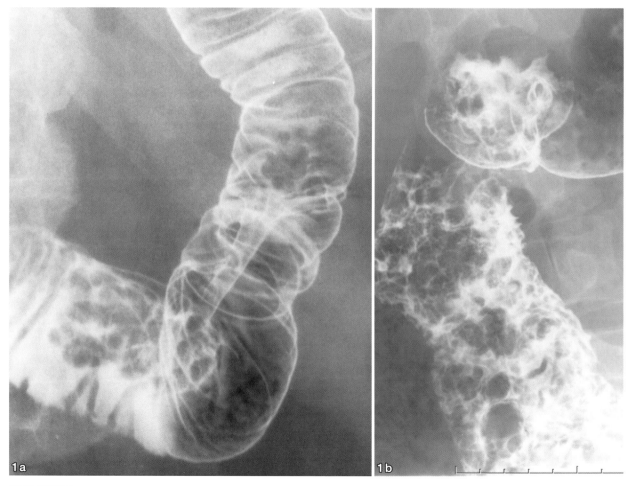

1a　　　　1b

❶ X 线所见
a：[病例1]80 余岁女性　十二指肠降段起始部可见一头部呈"八头怪"状的有蒂息肉。
b：[病例2]30 余岁女性　十二指肠球部至降段可见密集分布的息肉。

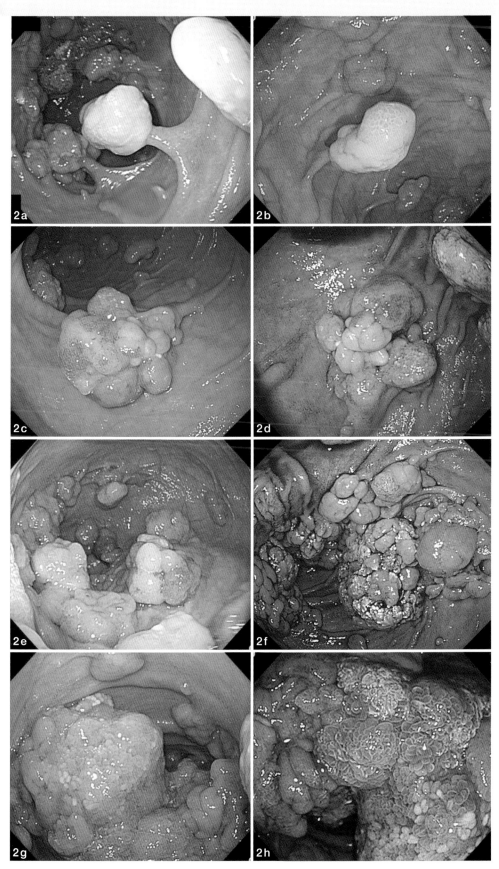

②内镜所见

[病例2]30余岁女性

a，b：十二指肠降段可见亚蒂~有蒂、大小不等的多发息肉。

c，d：息肉较大，头部呈"八头怪"状，表面呈白色调部分由于机械刺激充血。

e~g：十二指肠降段可见密集分布的息肉（e），可见较大的结节状肿瘤（f，g）。另外管腔明显扩张。

h：NBI观察可见息肉表面呈脑回状结构。

十二指肠

参考文献

[1] 権田　剛，他：Peutz-Jeghers 症候群．臨消内科 23：1309-1315，2008．

（浅野光一，松本主之）

3 多发性淋巴瘤性息肉病（MLP）

小肠 ➡ Ⅱ.128 页

　　MLP（多发性淋巴瘤性息肉病）是淋巴瘤细胞浸润至肠管所致，呈多发性息肉状隆起。隆起病变的大小从数毫米至数厘米不等，形态各异。MLP 是套细胞淋巴瘤最具代表性的肠管病变，滤泡性淋巴瘤或 MALT 淋巴瘤有时也会出现 MLP 样改变。由于治疗方法及预后各异，明确诊断需要依赖包括免疫组化在内的病理组织学检查。

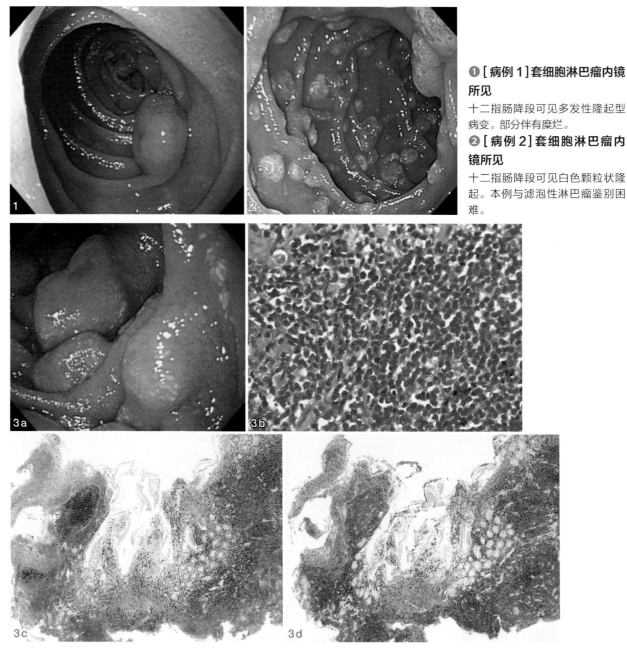

❶[病例 1]套细胞淋巴瘤内镜所见

十二指肠降段可见多发性隆起型病变。部分伴有糜烂。

❷[病例 2]套细胞淋巴瘤内镜所见

十二指肠降段可见白色颗粒状隆起。本例与滤泡性淋巴瘤鉴别困难。

❸[病例 3]套细胞淋巴瘤病例　**a：**内镜所见　十二指肠降段可见多发、大小不等的隆起型病变。**b ~ d：**病理组织学所见　小型~中间型淋巴瘤细胞单一性增殖（**b**）。免疫染色：细胞周期蛋白 D1（**c**）、CD5（**d**）阳性。

参考文献

[1] Cornes JS : Multiple lymphomatous polyposis of the gastrointestinal tract. Cancer 14 : 249–257, 1961.

[2] 岩室雅也，他：消化管浸潤をきたした mantle cell lymphoma の 9 例．日消誌 106 : 520–528, 2009.

[3] Iwamuro M, et al. : Endoscopic features and prognoses of mantle cell lymphoma with gastrointestinal involvement. World J Gastroenterol 16 : 4661–4669, 2010.

（岩室雅也，冈田裕之）

4 Cronkhite-Canada 综合征

胃 →Ⅰ.266 页　　小肠 →Ⅱ.131 页　　大肠 →Ⅱ.323 页

Cronkhite-Canada 综合征除食管外全消化道均可出现息肉，十二指肠经常受累。内镜下可见十二指肠息肉与胃、大肠息肉形态相同。组织学特征为：腺管增生，可见黏膜固有层水肿及炎性细胞浸润等炎症表现。息肉间黏膜活检也能见到如息肉一样的炎症表现。内镜下见不到息肉时，可见肠管水肿、绒毛变化等本病所致的炎症性所见。其详情参见"胃"相关章节。

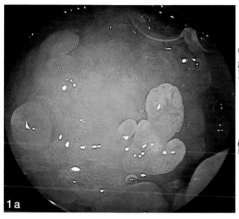
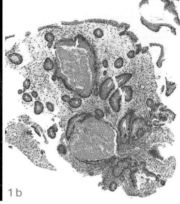

❶ [病例 1] 50 余岁男性（与"小肠"有关章节的［病例 1］为同一病例）

a：内镜所见（白光观察） 十二指肠球部可见多发亚蒂型息肉，可见黏液渗出。周围黏膜水肿。

b：息肉活检组织所见 黏膜固有层炎性细胞浸润明显，中度水肿，中央腺管呈囊泡状扩张。

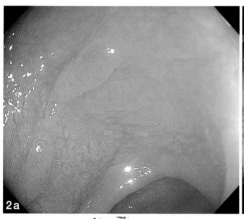
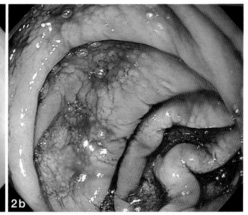

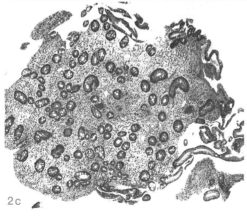

❷ [病例 2] 80 余岁女性，胃、大肠可见典型的息肉（与"胃"、"大肠"相关章节［病例 1］及"小肠"相关章节［病例 2］为同一病例）

a，b：内镜所见（a：白光观察，b：靛胭脂喷洒） 十二指肠降段黏膜略显水肿状（a）。大部分绒毛长度变短，部分消失，可见光滑的黏膜表面（b）。

c：活检组织所见 可见中度慢性炎性细胞浸润及黏膜固有层轻度水肿。

参考文献

[1] 後藤明彦：Cronkhite-Canada 症候群における本邦報告 204 例の検討. 羽島市民病紀 3：1-25, 1994.

（富永素矢，齐藤裕辅）

5 Cowden 病

食管 → I.55页　胃 → I.273页　小肠 → II.131页　★ 大肠 → II.325页

　　Cowden 病是以皮肤、口腔黏膜病变为特征的疾病。该病合并消化道息肉的概率较高，临床上可表现为全身各脏器出现性质各异的错构瘤性改变。本病十二指肠息肉发生频率低于消化道其他部位。组织学为过形成性或错构瘤性息肉。息肉一般为白色，与周围黏膜同色调，大小约数毫米。

　　其他详情，参见"食管"相关章节。

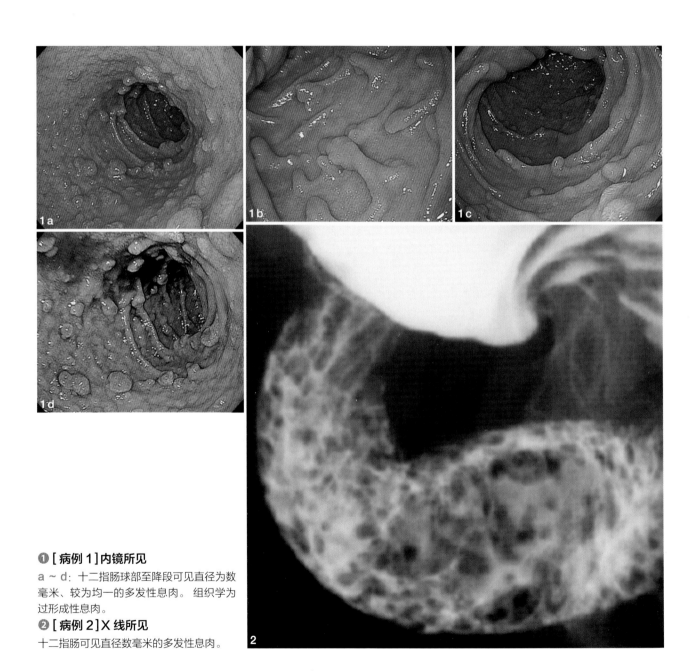

❶［病例 1］内镜所见

a ~ d: 十二指肠球部至降段可见直径为数毫米、较为均一的多发性息肉。组织学为过形成性息肉。

❷［病例 2］X 线所见

十二指肠可见直径数毫米的多发性息肉。

参考文献

[1] 廣瀬靖光，他：過誤腫性ポリポーシス— Cowden 病の長期経過. 胃と腸 45：2085–2092，2010

（广瀬靖光，鱼住　淳）